Manuelle Therapie

Manuelle Therapie

Alf Anso Brokmeier

Ferdinand Enke Verlag Stuttgart 1995

Alf Anso Brokmeier
Bahnhofstraße 8
D-21255 Tostedt

Die Deutsche Bibliothek – CIP-Einheitsaufnahme

Brokmeier, Alf Anso:
Manuelle Therapie / Alf Anso Brokmeier. – Stuttgart : Enke,
1995
ISBN 3-432-25721-X

Wichtiger Hinweis:

Wie jede Wissenschaft ist die Medizin ständigen Entwicklungen unterworfen. Forschung und klinische Erfahrung erweitern unsere Erkenntnisse, insbesondere was Behandlung und medikamentöse Therapie anbelangt. Soweit in diesem Werk eine Dosierung oder eine Applikation erwähnt wird, darf der Leser zwar darauf vertrauen, daß Autoren, Herausgeber und Verlag große Sorgfalt darauf verwandt haben, daß diese Angabe dem **Wissensstand bei Fertigstellung des Werkes** entspricht.

Für Angaben über Dosierungsanweisungen und Applikationsformen kann vom Verlag jedoch keine Gewähr übernommen werden. **Jeder Benutzer ist angehalten,** durch sorgfältige Prüfung der Beipackzettel der verwendeten Präparate und gegebenenfalls durch Konsultation eines Spezialisten festzustellen, ob die dort gegebene Empfehlung für Dosierungen oder die Beachtung von Kontraindikationen gegenüber der Angabe in diesem Buch abweicht. Eine solche Prüfung ist besonders wichtig bei selten verwendeten Präparaten oder solchen, die neu auf den Markt gebracht worden sind. **Jede Dosierung oder Applikation erfolgt auf eigene Gefahr des Benutzers**. Autoren und Verlag appellieren an jeden Benutzer, ihm etwa auffallende Ungenauigkeiten dem Verlag mitzuteilen.

Geschützte Warennamen (Warenzeichen®) werden *nicht* immmer besonders kenntlich gemacht. Aus dem Fehlen eines solchen Hinweises kann also nicht geschlossen werden, daß es sich um einen freien Warennamen handelt.

Satz und Druck: Druckhaus Götz GmbH, D-71636 Ludwigsburg
Filmsatz 9/10 Times, CCS-Textline (Linotronic 630)

5 4 3 2 1

Das Wissen der Wissenschaft
um unwandelbare Gesetze
ist das Wissen der Wirkung
als Nichtwissen der Ursache
des geistigen Gesetzes des Ganzen
im Warum der Schöpfung.

Geleitwort

ALF A. BROKMEIER wurde 1972 in Berlin als Physiotherapeut ausgebildet. 1974 machte er sich selbständig und arbeitet seither in seiner Praxis. Von 1975 bis 1984 war er Lehrer in Manueller Therapie in der Deutschen Gesellschaft für Manuelle Medizin am Ärzteseminar Hamm, um danach als Leiter die Kurse in Manueller Therapie des Berufsverbandes freiberuflicher Krankengymnasten (IFK) mit hohem Niveau aufzubauen.

Während der Zeit in Hamm und als Kursleiter knüpfte er wertvolle Kontakte mit Spezialisten, Lehrern und Zensoren in internationalen Fachkreisen. Dieser beständige Konnex mit namhaften Vertretern ihres Fachs erweiterte sein Verständnis für das Therapieverfahren und förderte die hervorragende Sachkenntnis in der Manuellen Therapie.

Die weltweite Entwicklung dieser Behandlungsform hat ihre Grundlage im „norwegischen System". Der Verfasser des vorliegenden Buches konnte hierin wertvolle Erfahrungen u. a. von *F. Kaltenborn, A. Ringen, K. Voksø, J. H. Hansen* und dem Unterzeichner, erwerben und sie vertiefen.

Dieses Lehrbuch verfolgt die Zielsetzung, dem Leser die Grundlagen der Manuellen Therapie exakt und verständlich im Detail aufzuzeigen.

Mit ungewöhnlicher Gründlichkeit, die Anforderungen an das medizinische Wissen des Lesers stellt, werden vielfältige Einzelheiten erklärt. Dieser Reichtum an fachlichen Einzelheiten ist für ein tieferes Verständnis der Materie von großem Wert.

Auch wenn das Lehrbuch über den Wissensstand für ein Mobilisationsexamen weit hinausgeht, erleichtert es dadurch die Mitarbeit in den Kursen und das Selbststudium des Lesers.

Das Wissen für ein Mobilisationsexamen ist vollständig abgedeckt, doch umfaßt das Buch nicht alle Besonderheiten die für ein Manipulationsexamen als höchstes Ziel in der Manuellen Therapie vorausgesetzt werden müssen. Da sich das Lehrbuch an die anerkannte Literatur anlehnt, beruht die Darstellung in den verschiedenen Abschnitten auf einer soliden Basis.

In der Medizin hat, wie man weiß, die Wahrheit oft eine sehr kurze Lebenszeit, daher sind einige Punkte unserer heutigen Erkenntnisse noch in der Diskussion und werden möglicherweise in der Zukunft anders zu interpretieren sein.

Ein Studium der Manuellen Therapie in den verschiedenen Ebenen, ohne Kenntnis der Themen die das Buch vermittelt, bleibt sicher unvollständig. So ist das Buch in seiner stofflichen Breite und mit seinem Reichtum an detailliertem Fachwissen eine kaum verzichtbare Hilfe in der Ausbildung, für die Examina und darüber hinaus ein wertvolles Nachschlagewerk.

Oslo, den 25. 1. 1992 *Odd I. Hagen*
Spec. Fys. Manuell Terapi
M.N.F.F., M.N.Sp.G., G.Dir.
Laerer M. T., Sensor M. T.

Vorwort

Die Manuelle Therapie durchlief eine stürmische Entwicklung, die als noch nicht abgeschlossen bezeichnet werden kann. Mitte der 70er Jahre waren z. B. Untersuchung und Behandlung der Hypermobilität und der Trigger points noch weit davon entfernt, in die Lehrmeinung aufgenommen zu werden, und empirische Erfahrungen, nach denen Traktionen schmerzinhibierend wirken, wurden im Unterricht vermittelt, konnten aber nicht begründet werden. Erst als sich die Arbeiten von *Wyke* durchsetzten, die von *Sato* und *Schmid* bestätigt wurden, faßte die Gelenkneurologie Fuß und vertiefte erklärend das funktionelle Denken der Manuellen Therapie, wonach Gelenk, Muskel und Steuerung eine Einheit bilden.

Die relative Zeitaufwendigkeit von Mobilisationen und Weichteiltechniken verankerte die Manuelle Therapie in der Physiotherapie. Sie wurde zur grundlegenden Disziplin für alle Bereiche der physikalischen Therapie.

Die Manuelle Therapie ist einerseits eine Reflextherapie, andererseits arbeitet sie mit dem Bestreben und den Anstrengungen des Körpers zusammen, sich selbst zu helfen. Schon Hippokrates verlangte eine solche Art der Behandlung und war der Ansicht, daß starke Heilmittel nur angewandt werden sollten, wenn alles andere nicht genützt habe.

Die Manuelle Therapie vermittelt dem Behandler viel Freude und Motivation, weil sie in Untersuchung und Therapie eine logische Reihenfolge einhält, die die Funktion im Vordergrund sieht, und somit ein breites Spektrum der Therapiemöglichkeiten zuläßt. Dem Erfahrenen wird es daher bald möglich sein, funktionelle Zusammenhänge des Steuernden, – des Bewegten – und des Bewegenden zu erkennen, so daß im Verlauf der Anamnese bereits Korrelationen deutlich werden, die ein spezifisch-präzises (Nach-) Fragen erlauben. Daraus wiederum resultiert ein erhöhtes Vertrauen des Patienten.

Dieses Buch wurde notwendig, um einerseits die Ausbildung von der begleitenden Theorie, zugunsten vermehrter Praxis in den Kursen, zu befreien und andererseits, um eine einheitliche Nomenklatur zu gewährleisten.

Wie überall im Leben stellt sich beim Inhalt die Frage nach der Wahrheit, die einerseits um so schwerer zu finden ist, je mehr unterschiedliche und gegensätzliche Aussagen vorliegen; andererseits aber ermöglichen diese ein umfassenderes Erkennen, das das Suchen nach der Wahrheit unterstützt. Bei dem beinahe unglaublichen Wissensangebot in der Medizin, das einem Einzelnen zu beherrschen nicht mehr möglich ist, bestimmten die Anforderungen und Erfahrungen des Unterrichts in der Manuellen Therapie die Inhalte des Buches. Dadurch wurde manches umfassender, anderes dagegen entsprechend kürzer gefaßt. Denn trotz der sehr speziellen Themen besteht die Aufgabe eines solchen Lehrbuchs darin, das Wesentliche aufzuzeigen und dem Leser den Überblick zu wahren, um der latenten Gefahr zu begegnen, daß der Lernende, wenn er den Zusammenhang verliert, sich als Spezialist in den Äußerlichkeiten verirrt.

Die funktionelle Morphologie ist eine Folge der Funktion und paralleler Umbau- oder Anpassungsprozesse. Die Funktion formt die Struktur, und die Struktur leitet die Funktion. Daraus ergibt sich u. a. auch, daß der Sinn nicht darin liegen kann, daß die Materie für die Materie da ist, sondern die Lebensvorgänge lediglich die Materie nutzen; genauso, wie nicht das Wort im Sinn, sondern der Sinn im Wort liegt. Diese Prämisse erleichtert das Ausrichten von Befundung und Therapie auf den Menschen und das Sein, es verirrt sich nicht im materiellen Nichtsein. Die Zielsetzung dieser mehr holistischen Sicht findet Ausdruck in der Fragestellung: Handelt es sich um ein lokales, biomechanisches oder neuronales Geschehen?, wodurch es aus orthopädischer Sicht möglich wird, den aufrechten Gang und Stand zusammenfassend zu beurteilen und zu behandeln. Dabei ist das Behandlungsergebnis abhängig vom Wissen und der richtigen Anwendung, denn es ist nicht die Lehre (theoretische Ausbildung), die allein einen Therapeuten weiterbringt, sondern das Umsetzen der (geistigen) Erkenntnisse in die (praktische) Tat, wie sich auch der Erfolg beim Patienten nicht durch kluges Reden allein einstellt.

Es war die Manuelle Therapie, die für mich Inbegriff der Physiotherapie und eines wunderschönen Berufes wurde, unter der anfänglichen praktischen Anleitung des norwegischen Fysioterapeuten Prof. *F. Kaltenborn* und mit dem Vertrauen, das mir *Dr. H. Frisch,* damaliger Leiter des Ärzteseminars Hamm der Deutschen Gesellschaft für Manuelle Medizin (DGMM) entgegenbrachte, als er mir den Weg in die Lehrtätigkeit öffnete. Es war Fysioterapeut *Odd I. Hagen,* der Leiter der norwegischen Spezialgruppe „Manuelle Therapie" und Koordinator für die Übernahme und Integrierung der Manuellen Therapie in die Universität Oslo, der mir half, unsere MT-Schule aufzubauen. Es waren die Schüler, die mit unschuldigen Fragen komplizierte Gedankenmodelle zum Einsturz brachten und damit einen Reiz zum Neubeginn setzten: und es war insbesondere meine Familie, die mich lange Zeit wie geistesabwesend ertragen mußte. Ihnen allen gilt mein Dank, mit der Hoffnung verbunden, daß der nun festgelegte Leitfaden Bestand haben möge, zum Wohle von Lernenden und Patienten.

Alf Anso Brokmeier

Inhalt

1 Einführung

Bereits Hippokrates, der vielzitierte, beschreibt und behandelt „wenig verschobene Wirbel“ und bringt sie unter anderem in Verbindung mit internistischen Krankheitsbildern. Wiederholt betont er, daß es notwendig ist, die Wirbelsäule gut zu kennen, da viele Erkrankungen mit ihr in Zusammenhang stehen, und daher ihre Kenntnis für die Behandlung notwendig sei.

Bis in die Zeit der beiden Weltkriege waren in Europa die Knochenbrecher oder Knochenrenker mit überlieferten sogenannten Bauerngriffen bekannt. Das Ausheben, das Übers-Knie-Ziehen oder das Laufen eines Kindes auf dem Rücken des im Heu Liegenden sollten helfen „verrenkte“ Knochen wieder einzurenken. In England gab es beispielsweise „bone-setter“, die Gelenke behandelten.

Gelegentlich soll es dort vorgekommen sein, daß Häftlingen zur Verhinderung der Flucht aus dem Gefängnis die Hüfte „ausgerenkt“ wurde.

Auch in Amerika waren solche Griffe aus der Volksmedizin bekannt. Der Chirurg *Andrew Still* eröffnete 1874 eine eigene medizinische Schule der Osteopathie und versuchte, sogenannte „Verformungen an der Wirbelsäule“ mit Grifftechniken zu beseitigen. Er behandelte damit auch innere Erkrankungen, deren Entstehung er auf die Schädigung von Nerven und Gefäßen im Foramen intervertebrale zurückführte.

Der Spezereihändler *D. Palmer,* der eine Schule für Magnetopathie betrieb, gründete 1895 die erste Chiropraktiker-Schule.

Der Wissensstand der Osteopathen Schulen hat sich dem der medizinischen Ausbildung angeglichen. So wurden diese Ausbildungsstätten in den USA 1972 staatlich anerkannt und das Studium mit dem der Medizin gleichgestellt. Der heutige D. O., Doktor der Osteopathie, hat entweder Medizin studiert und eine 400-Stunden-Zusatzausbildung erhalten oder die gesamte medizinische Ausbildung an einer Universität für Osteopathie durchlaufen.

Die Chiropraktoren absolvieren eine zehnsemestrige Ausbildung und arbeiten in den USA auf Lizenzbasis, sie dürfen nicht in der Chirurgie tätig werden und keine Rezepte ausschreiben. Obwohl nur Studenten mit Hochschulreife diese Ausbildung absolvieren können, sind sie in einigen Staaten der USA und Europas nicht zugelassen. Interessant ist, daß etwa dreimal soviel Chiropraktoren wie Osteopathen tätig sind.

In England veröffentlichte 1949 der Arzt und Professor der Physiotherapie *James Menell* (1877–1957) ein Lehrbuch und weitere Publikationen über Gelenkbehandlungen, die auf osteopathischen Erkenntnissen beruhten.

Er führte den Begriff der Manuellen Therapie (MT) ein und stellte erstmals die Bezüge zu den Extremitäten her. Sein Schüler und Nachfolger *James Cyriax* (1904–1985), ein herausragender Kliniker und Diagnostiker, bemühte sich insbesondere um die Trennung der Strukturen (kontraktile – nicht kontraktile) in der Untersuchung und führte die Technik der Behandlung mit Traktionen und Translationen ein.

Der Londoner Osteopath *Alan Stoddard* gilt als Begründer der funktionellen Behandlung und beschreibt in seinem Buch (1959) die Zusammenhänge zwischen Gelenk, Weichteil und Funktion.

Anfang der 50er Jahre fand sich eine Gruppe von sechs Physiotherapeuten in Norwegen zusammen *(O. Hagen, O. Holten, E. Hansen, H. Frøset, F. Kaltenborn* und *R. Stensnes),* die gemeinsam die Erkenntnisse von *J. Menell, J. Cyriax* und *A. Stoddard* zur Einheit der Manuellen Therapie ausbauten (Abb. 1). 1958 kam es durch persönliche Kontakte zur Zusammenarbeit der Norweger mit der ärztlichen Forschungs- und Arbeitsgemeinschaft für Chiropraktik (FAC) in Deutschland.

Bereits nach dem Zweiten Weltkrieg wurden die Kontakte deutscher Ärzte mit amerikanischen Chiropraktoren häufiger. Hier sind als Vorreiter *Junghanns, Schuler, Zuckschwerdt, Biedermann* und Gutzeit zu nennen. Es bildeten sich Gruppen, die auf chiropraktischem Gebiet über eigene Erfahrungen verfügten. Aus ihnen gingen 1953 die FAC (Ärztliche Forschungs- und Arbeitsgemeinschaft für Chiropraktik e. V., 1962 umbenannt in: Forschungsgemeinschaft für Arthrologie und Chirotherapie e. V.) und 1955 die MWE (Gesellschaft der Ärzte für Manuelle Wirbelsäulen- und Extremitäten-Therapie e. V.) hervor, die sich 1966 in der Deutschen Gesellschaft für Manuelle Medizin (DGMM) zusammenschlossen.

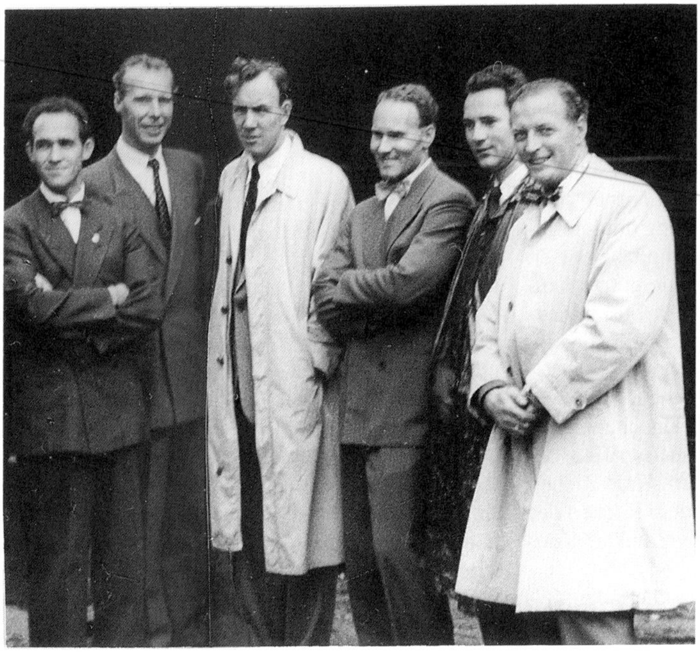

Abb. 1 Norwegen im September 1955. Die Begründer der Manuellen Therapie in Frognerseteren/Oslo. **Von links:**Oddvar Holten, Freddy Kaltenborn, Ronald Stensnes, Erik Hansen, Odd Bakland, Odd Hagen .
(nicht abgebildet: Harald Frøseth)
(Foto: *O. Hagen,* unveröffentlicht.)

Das über Jahre eingebrachte norwegische Gedankengut der Manuellen Therapie, der Mobilisationen, Translationen, Weichteilbehandlung und Anwendbarkeit auf die Extremitätengelenke – in Verbindung mit den in Deutschland fortentwickelten chiropraktischen Techniken und Erkenntnissen – befruchtete den weiteren Weg zum Ziel der wissenschaftlichen Anerkennung und Integrierung.

Die Manuelle Therapie fand nur langsam Eingang in die moderne Medizin und das wissenschaftliche Denken. Dies verdankt sie allein ihren Behandlungserfolgen.

Ein Patient des späteren Ordinarius der Universitätsklinik Hamburg-Eppendorf, Prof. *Zuckschwerdt* stürzte (zu Beginn seiner ärztlichen Laufbahn in Göppingen) auf dem Weg zur Klinik mit dem Fahrrad. Nach diesem Fall war der Patient seine „Ischialgie" los. Durch dieses Ereignis, wurde *Zuckschwerdt* schon in den 50er Jahren zu einem der Förderer der Chiropraktik.

Auf dem 79. Deutschen Ärztetag 1976 wurde entsprechend der Weiterbildungsordnung der Ärztekammern die Zusatzbezeichnung „Chirotherapie" eingeführt.

Während des 3. Internationalen Ärztekongresses für Manuelle Therapie 1962 in Nizza vollzog sich die Trennung von den Physiotherapeuten, indem die Fédération Internationale de Médicine Manuelle für Ärzte (FIMM) gegründet wurde.

Die Manuelle Therapie – der erste Kurs für deutsche Krankengymnasten fand 1967 durch die FAC statt – verbreitete sich fortan in der Physiotherapie international. Ihre Organisation, gegründet 1974, trägt die Bezeichnung: International Federation of Orthopaedic Manipulative Therapists (IFOMT) als Untergruppe des Weltverbandes für Physiotherapeuten (WCPT).

1992 kam es zur Gründung der Vereinigung europäischer Manuelle Therapie-Schulen E.F.A.M.T. (European Federation of Academies for Manual Therapy). Ihr Ziel: Die inhaltliche und fachliche Angleichung in Aus- und Fortbildung sowie gemeinsame Aktivitäten in der Forschung, Lehrerausbildung, Hilfestellung beim Aufbau von MT-Schulen in anderen europäischen Ländern, u. a. m.

In Deutschland entstanden, von den Berufsverbänden anerkannt, drei Schulen der Manuellen Therapie für Krankengymnasten (Physiotherapeuten):

1. Die Manuelle Therapie-Schule des Ärzteverbandes (Deutsche Gesellschaft für Manuelle Medizin) mit den Ärzteseminaren Hamm und Neutrauchburg.

Die Ausbildung, ist begrenzt auf den ersten Teil (MT I), umfaßt 252 Stunden und schließt mit einem internen Examen ab.

2. Die MT-Schule des Interessenverbandes freiberuflicher Krankengymnasten, (Bundesverband selbständiger Physiotherapeutinnen in Düsseldorf [gegründet 1984 und Mitglied in der E.F.A.M.T. seit 1992]).
   Die Ausbildung, in Anlehnung an IFOMT, umfaßt zum Examen MT I (z. Zt.) 430 Stunden und zum Examen MT II weitere (z. Zt.) 570 Stunden. Die Examen stehen unter Supervision anderer europäischer MT-Schulen und international anerkannter Zensoren.
3. Die private Einrichtung DFZ (Das Fortbildungszentrum) Mainz, an dem norwegische Fysioterapeuten Manuelle Therapie entsprechend dem Konzept Kaltenborn – Evjent, unterrichten. Diese Ausbildung schließt mit einem Examen MT I und MT II ab.

Während sich heute in Deutschland die Wege getrennt haben – die Ärzte betreiben Manuelle Medizin (Chirotherapie), die Krankengymnasten (Physiotherapeuten) Manuelle Therapie – läuft in anderen Ländern die Entwicklung umgekehrt. In Norwegen erreichte die ***NORDISK SPESIALGRUPPE FOR MANUELL TERAPI*** der norwegischen ***FYSIOTERAPEUTEN*** (Krankengymnasten) die wissenschaftliche Anerkennung und Eingliederung in die Universitätsausbildung mit eigenen Dozenten; sie ist seit 1. 1. 1989 als Hochschulausbildung für Physiotherapeuten und Ärzte anerkannt. Möglich wurde dieser Weg mit der Objektivierbarkeit der Arthrokinematik und der daraus resultierenden Behandlung, die die Manuelle Therapie im engeren Sinne bestimmt. Andererseits wird die alleinige Behandlung der Gelenkmechanik ohne Berücksichtigung der aktiven Gewebe und ihrer Steuerung einem lebenden Organismus nicht gerecht. So beinhaltet die Manuelle Therapie im weiteren Sinne die Untersuchungs- und Behandlungsverfahren des Arthron als Einheit aller beteiligten Strukturen und bedient sich der Grundlagen der Physikalischen Therapie. Obwohl diese therapeutischen Maßnahmen zu den ältesten der Medizin gehören, fanden sie wenig Berücksichtigung in den theoretischen Fächern der modernen (materialistischen) Medizin, sicher bedingt dadurch, daß objektive Meßmethoden in diesem Bereich schwer einsetzbar sind. Hier gilt es also zu systematisieren und Behandlungserfolge erklärbar und reproduzierbar zu machen, was eine möglichst getrennte Therapie passiver, aktiver und steuernder Strukturen erfordert.

2 Physiologische und biomechanische Grundlagen

Für die Funktion des dreidimensionalen Gehens und Stehens benötigt der Organismus:

- ein Skelettsystem – das, was bewegt wird – das Passive (s. S. 6 f)
- ein Muskelsystem – das Bewegende – das Aktive (s. S. 28 f)
- eine Steuerung – das Übergeordnete – das Lenkende (s. S. 45 f)

2.1 Evolution und Konstitution des menschlichen Bewegungsapparates

2.1.1 Entwicklung zum aufrechten Gang und Stand

Grundlage der menschlichen Entwicklung im evolutionären Sinn sind der aufrechte Gang und die Handhabung von Hilfsmitteln wie Feuer und Keule. Etwa 300 000 v. Chr. entstand aus dem Frühmenschen der Homo sapiens. Bereits vor 40 000 bis 30 000 Jahren, zur Zeit des Neandertalers, zeigten sich in seinem Skelettsystem nur geringe anatomische Unterschiede zum heutigen Menschen. Die wichtigste Differenz bezog sich auf die offenbar unterschiedlichen Funktionsanforderungen. Die Wirbelsäule im ganzen C-förmig dorsalkonvex gekrümmt mit Scheitelpunkt in Höhe der mittleren Brustwirbelsäule, ging der Neandertaler in Hüft- und Kniegelenken gebeugt. Der Kopf wurde in Höhe des Schultergürtels gehalten, und die Hände pendelten in Höhe der Kniegelenke. Der Neandertaler wirkte muskulös, gebeugt und gedrungen durch seinen im vorderen Bauchraum liegenden Schwerpunkt, war aber so den damaligen Anforderungen seiner Lebensumwelt ideal angepaßt (Abb. 2a, b). Wie anders dagegen der heutige Mensch. Feingliedrig, in totaler Aufrichtung bewegt er sich um seinen Schwerpunkt, der jetzt im Beckenbereich liegt.

Die Wirbelsäule bekam eine in der Medianebene S-förmige Krümmung. Die Winkel der Hüft- und Kniegelenke streckten sich, und das Lot, in der Frontalebene vom äußeren Gehörgang gefällt, trifft jetzt die anatomischen funktionellen Übergänge der Wirbelsäule: kranio-zervikal, zervikothorakal, thorako-lumbal und lumbosakral.

Der Schwerpunkt des Körpers in Höhe des Promontorium wird ebenso vom Lot getroffen wie Hüft-, Knie- und obere Sprunggelenke. Die Annäherung des Schwerezentrums des Körpers an wichtige Funktionsscheitelpunkte verstärkte die komplizierte stabile Mobilität des aufrechten Ganges und Standes (Abb. 3).

Während beim Homo erectus eine Beinlängendifferenz lediglich mit einer muskulären Beantwortung der Veränderung der Gelenkwirbel in den unteren Extremitäten ausgeglichen werden konnte, geht die echte Beinlängendifferenz beim heutigen Menschen mit einer Veränderung der Statik einher (Abb. 4a–c).

1. Wird das Lot in der Medianebene vom Dens axis gefällt, teilt es den Körper in zwei gleiche Teile.
2. Das Unterlegen eines Brettchens unter ein Bein bewirkt, daß das Becken zur gleichen Seite hin aus dem Lot weicht, während der Kopf im Lot verbleibt. Das Ilium steht höher und seitlich versetzt. Mit ihm ändert sich die Stellung des Sakrums, auf dem die Wirbelsäule aufbaut. Skoliotische Ausgleichskrümmungen sind die Folge, die wiederum die Armstellungen so verändern, daß die kontralaterale obere Extremität leicht abduziert herabhängt und die gleichseitige passiv dem Körper angenähert wird.
3. Dem steht die Verlagerung des Gewichtes auf ein Bein gegenüber. Der ganze Körper weicht zur gleichen Seite aus dem Lot, am weitesten im Kopfbereich.

2.1.2 Konstitutionstypen

In der evolutionären Entwicklungsgeschichte des Menschen aus einem Vierfüßler in die Vertikalisierung bis zur bipedalen Lokomotion paßten sich die Steuerung, das Skelettsystem und die Muskulatur an. So lassen sich beim Homo sapiens grundsätzlich zwei funktionelle Konstitutionstypen abgrenzen. Die Unterschiedlichkeit dokumentiert sich zum einen in der Gelenkbeweglichkeit, zum anderen in der zerebrospinalen Motorik.

Wir unterscheiden so den hypomobilen Menschen mit gleichzeitig hypertoner Muskulatur vom hypermobilen Konstitutionstyp mit hypotoner Muskelspannung (Abb. 5a).

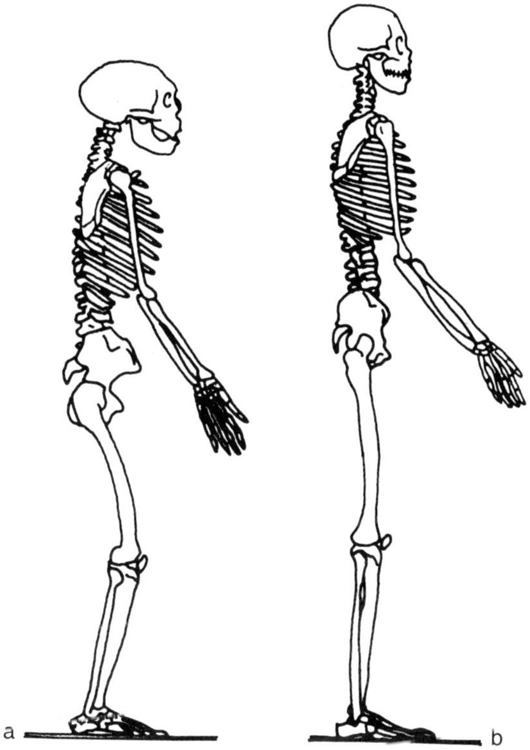

Abb. 2a, b **a** Der Neandertaler. Seine Wirbelsäule wies im ganzen eine dorsalkonvexe Krümmung auf.
b Der heutige Mensch.

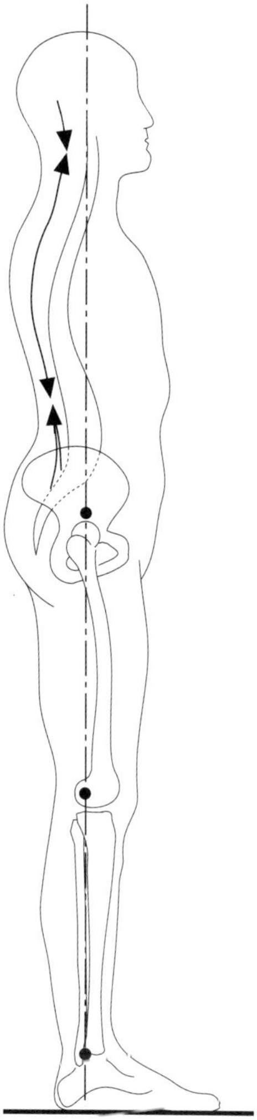

Abb. 3 Bei der totalen Aufrichtung trifft das Belastungslot – vom äußeren Gehörgang gefällt – die funktionellen Übergänge der Wirbelsäule sowie die Hüft-, Knie- und Sprunggelenke.
(Nach *Frick, H., H. Leonhardt, D. Starck:* Allgemeine Anatomie. Spezielle Anatomie I: Extremitäten, Rumpfwand, Kopf. Thieme, Stuttgart 1992).

Beim Vergleich dieser beiden Typen vor dem Lot in der anterior-posterioren Ebene zeigt sich:

Bei der hypomobilen oder straffen Haltung eine Verlagerung des Schwerpunktes nach ventral, erreicht durch das Vorschieben des Oberkörpers. Somit ändern sich die Winkel der belasteten Gelenke. Während mit der zusätzlichen Gewichtsübernahme des Vorfußes das obere Sprunggelenk in vermehrter Extensionsstellung kompensiert, werden die Kniegelenke endgradig und die Hüftgelenke vermehrt gestreckt, die Lendenlordose verstärkt bei gleichzeitig abgeflachter Brustkyphose.

Der mehr muskulär aufrechterhaltene hypomobile Konstitutionstyp betont in der Gesamterscheinung den geraden (hochgezogenen) Schultergürtel bei Flachrücken und vor dem Schwerpunkt hängenden Armen.

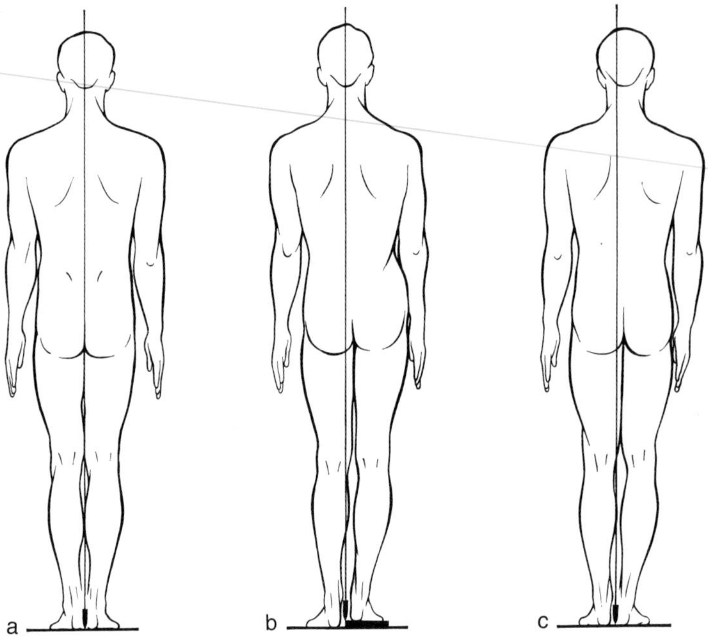

Abb. 4a–c **a** Das mediane Lot – aus der Mitte des Foramen magnum gefällt – teilt den Körper in zwei gleiche Hälften.
b Bei einer anatomischen Beinlängendifferenz, demonstriert durch Unterlegen eines Brettchens unter den rechten Fuß, weicht das Becken zur Seite des längeren Beines hin aus dem Lot.
c In Entlastungshaltung weicht der ganze Körper, insbesondere der Kopf, aus dem vertikalen Lot.
(Aus *Lewit, K.:* Manuelle Medizin. Barth, Leipzig 1981.

Der **hypermobile oder schlaffe Konstitutionstyp** (Abb. 5b und 6) schiebt den Beckenbereich nach vorne, den Oberkörper nach hinten und verlagert daher den Schwerpunkt nach dorsal. Während der Kopf in etwa im Lot bleibt, kompensiert die Wirbelsäule mit verstärkter Thorakalkyphosierung, die sich in die obere Lendenwirbelsäule fortsetzt. Dadurch flacht die Lendenwirbelsäule als Ganzes ab, die Hüftgelenke sind überstreckt. Während beinahe alle belasteten Gelenke ligamentär fixiert sind, werden lediglich die gering flektierten Kniegelenke muskulär stabilisiert.

Im Gesamterscheinungsbild betont der hypermobile Typ den vorgeschobenen Bauch, hängende Schultern, einen runden Rücken, gebeugte Knie, Arme, die hinter dem Schwerpunkt pendeln, und wirkt insgesamt kleiner und schlaff (hängt in den Bändern).

2.2 Biomechanik des Skelettsystems

2.2.1 Arthrokinematik und Osteokinematik

Der herkömmlichen Beschreibung der Funktionen des Skelettsystems liegt die sichtbare Bewegung des Knochens, bezogen auf Achsen und Ebenen, zugrunde. Da die tatsächliche Bewegung aber nicht vom Knochen, sondern vom Gelenk ausgeht, bzw. von den mechanischen Abläufen der artikulierenden Flächen, muß hier genauer differenziert werden. Entsprechend wird die Bewegung des Knochens (Osteon) als **Osteokinematik** und die des Gelenkes (Arthron) als **Arthrokinematik** bezeichnet.

Eine Achse liegt im Schnittpunkt zweier Ebenen bzw. zwei Ebenen bewegen sich um eine Achse (Abb. 7). Mit diesem System aus rechtwinklig zueinander stehenden Koordinaten sind bogenförmige (sphäroide) dreidimensionale Bewegungen nicht zu erklären. Die alte Nomenklatur beschreibt mit den Begriffen der Osteokinematik daher lediglich, wie ein Knochen sich im Raum in zwei Dimensionen bewegt.

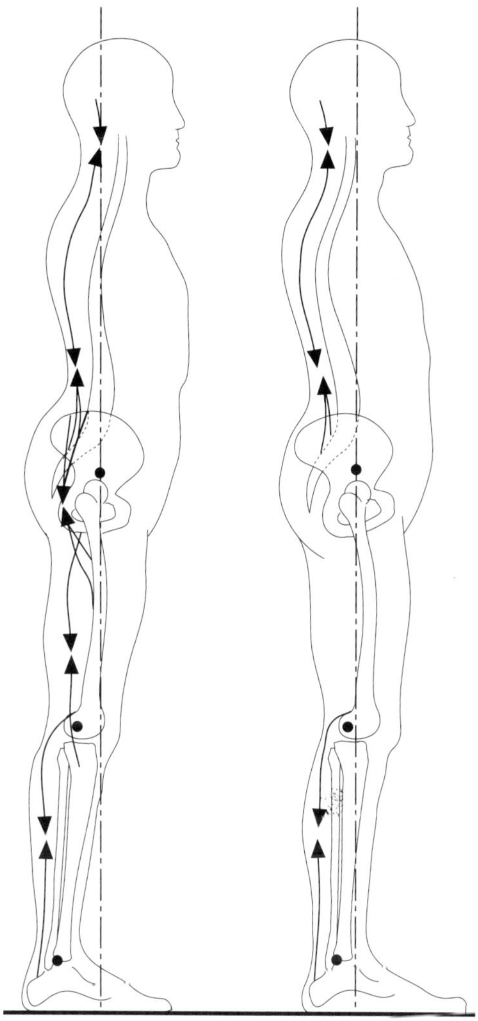

a b

Abb. 5 a, b In Übereinstimmung mit den Gesetzmäßigkeiten des Lebens läßt sich auch beim Menschen ein Abweichen vom Ideal in entgegengesetzte Richtungen nachweisen.
a Der hypomobile, aber hypertone Konstitutionstyp,
b Der hypermobile aber hypotone Konstitutionstyp.
(Nach *Frick, H., H. Leonhardt, D. Starck:* Allgemeine Anatomie. Spezielle Anatomie I: Extremitäten, Rumpfwand, Kopf. Thieme, Stuttgart 1992).

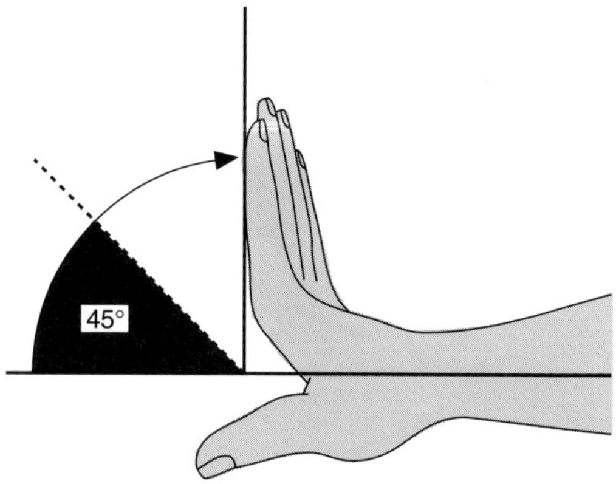

Abb. 6 Der Schnelltest für Hypermobilität ist die Prüfung der Überstreckbarkeit in den MCP-Gelenken, die beim hypermobilen Konstitutionstyp leicht mehr als 45° erreicht.
(Aus *Lewit, K.:* Manuelle Medizin. Barth, Leipzig 1981).

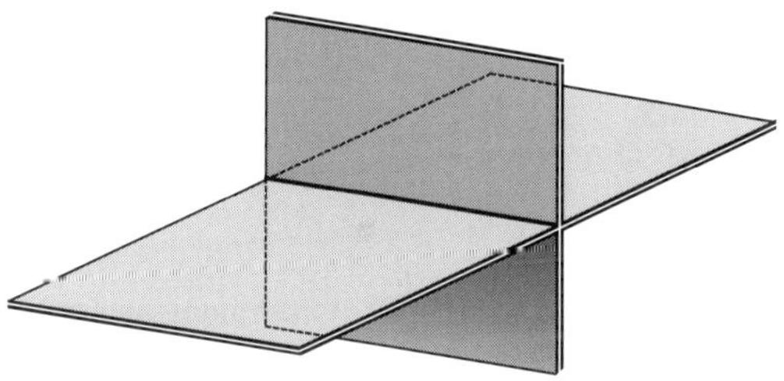

Abb. 7 Eine Achse liegt im Schnittpunkt zweier Ebenen.

Beispiel (Abb. 8 a–c):

a) Der Humerus bewegt sich im Raum aus der Nullstellung in die Flexion und zurück um eine transversale Achse.
b) Der Humerus bewegt sich im Raum aus der Nullstellung in die Abduktion und zurück um eine sagittale Achse.
c) Der Humerus bewegt sich im Raum um sich selbst in Außen- und Innenrotationsstellung um eine longitudinale Achse.

Diese zweidimensionale Beschreibung widerspricht teilweise den tatsächlichen mechanischen Gegebenheiten, die besser anhand der Arthrokinematik beschrieben werden.

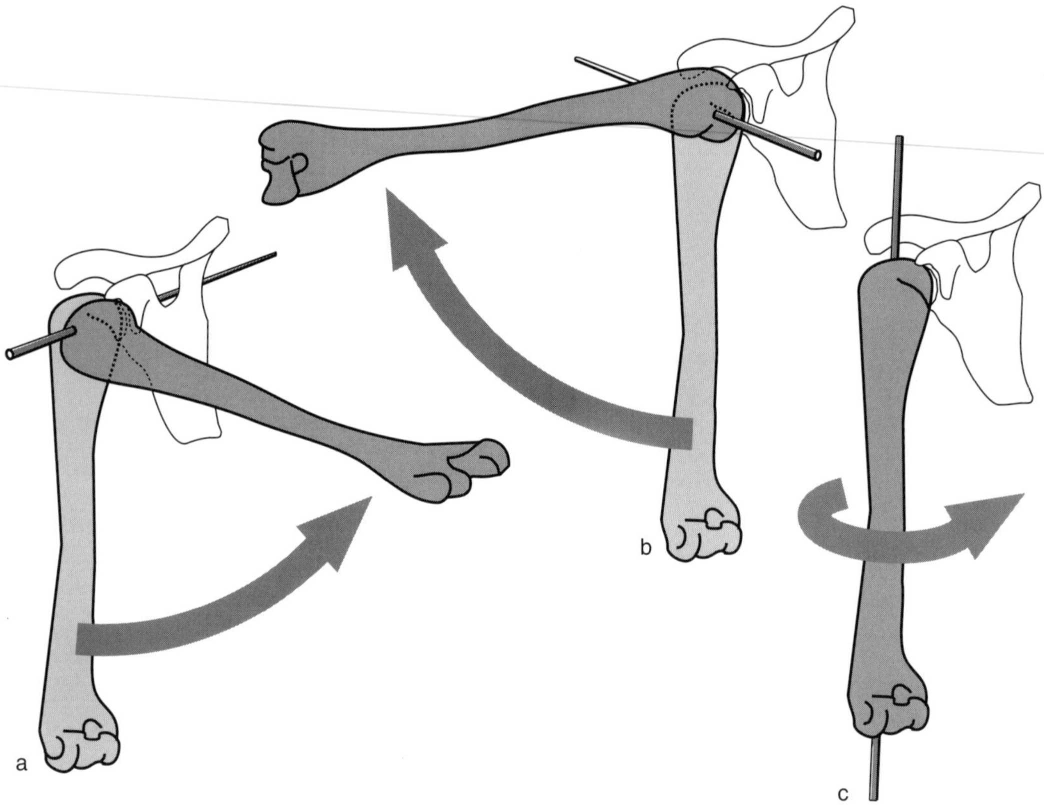

Abb. 8a–c Die klassische osteokinematische Nomenklatur beschreibt Bewegungen des Knochens im Raum, die rechtwinkelig zueinander liegen.

Beispiel (Abb. 9a–d):

(1) Der Arm bewegt sich um die transversale Achse in die Anteflexion von 0° bis 90°.

(2) Der Arm bewegt sich aus dieser Stellung um eine vertikale Achse in die Abduktion.

Wir beschreiben osteokinematisch jeweils eine zweidimensionale Bewegung:

1. in die Anteflexion und
2. in die Abduktion,
   d. h. der Arm bewegt sich hoch und nach hinten.

Tatsächlich aber hat der Arm im Raum gleichzeitig eine Außenrotation beschrieben und damit eine dreidimensionale Bewegung, wie unschwer an der Stellung der Handfläche erkennbar wird, die jetzt in einer frontalen Ebene liegt (vorher in der sagittalen).

Daraus ergibt sich eine Differenz zwischen der zweidimensionalen Beschreibung der Knochenbewegung im Raum und der tatsächlichen Bewegung der artikulierenden Gelenkflächen in drei Dimensionen.

Diese Differenz wird deutlicher bei folgendem Beispiel einer Rotation des Femur (Abb. 10). Die longitudinale Achse durch den Schenkelhals steht in einem bestimmten Verhältnis (Collum-Diaphysen-Winkel) zur longitudinalen Achse des Femurschaftes. Eine Bewegung des Femurs im Raum in die Innen- und Außenrotation entspricht osteokinematisch zwar in etwa einer Drehung seiner longitudinalen Schaftachse, doch arthrokinematisch geschieht im Gelenk eine etwa horizontale Flexion und Extension, ein Nach-vorne- und Nach-hinten-Klappen des Schenkelhalses.

Dagegen entspricht die osteokinematische Bewegung der Flexion und Extension des Femurs im Raum arthrokinematisch einer Rotationsbewegung um die longitudinale Achse durch den Schenkelhals.

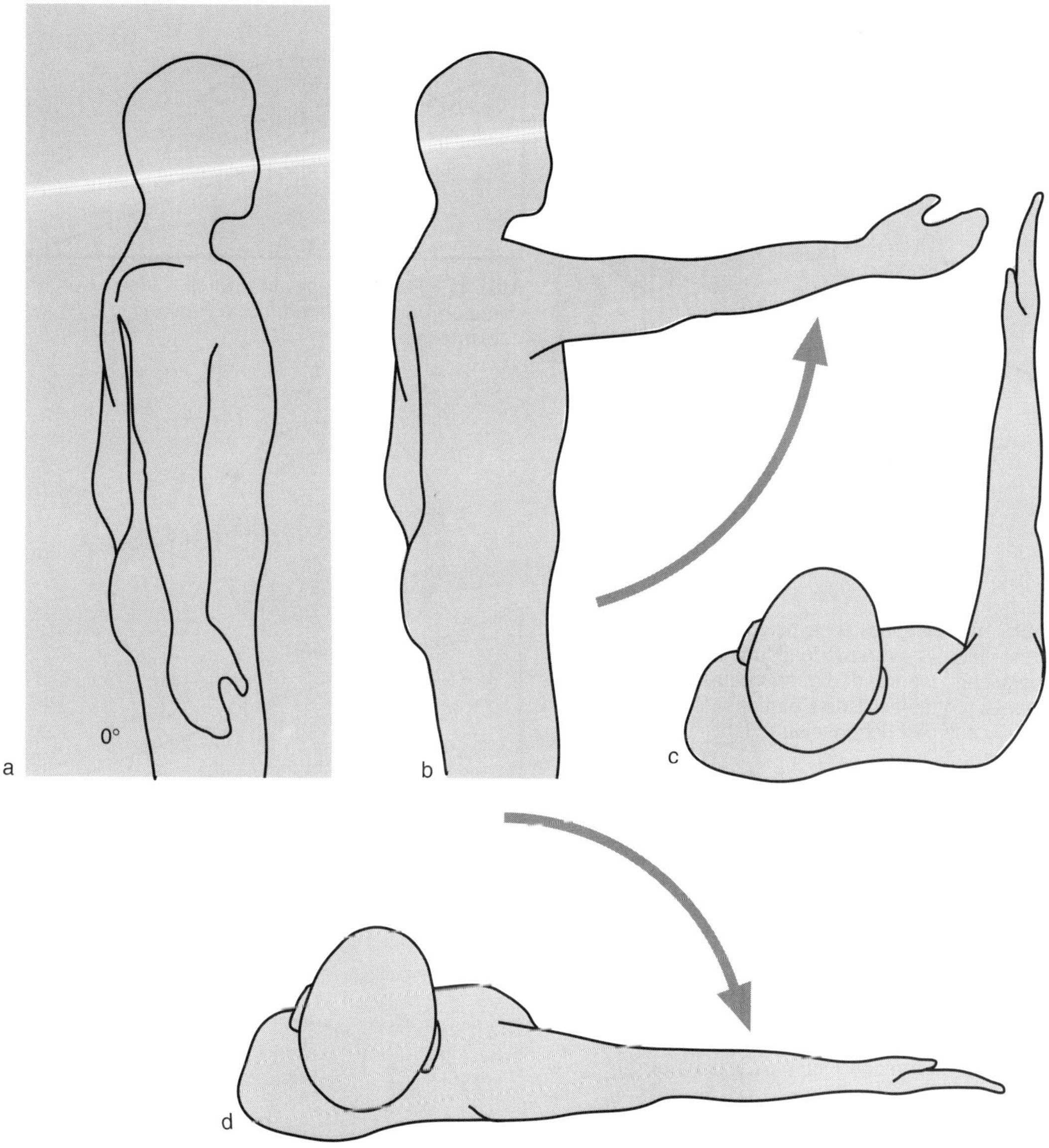

Abb. 9a–d Am Beispiel der Flexions-Abduktions-(Zirkumduktions-)Bewegung läßt sich der Unterschied zwischen Arthro- und Osteokinematik nachweisen. Hierbei bewegt sich der Arm zusätzlich in eine Außenrotation (conjunct rotation), die osteokinematisch nicht beschrieben wird:
1. Arm in Flexion (frontale Achse, sagittale Ebene),
2. Arm aus der Flexion in die Abduktionstellung (vertikale Achse, transversale Ebene).
Gegenüber der 0° Ausgangsstellung hat sich der Arm, nach Verlassen der einen (sagittalen) Ebene, zusätzlich (simultan) im Sinne einer Außenrotation bewegt.
(Nach: *Kapandji, I. A.:* Funktionelle Anatomie der Gelenke, Band 1 Obere Extremität. Enke, Stuttgart 1992).

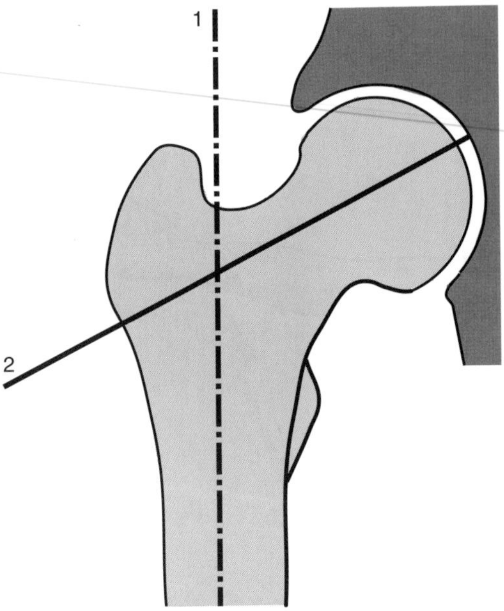

Abb. 10 Die klassische osteokinematische Rotationsachse (1) verläuft longitudinal durch den Femurschaft, während die arthrokinematische (mechanische) tatsächliche Rotationsachse (2) longitudinal durch den Schenkelhals zieht.

Eine Rotationsachse dieser Art läßt sich im menschlichen Skelettsystem direkt nur dreimal nachweisen:

- im Schultergelenk (Articulatio humeroglenoidale),
- im Hüftgelenk (Articulatio coxae),
- im Humeroradial-Gelenk (Articulatio humeroradialis).

2.2.2 Grundbegriffe der Arthrokinematik

Die Arthrokinematik verwendet zur Beschreibung von Bewegungen die Begriffe Gleiten und Rollen; die beiden Bewegungsformen unterscheiden sich in der Art des Weggewinns, den der bewegte zum ruhenden Körper erzielt.

Weggewinn durch **Gleiten** (Abb. 11) heißt:

- Ein Körper bewegt sich im Verhältnis zu einem anderen, indem derselbe Kontaktpunkt des einen mit immer neuen Punkten des anderen Partners in Berührung tritt.

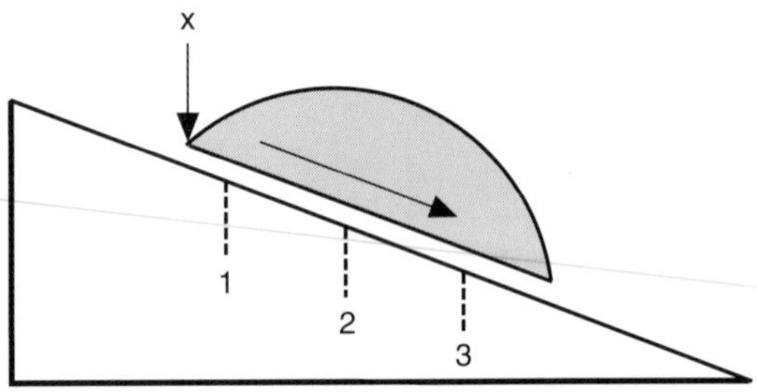

Abb. 11 Beim Weggewinn durch Gleiten berührt derselbe Punkt (x) immer neue Punkte (1, 2, 3) auf der Unterlage.

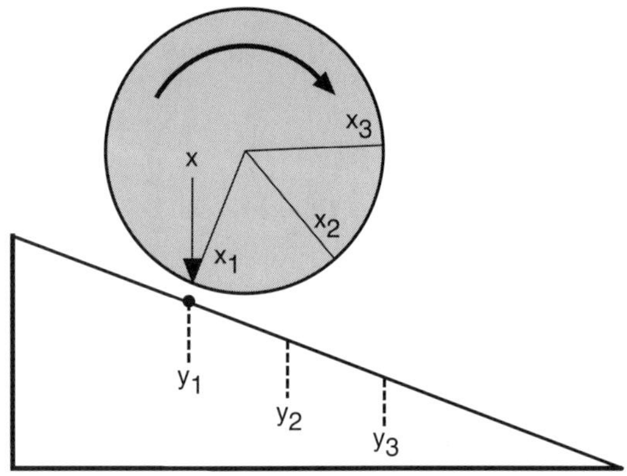

Abb. 12 Beim Weggewinn durch Rollen berühren sich in der Bewegung immer zwei neue Punkte. (x1 mit y1, x2 mit y2 usw.).

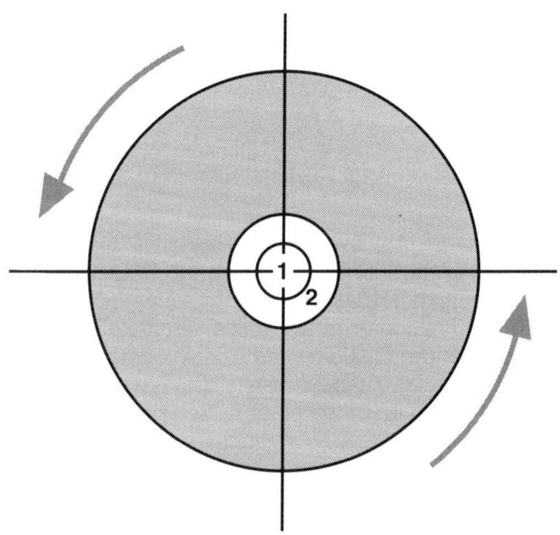

Abb. 13 Treffen Krümmungsmittelpunkt (1) und momentanes Drehzentrum (2) zusammen, rotiert der Körper um seine eigene Achse.

- Der Körper gleitet auf einer Ebene in Richtung Weggewinn.

Weggewinn durch **Rollen** (Abb. 12) heißt:

- Ein sich um seine eigene Achse (Umdrehungsachse) rotierender Körper bewegt sich im Verhältnis zu einem anderen, indem immer zwei neue Punkte sich in Richtung des Weggewinnes berühren.
- Der Körper rollt auf einer Ebene in Richtung Weggewinn.

Die Bewegung eines Körpers gegen einen anderen ist u. a. abhängig vom Reibungswiderstand am Berührungspunkt und der Form des Untergrundes.

Folgende Bewegungsformen können danach unterschieden werden:

Rotation:
Bewegung ohne Weggewinn auf dem Untergrund.

Treffen Krümmungsmittelpunkt der Kurvatur und Umdrehungsachse des sich bewegenden Körpers zusammen, rotiert dieser Körper um seine eigene Achse (Abb. 13).

Rollen:
Weggewinn der Körperoberfläche in Richtung der Rotation auf dem Untergrund.

Sind Krümmungsmittelpunkt und momentanes Drehzentrum identisch und rotiert der Körper um diese Achse, dann rollt er im Verhältnis zu einem Untergrund in die gleiche Richtung der Rotation (Abb. 14), wenn:

- der Reibungswiderstand am momentanen Berührungspunkt größer ist als das Gewicht des sich bewegenden Körpers,
- die Form des Untergrundes die Bewegung zuläßt.
  Der Weggewinn auf dem Untergrund ist abhängig vom Radius des sich bewegenden Körpers.

Beispiel:
Das rollende, sich dadurch fortbewegende Auto. Der große LKW-Reifen erreicht einen größeren Weggewinn mit einer einzigen Umdrehung als der in der Zirkumferenz kleinere PKW-Reifen.

Gleiten:
Weggewinn der Körperoberfläche entgegengesetzt zur Rotation am bleibenden Berührungspunkt des Untergrundes (Abb. 15).

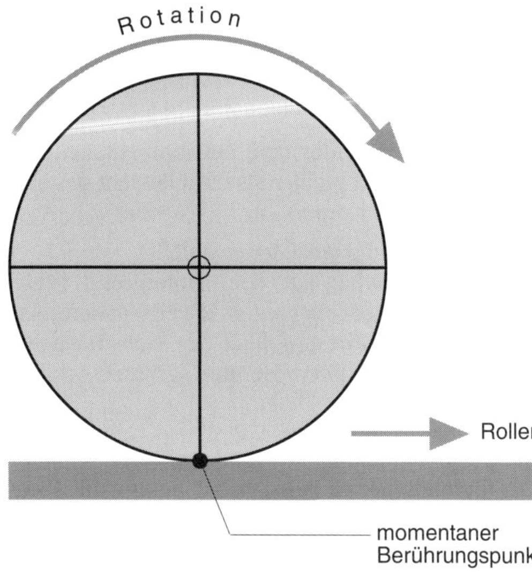

Abb. 14 Bewegt sich ein rotierender Körper mit Weggewinn seiner Achse auf einer Ebene, wird sein Weggewinn als Rollen bezeichnet.

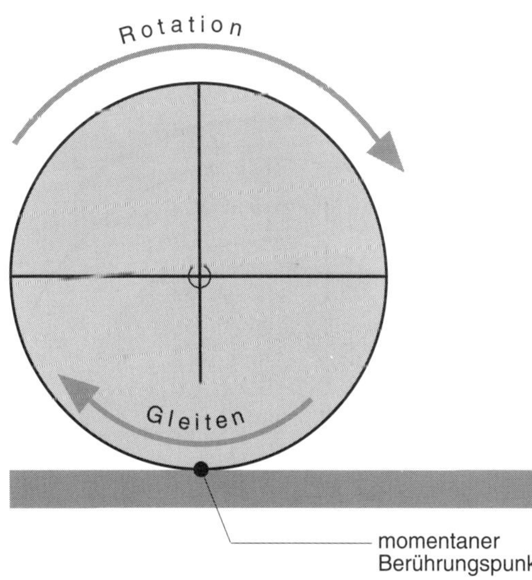

Abb. 15 Rotiert ein Körper auf einer Ebene ohne Weggewinn seiner Achse, aber mit Weggewinn seiner Oberfläche zum Berührungspunkt, resultiert ein Gleiten am Berührungspunkt.

Sind Krümmungsmittelpunkt und momentanes Drehzentrum identisch, gleitet der Körper im Verhältnis zum Untergrund entgegengesetzt zur Richtung der Rotation, wenn:

- der Reibungswiderstand am momentanen Berührungspunkt kleiner als das Gewicht des sich bewegenden Körpers ist,
- der Untergrund das Gleiten zuläßt.
  Ein Weggewinn auf dem Untergrund findet nicht statt, jedoch gleiten jeweils andere Abschnitte der Zirkumferenz des sich bewegenden Körpers auf dem Berührungspunkt des Untergrundes.

Beispiel:
Das durchdrehende Antriebsrad eines Autos auf Eis.

Rollgleiten:
Weggewinn des rollenden Körpers auf dem Untergrund und Weggewinn der sich bewegenden Körperoberfläche gegen den Untergrund.

Sind Krümmungsmittelpunkt und momentanes Drehzentrum ***zweier*** etwa gleich großer Körper identisch, gleiten und rotieren beide Körper im Verhältnis gegeneinander, ohne sich voneinander zu entfernen (Abb. 16):

Wenn der innere Körper nach rechts rotiert (1), gleitet er gegen den äußeren Körper entgegengesetzt (2).

Rotiert der äußere Körper nach links (3), gleitet er gegen den inneren Körper nach rechts (4).

Sind Krümmungsmittelpunkt und momentanes Drehzentrum zweier Körper nicht identisch und sind die Körper deutlich unterschiedlich groß (Abb. 17), muß der innere sich rotierend bewegende Körper vermehrt rollen, wenn die Reibung größer ist als das zu bewegende Gewicht, und die Achsen beider Körper in einer Ebene verbleiben sollen.

Bewegt sich der äußere größere Körper gegen den inneren kleineren, wird die Bewegungsdifferenz durch vermehrtes Gleiten ausgeglichen, wenn die Reibung kleiner ist als das zu bewegende Gewicht des nicht rotierenden inneren Körpers (die Achsen verbleiben hierbei in einer Ebene).

Halten Reibungswiderstand am Berührungspunkt und das Gewicht des rotierenden Körpers sich in etwa die Waage, kommt es zum Rollgleiten (eine gleichzeitige lineare und anguläre Bewegung) (Abb. 18).

Beispiel:
Das Auto kommt langsam vorwärts (rollt) bei gleichzeitig durchdrehenden (rotierenden und entgegengesetzt gleitenden) Antriebsrädern.

- Das Gleitmoment nimmt mit wachsender Distanz zwischen Berührungspunkt und Umdrehungsachse zu.
- Das Rollmoment nimmt mit zunehmender Annäherung des momentanen Drehzentrums an den Berührungspunkt zu.

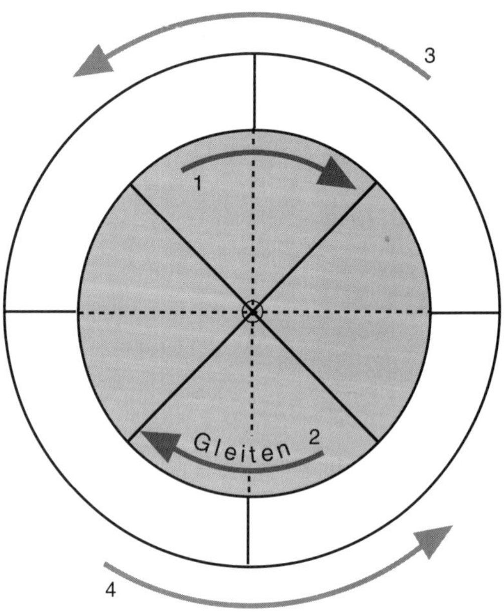

Abb. 16 Rotieren zwei Körper um eine gemeinsame Achse, resultiert ein Gleiten im Verhältnis zueinander.

2.2.3 Gelenkbewegungen und Gelenkstellungen

Das Rollgleiten im Gelenk

Würde der sich bewegende Körper eines Gelenkes nur rollen, müßten die artikulierenden Gelenkflächen sich luxierend voneinander entfernen.

Beispiel 1
Articulatio humeri (Abb. 19):

Die aktive Abduktion (1) bringt den Humeruskopf in eine gleichsinnige Rollbewegung (2) um seine Rotationsachse (3) (momentanes Drehzentrum). Gleichzeitig muß das Caput humeri nach kaudal

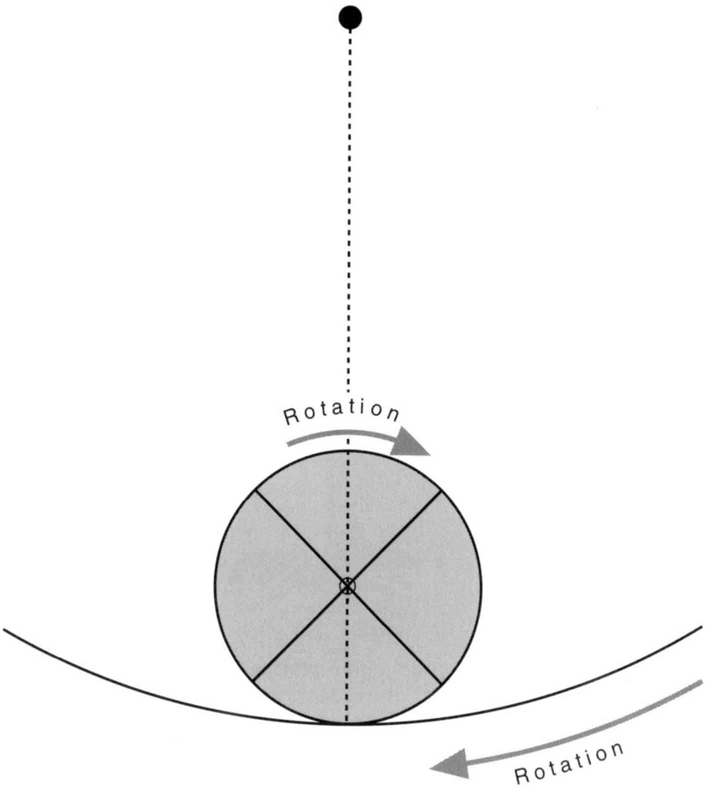

Abb. 17 Abhängig von der Größe, der Kongruenz und der Reibung, ergibt sich ein unterschiedliches Rollen oder Gleiten zweier sich bewegender (rotierender) Körper gegeneinander.

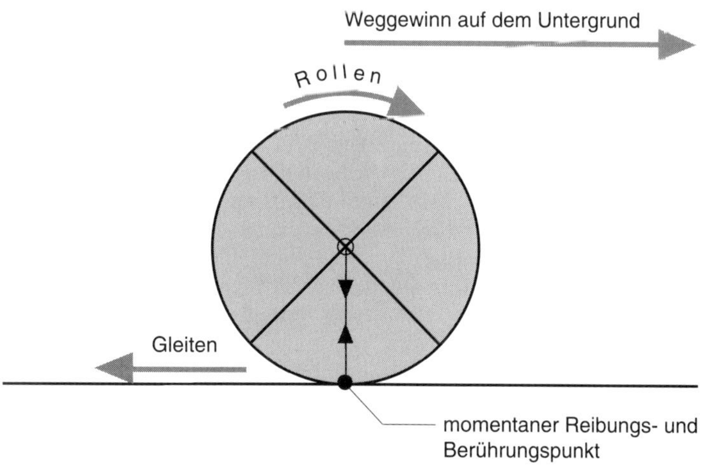

Abb. 18 Abhängig von der Reibung, wandert die momentane Umdrehungsachse; so daß der rotierende Körper mehr rollt (vermehrte Reibung) mit zum Berührungspunkt wandernder Achse oder mehr gleitet (verminderte Reibung) mit wandernder Achse zum Zentrum des rotierenden Körpers.

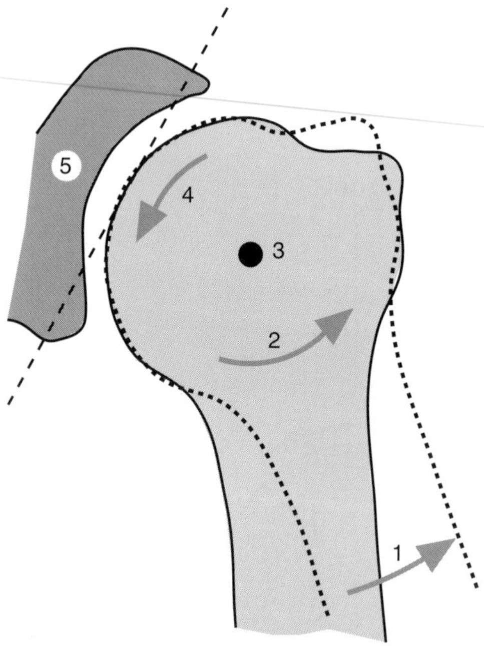

Abb. 19 Um bei der Abduktion im Humeroglenoidalgelenk ein Subluxieren zu verhindern, wird die kraniale Rollbewegung mit einem gleichzeitigen kaudalen Gleiten kompensiert (Erklärung im Text).

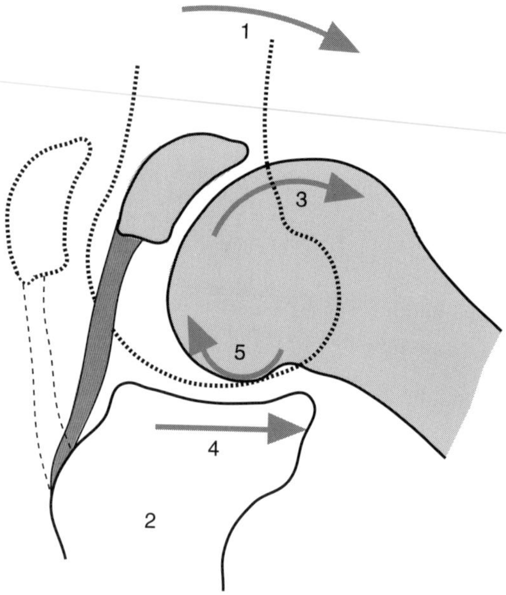

Abb. 20 Im Kniegelenk läßt sich, abhängig von Reibung und Kongruenz der Gelenkpartner in der mittleren Bewegungsbahn, ein vermehrtes Rollen nachweisen. Dadurch können die Knorpelzellen vor vermehrter Belastung geschützt werden (Erklärung im Text).

gleiten (4) (gegensinnig), damit die Gelenkflächen in der Bewegung kongruent bleiben, bei gleichzeitig fixierter Cavitas glenoidalis (5).

Beispiel 2
Articulatio genu (Abb. 20):

Die aktive Flexion (1) im Kniegelenk bei fixierter Tibia (2) (z. B. beim Hinsetzen) bringen die abgeflachten Femurkondylen in eine gleichsinnige Rollbewegung nach dorsal (3) mit Weggewinn auf dem Tibiaplateau (4). Erst bei endgradiger Flexion und zunehmender Kurvatur der sich bewegenden Femurkondylen (5) setzt wieder vermehrtes gegensinniges Gleiten ein.

Eine Inkongruenz der artikulierenden Gelenkflächen ändert das Verhältnis von Rollen und Gleiten.

Neben der Kurvatur (Kongruenz) und der Reibung ist die ungestörte Gelenkbewegung abhängig vom passiven Kapsel-Band-Apparat und dem aktiven harmonischen kosynergistischen Zusammenspiel (s. S. 43 f) der Muskulatur.

Anatomische Gelenktypen und funktionelle Gelenkgrundformen

Die funktionellen Gelenkgrundformen der Arthrokinematik unterscheiden sich von den anatomischen Gelenktypen.

In den Gelenken finden arthrokinematisch nur Rotation, Rollen, Gleiten oder Rollgleiten statt.

Anatomischer Gelenktyp und funktionelle Gelenkgrundform treffen lediglich überein in der Beschreibung der Scharnierbewegung, d. h. der Bewegung, eines Knochens im Raum in einer Ebene (1) um eine Achse (2) (Abb. 21).

Die aktive ***reine*** Scharnierbewegung entspricht mehr der theoretischen Überlegung, setzt sie doch eine hundertprozentige Kongruenz der Gelenkflächen voraus, eine unveränderliche gleichmäßige Kapsel-Band-Apparatspannung und einen über die gesamte Bahn gleichmäßigen Zug aller Muskeln, die das Rollen bzw. das Gleiten aktivieren.

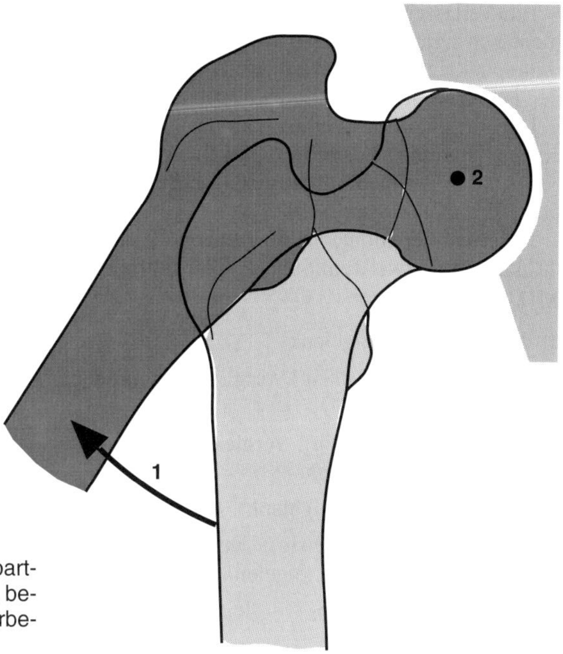

Abb. 21 Solange der sich bewegende Gelenkpartner in einer Ebene (1) um eine Achse (2) dreht, bezeichnet man dies als eindimensionale Scharnierbewegung (cardinal swing).

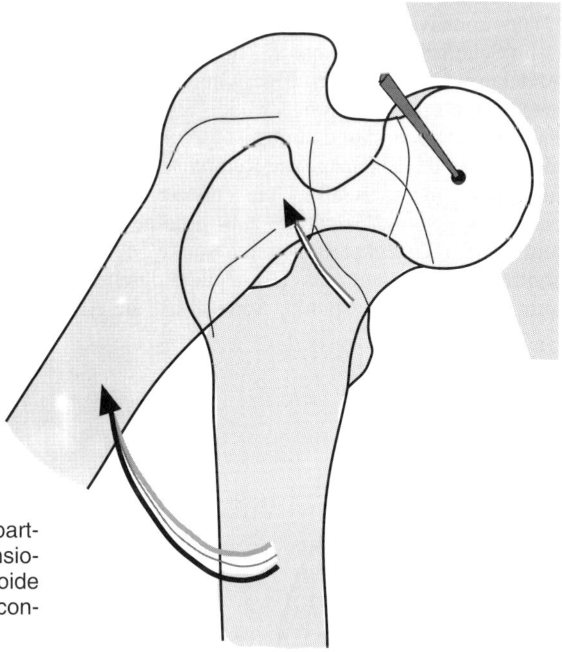

Abb. 22 Sobald der sich bewegende Gelenkpartner die eine Ebene verläßt, ergibt eine dreidimensionale Gelenkbewegung (arcuate swing, sphäroide Bewegung), einschließlich der Begleitrotation (conjunct rotation).

Ein Verlassen der Ebene mit wanderndem momentanen Drehzentrum bei wechselnden Körpermittelpunkten, Hebeln und Reibungswiderständen ist die Norm.

Daher gleicht die dreidimensionale Bewegung einem sphäroiden bogenförmigen Schwingen des Körpers im Raum bei gleichzeitiger Begleitrotation (Abb. 22) (s. auch S. 6).

Aufgrund der Biomechanik genügen in der Arthrokinematik zwei funktionelle Gelenkgrundformen (Abb. 23 a, b):

a) das dreiachsige Eigelenk
- unverändert (dreiachsig), vergleichbar mit dem Kugelgelenktyp,
- verändert (zweiachsig), vergleichbar mit dem anatomischen Eigelenk.

b) das zweiachsige Sattelgelenk
- unverändert (zweiachsig), vergleichbar mit dem anatomischen Sattelgelenk,
- verändert (einachsig), vergleichbar mit dem Scharniergelenk.

Tangentialebene (Behandlungsebene) und Berührungspunkt

Wir bezeichnen im Gelenk als Berührungspunkt (1) den Punkt, an dem die Tangente (2) des konvexen Gelenkpartners etwa die longitudinale Achse (3) des konkaven Partners berührt (Abb. 24).

Im Schultergelenk (Abb. 25) bedingt die aktive Abduktion (1) ein gleichzeitiges Gleiten (2) in die entgegengesetzte Richtung, wobei Krümmungsmittelpunkt und Umdrehungsachse annähernd identisch sind (3), solange die Reibung am Berührungspunkt (4) es zuläßt. Überschreitet die Reibung eine gewisse Schwelle, z. B. erhöhte Kompression der Gelenkpartner durch starke Muskelkontraktion, wandert das momentane Drehzentrum zum Berührungspunkt. Somit wird die Abduktion des Arms (Gleiten) im Gelenk gebremst und muß mit einer Schultergürtelelevation kompensiert werden.

Das Wandern der Achse (3) zum Berührungspunkt (4) verlängert den Hebel um die Entfernung von (3) bis (4), und ermöglicht so einen größeren Bewegungsradius (5) (Rollen) im Gegensatz zum vorher möglichen (6) (Abb. 26).

Da die tangentiale Ebene auch in der Funktion im rechten Winkel zu Radius und longitudinaler Achse verbleibt, verändert sie ihre Lage nicht.

Sie bewegt sich lediglich mit dem osteokinematischen Bewegungsausschlag der longitudinalen Achse des konkaven Gelenkpartners im Raum. Die Tangentialebene (2 a, b) bezeichnet die Bewegungsebene des Gleitens der artikulierenden Partner (Abb. 27).

Bei einer Bewegungsminderung des Gelenks ist die Funktion der Partner zueinander im Gleitverhältnis gestört. Um die Gleitfähigkeit zurückzugewinnen, wird die Tangentialebene zur Behandlungsebene und entsprechend so benannt.

Umkehr der Fixation

Ein rollender Gelenkpartner benötigt einen Untergrund, auf dem er rollend Weg gewinnen kann. Dieser „Untergrund" wird vom anderen Gelenkpartner gewährleistet. Dabei ist es möglich, daß sich beide Gelenkpartner gleichzeitig bewegen oder nur einer gegen den anderen.

Beispiel:

1. Knie-Flexion bei hängendem Bein (Femur fixiert). Hier bewegt sich nur die Tibia im Verhältnis zum Femur in die Beugung. Der konkave Gelenkpartner (Tibia) **gleitet** in die Richtung der Bewegung (Abb. 28 a).
2. Knie-Flexion bei stehendem (fixiertem) Unterschenkel (z. B. Hinsetzen). Hierbei bewegt sich

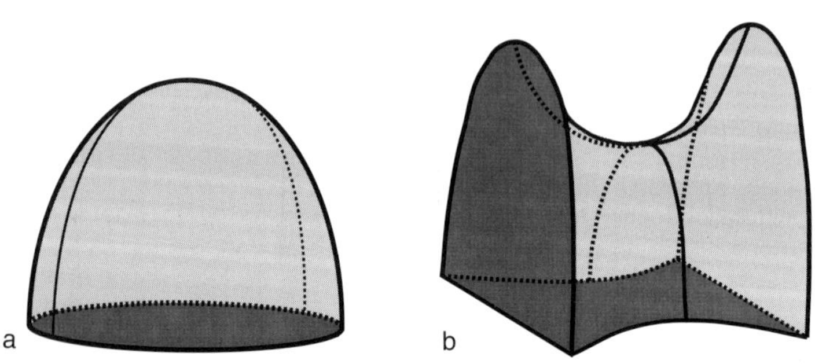

Abb. 23 a, b Die arthrokinematischen (mechanischen) Bewegungsmöglichkeiten der Gelenke, lassen sich zwei geometrischen Grundformen zuordnen: **a** dem Ei und **b** dem Sattel.

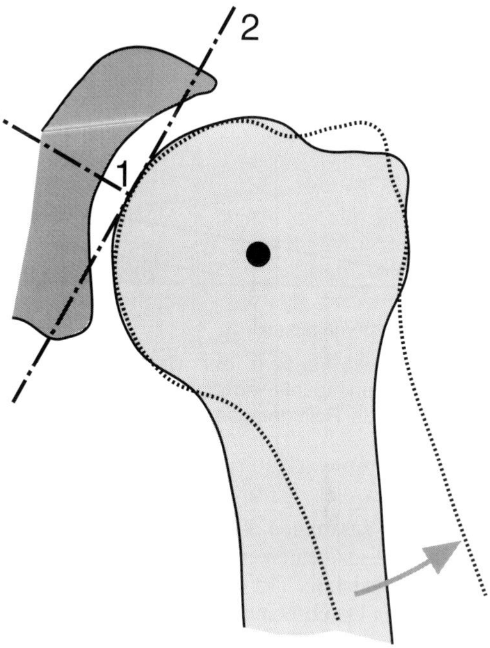

Abb. 24 Definition des Berührungspunktes (1) am Schnittpunkt von Tangentialebene (2) und Längsachse des konkaven Partners (3). Die Lage der Tangential- oder Behandlungsebene verändert sich nicht. Sie ist unabhängig vom Bewegungsausschlag des konvexen Gelenkpartners.

der konvexe Gelenkpartner **rollend** in die Richtung der Beugung (Abb. 28b).

3. Knie-Flexion, indem gleichzeitig in der Hüfte angebeugt wird. (Beinanheben mit Kniebeugung.) Jetzt bewegen sich die konvexen Tibiakondylen und das konkave Tibiaplateau gleichzeitig gegeneinander. Hauptbewegung am Berührungspunkt ist das **Rollgleiten.**

Obwohl hier drei verschiedene Gelenkbewegungen beschrieben werden, bleibt das Bewegungsverhältnis der Partner zueinander immer erhalten. Die Beschreibung orientiert sich daran, von welchem Partner die Bewegung jeweils ausgeht. Ob „konvexe" oder „konkave" Beschreibung, immer definieren wir die Bewegung zweier Kurvaturen zueinander, die sich mehr oder weniger kongruent im Bewegungsablauf verhalten.

Die Bedeutung des Kapsel-Band-Apparates für die Gelenkbewegungen

Die Form eines Gelenkes bestimmt die jedem Gelenk eigene Bewegung und Mechanik. Zusammengehalten werden die Gelenkpartner durch eine straffe bzw. unelastische relativ weite Gelenkkapsel. Sie ermöglicht und gewährleistet die arthrokinematische Gelenkbewegung innerhalb des notwendigen Bewegungsspielraumes. Sie hält die Ge-

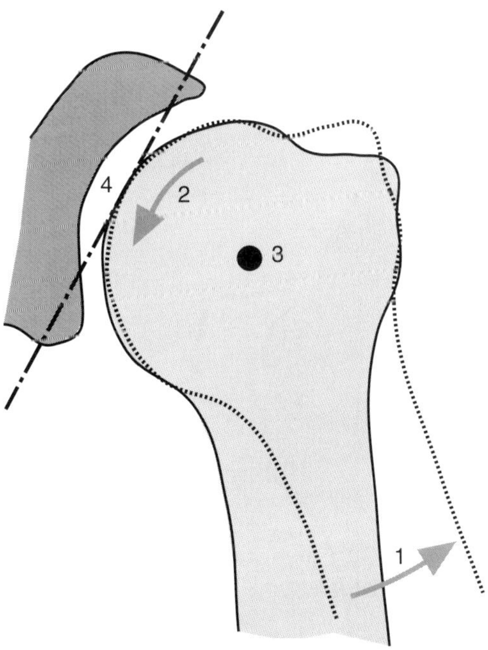

Abb. 25 Die Tangente am Berührungspunkt (im rechten Winkel zum Radius des sich bewegenden Körpers) wird als Tangentialebene oder Behandlungsebene bezeichnet. Dargestellt am Beispiel des Schultergelenks; Erläuterungen im Text.

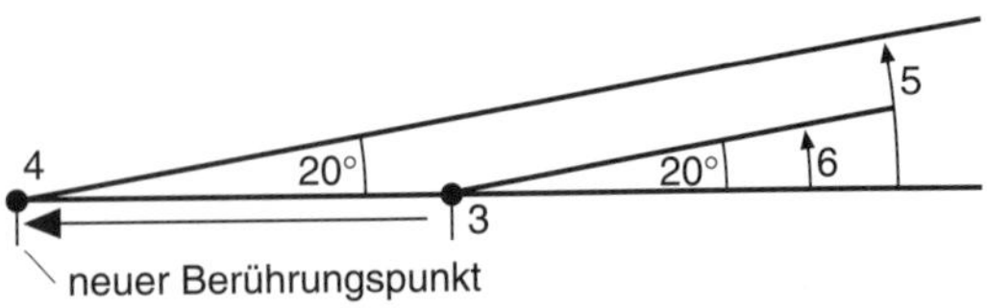

Abb. 26 Das Wandern der Umdrehungsachse zum Berührungspunkt ermöglicht bzw. erzwingt eine verstärkte Rollkomponente. Erläuterungen im Text.

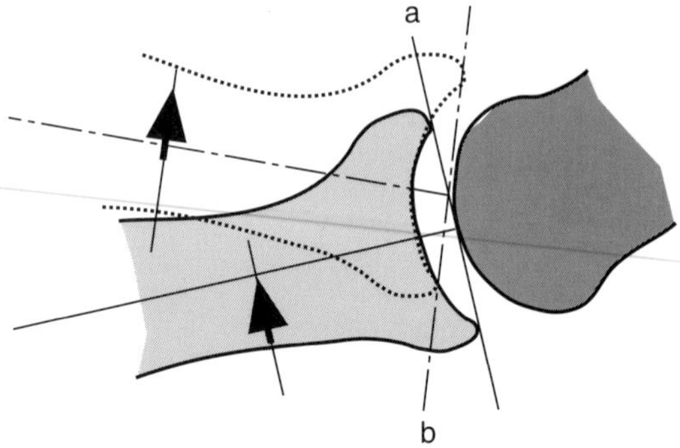

Abb. 27 Die Tangentialebene entspricht der Bewegungsebene des Gleitvorganges. Sie verändert ihre Lage mit Bewegung des konkaven Gelenkpartners.

lenkpartner zusammen und bremst mit ihren verstärkenden Ligamenten endgradige Bewegungen.

Zu berücksichtigen ist dabei, daß die Kapsel mit ihrer starken Durchsetzung von Mechano- und Nozizeptoren einem Regulationsorgan gleicht, von dem nicht nur Tonus und Koordination der sie überlaufenden Muskulatur abhängig ist, sondern auch ein zerebrospinales Reflexsystem (s. S. 135), das auf kinästhetische Informationen angewiesen ist, um die statischen und die dynamischen Funktionen (stabile Mobilität) des aufrechten Ganges und Standes zu gewährleisten. Die Funktionen als

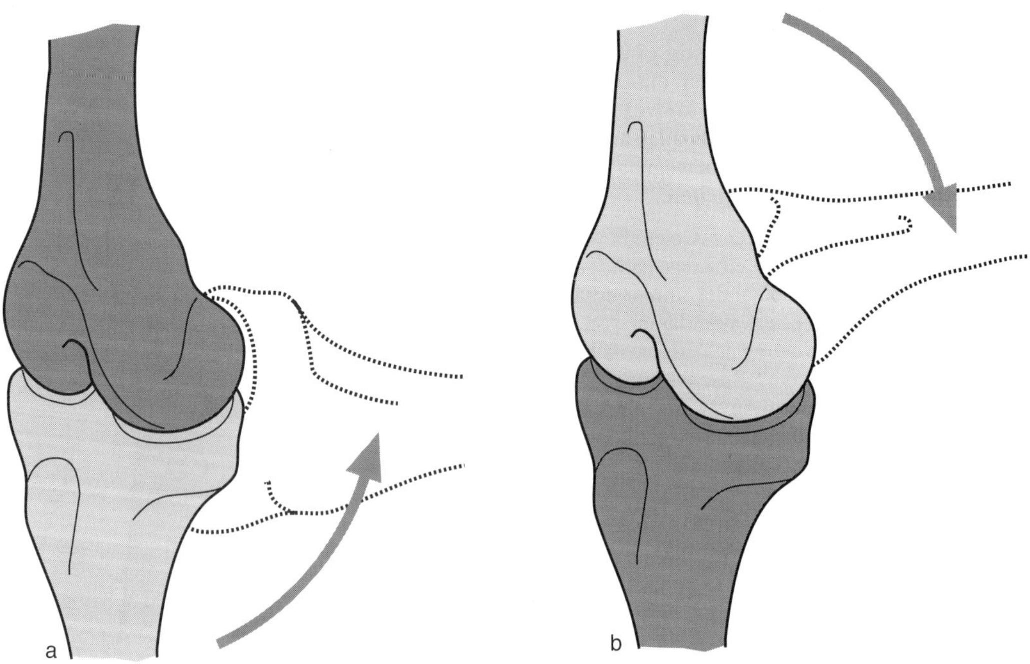

Abb. 28 a, b Abhängig vom jeweils fixierten Gelenkpartner bewegt sich der andere Gelenkanteil (Umkehr der Fixation).
a Wird das Femur fixiert, bewegt sich das konkave Tibiaplateau.
b Wird die Tibia fixiert, bewegen sich die konvexen Femurkondylen.

Halteapparat und Regulationsorgan scheinen vordergründig im Widerspruch zu stehen, wobei erfahrungsgemäß die klassische chirurgische Betrachtungsweise mehr zur Betonung der Haltefunktion tendiert, während gelenk-neurologisches Denken die passiven, aktiven und steuernden Strukturen als Einheit bewertet.

Die Gelenkkapsel gewährleistet aufgrund des Faserverlaufs eine dreidimensionale Beweglichkeit der Gelenkpartner. Bewegungen um eine Achse (cardinal swing) sind ebenso möglich wie bogenförmige dreidimensionale (sphäroide) Bewegungen (arcuate swing), die beim Verlassen der Ebene zusätzlich eine begleitende Rotation (conjunct rotation) bedingen.

Gelenkstellungen

Die Gelenkkapsel mit ihren Ligamenten läßt eine passive Beweglichkeit der Gelenkpartner gegeneinander zu. Diese Möglichkeit der Translation wird als **Gelenkspiel** (joint play) bezeichnet und setzt sich zusammen aus den linearen Bewegungen: **Separation** und **translatorisches Gleiten** oder parallele Translation (Abb. 29 a, b).

a) **Die lineare Separation** bedeutet ein translatorisches Gleiten (Transferieren) entlang der longitudinalen Achse, im rechten Winkel zur Tangentialebene, wobei die Gelenkpartner sich voneinander entfernen.

b) **Die parallele Translation** in verschiedene Richtungen bedeutet eine translatorische Bewegung parallel zur Tangentialebene, wobei sich die Gelenkpartner seitlich gegeneinander verschieben.

Das Gelenkspiel ist abhängig von der Stellung der Gelenkpartner zueinander und der Kapselspannung:

- Es ist am größten in der dreidimensionalen Stellung, in der möglichst alle Kapselanteile gleichmäßig entspannt sind. Diese Stellung bezeichnen wir als sogenannte **Ruhestellung** oder Status perlaxus (maximally loose-packed position).
- Die dreidimensionale Stellung, in der alle Kapselanteile gleichmäßig gestrafft sind, bezeichnen wir als **verriegelte Stellung** oder Status rigidus (close-packed position). Sie ist wie folgt gekennzeichnet:
  Die Gelenkflächen sind kongruent.
  Die Kapsel ist maximal gestrafft.
  Eine translatorische Bewegung ist nicht möglich.

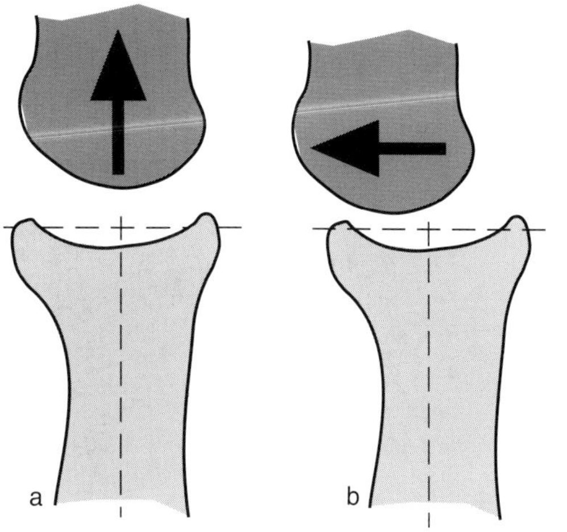

Abb. 29 a, b Die passive Bewegungsfreiheit, zugelassen vom Kapsel-Band-Apparat und der Kongruenz der Gelenkpartner, läßt sich als lineare Separation (**a**) bzw. parallele Translation (**b**) im Test nachweisen und wird als Gelenkspiel (joint-play) bezeichnet.

- In beinahe allen weiteren Gelenkstellungen findet sich eine translatorische Bewegung, da die Gelenkflächen im allgemeinen wenig Kontakt zueinander haben. Diese gewöhnliche Stellung zwischen den Extremen bezeichnen wir als **Spielstellung** oder Status laxus (loose-packed position).

Jedes Gelenk hat eine für sich eigene typische Spiel-, Ruhe- oder verriegelte Stellung. Außerhalb dieser drei Stellungen bezeichnen wir die schmerzvermeidende oder schonende Haltung zweier Gelenkpartner als **aktuelle Ruhestellung.**

2.2.4 Dokumentation der Gelenkbewegungen

Die Knochen, ob Extremitätenknochen oder Wirbelkörper, bewegen sich vom betrachteten Gelenk aus in einem kugelförmigen Raum. In diesem Zusammenhang ist interessant, daß der Bewegungsraum, der Arme, mit dem Blickfeld der Augen in etwa übereinstimmt.

Die Bewegungsachsen innerhalb der Raum-Kugel treffen sich in einem Schnittpunkt (Drehzentrum), von dem die Grundbewegungen, z. B. die der Flexion und Extension, Abduktion und Adduktion, ausgehen. Diesen Schnittpunkt bezeichnen wir als 0-Punkt (Abb. 30).

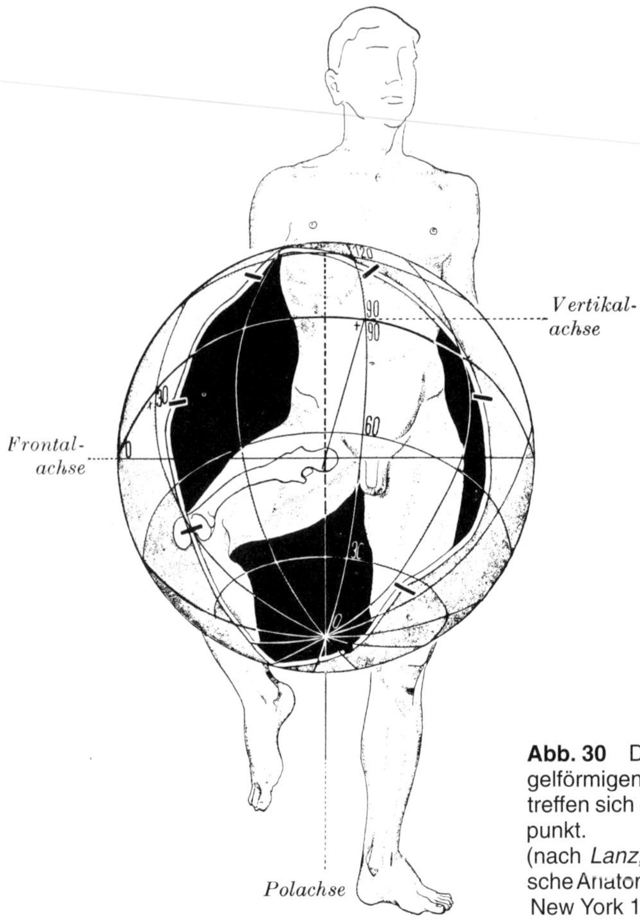

Abb. 30 Die Knochen bewegen sich in einem kugelförmigen Raum. Innerhalb dieser Raumkugel treffen sich die Bewegungsachsen in einem Schnittpunkt.
(nach *Lanz, T. von, W. Wachsmuth* (Hrsg.): Praktische Anatomie Bd I/4. Springer, Berlin–Heidelberg–New York 1972).

Da sich eine dreidimensionale Bewegungsdokumentation in Form einer Zeichnung als relativ unpraktikabel erweist, ist als bildliche Darstellung ein Koordinatenkreuz von Nutzen, in dem sich z. B. die entgegengesetzten Bewegungsebenen der Flexion-Extension und Abduktion – Adduktion darstellen lassen (Abb. 31).

Der in einer Ebene mögliche Bewegungsausschlag läßt sich als Kreisbogen einzeichnen, wie z. B. eine horizontale Zirkumduktion aus dorsokranialer Sicht (Abb. 32).

Um zusätzlich eine dritte Dimension zu veranschaulichen, können darüber hinaus, z. B. Innen- und Außenrotation in dem Kreisbogen vermerkt werden (Abb. 33).

Auch die Stellung eines Gelenks läßt sich graduell und präzise einzeichnen, wie hier z. B. ein rechtes Schultergelenk in Ruhestellung bei Flexion von 30°, Abduktion von 55° und Innenrotation von 20° (Abb. 34).

Die Dokumentation der normalen Bewegungsfreiheit eines rechten Schultergelenks im Koordinatenkreuz:

Voraussetzung sind die möglichen Bewegungsausschläge:

Mögliche Flexion von Null = 65°
Mögliche Extension von Null = 35°

Mögliche Abduktion von Null = 90°
Mögliche Adduktion von Null = 8°

Mögliche Innenrotation von Null = 90°
Mögliche Außenrotation von Null = 60°

Das Bewegungsmaß der Flexion im Humeroglenoidalgelenk beträgt von Null 65°. Die tatsächliche als Flexion bezeichnete Strecke verläuft jedoch

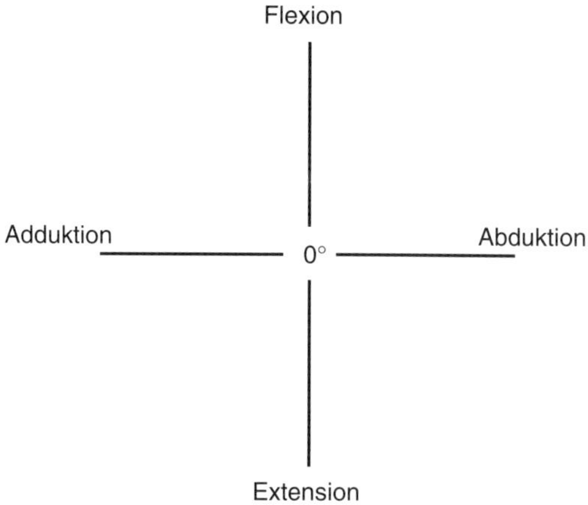

Abb. 31 Zum Dokumentieren von Bewegungsausschlägen eignet sich das Koordinatenkreuz.

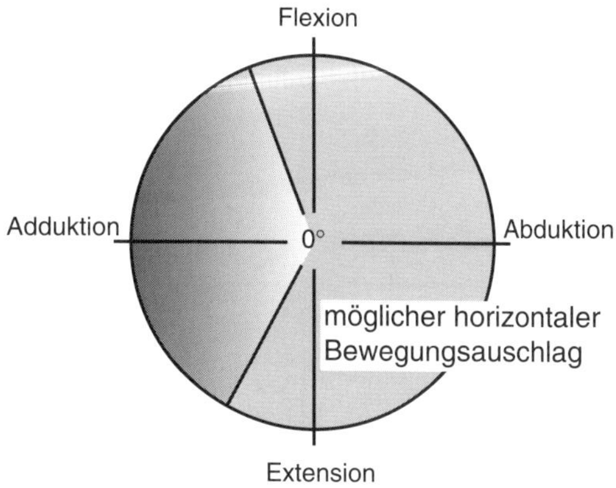

Abb. 32 Aus dorso-kranialer Sicht wurde der mögliche Bewegungsausschlag der horizontalen Zirkumduktion eines rechten Humeroglenoidalgelenks eingezeichnet (schraffiert).

aus der totalen Extension (von Null 35°) bis in die totale Flexion.

Damit bezeichnen wir aus der Extension die Flexion **bis** Null und Flexion **von** Null. Umgekehrt bezeichnen wir aus der totalen Flexion die Extension **bis** Null und Extension **von** Null (Abb. 35).

- Einzeichnen der normalen Bewegungsausschläge (Abb. 36).
- Einzeichnen der gemessenen Bewegungsausschläge jeweils von Null (Abb. 37).

  Einzeichnen des horizontalen Bewegungsausschlages von Null und der an dieser Stelle gemessenen Innen- und Außenrotation (Abb. 38).

2.2.5 Biomechanische Gelenkkräfte

Das Gleichgewicht

Da es keine Kraft ohne Gegenkraft geben kann, ist eine Harmonie, ein Gleichklang oder ein Gleichgewicht nur zu erreichen, wenn die einwirkenden Kräfte ausgeglichen sind. Gleichgewicht bedeutet, daß die beeinflussende Kraft (Actio) genauso groß ist, wie die Gegenkraft (Reactio). Das Gleichgewicht wird durch die Trägheit der aufeinander wirkenden Kräfte (Masseträgheit) so lange aufrecht erhalten, bis eine zusätzliche (externe) Kraft oder ein Ungleichgewicht eintritt. Mit dieser eintretenden Ungleichheit geraten die Kräfte oder die Massen in Bewegung; sie werden beschleunigt. Die Beschleunigung wiederum ist proportional

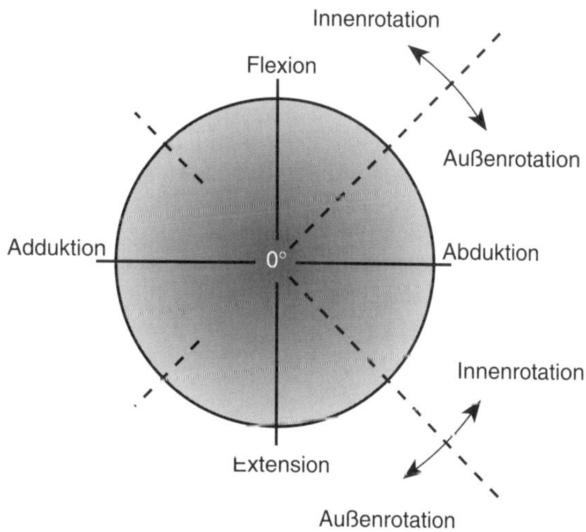

Abb. 33 Im Koordinatenkreuz lassen sich Innen- und Außenrotation als dritte Dimension am Kreisbogen darstellen.

(im gleichen Verhältnis) zur Masse oder der einwirkenden Kraftgröße.

Eine Beschleunigung, wirkt in einer geraden Richtung (linear) oder kreisförmig (angulär) um eine Achse.

Wir bezeichnen Verursacher für eine lineare Beschleunigung als Kräfte und für eine anguläre als Momente.

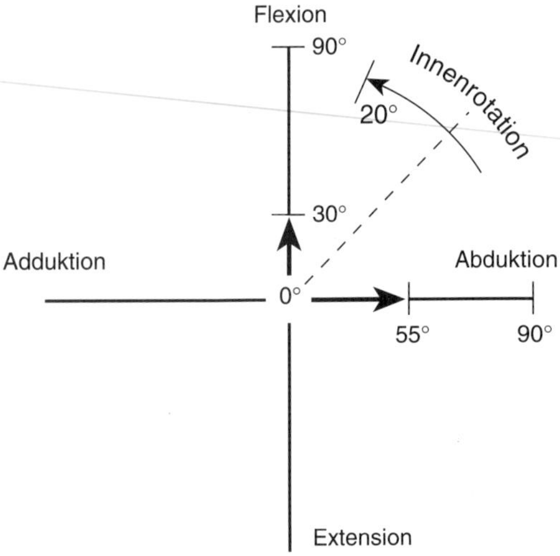

Abb. 34 Koordinatenkreuz mit eingezeichneter Ruhestellung eines rechten Humeroglenoidalgelenks mit 30° Flexion, 55° Abduktion und 20° Innenrotation.

Ein Moment ist das Produkt (Ergebnis einer Multiplikation) aus einer Kraft und der Entfernung (Distanz), über die sie wirkt, und wird in Nm (Newtonmeter) angegeben.

Als Gleichgewicht bezeichnet man den Zustand, in dem alle Kräfte und Momente ausgeglichen sind (Abb. 39).

Bei der arthrokinematischen Bewegung verursacht die Kontraktion der Muskulatur sowohl Kräfte (lineare Gelenkkompression in Richtung Achse) als auch Momente (Bewegung des Knochens um den Drehpunkt des Gelenks) (s. S. 6 f).

Die Hebelwirkung

Ein Hebel kann die Kraftwirkung je nach Länge der Hebelarme verändern (Abb. 40 a, b).

Eine positiv dynamische Kraftübertragung (**positiv** mechanischer Vorteil) liegt vor, wenn der Hebelarm der einwirkenden Kraft (Kraftarm) länger ist als der Arm der zu bewegenden Last (Lastarm). Dabei bewegt eine kleinere Kraft eine größere Last langsamer über kürzere Distanz.

Am kürzeren Hebelarm beschleunigt eine größere Kraft (**negativ** mechanischer Vorteil) die kleinere zu bewegende Last schneller über eine längere Distanz.

Moment (Drehmoment)

Um einen Körper im Gleichgewicht (dynamisch oder statisch) zu halten, müssen z. B. die beiden äußeren Punkte der Hebel mit ihrer Tendenz in Richtung Erdanziehung der am Auflagepunkt von unten einwirkenden Gegenkraft, dem dritten Punkt, die Waage halten (Abb. 41).

Sie verursachen über ein Hebelsystem Momente. Wie im Falle einer Waage oder Wippschaukel bezeichnen wir Momente, die um einen Drehpunkt wirken, als Drehmomente.

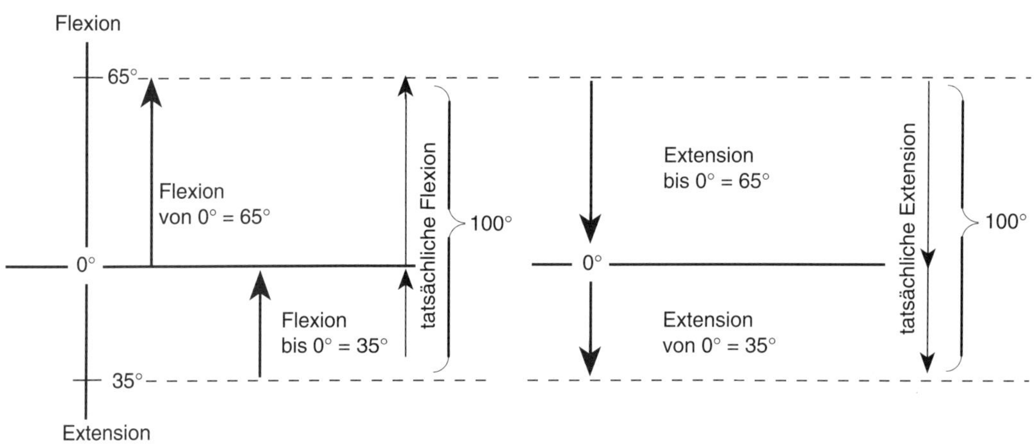

Abb. 35 Die mögliche Flexion aus der 0°-Stellung (Spielstellung) beträgt im Humeroglenoidalgelenk 65°. Die mögliche Flexion bis zur 0°-Stellung beträgt zusätzliche 35° und beginnt aus der endgradigen Extensionsstellung. Somit umfaßt die tatsächliche Flexion insgesamt 100°. Sie unterteilt sich in die Flexion **bis** 0° und **von** 0°.

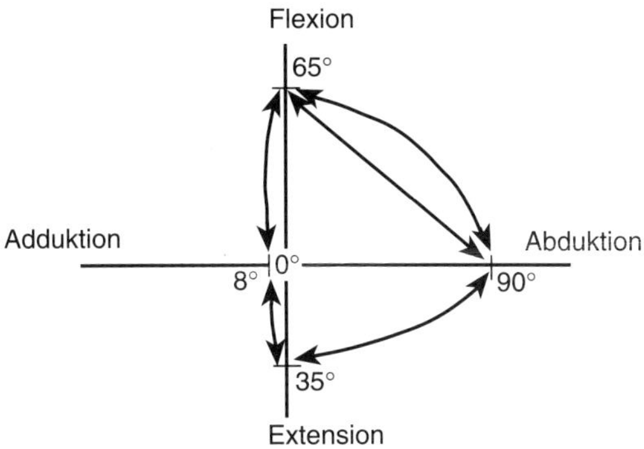

Abb. 36 Die normal möglichen Bewegungsausschläge, mit Ausnahme der Innen- und Außenrotationsfähigkeit, eines Humeroglenoidalgelenks im Koordinatenkreuz. Besonders gekennzeichnet ist die horizontale Zirkumduktion aus der frontalen bis zur sagittalen Ebene.

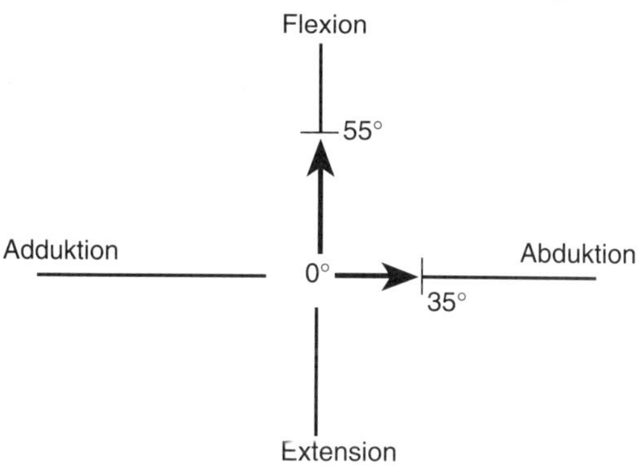

Abb. 37 Beispiel eines eingezeichneten, gemessenen Bewegungsausschlages von 0° (Flexion 55° und Abduktion 35°).

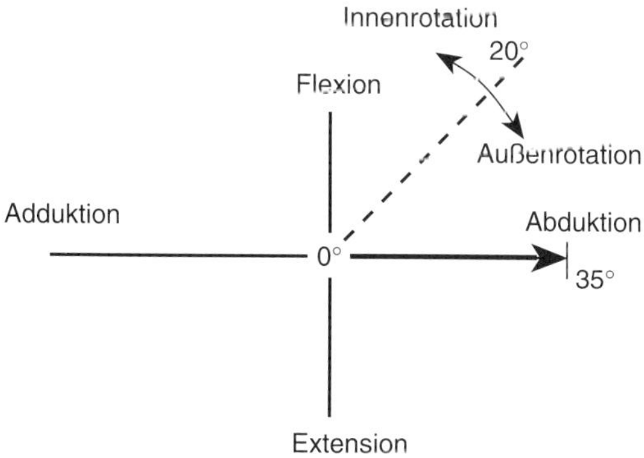

Abb. 38 Beispiel eines eingezeichneten Bewegungsausschlages der Abduktion von 35° mit einer Innenrotationsfreiheit von 20° im ventralen Funktionsbereich zwischen Flexion und Abduktionsebene.

Ein Hebel befindet sich im Gleichgewicht, wenn das Produkt der einwirkenden Kraft und der Länge des Kraftarms gleich dem Produkt der zu bewegenden Last und der Länge des Lastarmes ist.

Ist der Hebel der zu beschleunigenden Masse länger als der der bewegenden Kraft, muß die einwirkende Kraft um so vielmal größer sein, als das entgegenstehende Produkt aus Last mal Hebel der Masse.

Wenn im Einbeinstand das Becken im Gleichgewicht (in der Waage) gehalten wird, läßt sich dies als Bewegung zweier Hebel A und B um einen Drehpunkt C beschreiben (Abb. 42). Der Hebel A zwischen Drehpunkt und Muskelansatz ist dreimal kürzer als der Hebel B zwischen Drehpunkt und Schwerpunkt. Es besteht von der Größe 3 ein mechanischer Vorteil für die Last des Körpergewichtes gegenüber der zu leistenden Muskelkraft. Danach müssen die Abduktoren mit dem negativen mechanischen Vorteil eines Hebels arbeiten.

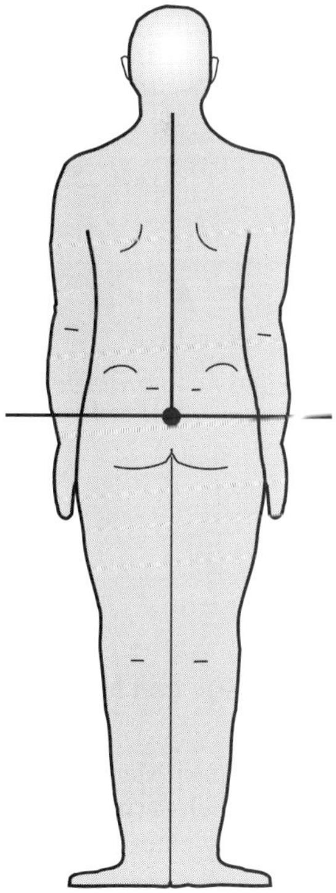

Abb. 39 Im aufrechten (Zweibein-)Stand werden die Beckenbalance und das Gleichgewicht überwiegend statisch garantiert. Als Gleichgewicht bezeichnet man den Zustand, in dem alle Kräfte und Momente ausgeglichen sind.

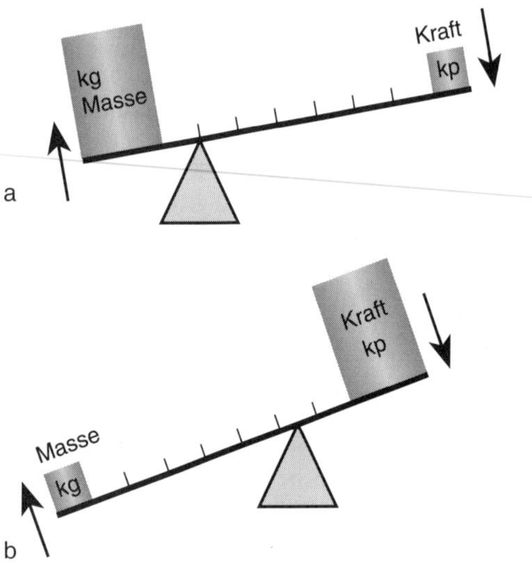

Abb. 40 a, b Biomechanische Gelenkkräfte.
a Positiv dynamische Kraftübertragung. Die einwirkende Kraft besitzt einen längeren (positiven) Hebel als die zu bewegende Masse.
b Negativ dynamische Kraftübertragung. Sie wird überwiegend im menschlichen Skelett-Muskel-System genützt.

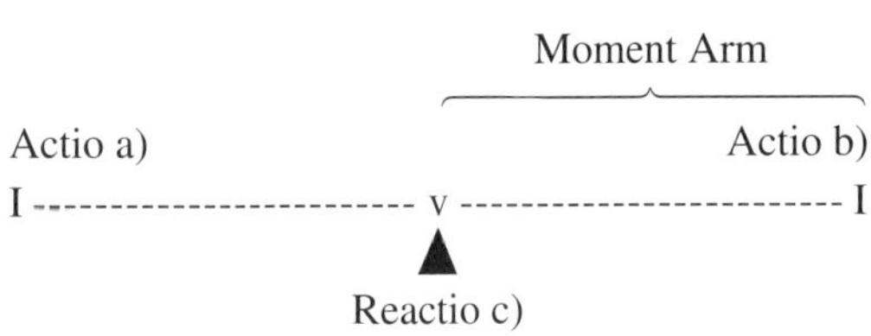

Abb. 41 Actio a und Actio b wirken auf den Drehpunkt Reactio c.

Berechnung der Kräfte und Momente im Hüftgelenk

Das Körpergewicht eines Menschen verteilt sich so, daß oberhalb des Schwerpunktes in Höhe der Femurköpfe $^{2}/_{3}$ des Gewichtes und unterhalb $^{1}/_{3}$ liegen.

Im Stehen (statisches Gleichgewicht) werden die Femurköpfe also je mit $^{2}/_{6}$ des Körpergewichtes belastet. Wird ein Bein angehoben, bewegen sich jetzt die $^{2}/_{3}$ ($^{4}/_{6}$) des Körpergewichtes, die über dem Schwerpunkt liegen, und zusätzlich das Gewicht des anderen Beines über dem feststehenden Caput femoris (Gegenkraft). Insgesamt müssen jetzt $^{5}/_{6}$ des Körpergewichtes über einen Hebelarm im Gleichgewicht gehalten werden, der sich vom Schwerpunkt des Körpers bis zum Drehpunkt erstreckt. Dieser beträgt etwa 15 cm, während der Hebel, auf den die haltende Muskelkraft einwirkt, eine Länge von 5 cm mißt.

Bei einer Körpermasse von 72 kg entsprechen $^{5}/_{6}$ 60 kg. Nach den Hebelgesetzen müssen die Abduktoren damit einem Gewicht entgegenwirken, das einer Masse von 180 kg entspricht, um das Becken im Gleichgewicht zu halten. Damit wirkt auf das Hüftgelenk ein Moment von 1764 N im statischen Einbeinstand (Abb. 43).

In der Bewegung werden zusätzliche Energien freigesetzt, um den Körper abzubremsen bzw. gegen die Schwerkraft anzutreiben (Kinetische Energie, KE) und Geschwindigkeit (Velozität). Gleichzeitig verändern sich Hebel und Winkel. Aufgrund dieser weiteren dynamischen Kräfte erhöht sich das Körpergewicht beim langsamen Gehen um das 1,6fache, beim langsamen Laufen um das 3fache und beim schnellen Laufen um das 5fache.

Beim Springen werden Kräfte bis zum 10fachen des Körpergewichtes frei. Beim schnellen Laufen wirken also auf ein Hüftgelenk im dynamischen Gleichgewicht, mit der Bodenberührung in der Einzelstandphase, bei einer 72 kg schweren Person Kräfte von $1764\ N \cdot 5 = 8820\ N$ ein.

Hüftgelenkkräfte in Rückenlage (Abb. 44)

Der Hebel des M. iliopsoas beträgt 5 cm. Der zu überwindende Widerstand beim Anheben des Beines in Rückenlage ist das Gewicht des Beines. Der Hebel vom Drehpunkt (Caput femoris) bis zum Schwerpunkt des Beines beträgt 40 cm. Daraus ergibt sich ein Verhältnis der Hebelarme von 40 : 5 oder 8 : 1.

Da ein Bein $^{1}/_{6}$ des Körpergewichtes entspricht, beträgt seine Masse bei einer 72 kg schweren Person 12 kg (Kraft mal Arm = Moment).

In diesem Beispiel wirken auf das Hüftgelenk 940,8 N ein ($8 \cdot 12\,kg \cdot 9{,}8 \frac{m}{s^2}$): die gleiche Kraft, die ausreicht, um eine Masse von 96 kg zu heben, muß der M. iliopsoas entwickeln.

In der Rückenlage wirkt jedoch die Zugkraft des Muskels auf das Gelenk, so daß mit den 940 N lediglich die lineare Kraft beschrieben ist, die nach Überwindung der Reibung in eine anguläre Kraft (Moment oder Drehmoment) umgesetzt werden muß. Mit der Annäherung des Femur ins Ace-

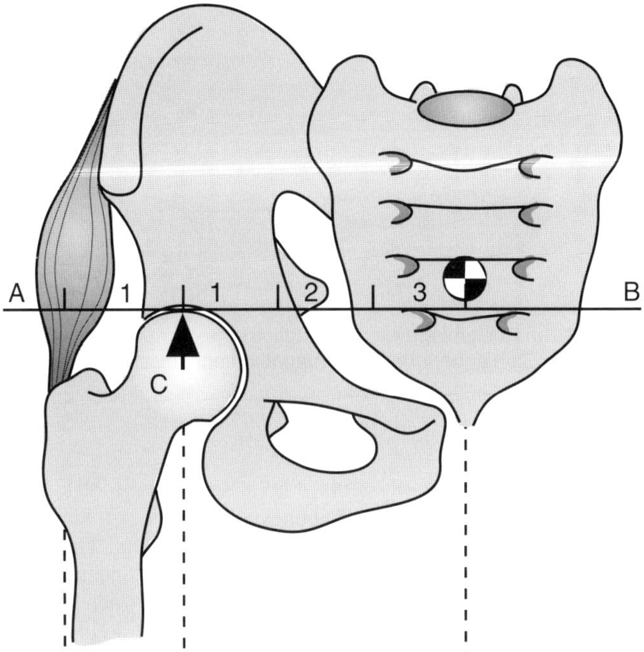

Abb. 42 Im Einbeinstand wirkt einerseits der dreimal längere Hebel B auf den Drehpunkt C, wie andererseits der Hebel A, welcher der Muskelkraft zur Verfügung steht, um ein Gleichgewicht zu erhalten.

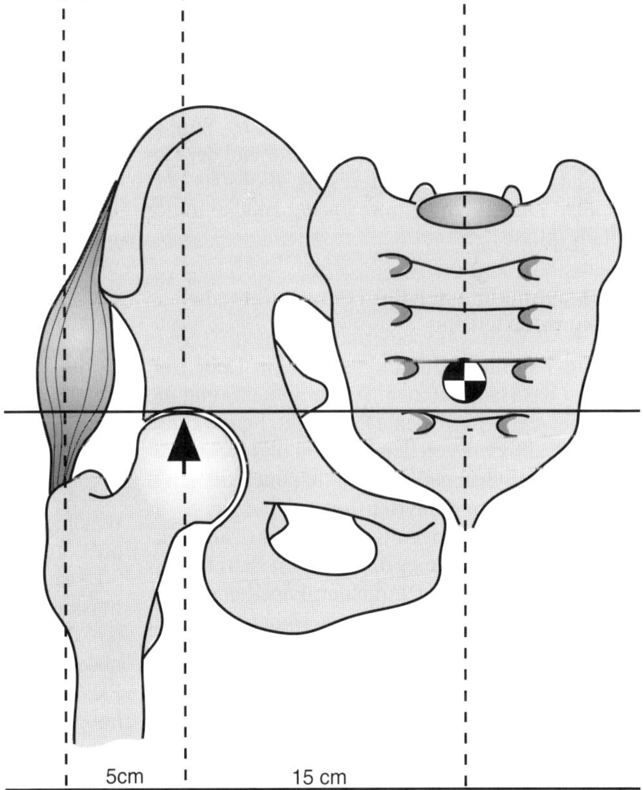

Abb. 43 Beim Einbeinstand im Gleichgewicht wirken auf das belastete Hüftgelenk z. B. bei einer 72 kg schweren Person, etwa 1800 N ein ($^5/_6$ des Körpergewichts mal Hebelarm 3 : 1).

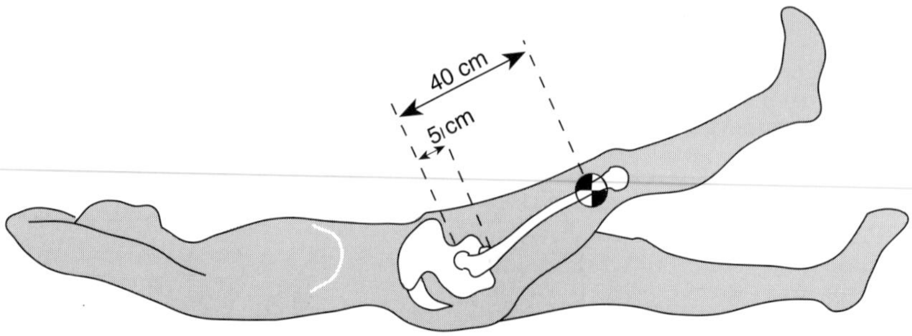

Abb. 44 In Rückenlage wirkt anfänglich eine Kompression von etwa 1000 N auf das Hüftgelenk, wenn das gestreckte Bein angehoben wird (negativ mechanischer Vorteil von 8 : 1).

tabulum (im offenem System) erhöht sich die Kompression und damit der Reibungswiderstand, so daß die tatsächliche Gelenkbelastung bis zum Einsetzen der angulären Beschleunigung wesentlich höher liegt.

Darüber hinaus steigert sich bei geringfügigen anatomischen Veränderungen das Verhältnis der Hebel auf bis zu 15 : 1. Das bedeutet eine Belastung von 1764 N und mehr für das Gelenk bei Heben des Beines aus der Rückenlage.

Ändert sich mit vermehrter Flexion der Winkel im Hüftgelenk, verlängert sich zunehmend der Hebel, und der Wirkungsgrad des M. iliopsoas bessert sich. Die größten Kräfte entstehen also in der Anfangsphase.

Schlüsselfunktion der Bauchmuskulatur bei der Rumpfextension

Unter der Berücksichtigung, daß beim Heben einer Last das Hauptmoment (Drehmoment) und die Hauptbewegung um den Drehpunkt Femurköpfe ablaufen, aktiviert von den glutalen und ischiokruralen Muskel-Gruppen, richtet sich auch die LWS aus der Flexion in die Extension auf.

Der Ansatz der langen Rückenstrecker am Bekkenkamm und der Facies dorsalis ossi sacri bedeutet zum Drehpunkt der lumbalen Facettengelenke und der Iliosakralgelenke einen Hebel von etwa 5 cm und weniger. Der Schwerpunkt des Oberkörpers liegt bei 60° Flexion ungefähr 50 cm proximal im Bereich zwischen den Schulterblättern. Damit ergibt sich ein Verhältnis von 10 : 1, d. h. die lange Rückenmuskulatur hat vom Hebelsystem betrachtet einen negativen mechanischen Vorteil von 10. Bei 72 kg Körpermasse liegen ²/₃, also 48 kg über dem Drehpunkt. Hieraus ergibt sich, daß der M. erector spinae ein Moment von 4704 N (480 kg) entwickeln muß, um das Gleichgewicht zu halten.

Da die Wirbelsäule aus unterschiedlich beweglichen Segmenten besteht und zudem in der medianen Ebene konvex und konkav geformt ist, entwikkeln sich neben den Kompressionskräften auch Scherkräfte, die eine Verstärkung z. B. der Lendenlordose bewirken, mit einer Dehnungskomponente im ventralen Teil.

Eine Kontraktion der Bauchmuskulatur wirkt diesen Kräften entgegen, gleichzeitig erhöht sich der intraabdominale Druck, der nach kranial vom Zwerchfell und nach kaudal vom Diaphragma pelvis muskulär aufgefangen und gehalten werden muß. Eine Stabilisierung der Brustwirbelsäule wird erreicht mit Erhöhung des thorakalen Luftdruckes, durch Schließung der Stimmritze (Pressen), mit Kontraktion der Atemmuskulatur. Die über den Rippenkorb stabilisierte „Luftsäule" mit der „gepreßten" Flüssigkeitssäule des Abdomen wirken zusammen mit der antagonistischen Bauchmuskulatur den Scher- und Dehnungskräften entgegen und verringern die Belastung der Wirbelsäule um 30% bis 50%. Die axiale Kompressionskomponente der Bandscheibe Th 12–L 1 wird um 50% und die des Diskus zwischen L 5–L 1 um 30% sowie der Kraftaufwand der langen Rückenmuskeln um 55% verringert. Hierbei ist zu beachten, daß der arterielle Druck stark ansteigt, die venöse Hämodynamik gestoppt wird und es über den Plexus venosi vertebralis auch zu einer Druckerhöhung des Liquor cerebrospinalis kommt (Abb. 45).

Heben einer Last

Beim Heben einer Last liegt bei einer Anteflexion von etwa 45° der Schwerpunkt des Oberkörpers unterhalb der Schulterblätter etwa 25 cm vor dem

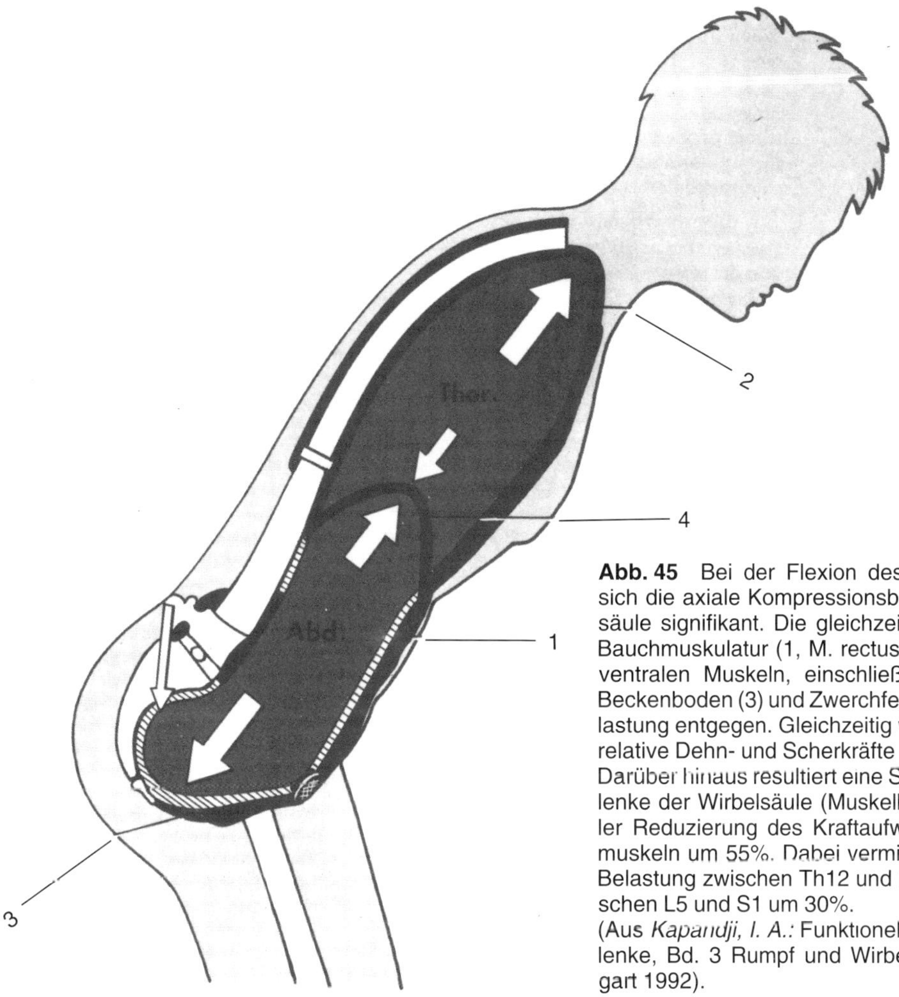

Abb. 45 Bei der Flexion des Rumpfes verstärkt sich die axiale Kompressionsbelastung der Wirbelsäule signifikant. Die gleichzeitige Kontraktion der Bauchmuskulatur (1, M. rectus abdominis) und der ventralen Muskeln, einschließlich Stimmritze (2), Beckenboden (3) und Zwerchfell (4), wirkt dieser Belastung entgegen. Gleichzeitig werden dadurch korrelative Dehn- und Scherkräfte vermieden.
Darüber hinaus resultiert eine Stabilisierung der Gelenke der Wirbelsäule (Muskelbalance) mit paralleler Reduzierung des Kraftaufwandes der Rückenmuskeln um 55%. Dabei vermindert sich die axiale Belastung zwischen Th12 und L1 um 50% und zwischen L5 und S1 um 30%.
(Aus *Kapandji, I. A.:* Funktionelle Anatomie der Gelenke, Bd. 3 Rumpf und Wirbelsäule. Enke, Stuttgart 1992).

Drehpunkt. Hinzu kommt der Hebel vom Körperschwerpunkt zu dem des Gewichtes. Er beträgt 55 cm. Daraus ergibt sich die Gesamtlänge des Hebels von 80 cm. Auf der positiven mechanischen Seite liegt insgesamt ein Gewicht von $^2/_3$ des Körpergewichtes (470,4 N, entsprechend 48 kg bei einer Körpermasse von 72 kg) plus das zu tragende Gewicht von 98 N (Masse 10 kg), insgesamt 568,4 N. Das Verhältnis der Hebel ist 16 : 1 (Abb. 46).

Damit muß die Rückenmuskulatur eine Kraft von 9094,4 N entwickeln, um im Gleichgewicht zu bleiben. Die Kräfte auf den Discus intervertebralis verteilen sich zu 75% auf den Nukleus und 25% auf den Anulus fibrosus. Eine Höchstbelastung von 8000 N aber führt zu einer Sprengung der Bandscheibe.

Ohne die Hilfe der abdominalen und thorakalen Kräfte, hervorgerufen durch die Kontraktion der ventralen Beuge- und Atemmuskulatur, wäre der Körper nicht in der Lage, das Gewicht aus der Ausgangsstellung ohne Schaden zu heben. Bei älteren Menschen über 40 Jahren führt schon eine Belastung von 4500 N zu Rissen in der Bandscheibe.

Bei aufrechter Wirbelsäule nähert sich der Körperschwerpunkt der Umdrehungsachse. Damit verringert sich sein positiver mechanischer Vorteil. Lediglich das zu tragende Gewicht auf den Unterarmen verlängert den Hebel auf 35 cm. Daraus ergibt sich ein Verhältnis von 5 : 1. Die Kraft, die die

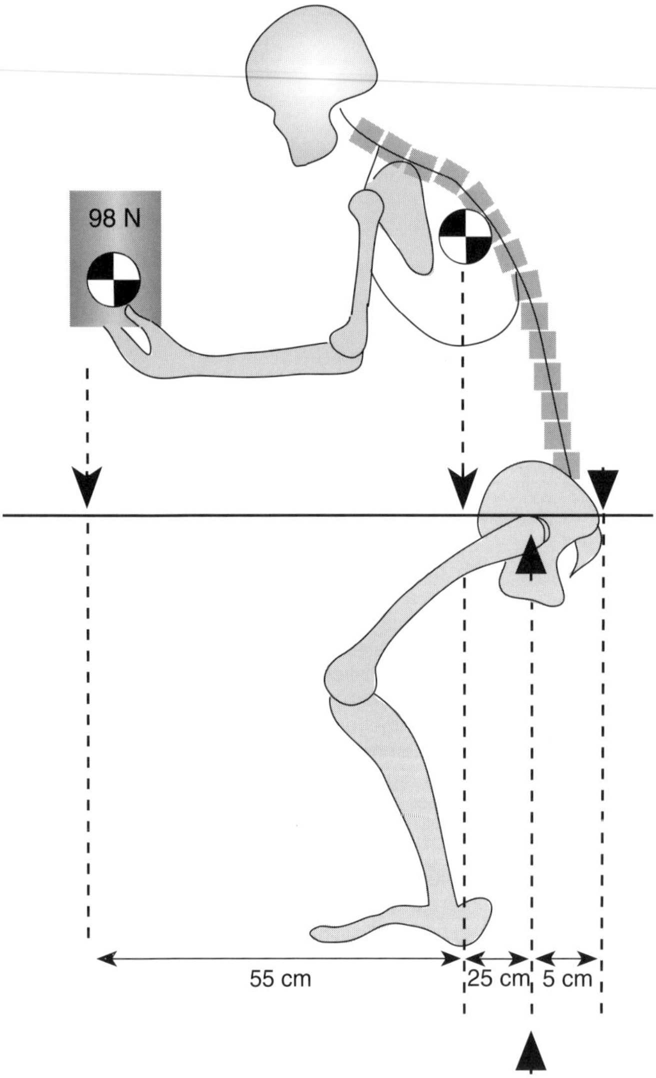

Abb. 46 Kräfte über 8000 N (~ 800 kg) sprengen den Discus intervertebralis, so daß Rumpfextensionen aus einer Vorbeugung von mehr als 45°, unter zusätzlicher Gewichtsbelastung, gefährlich sind, wenn die Bauch- und Thorakalmuskulatur diesen Kräften nicht entgegenarbeitet.
Bei obigem Beispiel wirken etwa 9100 N axialer Kraft auf die unteren Bandscheiben.

Rückenmuskulatur jetzt bei gleichem Gewicht doch veränderter (gerader) Haltung entwickeln muß, liegt somit nur noch bei verträglichen 490 N (Abb. 47).

Eine Verminderung von Dehn- und Scherkräften sowie axialer Überbelastung in Extremitäten und Wirbelsäule, ob statisch oder dynamisch, ist resultativ abhängig von einem koordinativen Zusammenspiel antagonistischer Muskelsynergien im geschlossenen System. Eine isolierte Betrachtungsweise, lediglich von Hebelprinzipien, läßt sich mit den Aktivitäten des täglichen Lebens schwerlich in Einklang bringen.

2.3 Physiologie und Biomechanik des Muskelsystems

2.3.1 Tonisches und phasisches Muskelsystem

Elektrophysiologisch konnte nachgewiesen werden, daß von der Funktion des aufrechten Ganges und Standes her zwei Systeme der quergestreiften Muskulatur zu unterscheiden sind:

- das phasische und
- das tonische (posturale) Muskelsystem.

In den quergestreiften Muskeln lassen sich wiederum zwei Fasertypen unterscheiden:

- Die **tonischen** (dünnen, roten, langsamen) Slow-twitch- oder Typ-I a/b-Fasern, mit hoher Muskelspindel- und Kapillarversorgung. Sie ermüden erst nach mehreren hundert Kontraktionen und werden aus den Alpha-2-Motoneuronen innerviert.
- Die **phasischen** (dicken, weißen, schnellen) Fast-twitch- oder Typ-II a/b-Fasern mit geringer Muskelspindel- und Kapillarversorgung. Sie ermüden schon nach wenigen Kontraktionen und beziehen ihre Innervation aus den Alpha-1-Motoneuronen (s. S. 154 f).

Zu Beginn einer jeden Leistung oder bei hoher Belastungsintensität arbeiten die phasischen Fasern **anaerob** mit Energiebereitstellung durch die Glykolyse (stufenweiser Glykogenabbau zu Milchsäure). Die Anhäufung von Milchsäure (Laktat) und die eingegangene Sauerstoffschuld sind der Reiz für eine erhöhte Sauerstoffaufnahme durch den Organismus. Dies führt zur Aktivierung der Atmungs- und Herztätigkeit, mit Steigerung des Blutflusses und der Einleitung der **aeroben Phase.** Den tonischen Fasern wird Energie durch Glukose und Fett bereitgestellt, die unter hohem Sauerstoffverbrauch verbrannt werden. Ihre Leistungsfähigkeit ist damit besonders abhängig von der Kapillarisierung und optimalem Sauerstoff- und Substrataustausch.

Der Aufgabe der quergestreiften Skelettmuskulatur in der Auseinandersetzung mit der Schwerkraft, der Aufrichtung, statisch und dynamisch, begegnet der Körper also mit zwei verschiedenen Muskelfasertypen des unterschiedlichen feingeweblichen Aufbaus, verschiedenartiger Innervation und Energiebereitstellung.

Die einzelnen Muskeln enthalten stets Muskelfasern beider Typen in unterschiedlicher Zusammensetzung, je nach der Aufgabe (Belastungsintensität) des jeweiligen Muskels.

Zu den überwiegend tonischen Muskeln, die auch auf weniger frequente Impulse mit einer Dauerverkürzung reagieren, gehören insbesondere die Muskeln, die dauernd den aufrechten Gang und Stand erhaltend kontrollieren (= Stützmotorik oder posturale Antischwerkraftmotorik).

Dieses tonische System ist für die aufrechte Haltung unbedingt erforderlich und wegen des Überwiegens der tonischen Fasern weniger anfällig für Störungen der Erregbarkeit, Sauerstoffversorgung und Ermüdbarkeit.

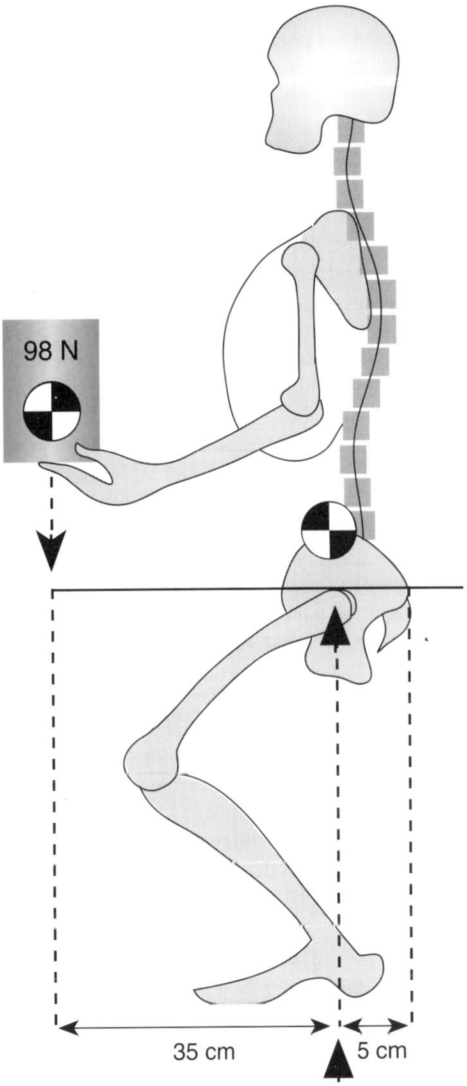

Abb. 47 In aufrechter Körperhaltung verringert sich der negativ mechanische Vorteil auf 5 : 1. Dadurch werden die Bandscheiben nur noch mit etwa 500 N belastet. Allerdings ist die diesem Beispiel zugrundeliegende Körperhaltung nicht immer mit den Anforderungen des täglichen Lebens vereinbar.

Die überwiegend phasischen Muskeln (phasisches System) erfüllen Aufgaben der Zielmotorik. Gemeint ist das schnelle gezielte Ausführen von Bewegungen des Körpers oder der Extremitäten. Voraussetzung für die Zielmotorik ist jedoch, daß die Stützmotorik den ruhenden Gegenpol als Fixation (Stabilisation) liefern kann.

Überwiegend tonische Muskeln sind (Abb. 48a, s. Falttafel am Schluß des Buches): M. triceps surae, M. rectus femoris, M. tensor fasciae latae, die ischiokrurale Gruppe, M. piriformis, der phylogenetisch ältere Teil der Adduktoren, M. quadratus lumborum, M. erector spinae, der sternale Teil des M. pectoralis major, die absteigenden Trapeziusfasern, M. levator scapulae.

Überwiegend phasische Muskeln (gelb) sind (Abb. 48b, s. Falttafel am Schluß des Buches): M. glutaeus maximus, M. gl. medius, M. gl. minimus, Mm. vasti des Quadrizeps, M. tibialis anterior, Mm. peronaei, die abdominale Muskulatur, die unteren Stabilisatoren des Schulterblattes, M. serratus anterior, der mittlere und kaudale Anteil des M. trapezius, Mm. rhomboidei, die oberflächlichen und tiefen Halsbeuger.

Der prozentuale Anteil der unterschiedlichen Muskelfasern in einem Muskel ist zwar angeboren, doch kann es zu einer Änderung des Verhältnisses kommen (Transformation), abhängig von der Belastungsart. Da bei Muskelspannungen unter 25% der maximalen isometrischen Stärke nur die Slow-twitch-Fasern arbeiten, bei Spannungen oberhalb 25% sich nur die Fast-twitch-Fasern betätigen, werden die beiden Faserarten je nach Belastungsform in unterschiedlichem Maß trainiert.

So finden sich bei Personen, die Ausdauersportarten wie Skilanglauf oder Marathonlauf ausüben, in den spezifisch genützten Muskeln um 90% Slow-twitch-Fasern. Aber auch beim Nichtsportler mit Skoliose überwiegen deutlich die tonischen Fasern auf der konvexen Seite, im Gegensatz zum Muskelanteil auf der konkaven Seite.

2.3.2 Mechanik der Muskelarbeit

Obwohl ein Muskel sich nur zu kontrahieren vermag und mit seiner Änderung der Muskelfaserlänge den beweglichen (mobilen) Teil immer in Richtung Fixation zieht, ist es notwendig in dieser Betrachtungsweise zu differenzieren. Grundsätzlich unterteilt sich die Muskelarbeit in eine statische und dynamische.

- Zur statischen Arbeit gehört die **isometrische Kraft.** Ohne daß sich Gelenkwinkel (1) und Hebel (2) verändern, und damit auch die Länge des Muskels gleichbleibt, kann der Muskel unterschiedliche Gewichte halten, indem er lediglich seine Spannung anpaßt.
  Isometrische Arbeit leistet ein Muskel auch, wenn seine Antagonisten eine Bewegung verhindern (Abb. 49).
- Bei der dynamischen Arbeit unterscheiden wir:
  1. Die **isotonische Kraft,** die bei gleichbleibender Spannung die Länge des Muskels durch Verkürzung der Muskelfasern verringert. Gelenkwinkel (1) und Hebel (2) verändern sich mit zunehmender Verkürzung, aber nicht die Spannung. Diese isotonische Kraftentfaltung, die

Abb. 48 Überwiegend tonische/phasische Anteile und die radikuläre Innervation der Skelettmuskulatur.
Siehe Falttafel am Schluß des Buches.

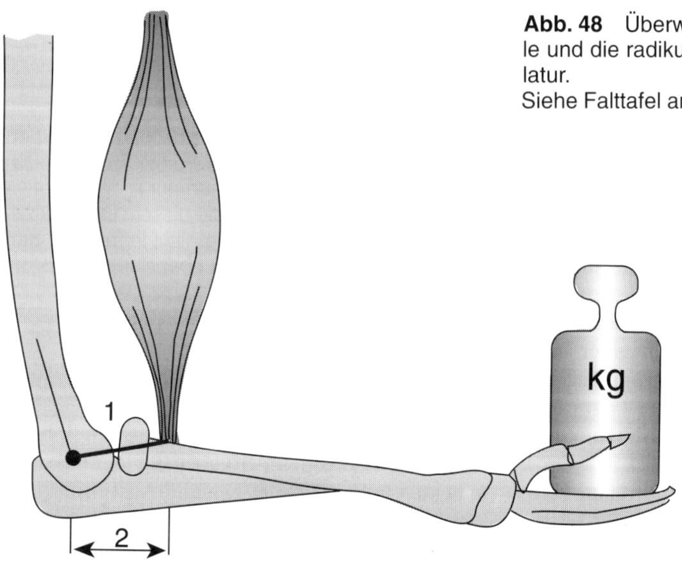

Abb. 49 Isometrische oder statische Muskelarbeit liegt vor, wenn sich Hebel (2) und Winkel (1) während der Anspannung nicht verändern.

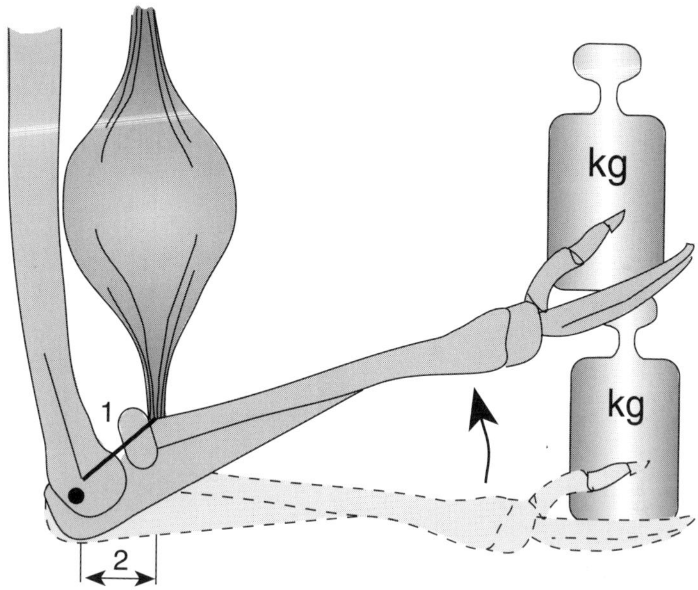

Abb. 50 Bei der dynamischen oder auxotonischen Muskelarbeit verändert sich das Verhältnis von Winkel (1) und Hebel (2) in Korrelation zu Spannung und Länge des Muskels.

praktisch nur möglich ist, wenn keine gleichzeitige antagonistische Kontraktion stattfindet, ist eigentlich nur experimentell nachzuweisen.

2. Die **auxotonische Kraft,** bei der sich Länge und Spannung des Muskels verändern. Sie ist die hauptsächliche Muskelarbeit der Dynamik, denn mit der Winkeländerung verkürzt oder verlängert sich der Hebel des zu bewegenden Teiles. Somit muß die Spannung sich fließend abhängig vom Winkel und Hebel unterschiedlich anpassen, auch wenn das zu bewegende Gewicht gleich schwer bleibt (Abb. 50).

Auxotonische Muskelarbeit der äußeren bis inneren Bahn

Am Beispiel der Bewegung im Ellenbogengelenk lassen sich die Formen der auxotonischen Muskelarbeit gut demonstrieren (Abb. 51 a–c). Die Kontraktion des M. biceps brachii, beginnend in der Streckung aus einem offenen Winkel (1), bedeutet für den Muskel die Verkürzung aus einer vorgedehnten Stellung. Der Muskel hat eine schlechte Ausgangssituation zur Kontraktion, obwohl sich andererseits die Kontraktionsbereitschaft mit der Dehnung erhöht. Der Angriffspunkt der Sehne (2) (Tuberositas radii) liegt etwa auf gleicher Höhe mit der Umdrehungsachse (3). Dadurch muß mit zunehmender Kontraktion des Muskels sich zuerst der Radius in Richtung der Achse bewegen, indem die artikulierenden Gelenkflächen zusammengepreßt werden (5) (Abb. 51 a).

Die Bewegung in die Flexion ist somit nur dann möglich, wenn die isometrische Kraft den zunehmenden Reibungswiderstand überwinden kann. Jetzt erst gleitet der mobile konkave Gelenkpartner in Richtung der Muskelkontraktion zum fixierten Muskelursprung. Wir bezeichnen die Arbeit im Bereich der auxotonischen (konzentrischen) Muskelkontraktion aus einer (endgradigen) Gelenkbewegung und Dehnung des Muskels in die Annäherung als Muskelarbeit in der **äußeren Bahn.**

In der äußeren Bahn werden Muskel und Gelenk vermehrt belastet.

Mit zunehmender Bewegung in die Annäherung und Verkleinerung des Winkels (1) entfernt sich der Angriffspunkt des Muskels (2) von dem Umdrehungszentrum (3). Hierdurch entwickelt sich zunehmend ein Hebel (4), der die notwendige Kraft entsprechend seiner Länge dividiert. Wir bezeichnen die Arbeit im Bereich um die mittlere Gelenkstellung als Muskelarbeit in der **mittleren Bahn** (Abb. 51 b).

In der mittleren Bahn werden Gelenk und Muskel zunehmend entlastet: das Gelenk durch die abnehmende Kompression, der Muskel durch die ökonomische Umsetzung der Kraftentfaltung durch Winkel und Hebel.

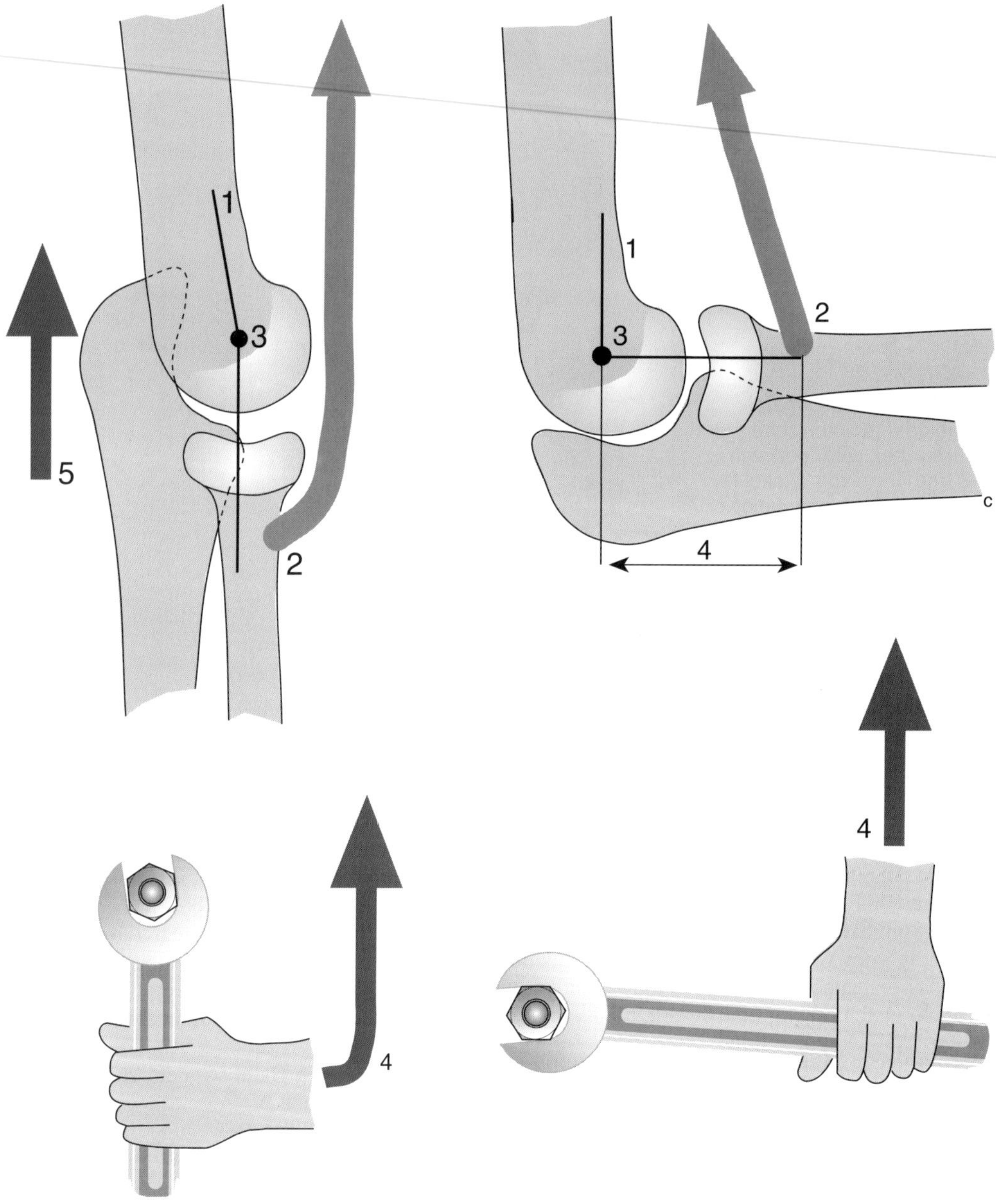

Abb. 51 a–c **a** Der große (offene) Winkel (1) bei gestrecktem Ellenbogen bewirkt eine erhöhte Kompression (5) der Gelenkflächen bei der Kontraktion des M. biceps brachii. Hieraus resultiert eine anfänglich höhere Kraftentwicklung, die notwendig ist, um den Unterarm zur Beugung zu bringen. Der Muskel arbeitet in der äußeren Bahn. **b** In der mittleren Bewegungsbahn steht dem Muskel ein Hebel (4) zur Verfügung, wodurch sich die notwendige Kraftentwicklung um die Länge dieses Hebels verringert. Hierdurch ergibt sich die größere Kraftübertragung bei gleicher Energieleistung.

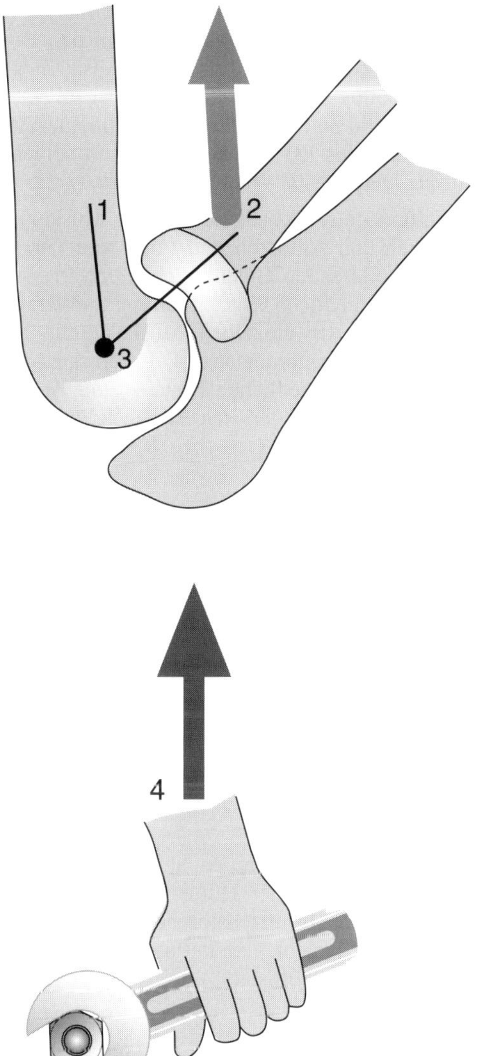

Abb. 51 c Die Kraftleistung eines Muskels nimmt mit erfolgter Winkelverkürzung ab und wird bei maximaler Annäherung gleich Null. Bei den Flexoren verringert sich in dieser inneren Bahn die Gelenkkompression.

Die Kontraktionsarbeit des M. biceps muß zunehmen, um das zu bewegende Gewicht weiter in die Annäherung zu führen, da mit Verkleinerung des Winkels (1) der Angriffspunkt (2) sich wieder der Umdrehungsachse (3) nähert und die Division der aufzubringenden Kraft abnimmt. Die Muskelfasern können sich nur bis zu einem bestimmten Maximum kontrahieren. In endgradiger Annäherung hält der Muskel aus maximaler (ungünstiger) Kontraktion isometrisch das Gewicht. Die zunehmende Verkürzung des Hebels multipliziert im gleichen Maß die erforderliche Kraftentfaltung. Wir bezeichnen die Arbeit im Bereich um die endgradige Annäherung als Muskelarbeit in der **inneren Bahn.**

In der inneren Bahn wird das Gelenk entlastet, der Muskel dagegen mit zunehmender Annäherung vermehrt belastet (Abb. 51 c).

Bei mehrgelenkigen Muskeln kann eine Veränderung der Winkel- und Hebelstellung in den Nachbargelenken wiederum Hebel und Winkel im belasteten Gelenk beeinflussen.

Beispiel:
Bei endgradiger Flexion des Ellenbogengelenkes scheint eine weitere Annäherung des Radius zum fixierten Ursprung der beiden Bizepsköpfe nicht mehr möglich, jedoch kann mit Änderung des Flexionswinkels im Schultergelenk von Null in die Beugung der Muskel aktiv noch mehr angenähert werden. Dieser Annäherung entsprechen die gesunden Muskelfasern mit einer jetzt möglichen letzten Kontraktion. Die Kraft läßt weiter nach. Dagegen wird der Biceps bei gleicher Ausgangsstellung des maximal gebeugten Ellenbogengelenkes in seiner Länge gedehnt werden können durch zunehmende Extension von Null im Schultergelenk. Mit der sich verlängernden Distanz der beiden Ursprünge vom Ansatz nimmt die Kraftentfaltung des Biceps wieder zu.

Die **Kraftentfaltung** eines Muskels ist abhängig von seiner Länge, die **Kraftübertragung** von Winkel und Hebel zum momentanen Drehzentrum.

Betrachten wir die Kraftentwicklung und -umsetzung bei den Extensoren aus der endgradigen Flexion in die endgradige Extension am Beispiel des **M. quadriceps im Kniegelenk** (Abb. 52):

1. Obwohl alle vier Köpfe einen Muskel bilden und gemeinsam in Extension ziehen, haben sie unterschiedliche Hebel und Winkel zum jeweilig momentanen Drehzentrum.
2. Die Artikulation der Femurkondylen zum Tibiaplateau verläuft mit unterschiedlicher arthroki-

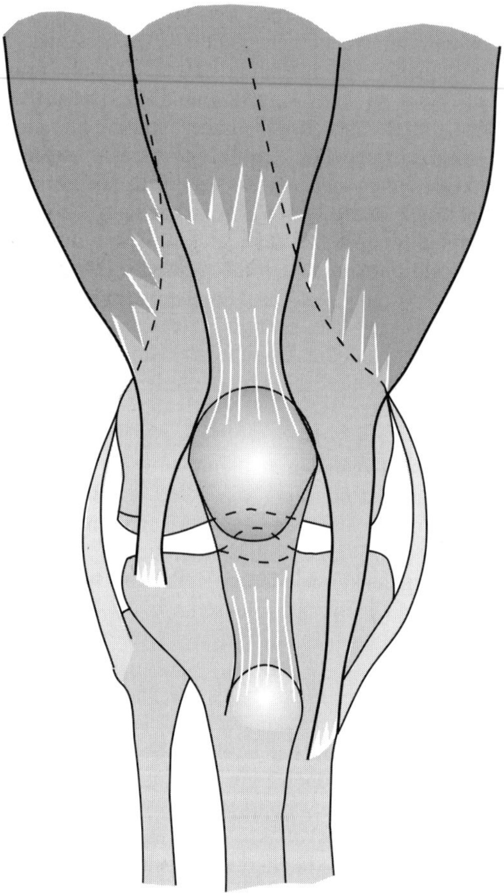

Abb. 52 Der M. quadriceps wirkt mit seinen drei unterschiedlichen Ansätzen am Unterschenkel, wechselnd auf die Bewegung im Kniegelenk ein, zumal darüber hinaus auch anatomische Unterschiede, wie Form, Stellung und Neigung zwischen innerem und äußerem Gelenk, den Bewegungsablauf beeinflussen.

nematischer Funktion. Während sich die mediale Kondyle kleiner und die laterale größer darstellt, korreliert der mediale Kondylus mit einer bikonkaven und der laterale mit einer in der Sagittalen konvexen und in der Transversalen konkaven Tibiagelenkfläche. Daraus ergibt sich in der Bewegung ein doppelt so langer Weg der lateralen Kondyle mit gleichzeitiger relativer Instabilität zur medialen Kondyle.

3. Während die gemeinsame Sehne von M. rectus femoris und M. intermedius (1) im Verlauf der sagittalen Rotationsachse an der Patella ansetzt, verläuft die des M. vastus medialis (2) als Retinaculum patellae mediale auf der Innenseite (medial der Rotationsachse) bis in den Bereich des Pes anserinus. Der distale Ansatz liegt im Verhältnis zum Ursprung mehr dorsal. Das Retinaculum patellae laterale als Sehne des M. vastus lateralis (3) dagegen endet mit seinem Ansatz knapp distal vom Gelenkspalt.
4. Aufgrund dieser Konstellation von Muskelursprüngen und Ansätzen und Form und Größe der artikulierenden Gelenkflächen erklärt sich die unterschiedliche Kraftentfaltung und Kraftübertragung der einzelnen Muskelanteile im Verhältnis zum momentanen Drehzentrum, das mit der unterschiedlichen Distanz zum Krümmungsmittelpunkt der sich bewegenden Knochen korreliert.

Es ergibt sich hieraus:

- für den M. vastus medialis die Haupteinwirkung im Bereich von etwa 20° Flexion bis 0°-Streckung mit Außenrotation der Tibia (Schlußrotation) (Abb. 53a),
- für den M. vastus lateralis als günstigster Winkel und Hebel zur Kraftentfaltung und -übertragung der Bereich etwa zwischen 40° Flexion und 15° Extension (Abb. 53b),
- für den M. intermedius der günstigste Bereich etwa zwischen 100° und 30° Flexion (Abb. 53c), während
- daß der M. rectus femoris abhängig von der Winkelstellung in der Hüfte (bei Hüftflexion schlechter, bei Hüftextension besser) die Streckung im Kniegelenk einleitet und durchgehend kontrollierend stabilisiert.

Hieraus sind abzuleiten:
Die äußere Bahn spielt in der Muskelverlängerung und die innere Bahn in der Annäherung der jeweiligen Muskelköpfe aus der Beugung in die Strek-

Abb. 53 a–c Die einzelnen Köpfe des M. quadriceps entwickeln ihre größte Kraftleistung in unterschiedlichen Winkeln des Kniegelenkes.
Im Gegensatz zu den Beugern, entwickeln die Streckmuskeln auch in der inneren Bahn eine Kompressionskomponente auf die Gelenkpartner.
a Der M. vastus medialis entwickelt seine größte Kraftleistung in der endgradigen Streckung,
b der M. vastus lateralis dagegen bis etwa 20° Extension und
c der M. vastus intermedius seine größte Kraftübertragung bei etwa 60° (Flexion).

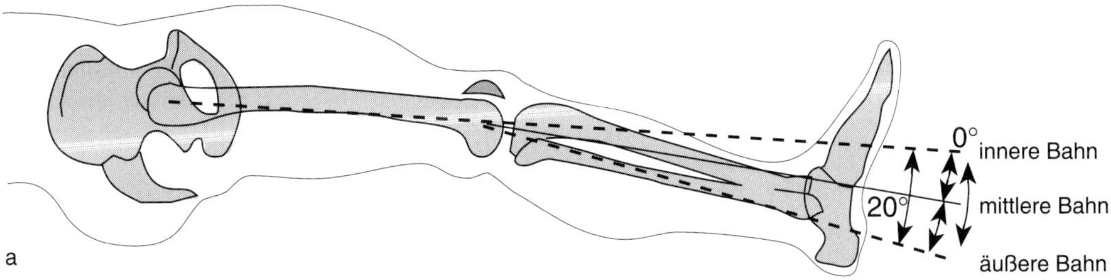
0°
innere Bahn
20°
mittlere Bahn
äußere Bahn

a

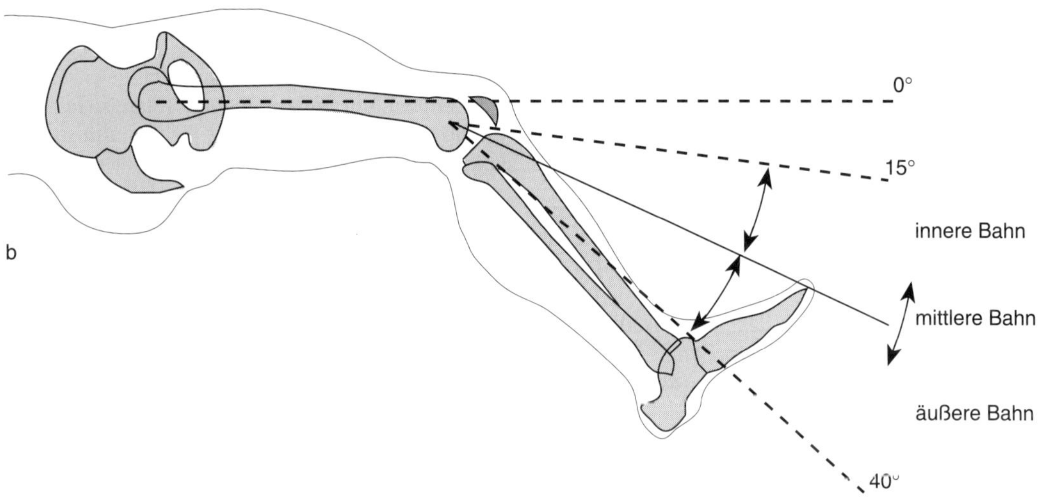
0°
15°
innere Bahn
mittlere Bahn
äußere Bahn
40°

b

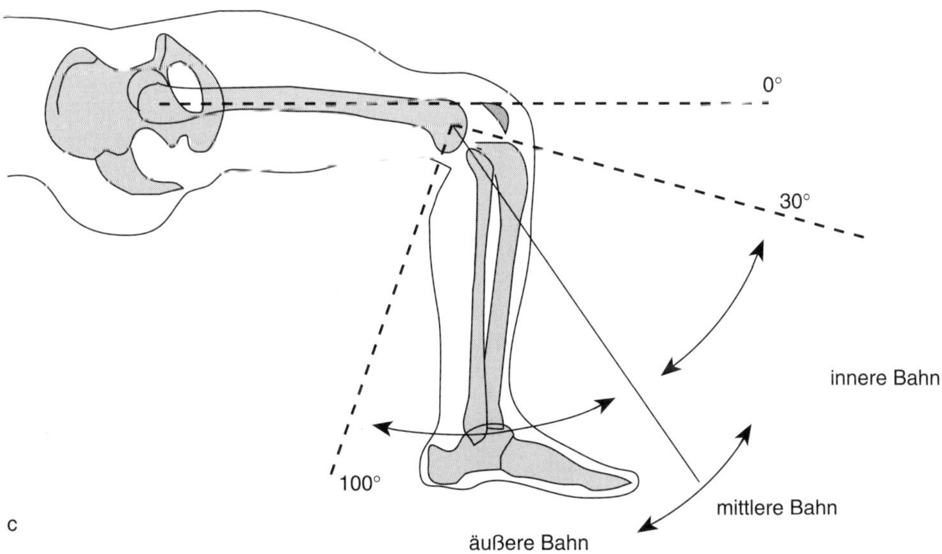
0°
30°
innere Bahn
100°
mittlere Bahn
äußere Bahn

c

Abb. 53 a–c

kung die wichtigere Rolle. Bei den Extensoren ist somit auch noch die innere Bahn gelenkbelastend.

Wie am Beispiel von Knie- und Ellenbogengelenk gezeigt, arbeiten die einzelnen Anteile eines mehrköpfigen Muskels in nur für sie günstigen Bahnen optimal mit größter Kraftentfaltung und -übertragung. Die Übernahme der Kraft unter den Köpfen verläuft fließend.

Obwohl immer alle Muskelanteile gleichzeitig arbeiten, ist ihre Einwirkung auf die Bewegung unterschiedlich, abhängig von Winkel, Hebel und momentanem Drehzentrum.

Konzentrische und exzentrische Muskelarbeit

Die Beschreibung der dynamischen auxotonischen Muskelarbeit muß neben der konzentrischen auch eine exzentrische Komponente berücksichtigen. Obwohl die Muskelfasern nur kontrahieren können, wird eine negativ dynamische (exzentrische) Arbeit einerseits möglich durch die Gesamtheit der motorischen Einheiten, die in den verschiedenen Muskelbündeln gegeneinander relativ selbständig im Wechsel arbeiten können, und andererseits durch die Kraftübertragung auf die bindegewebigen Umhüllungen des Muskels mit ihren kollagenen und elastischen Anteilen.

Die positiv dynamische (konzentrische) Arbeit verändert die Muskelform in zwei Richtungen:

- in der Länge (er verkürzt sich) und
- im Querschnitt (er wird dicker).

Beide Bewegungen übertragen sich auf die Faszien und die Sehne.

Bei der exzentrischen Komponente entfernen sich Ursprung und Ansatz des Muskels durch eine von Außen einwirkende Kraft, indem simultan zur Längenänderung die kollagene Muskelumhüllung, den in Kontraktion verdickten Muskel, in Richtung Zentrum zusammenpreßt. Mit dem Nachlassen aktiver Kontraktion verringert sich korrelativ der Querschnitt, woraus gleichzeitig eine passive Längenänderung resultiert.

Hierdurch werden mehr Kräfte auf die Faszien übertragen, wodurch eine um etwa 20% größere Kraftübertragung möglich wird, die zudem auch noch weniger Energie erfordert als die überwindende konzentrische Arbeit.

Wird z. B. im Kniegelenk gebeugt, d. h. die Hakke hinten hochgehoben (offenes System), arbeitet die ischiokrurale Muskulatur konzentrisch (1) in die Flexion gegen die Eigenschwere. Ursprung und Ansatz nähern sich (2).

Wird jetzt der Unterschenkel wieder herabgelassen (3) (offenes System), verhindert die gleiche Muskulatur ein unkontrolliertes Hinabfallen des Unterschenkels. Ursprung und Ansatz entfernen sich (4) (Abb. 54).

Anpassung der Muskelkraft durch Aktivierung motorischer Einheiten

Die **tetanische Muskelkontraktion** bedeutet die Reaktion auf eine schnelle Folge von Nervenaktionspotentialen. Die Muskelzelle arbeitet nach dem Alles-oder-nichts-Gesetz und baut in einer sehr kurzen Refraktärzeit von zwei Millisekunden ihr Ruhe- oder Membranpotential mit Hilfe der Natrium-Kalium-Pumpe wieder auf. Bei einer Reizfolge von über 100 Hz verschmelzen die einzelnen Zuckungen zum vollkommenen Tetanus. Je mehr motorische Einheiten aktiviert werden, um so stärker ist die Kraftentfaltung. Nicht nur die verschiedenen motorischen Einheiten sind in der Lage, wechselnd nebeneinander zu arbeiten, sondern auch die einzelnen Fasern. Damit ist eine äußerst schnelle Anpassung des Gesamtmuskels möglich, ohne daß es, abgesehen von Überinnervation oder Ermüdung, zum Zittern (unvollkommener Tetanus) kommt.

2.3.3 Funktionen der Muskulatur bei Bewegungen der Gelenke

Offenes und geschlossenes System

Passive Gelenkbewegung

Wird ein Gelenk passiv bewegt, führen und sichern allein die passiven Strukturen diese Bewegung und verhindern, daß das Gelenk in eine unphysiologische Stellung gebracht wird. Die Muskulatur stellt sich über das Gammasystem automatisch auf die Änderung der Gelenkstellung ein. Die Aktivierung der anulospiraligen Nervenendigungen durch Dehnung der Sehnen- und Muskelspindeln bewirkt eine gleichzeitige unterschwellige Bahnung des antagonistischen Muskels. Das Gammasystem sichert den Tonus der Muskulatur trotz unterschiedlicher Muskellänge.

Das offene System

Neben der reinen passiven Gelenkbewegung unterscheiden wir eine teilaktive Bewegungsführung, bei der die passiven Strukturen gemeinsam mit einer Auswahl der aktiven die Funktion führen und sichern. Diese teilaktive Bewegung findet sich insbesondere bei einer unbelasteten Funktion (Leer-

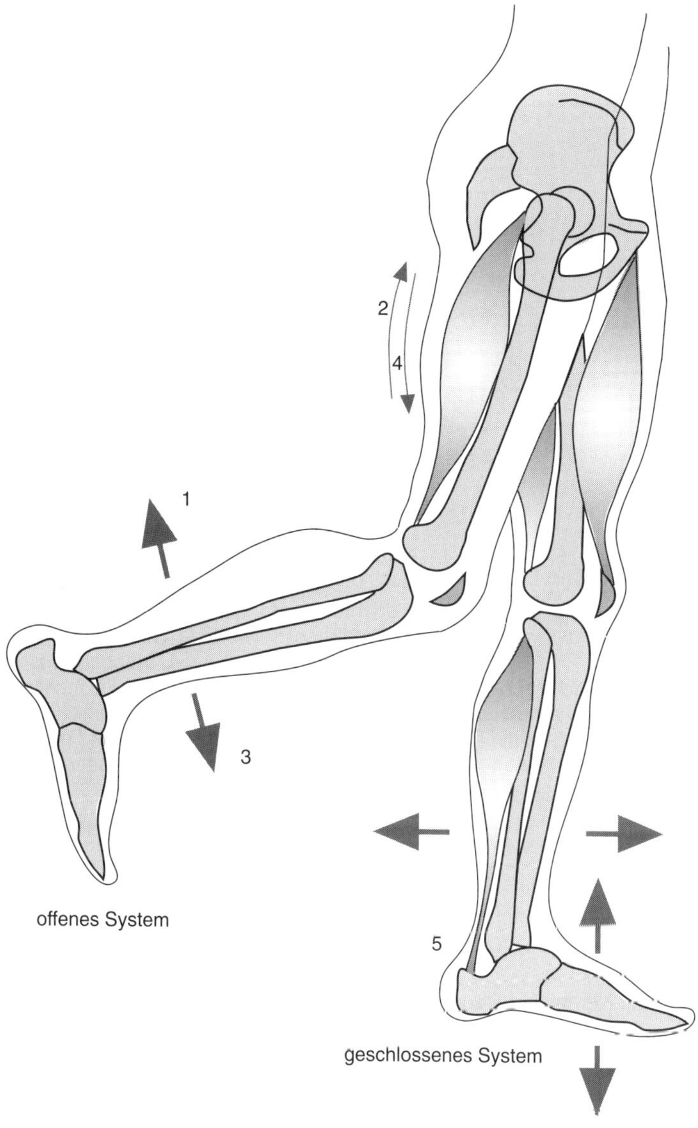

Abb. 54 Die konzentrische Arbeit der ischiokruralen Gruppe (2) bewegt den Unterschenkel in die Flexion (1), indem sich Ursprung und Ansatz der Muskeln annähern. Exzentrisch arbeitet die Muskulatur (4) wenn Ursprung und Ansatz sich entfernen (3). Hierbei werden die bindegewebigen Anteile des kontrahierenden Muskels in die Funktion vermehrt einbezogen, wodurch eine größere Kraftleistung resultiert.
In dem Moment, in dem die Muskulatur schwerpunktmäßig die Stabilität der Gelenke übernimmt (5) (Kosynergismus), handelt es sich um ein geschlossenes System, wie hier dargestellt:
der Fuß als Punktum-Fixum, um den sich der Körper bewegt.

bewegung), in der eine herausragende Stabilität zur Wahrung der Arthrokinematik nicht unbedingt erforderlich ist (Bewegung im offenen System).

Beispiele des offenen Systems:

- Das Beugen und Strecken im Kniegelenk bei herabhängendem Femur (s. Abb. 54).
- Das Strecken und Beugen im Kniegelenk bei stabilisiertem Femur durch z. B. die Sitzfläche eines Stuhles.

In beiden Fällen arbeitet die Muskulatur, die die Flexions-Extensionsachse überläuft, wobei die passiven Strukturen die Stabilität des Gelenkes garantieren.

Das geschlossene System

Ganz anders stellt sich die Situation dar, wenn ein Gelenk aktiv zu stabilisieren ist, ob statisch oder dynamisch (Bewegung im geschlossenen System). Alle dieses Gelenk überlaufenden Muskeln

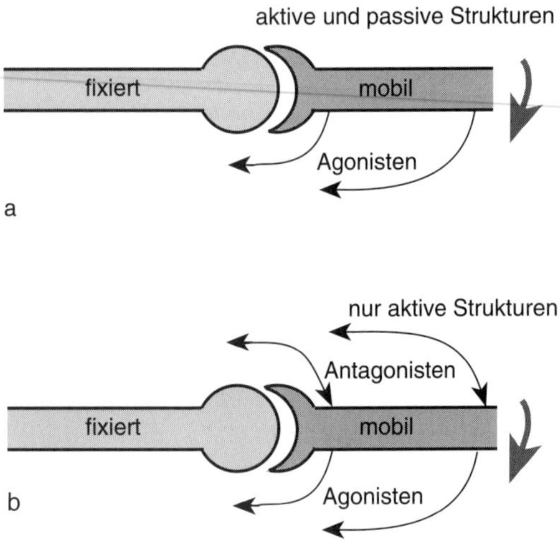

Abb. 55 a, b
a Ist der sich bewegende Knochen konkav geformt, kontrahieren im offenen System Muskeln auf der gleichen Seite der Bewegungsrichtung des Gleitens. (Die passiven Strukturen stabilisieren in diesem Fall.)
b Im geschlossenen System arbeiten alle Muskeln gleichzeitig zur mobilen Stabilisierung; beim konkaven zu bewegenden Gelenkpartner die Agonisten (Gleiter) konzentrisch und exzentrisch die Antagonisten. Sie garantieren so gemeinsam die Gelenkstabilität.

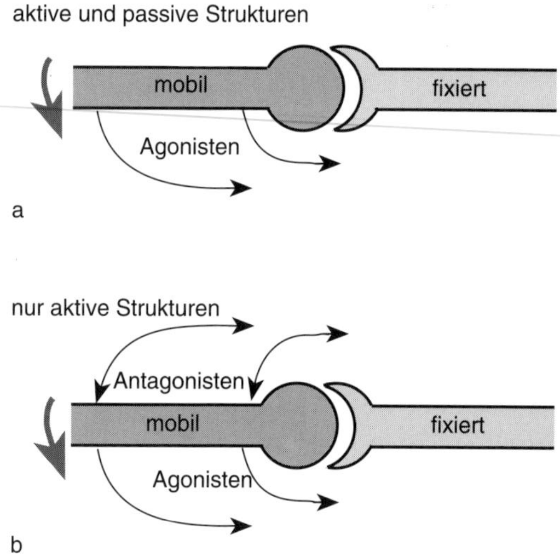

Abb. 56 a, b
a Ist der sich bewegende Knochen konvex geformt, kontrahieren im offenen System Muskeln auf der gleichen Seite des Weggewinnes durch Rollen. (Die passiven Strukturen garantieren die Stabilität.)
b Im geschlossenen System kontrahieren alle Muskeln gleichzeitig; beim konvexen zu bewegenden Gelenkpartner die agonistischen Roller konzentrisch und exzentrisch die entgegengesetzten Gleiter, wobei aktiv die Gelenkstabilität garantiert wird.

arbeiten jetzt gleichzeitig, harmonisch in einer Muskelbalance (s. Abb. 54).

Beispiel des geschlossenen Systems:

Wird ein Gegenstand mit den Fingern aufgenommen, oder drückt man seinem Gegenüber die Hand, so scheinen eigentlich nur die Flexoren zu arbeiten. Tatsächlich aber kontrahieren die antagonistischen Extensoren gleichzeitig. Hierdurch werden Finger-, Hand- und Unterarmgelenke in der gewünschten Stellung (mobil) stabilisiert (Stützmotorik). Würden nämlich ***nur*** die „greifenden" Flexoren aktiviert (Zielmotorik), würden sie alle Gelenke, die die Armbeuger überlaufen, in Flexionsstellung bringen. Damit wäre beispielsweise das Führen eines Bissens zum Munde unmöglich.

Im geschlossenen System sichern und führen alle aktiven Strukturen die Bewegung und stabilisieren auch gleichzeitig (Kosynergismus). Die passiven Strukturen beschränken sich jetzt auf ihre mechanozeptiv-kontrollierende (kinästhetische) Steuerfunktion, der muskulären Koordination.

Muskelfunktion als Roller, Gleiter, Rotatoren

Wird ein konkaver Gelenkpartner um seine Rotationsachse bewegt, kontrahieren im offenen System (Abb. 55 a) die Muskeln, die in Richtung Weggewinn arbeiten. Sie liegen auf der gleichen Seite der Richtung der Bewegung, da eine Rotation des konkaven Partners nur möglich ist, wenn er auf dem konvexen Partner in Richtung Weggewinn gleitet.

Im geschlossenen System (Abb. 55 b) werden die antagonistischen Muskeln exzentrisch diese Bewegung sichern. Sie garantieren aktiv die mechanisch reibungslose Funktion.

Wird ein konvexer Gelenkpartner um seine Rotationsachse bewegt, kontrahieren im offenen System (Abb. 56 a) die Muskeln, die auf der gleichen Seite zum Weggewinn des Rollens liegen.

Da Rollen Bewegung in Richtung Weggewinn bedeutet, müßte der konvexe Partner sich luxierend von dem anderen artikulierenden Gelenkpartner entfernen. Die sich spannenden ligamentären Strukturen garantieren das Gleiten (die Rotation) des mobilen konvexen Partners gegen den fixierten konkaven.

Im geschlossenen System werden die antagonistischen Muskeln wieder exzentrisch die Roll-, Gleit- und Rotationsbewegung aktiv kontrollierend garantieren (Abb. 56b).

Stabilisatoren und Mobilisatoren

Für die Muskelarbeit gilt: Die Unterteilung der Muskulatur in Beuger und Strecker kann eine tatsächliche dreidimensionale (sphäroide) bogenförmige Bewegung der artikulierenden Gelenkflächen (arthrokinematisch) und die Bewegung der Knochen im Raum (osteokinematisch) nicht ausreichend differenzieren.

Es gibt nur Muskeln, die in ihrer Funktion mehr das Rollen oder mehr das Gleiten aktivieren.

Die eigentlichen Beweger oder **Mobilisatoren** für alle Funktionen aller Gelenke sind diejenigen, die das Rollgleiten führen. Alle anderen Muskeln, die die Reibung erhöhen, können als **Stabilatoren** bezeichnet werden.

Beispiel: Humeroglenoidalgelenk

Aus osteokinematischen Gesichtspunkten scheint der M. deltoideus in der Articulatio humeroglenoidalis allein die Abduktion zu gewährleisten. Ihm zur Seite, als Starter, steht der M. supraspinatus. Dieser Gedanke kann nicht mit den tatsächlichen arthrokinematischen Gegebenheiten nachvollzogen werden (Abb. 57a):

- Die ventralen und dorsalen medialen Faserzüge (1) unterlaufen die Ab und Adduktionsachse (4). Mit ihrer Kontraktion bewegen sie den Humerus in die entgegengesetzte Adduktion (Abb. 57b).
- Die ventralen und dorsalen internen Faserabschnitte (2) überdecken die Ab- und Adduktionsachse. Mit Kontraktion dieser Faserzüge wird das Caput humeri gegen das Akromion gezogen und somit der Reibungswiderstand erhöht (Abb. 57c).
- Die äußeren Faserzüge (3) überlaufen die Ab- und Adduktionsachse lateral (4). Ihre Kontraktion erzwingt ein Gleiten des Caput nach kranial mit begleitender Kompressionserhöhung in medio-kaudaler Richtung, weil Ursprung und Ansatz in einer Ebene liegen (Abb. 57d).

Erst nach Überwinden des zunehmenden Reibungswiderstandes kommt es zu einer Abduktion, die sehr schnell ligamentär gebremst werden muß, weil das Caput humeri mit seiner Rollbewegung sich luxierend nach kranial entfernt.

Auch der M. supraspinatus aktiviert die Rollbewegung (Weggewinn in die Richtung der Rotation) des Caput humeri, mit Kompressionserhöhung in medio-kaudaler Richtung; hat jedoch als Kapselspanner nur eine beschränkte kraftübertragende Wirkung.

Eine Abduktion mit alleiniger Kontraktion von M. deltoideus und M. supraspinatus ist demnach nicht möglich, weil beide Muskeln neben einer geringen medio-kaudalen Translation beinahe ausschließlich die Rollkomponente aktivieren. Es müssen zur reibungslosen mechanischen Funktion der Arthrokinematik gleichzeitig Muskelkontraktionen eingeleitet werden, die das Gleiten gewährleisten. Es handelt sich in diesem Fall um die antagonistischen Adduktoren.

Wie die Praxis zeigt, ist eine Abduktion bei abgerissenem M. infraspinatus nur möglich, wenn der Arm in Außenrotation gebracht und somit der M. subscapularis vorgedehnt und simultan in seinem Wirkungsgrad für ein kaudales Gleiten verbessert wird.

- Starter der eigentlichen Bewegung ist mit Sicherheit der M. supraspinatus (1), aber nicht in seiner Funktion als Roller, sondern als Kapselspanner, da die graduelle Bewegung der Kapsel mechanozeptiv die Muskulatur steuert und umgekehrt.
- Die skapulo-humerale Muskulatur, die am nächsten an der Rotationsachse ansetzt und mit ihrem Zug das Gleiten in die entgegengesetzte Richtung des Rollens einleitet, sind die Mm. infraspinatus und teres minor von dorsal und der M. subscapularis von ventral (Abb. 58a, b).
- Mit zunehmender Abduktion übernehmen der M. teres major, auch der M. latissimus dorsi, von dorsal und die abdominalen Faserzüge des M. pectoralis major von ventral die führende Bewegung des Gleitens, begünstigt durch ihren entfernten Angriffspunkt von der Achse mit daraus resultierender verbesserter Hebel- und Winkelstellung zur Minderung der zunehmenden Reibung (Abb. 59a, b).
- Dagegen stellt sich der M. deltoideus als ausgesprochen kräftiger ***Stabilisator*** dar, der in jeder Gelenkstellung den Oberarm mit dem Schultergürtel fixiert und die Reibung im Gelenk erhöht.

Die Vergrößerung des Abduktionswinkels ist ebenfalls möglich bei fixiertem Oberarm: **Umkehr der Fixation.** Hierbei bewegt sich die Scapula mit ih-

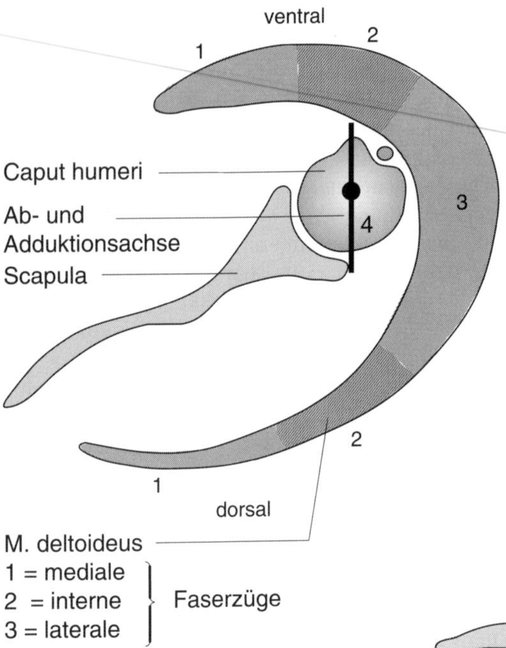

a

Abb. 57 a–d **a** Der M. deltoideus umschließt den Humerus ventral und dorsal. Er unterteilt sich in die (1) medialen, (2) internen und (3) lateralen Faserzüge. Diese Faserzüge stehen in einem solchen Verhältnis zur Ab- und Adduktionsachse (4), daß sie eine Abduktion behindern.

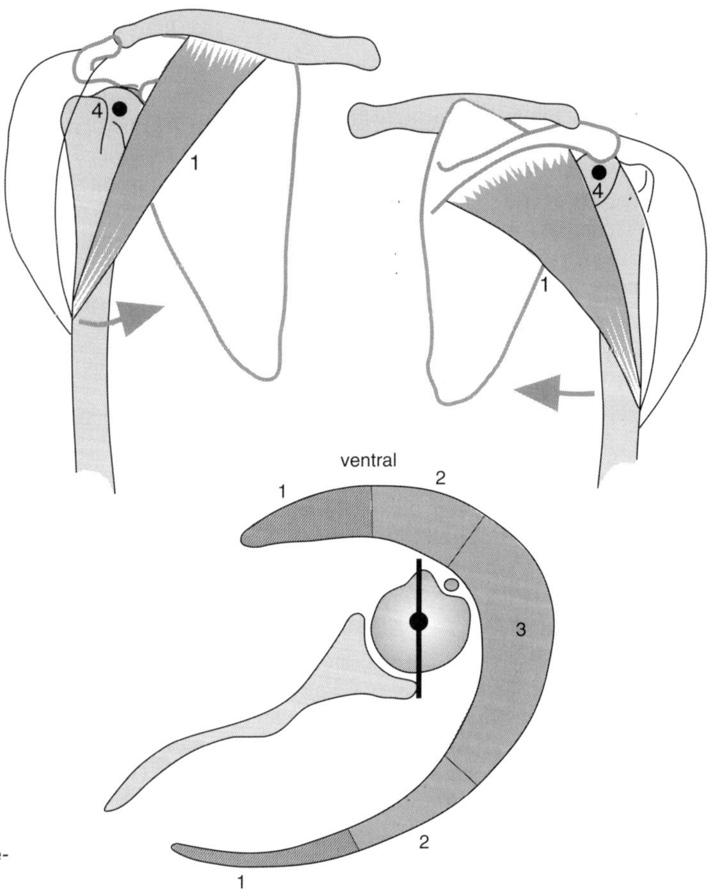

b

b Die medialen Faserzüge (1) bewirken mit ihrer Kontraktion die Adduktion des Oberarms.

Abb. 57 c u. **d** Die internen Faserzüge (2) bewirken mit ihrer Kontraktion eine Reibungserhöhung, indem sie den Humerus zum Akromion ziehen.

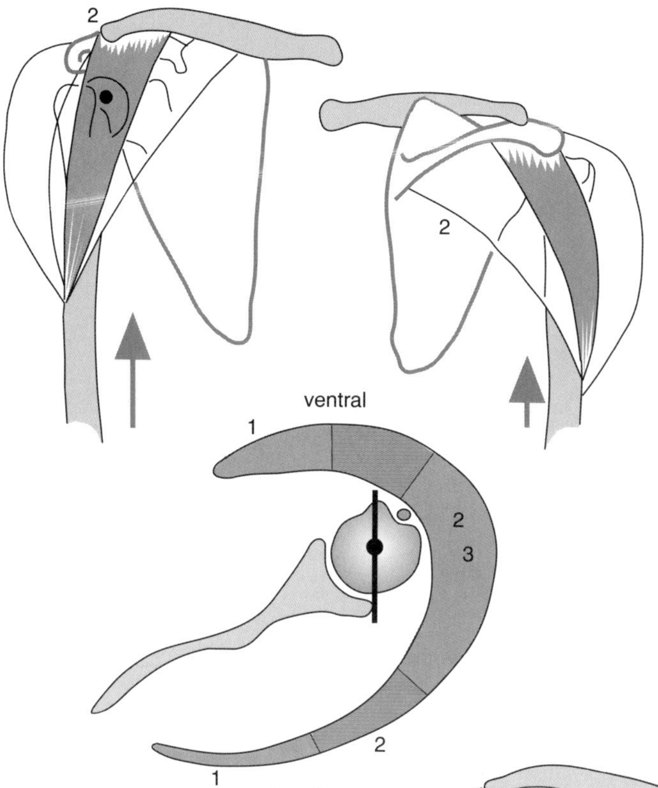

c

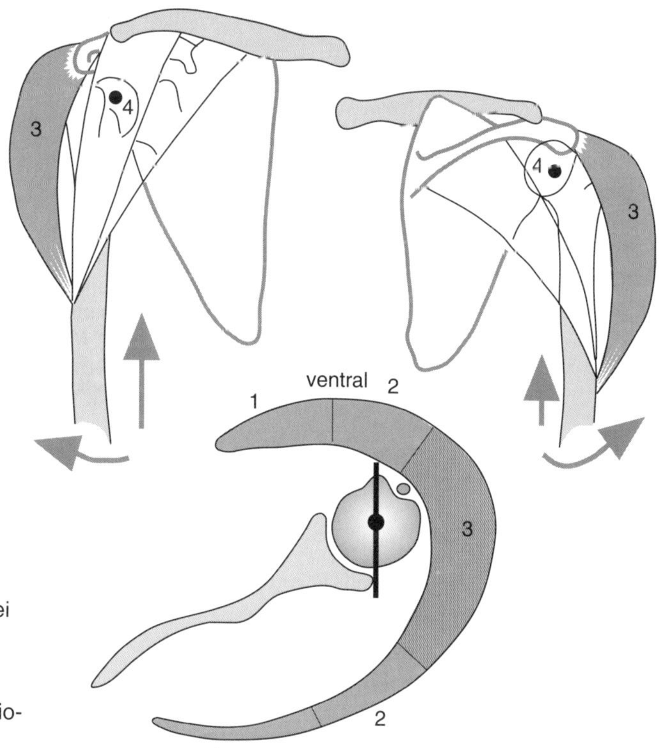

d Lediglich die lateralen Anteile haben eine abduzierende Komponente, wobei das Caput humeri jedoch gleichzeitig nach kranial rollt und sich somit subluxierend aus der Carvitas glenoidale entfernt, zumal der Oberarmkopf physiologisch im oberen Drittel der Gelenkpfanne steht.

d

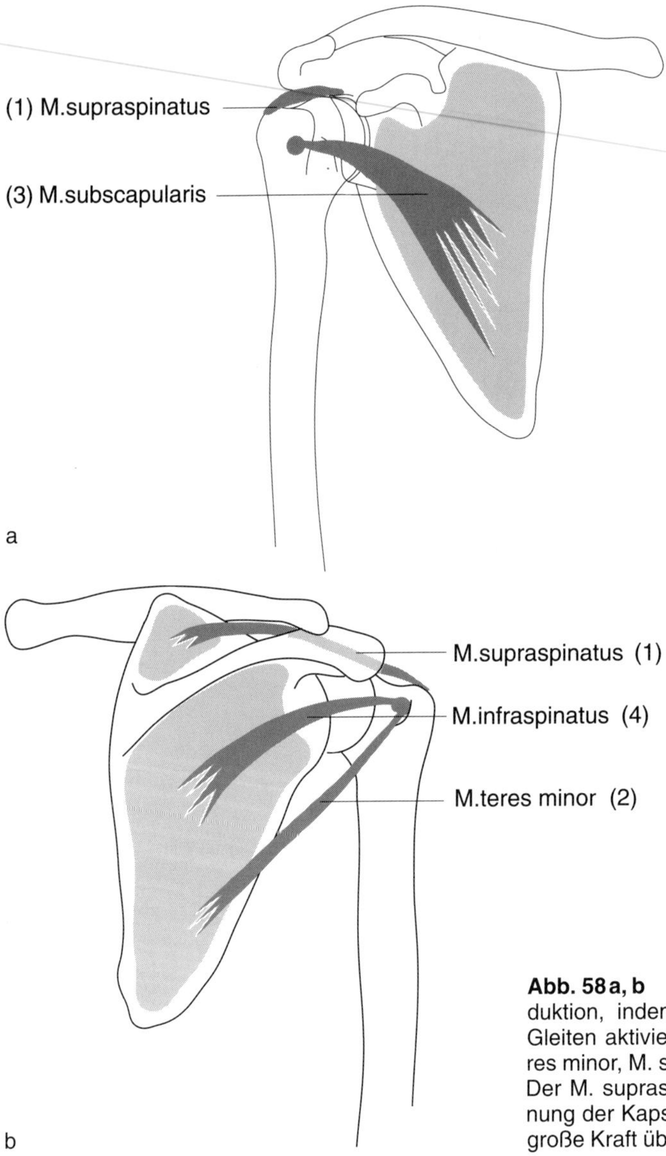

Abb. 58 a, b Verantwortlich für die tatsächliche Abduktion, indem sie ein kaudales translatorisches Gleiten aktivieren, sind die Adduktoren wie: M. teres minor, M. subscapularis und M. infraspinatus. Der M. supraspinatus dagegen, wird für die Spannung der Kapsel benötigt und kann korrelativ keine große Kraft übertragen.

rer konkaven Cavitas glenoidalis gegen den konvexen Oberarmkopf (Abb. 60).

- Auch in diesem Fall wird der M. supraspinatus als Starter zuerst kontrahieren, um die Gelenkkapsel mit der Straffung vor Einklemmung zu bewahren. Gleichzeitig leitet er das Gleiten der konvexen Gelenkfläche ein.
- Mit zunehmender winkelvergrößernder Abduktion nähern sich die ventralen und dorsalen Faserzüge des M. deltoideus der Rotationsachse und übernehmen fließend auch Gleitfunktion nach kaudal.
- Während alle Muskeln, welche die Ab- und Adduktionsachse unterlaufen, die jeweilige Ge-

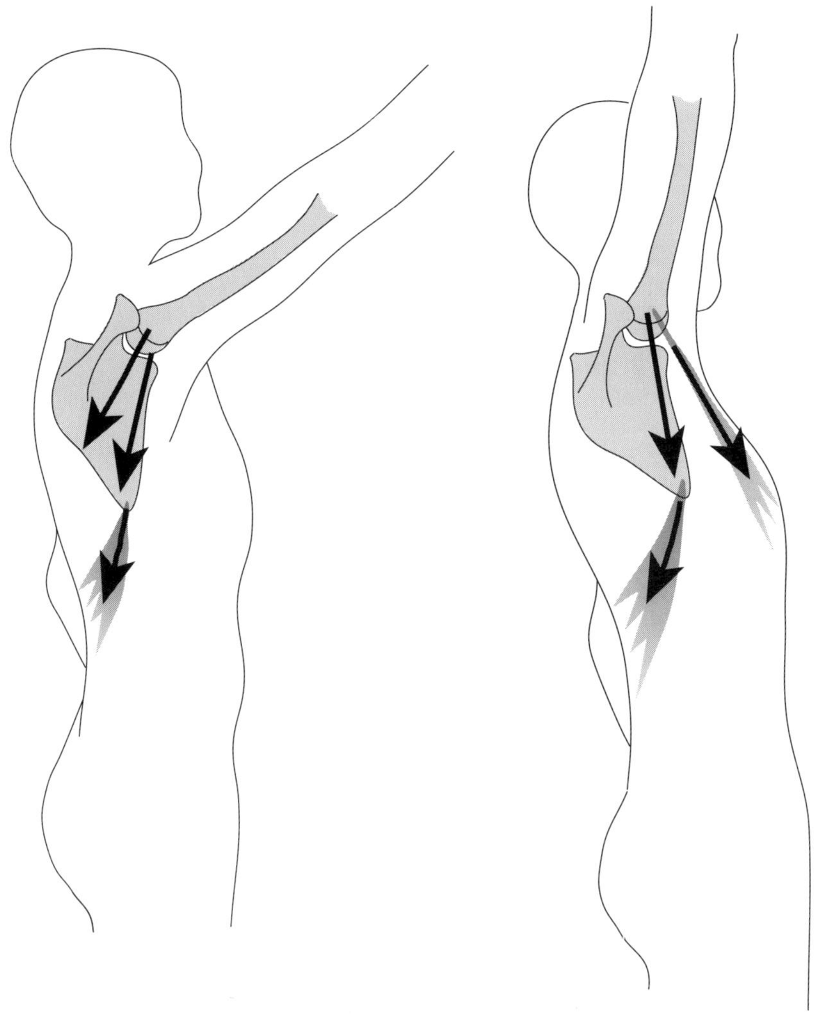

Abb. 59 a, b Mit zunehmender Abduktion oder bei größerer Kraftübertragung übernehmen größere Muskeln, wie M. latissimus und M. pectoralis das notwendige kaudale Gleiten zur Gewährung der Abduktion bzw. der Mobilität. Der M. deltoideus garantiert die Stabilität, indem er in jeder Armstellung den Humeruskopf in die Pfanne zieht; dadurch wird die notwendige Reibung im Gelenk erhöht
(Nach *Kapandji, I. A.:* Funktionelle Anatomie der Gelenke, Band 1 Obere Extremitäten. Enke, Stuttgart 1992.)

lenksstellung stabilisieren und exzentrisch das kraniale Rollen bremsen.

Die Bewegung der Scapula entspricht einer Translation der konkaven Gelenkfläche auf einer konvexen. Nur durch die Gleitfunktion ist es möglich, daß die Gelenkflächen sich nicht luxierend voneinander entfernen. Der Schwerpunkt der Gelenkdynamik liegt also mehr im Gleiten, das in Abhängigkeit zur Kurvatur die Hauptbewegung ausmacht.

2.3.4 Kosynergistische Muskelarbeit

Die Muskulatur als Energieträger des Regelkreises „Aufrechter Gang und Stand", stellt den wichtigsten Faktor der mobilen Stabilisation dar. Die

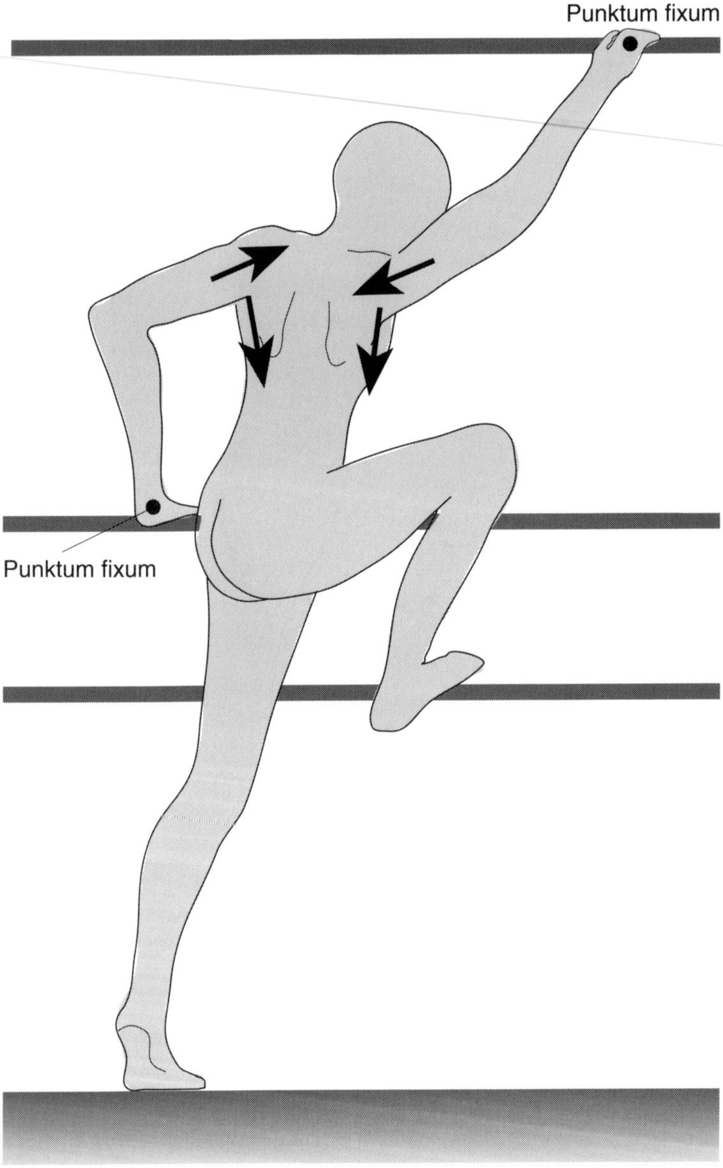

Abb. 60 Ist bei zunehmender Abduktion der Oberarm Punktum fixum, bremsen die Adduktoren ein kraniales Rollen (exzentrisch). Der M. deltoideus übernimmt fließend ein Kaudalgleiten des Humeruskopfes.

Muskeln arbeiten als Stabilisatoren und Mobilisatoren (Roller und Gleiter) gleichzeitig und miteinander, nicht antagonistisch, sondern synergistisch. Um jedoch angesichts eines so beweglichen Gebildes wie unseres Skelettsystems die Ziel- und Stützmotorik (mobil-stabil) im spinalen und supraspinalen Niveau zu gewährleisten, bedarf es Muskeln, die über mehrere Gelenke laufen und somit die Nachbargelenke gleichzeitig beeinflussen. Dieses Miteinander aller Muskeln und Synergien nach dem Steuerungsprinzip des Regelkreises, koordiniert über mechanozeptive Afferenzen und kinästhetische Reflexmechanismen, bezeichnen wir als **kosynergistische Muskelarbeit.**

2.4 Physiologie der Steuerung des Bewegungsapparates

2.4.1 Die Wirkungskette Regelkreis

Damit etwas wirkungsvoll gelenkt oder geregelt werden kann, bedarf es einer geschlossenen Wirkungskette oder eines Regelkreises.

Dieses Grundprinzip der Kybernetik läßt sich leicht umsetzen in die Begriffe passives-, aktives- und Lenkungssystem. Kein Teil dieses dynamischen Systems ist ersetzbar, aber alle voneinander abhängig. Die Lenkung benötigt eine rückläufige Information, damit sie die Auswirkung der Steuerung kontrollieren kann, sie bedarf eines Energie-Trägers und eines Energie-Umsetzers. Dieser Regelkreis, als neurophysiologischer Aspekt des lebenden Organismus, stellt sich als Grundlage des funktionellen Denkens dar und verdeutlicht die Zusammenhänge zwischen dem passiven Skelettsystem, dem aktiven Muskelsystem und dem nervalen Steuerungssystem (Abb. 61).

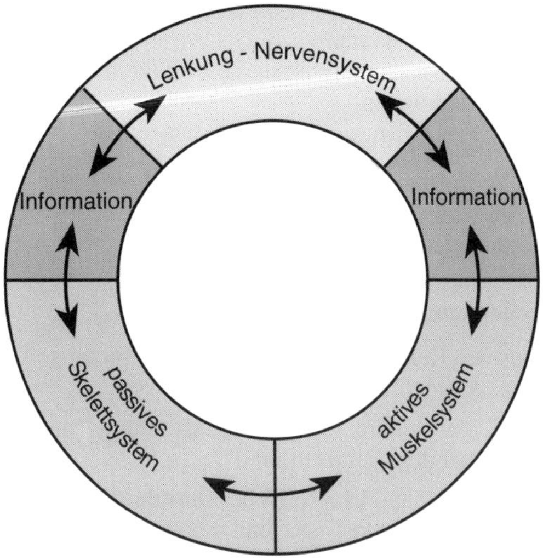

Abb. 61 Die Wirkungskette Regelkreis bedarf einer Lenkung, welche die aktiven und passiven Strukturen aktiviert und gleichzeitig einer rückläufigen Information zur Kontrolle der Aktivität.

2.4.2 Gelenkneurologie

Innervationsschema eines Gelenkes

Jedes Synovialgelenk wird von **zwei verschiedenen Nervengruppen** versorgt:

1. den Hauptgelenknerven, die die Synovialkapsel und die Ligamente als unabhängige Äste von den benachbarten peripheren Nerven erreichen, und
2. den Nervi accessorii, die Äste von Muskelnerven und Hautnerven sind. Mehrere dieser Nerven entstehen innerhalb der mit jeder Gelenkkapsel verbundenen Muskulatur als intramuskuläre Äste von verschiedenen Muskelnerven.

Neurohistologisch werden innerhalb eines Gelenknervs **drei verschiedene Afferenzengruppen** unterschieden:

1. Afferente Fasern, die das artikuläre Schmerzgefühl fördern. Innerhalb dieser Gruppe findet sich eine kleine Anzahl Fasern mit Sympathikusursprung, die die artikulären Blutgefäße innervieren.
2. Mechanorezeptorische Afferenzen, die auf Veränderungen der mechanischen Belastungen in den Geweben reagieren und darüber hinaus reflexauslösende und kinästhetische Funktionen fördern.
3. Eine kleine Anzahl mechanorezeptorischer Afferenzen, die auf die Gelenkbänder beschränkt und in ihrer Funktion nur reflexogen zu sein scheinen.

Die **Mechanorezeptoren der Gelenkkapseln** unterscheiden sich in vier verschiedene große Typen:

Typ-I-Rezeptoren: sind Statik und Dynamik (Spannung der Kapsel) kontrollierende Mechanorezeptoren mit niedriger Reizschwelle und langsamer Anpassung. Sie hemmen die Nozizeption und aktivieren tonische Reaktionen.

Typ-II-Rezeptoren: sind in den tieferen Schichten der Kapsel liegende Mechanorezeptoren mit tiefer Reizschwelle und schneller Anpassung. Sie hemmen die Nozizeption und aktivieren phasische Reaktionen.

Typ-III-Rezeptoren: sind in den Ligamenten und gelenknahen Sehnen liegende Mechanorezeptoren mit hoher Reizschwelle und sehr langsamer Anpassung. Sie ähneln den Golgikörperchen und scheinen einen inhibierenden Effekt auf die Motoneurone zu haben.

Typ-IV-Rezeptoren: sind freie Nozizeptoren mit plexiformen Nervenendigungen. Sie sind ubiquitär im fibrösen und synovialen Anteil der Kapseln und in den Ligamenten verteilt. Ihre Reizschwelle ist hoch, aber ohne Anpassung. Sie lösen die Schmerzempfindung aus und aktivieren reflekto-

risch-tonisierend das respiratorische und das kardiovaskuläre System.
Die Gelenkrezeptorensysteme erfüllen damit zwei Hauptfunktionen:

1. Gelenkempfindung,
2. Vermittlung reflektorischer Reaktionen der dazugehörigen Skelettmuskulatur (arthrokinästhetische Reflexe).

Gelenkempfindung

Aus den Rezeptoren in den Gelenkgeweben gehen zwei Arten von Empfindungen hervor:

- die artikuläre Schmerzempfindung (mechanisch oder chemisch) und
- die mechanorezeptorische Empfindung, die die Basis für das statische und dynamische Merkbewußtsein der Gelenkposition liefert (Richtung, Geschwindigkeit, Amplitude), ergänzt durch die Zufuhr von kutanen Mechanorezeptoren.

Die afferenten Impulse werden über die retikuläre Rückenmark- und die Thalamusbahn zur Großhirnrinde geleitet.

Die arthrokinästhetischen Reflexe

Afferente Entladungen von Rezeptoren in den Gelenkgeweben üben starke Reflexeinflüsse auf die Tätigkeit der Extremitäten, auf die Atem- und paravertebrale Muskulatur aus auf spinalem und Hirnstamm-Niveau. Diese Reflexeffekte spielen eine große Rolle in der Kontrolle und Tätigkeitsänderung aller Muskelgruppen, die

- direkt und indirekt an den Gelenkbewegungen beteiligt sind und
- den aufrechten Gang und Stand gewährleisten.

Die afferenten Entladungen der Mechanorezeptoren bewirken eine Koordination der auf ein Gelenk einwirkenden Muskelgruppen. Ihr Einfluß wirkt zudem bilateral, indem afferente Entladungen in einem Gelenk sowohl auf den Muskeltonus des entsprechenden Gelenkes der kontralateralen Extremität, als auch auf den der gleichen Seite Einfluß nehmen.

Afferente Entladungen der Mechanorezeptoren, die in Beziehung zu den Ligamenten der Gelenke stehen, bewirken bei Gelenkverlagerungen oder kräftiger Distraktion eine deutliche reflektorische Hemmung in den Muskeln, die auf das Gelenk wirken.

Weitere klinische und experimentelle Beobachtungen haben gezeigt, daß der Verlust der normalen arthrokinästhetischen Reflexe, die von den Mechanorezeptoren in einem Gelenk ausgelöst werden, schwere Veränderungen des Extremitätenknochens und der -muskeln sowie der zerebrospinalen Haltung und Bewegung hervorruft.

Gerade für den Bereich der Manuellen Therapie hochinteressant ist die Tatsache, daß

- alle Mechanorezeptoren gemeinsam eine schmerzinhibierende Wirkung haben, mit präsynaptischer Hemmung im Bereich der Hinterhörner,
- die schmerzinduzierenden Nozizeptoren eine höhere Reizschwelle aufweisen als die schmerzinhibierenden Mechanorezeptoren.

Die zerebrospinale Motorik muß zur Erhaltung des aufrechten Ganges und Standes jederzeit über kleinste statisch-dynamische Veränderungen der Gelenke unterrichtet sein. Nur so können die Sinnesorgane optimal im Raum eingestellt bleiben, damit der Organismus nahende Umwelteinflüsse beurteilen und gegebenenfalls richtig reagieren kann.

Hier liegt auch, neben den Einflüssen der emotionalen und vegetativen Ausgangslage, die Erklärung, warum bei erhöhter mechanorezeptiver Afferenz eine Nozizeption nicht bewußt wahrgenommen wird. So kann z. B. während eines Kampfes oder eines Spieles eine Verletzung nicht bemerkt oder nicht beachtet werden.

2.4.3 Steuerung des Muskeltonus

Um die Wirkungsweise beispielsweise der klassischen Massage und ihrer Variationen verstehen zu können, ist die Differenzierung zwischen Reflex- und Ruhetonus entscheidend. Während der Reflextonus, von Nervenimpulsen aufrechterhalten, verschwindet, wenn der Reflexbogen unterbrochen wurde oder die motorischen Endplatten ausgeschaltet sind, bleibt der Ruhetonus weiter bestehen, der durch die lokalen Vorgänge in der Muskelzelle und an ihren Grenzflächen bestimmt wird.

Zu einer über das elektrisch-chemische Potential des Muskels ohne verursachende Aktionsströme ausgelösten Kontraktur führt der zelluläre oder **Ruhetonus** z. B. wenn die Resynthese des Adenosintriphosphates (ATP), mit seiner „Weichmacherwirkung", bei Sauerstoffmangel unter gleichzeitiger Anhäufung von Milchsäure nicht mehr dem notwendigen Umfang nach möglich ist.

Für den im Elektromyogramm sichtbaren **Reflextonus** benötigt der quergestreifte Muskel stets Nervenimpulse zur Aufrechterhaltung einer erhöhten Spannung (Aktionsströme). Er zeigt erhöhten Sauerstoffumsatz und vermehrte Wärmebildung.

Der Reflextonus wird angeregt über:
- die Gamma-Motoneuronen- und
- die Alpha-Motoneuronen-Aktivität.

Die Gamma-Motorik bezeichnet die Verbindung supraspinaler Bewegungsinformation mit dem Regelkreis des Eigenreflexes.

Die Neuriten der Gamma-Motoneurone haben Verbindung zu den kleinen Myofibrillen (intrafusale Fasern) der Muskelspindeln. Will das Gehirn die Sollwerteinstellung eines Muskels verändern, läuft das nervöse Erregungsmuster über die supraspinale Bahn zum Gamma-Motoneuron, weiter über die Gamma-Faser zu den kontraktilen Enden der Muskelspindel. Mit der Verkürzung der intrafusalen Fasern wird der Muskelspindelbauch mit den anulo-spiraligen Nervenendigungen gedehnt und so der Eigenreflex ausgelöst. Die Verkürzung der Arbeitsmuskelfasern (extrafusale Fasern) verläuft so lange, bis deren Kontraktionszustand die Muskelspindel soweit verkürzt (zusammengezogen) hat, daß die Erregung ausbleiben kann. Diese nachlaufende Anpassung der Muskelfasern bezeichnen wir als **Servomechanismus,** dieser läuft automatisch ab (Abb. 62).

Kommt es segmental oder zerebrospinal zu einer direkten Erregung der Alpha-Motoneurone, wird der Muskel reflektorisch verkürzt. Mit ihm kontrahieren automatisch über die Gamma-Schleife auch die intrafusalen Fasern, bis die neue Ist-Wert-Einstellung der extrafusalen Fasern erreicht ist; die Muskelspindel bleibt somit reaktionsbereit. Da ein Großteil der Muskelaktivität sich der Gamma-Motorik bedient, unterstützt der Servomechanismus sowohl die Ziel- als auch die Stützmotorik.

2.4.4 Steuerung der Schmerzempfindung

Die biologische Bedeutung der Schmerzrezeptoren besteht darin, den Organismus vor Schädigungen der Zellen und Gewebe und ihres Stoff- und Energiewechsels zu warnen (Alarmsignal). Schmerz kann durch alle Arten von Reizen, durch jeden physikalischen Vorgang und durch die meisten chemischen Substanzen ausgelöst werden, wenn die Reizstärke einen bestimmten Schwellen-

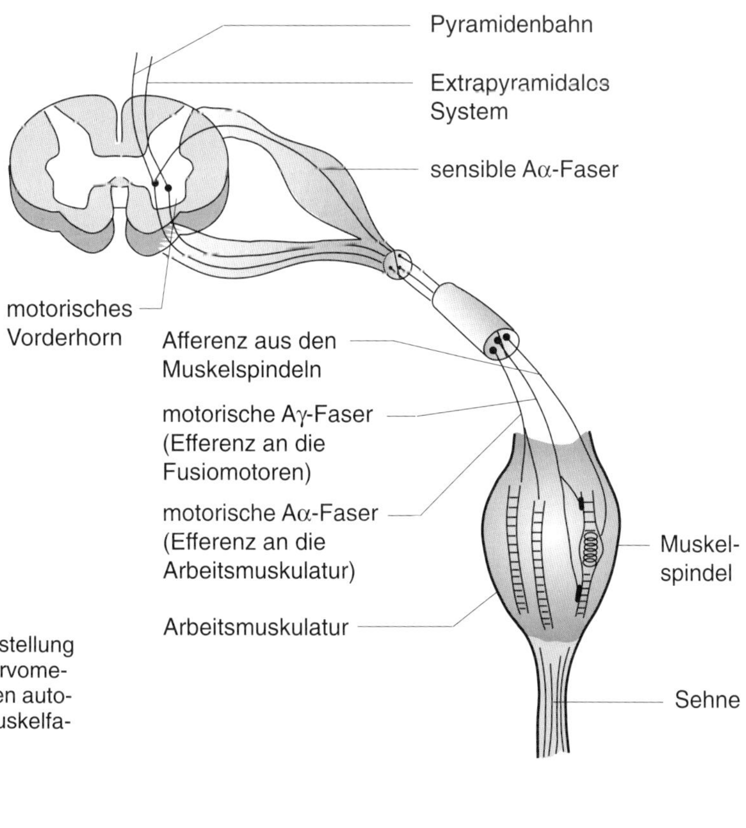

Abb. 62 Schematische Darstellung der Gamma-Motorik beim Servomechanismus, der nachlaufenden automatischen Anpassung der Muskelfasern.

wert (Intensität eines Vorganges oder der Konzentration eines Stoffes) überschreitet. Im Vorderseitenstrang verläuft die Schmerzbahn, deren Fasern nach Körperregionen, von sakral nach zervikal in der Richtung von dorsal nach ventral, angeordnet sind. Die nozizeptive Reizung wird dem Hirn innerhalb einer 30 000stel Sekunde zugeleitet (Abb. 63).

Obwohl von großer biologischer Bedeutung, ist jedoch keine andere Sinnesempfindung so von der vegetativen und emotionalen Ausgangslage abhängig wie der Schmerz. Die Beeinflussung der Schmerzempfindung kann peripher oder auf verschiedenen funktionellen Ebenen des ZNS stattfinden: auf dem Niveau der spinalen Segmente, der Formatio reticularis, des Thalamus, des Zwischen- und limbischen Hirns.

Um die Schmerzempfindung in ihrer Eigenschaft als Sinneswahrnehmung verdeutlichen zu können, sei an das Grundprinzip des Lebens erinnert, da die Materie nur als tauglicher Leiter oder Übermittler bezeichnet werden kann.

Der empfundene Reiz wird kontrolliert und beurteilt. Übersteigt der Eindruck eine bestimmte Schwelle, die den Lebensfunktionen entgegensteht, antwortet der Organismus mit einer Reaktion, die immer größer ist als der Reiz selber.

Somit läßt sich die Kontrolle der Eindrücke und deren Beantwortung im Sinne eines Regelkreises wie folgt darstellen:

- schmerzhafte Reaktion: wenn der Reiz größer ist als die eigenen Kräfte,

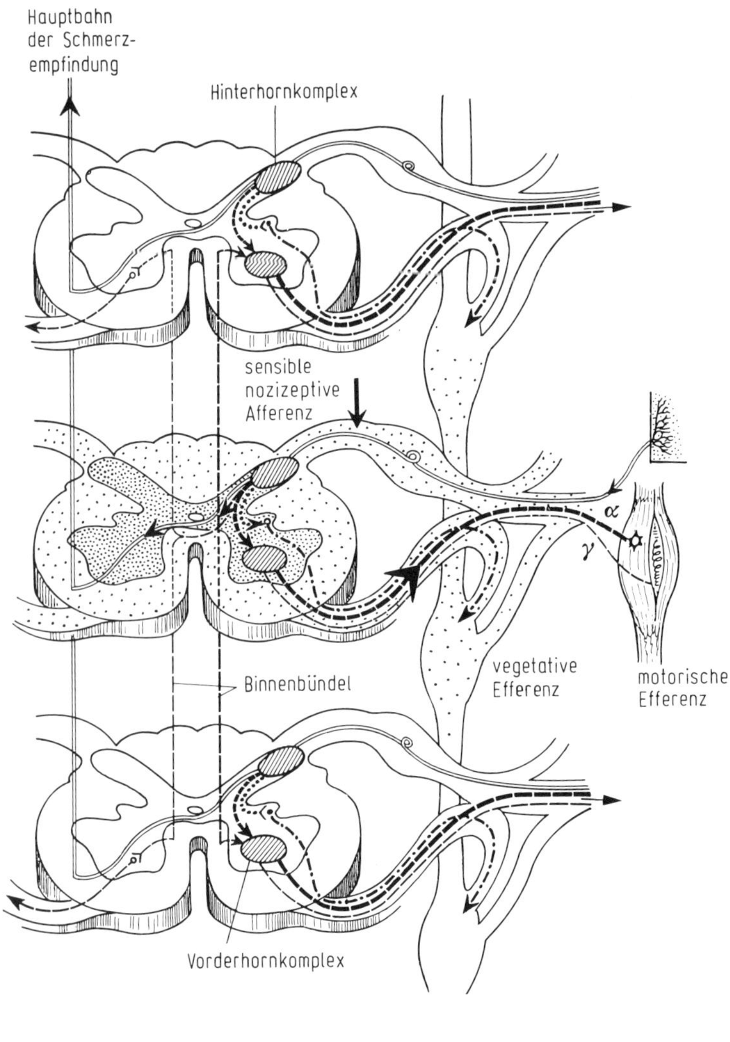

Abb. 63 Der Hinterhornkomplex als Koordinationszentrum der Nozitension („Nozireaktion"). (Aus *Wolff, H. D.:* Neurophysiologische Aspekte der manuellen Medizin. Springer, Berlin–Heidelberg–New York 1983, [nach *Erbslöh 1967*].)

- gleichgültige Reaktion: wenn der Reiz schwächer und die eigenen Kräfte bei weitem stärker sind,
- wohltuende Reaktion: wenn der Reiz groß ist, aber nicht die eigenen Kräfte überbietet; d. h. sie korresponieren harmonisch.

Hierdurch wird leicht erklärbar, warum Beschwerdefreiheit nicht gleichzusetzen ist mit Befundfreiheit. Dieses Denken erfordert andere Schwerpunkte und steht im Gegensatz zu den wohl vielfach überbewerteten degenerativen Pathomorphologien, mit denen Beschwerden erklärt werden. Es wird z. B. durch die Beobachtung unterstützt, daß gleich schwere funktionsunabhängige oder funktionsabhängige „Verschleißerscheinungen" im Röntgenbild dem einen Patienten Beschwerden bereiten und dem anderen nicht.

2.4.5 Bewegungssteuerung auf Spinalebene

Die wichtigsten hier zu beschreibenden Regelkreise der nervösen Steuerung, an denen nur das spinale Niveau beteiligt ist, sind:

- die autogenetische Bahnung (Eigenreflex),
- die autogenetische Hemmung,
- die antagonistische Bahnung und Hemmung,
- der polysynaptische Fremdreflex.

Autogenetische Bahnung und Hemmung

Die autogenetische Bahnung bezeichnet einen monosynaptischen Kontraktionsreflex des Muskels auf eine kurze Dehnung (Längenänderung). Der Reiz einer schnellen Dehnung erregt die anulospiralige Nervenendigung in der **Muskelspindel** und wird über die sensible A-alpha-Faser zum Alpha-Motoneuron geleitet, hier direkt auf die motorische A-alpha-Faser geschaltet, die dann über die motorischen Endplatten die Kontraktion auslöst (Abb. 64).

Die autogenetische Hemmung bezeichnet den inhibitorischen Reflex des Muskels auf eine starke Verkürzung (Spannungsänderung). Der Reiz einer (zu) starken Anspannung erregt die **Sehnenspindel.** Dieser Reiz wird über die I-b-Faser (Afferenz) und ein Interneuron zum gleichen Alpha-Motoneuron geschaltet und wirkt auf dieses hemmend.

Antagonistische Bahnung und Hemmung

Die **antagonistische Bahnung** ist in den Regelkreis der autogenetischen Hemmung über jeweilige Interneurone gekoppelt. Eine zu starke Anspannung des Muskels erregt seine Muskelspindel. Über die sensiblen A-alpha-Fasern werden

- die eigenen Motoneuronen über Zwischenneurone gehemmt und

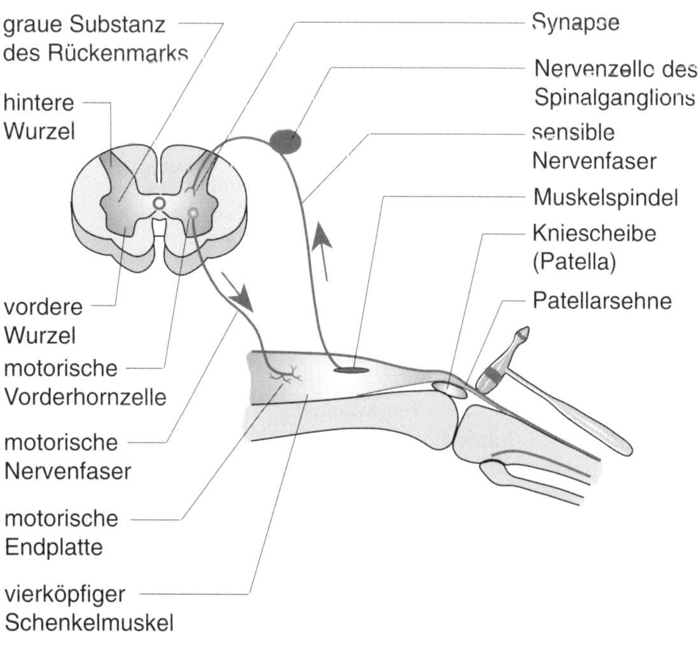

Abb. 64 Darstellung des monosynaptischen Reflexbogens (Eigenreflex) oder der autogenetischen Bahnung. (Aus: *Lüders, D.:* Lehrbuch für Kinderkrankenschwestern, Band I. Herausgegeben von *E. Gladtke, D. Lüders, J. Schaub.* 11. Auflage. Enke, Stuttgart 1990.)

- gleichzeitig über Zwischenneurone die Alpha-Motoneurone des Antagonisten erregt, so daß der Gegenspieler reflektorisch kontrahiert, und zwar im gleichen Verhältnis der Erregungsausbreitung.

Die **antagonistische Hemmung** bezeichnet den umgekehrten Weg. Die reflektorische Kontraktion mit Bewegungsausschlag bei autogenetischer Bahnung ist nur möglich, wenn der Antagonist nicht gleichzeitig im gleichen Verhältnis die Bewegung bremst. Er muß die Bewegung zulassen und nur soweit die eigene Spannung verändern, daß entweder das Gelenk stabilisiert wird (geschlossenes System) oder eine „Leer"-Bewegung stattfinden kann, ohne stabilisierende antagonistische Kontraktion (offenes System). Dieses wird ermöglicht über die sensiblen mechanozeptiven Afferenzen und die segmentale spinale Schaltung über Interneurone.

Spinale Beuge-und Streckreflexe

Den Hirnstammfunktionen ähnlich läßt sich auch auf dem spinalen Niveau eine Reflextätigkeit nachweisen, die den aufrechten Gang und Stand gewährleistet. Über Interneurone und deren Neuriten, die über das Grundbündel Erregung austauschen, stehen die Extremitäten und die Rumpfmuskulatur in nervöser Verbindung untereinander im Sinne der autogenetischen und antagonistischen Bahnung und Hemmung. Während die oberen Extremitäten mit den unteren **spiegelbildlich** korrelieren (Streckung des rechten Beines bewirkt eine Beugung des linken Armes), werden die gegenseitigen Extremitäten **reziprok** innerviert (Streckung des rechten Beines bewirkt eine Beugung des linken Beines). Auch die Lastwechselreaktionen des Rumpfes stehen in Verbindung zu den Extremitäten. So bewirkt die Beugung des rechten Beines ein Ausweichen des Rumpfes nach links und umgekehrt. Die Fazilitierung der ventralen Rumpfbeugemuskulatur führt zu einer Hemmung der langen Rückenstrecker.

Nicht unerwähnt kann in diesem Zusammenhang die **Rückkopplungsschleife** bleiben. Darunter verstehen wir die rekurrente Selbsthemmung der motorischen Vorderhornzelle zur Verhinderung von unkontrollierter überschießender Eigeninnervation oder Erregung.

Der Fremdreflex

Im Gegensatz zum Eigenreflex weist der Femdreflex einen komplizierteren polysynaptischen Aufbau auf. Über Interneurone stehen die Sinnesorgane, die Haut, die Haare u. a. (Extero- und Enterozeptoren, Mechano-, Thermo- und Nozizeptoren) mit den spinalen Reaktionen über die Rückenmarksabschnitte untereinander in Verbindung. So kann z. B. ein schmerzhafter Reiz an der Fußsohle eine reflektorische Beugung der Extremität hervorrufen.

Zu den **einfachen Fremdreflexen** gehören:
- Babinski-Reflex,
- Bauchdeckenreflex,
- Cremasterreflex,
- Kornealreflex etc.

Zu den **komplizierten Fremdreflexen** gehören:
- Fluchtreflex,
- Halsstellreflex,
- Hustenreflex,
- Niesreflex etc.

2.4.6 Die supraspinale Bewegungssteuerung

Überwiegend am Gyrus praecentralis der Großhirnrinde entspringt die Pyramidenbahn, aber auch zum kleineren Teil in sensiblen Rindenbereichen. Die meisten Fasern kreuzen im Bereich der Pyramide. Die Fasern dieses Pyramidenseitenstranges und die nicht kreuzenden Fasern des Pyramidenvorderstranges ziehen über Interneuronen zu den einzelnen Alpha-Motoneuronen der verschiedenen Rückenmarkssegmente.

Das extrapyramidale System mit seinen Ursprüngen im End-, Zwischen-, Mittel- und Hinterhirn verläuft in verschiedenen Abschnitten des Vorder- und Seitenstranges und erreicht über Zwischenneurone die Alpha-und Gamma-Motoneurone.

Das Zusammenspiel der Willkürmotorik über die Pyramidenbahnen und der unwillkürlichen Motorik über das extrapyramidale System ermöglicht die **Ziel- und Stützmotorik.**

Das Hirn weiß nichts von einzelnen Muskeln, sondern nur von Bewegungen. Daher ist die supraspinale vertikale Steuerung abhängig von der Aktivierung unterschiedlicher Bewegungsmuster (movement pattern). Diese Bewegungen werden auf bedingt reflektorischen Wegen gebahnt und ausgearbeitet, wodurch sie mit der Zeit schneller und ökonomischer werden. Als Movement pattern bezeichnen wir z. B. alle unsere Gewohnheitsbewegungen. Muß ein neues Bewegungsmuster erlernt werden, so geht dies mit übermäßiger Ermüdung einher, bis das neue Muster harmonisiert und ökonomisiert in den kortikalen Funktionskreis adaptiert wurde:

Die über die Pyramidenbahn ausgelösten Bewegungsabläufe werden, wenn erlernt (eingeschliffen), an untergeordnete Zentren abgegeben. Damit wird die Willkürmotorik entlastet, die dann nur mit sogenannten Triggerimpulsen das (erlernte) Movement pattern abrufen kann.

Eine zentrale Rolle in der Bewegungskoordination spielt das **Kleinhirn** (Cerebellum), das folgende Funktionen erfüllt:

- Koordination der schnellen Zielmotorik mit Hilfe von Bewegungsmustern, Movement pattern (Kleinhirnhemisphären).
- Koordination von Ziel- und Stützmotorik (Kleinhirnwurm).
- Korrektur der langsamen Zielmotorik (Pontocerebellum).
- Koordination von Vestibularsystem und Motorik (Nodulus, Flocculus).
- Koordination optischer und akustischer Reize mit der Motorik (Spinocerebellum).
- Temporäre Koordination von Movement pattern.
- Korrektur von Halte- und Stützmotorik.
- Korrektur der Haltung (Kleinhirnwurm, Vestibulocerebellum).
- Koordination anderer motorischer Funktionen (Pars intermedia).

Im Gegensatz zur supraspinalen Steuerung läuft die spinale Motorik automatisch ohne Bewußtmachung ab. Beide Steuerungen benutzen jedoch gemeinsam das segmentale Motoneuron, wobei sich die automatischen Regelfunktionen mit denen der zentralen Steuerung auseinandersetzen. Die übergeordneten Zentren des Gehirns haben modifizierende, meist dämpfende Wirkung auf die spinalen Reflexe.

Insbesondere zwei Mechanismen bestimmen die **Ankoppelung der supraspinalen an die spinale Bewegungssteuerung.** Das sind das Reafferenzenprinzip und das Gammasystem mit dem Servomechanismus (s. S. 47).

Als **Reafferenzenprinzip** bezeichnen wir die Kontrolle des zentralen Efferenzeingriffes in die spinale Motorik.

Die vom Kortex kommende Efferenz an die Muskulatur wird als Kopie (Efferenzkopie) im Rückenmark gespeichert und mit der Rückmeldung vom Muskel (Reafferenz) verglichen. Stimmen Efferenzkopie und kortikale Efferenz nicht überein, wird die Differenz als Exafferenz dem Gehirn rückgemeldet und bewußt gemacht. Stimmt das kortikale Erregungsmuster mit den mechanozeptiven Afferenzen (Reafferenz) überein, wird die Kopie gelöscht (Abb. 65).

Zusammenfassung: Der aufrechte Gang und Stand wird mit den Funktionen des extrapyramidalen Systems und der Willkürmotorik gleichzeitig und abhängig voneinander regelkreisartig gewährleistet. Auf die Stützmotorik (z. B. das nächtliche Überwiegen des Flexorentonus und den am Tag notwendigen Extensorentonus) über Halte-, Stell-

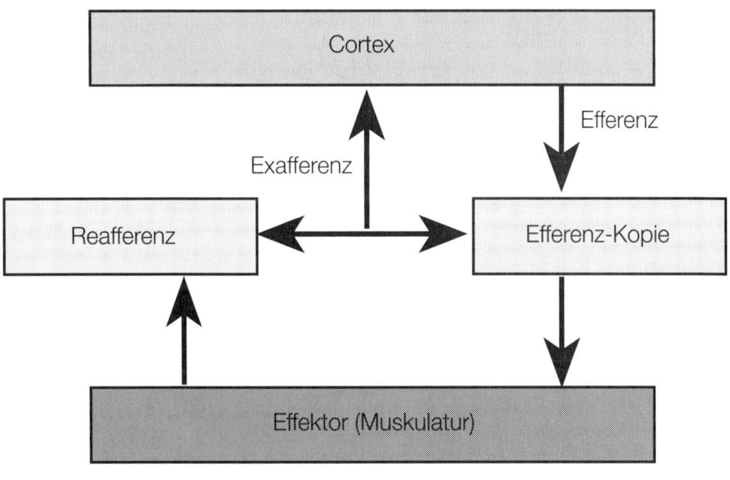

Abb. 65 Die Ankoppelung der supraspinalen an die spinale Bewegungssteuerung.

und Labyrinthreflexe, baut die Zielmotorik auf. Die spinale Motorik benötigt die supraspinale Bewegungssteuerung. Die Gelenk-Muskel-Nerv-Einheit des peripheren Arthron steht in Verbindung zum Vertebron, der kleinsten funktionellen segmentalen Einheit zweier Wirbelkörper samt verbindender und zugehöriger Strukturen. Eine Trennung dieser Regelkreise aus der Wirkungskette ist nicht möglich, d. h. daß auch eine morphologisch anatomische segmentale Gliederung des Rückenmarks diesem funktionellen Zusammenhängen widerspricht. Dagegen läßt sich der segmentale Schwerpunkt eines Ordnungsprinzips, das engmaschig auch die propriospinalen Interneurone mit den Nachbaretagen und -abschnitten verknüpft, darstellen.

Das zentrale Nervensystem ist bei der Geburt noch unreif. Darum sind im frühen Stadium **Willkürbewegungen** auch nicht möglich. Die beim Neugeborenen auslösbare Motorik ist als reflexogen veranlagter Bewegungskomplex einzuordnen. Willkürbewegungen müssen auf der Grundlage angeborener (unbedingter) Reflexe ausgearbeitet werden. Die motorische menschliche Ontogenese zur koordinativen Bewegung geschieht gesetzmäßig von der Entwicklung der posturalen Aufrichtung über die phasische Beweglichkeit zur Feinmotorik. Die phylogenetische Reflexbewegung ist also Grundlage (als Stützmotorik) und unentbehrlich für die sich entwickelnde phasische Beweglichkeit der Spontanmotorik (Zielmotorik). Auch die Aufrichtungsmechanismen (Kopfhaltung und Gleichgewichtsreaktionen) sind bereits in der phylogenetischen Phase vorhanden, im Reflexkriechen und Reflexdrehen. Das Endziel der Ontogenese ist der freie aufrechte Gang und Stand.

2.4.7 Supraspinale Motorik und Sinnesorgane

Um den koordinativen Bewegungsablauf des aufrechten Stehens und Gehens zu ermöglichen, benötigen die Steuerungszentren folgende Ausgangsinformationen:

- wie steht der Kopf zur Umwelt,
- wie steht der Kopf zum Körper,
- wie stehen Kopf und Körper zur Umwelt.

Das System, welches das Gleichgewicht gewährleistet, bekommt seine Informationen, die es koordiniert, aus den peripheren Labyrinthen, dem somato-sensiblen, optischen und akustischen System und hat reflektorische Verbindungen zum motorischen System.

Obwohl es dem Gleichgewichtsorgan möglich ist die Blickregelung zu beeinflussen (vestibulärer Nystagmus), kann das Auge unabhängig vom vestibulären System einem bewegten Gegenstand folgen (optokinetischer Nystagmus). Interessant in diesem Zusammenhang ist, daß sich bereits die Augen schon in der phylogenetischen Phase zur **geplanten** Kopfdrehung bewegen, noch bevor es zu einer vestibulären propriozeptiven Reizung kommen kann. Die Untersuchungen der Halte-, Stell- und Labyrinthreflexe zeigten, daß die vestibuläre Bewegungssteuerung den Halsstellreflexen entgegenwirkt (zervikookulärer Reflex). Somit kann die Körperhaltung nicht allein vom Gleichgewichtsorgan gesteuert werden. Erst mit der Verbindung spinovestibulärer Afferenzen und kinästhetischer Rezeptoren in Muskeln und Gelenken wird der Zusammenhang erklärbar.

Zur Programmierung der mobilen Stabilität des aufrechten Ganges und Standes bedarf der Organismus insbesondere Afferenzen aus:

- der Augen-Labyrinthebene, über die notwendige Fixierung der Augen parallel zum Horizont und die Kontrolle des Winkels zur Erdanziehung über das Innenohr,
- dem „Sinnesorgan" Kopfgelenkbereich, als propriozeptive Information durch Kopfgelenkbewegung,
- der kinästhetischen Tiefensensibilität der Mechano- und Nozizeptoren in den Gelenkkapseln, der Muskulatur und der Haut.

Beim Menschen spielen zur Gewährleistung des aufrechten Ganges und Standes der zervikookzipitale und der lumbosakrale Wirbelsäulenabschnitt eine besondere Rolle: das Becken über die Beinlängen, -form und -winkelstellungen, und der Kopf durch die Fixierung der Augen-Labyrinthebene im Raum. Während die Kopfgelenke als „Sinnesorgan" über die Hals-Stell- und Haltereflexe und die zervikookulären Reflexe Auswirkungen auf die gesamte posturale (tonische) Muskulatur haben, beeinflußt das Becken, insbesondere die Stellung des Promontoriums, in entscheidender Weise die Statik.

3 Biomechanik der einzelnen Teile des Skelettsystems

3.1 Wirbelsäule

3.1.1 Anatomische Grundlagen

Morphologie von Wirbel und Bandscheibe

Die wichtigsten Nutritionsöffnungen für den Wirbelkörper liegen posterior im Canalis vertebralis und werden vom Lig. longitudinale posterior überdeckt. Der Wirbelbogen (Arcus) mit seinen Fortsätzen bildet die knöcherne Umhüllung des Spinalkanals. Die Bogenwurzeln (Pediculi arcus vertebrae) liegen anterior der Gelenkfortsätze (Processus articularis), die nach kranial und kaudal die Wirbelbogengelenke (apophyseale Gelenke) bilden. Am Übergang des Pediculus zum hinteren Anteil des Wirbelbogens (Lamina) entspringt in Höhe der Gelenkfortsätze der Querfortsatz (Processus transversus). Wo sich die beiden Laminae vereinen, entspringt der Dornfortsatz (Processus spinosus).

Die Bandscheibe (Discus intervertebralis), bestehend aus Gallertkern (Nucleus pulposus) und Faserring (Anulus fibrosus), ist durch den Faserring mit dem kranialen und kaudalen Wirbelkörper verwachsen, jedoch nicht mit der Randleiste, was eine geringere Beeinflussung durch Bewegungen der Wirbelsäule und bessere Verformbarkeit gewährleistet. Der Faserring wird aus 12 bis 18 Fibrillenschichten unterschiedlichen Verlaufes (Sharpey-Fasern) gebildet, die den unter Druck stehenden Gallertkern hermetisch abschließen (Abb. 66 a, b).

Ligamente der Wirbelsäule (Abb. 67 a, b; Abb. 68 a–d)

Das Lig. longitudinale anterius (Abb. 67 a) bedeckt die anteriore Seite der Wirbelkörper,

- es verläuft vom Hinterhauptsbein (Okziput) zum Kreuzbein (Sakrum),
- es ist mit dem Diskus und dem Wirbelkörper verwachsen, jedoch nicht mit der Randleiste,
- es ist zervikal schmaler und lumbal breiter,
- es inseriert nicht am vorderen Atlasbogen.

Das **Lig. longitudinale posterius** (Abb. 67 b) bedeckt die posteriore Seite der Wirbelkörper,

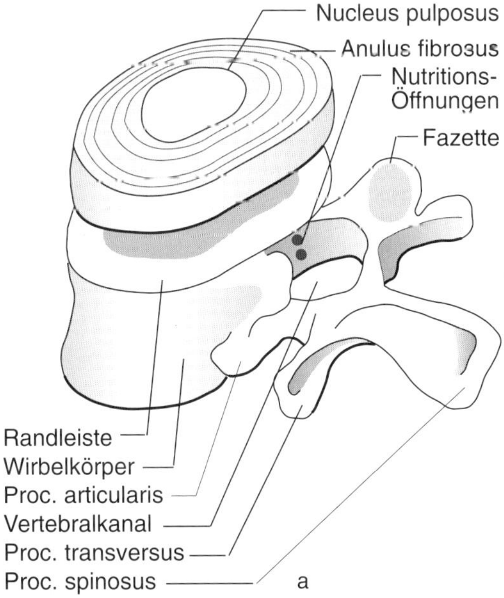

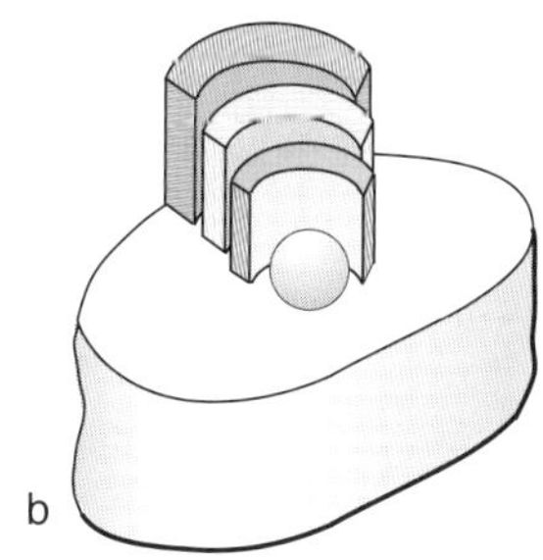

Abb. 66 a, b Morphologie eines Wirbelkörpers mit dazugehörendem Discus intervertebrale und dem dreidimensionalen Gitternetz der Sharpey-Fasern. (Nach *Kapandji, I. A.:* Funktionelle Anatomie der Gelenke, Band 3, Rumpf und Wirbelsäule. Enke, Stuttgart 1992.)

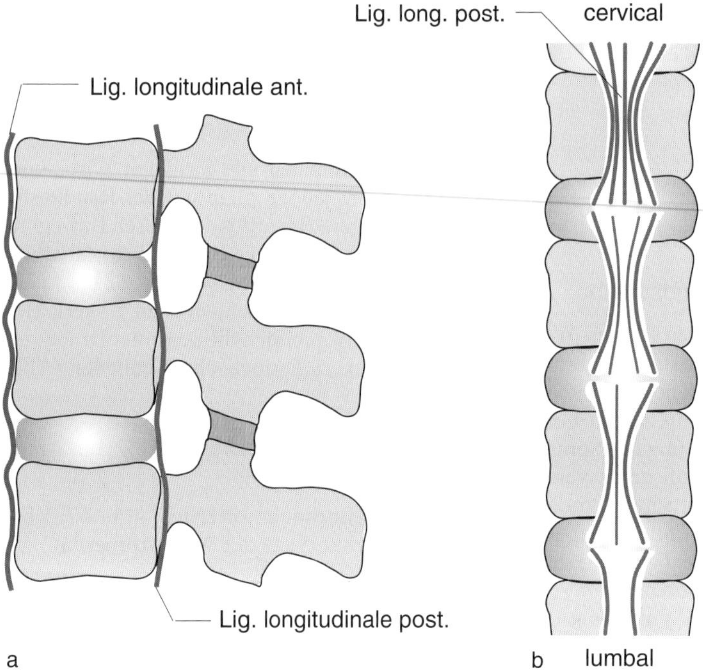

Abb. 67 a, b Die longitudinalen Bänder der Wirbelsäule **a** von lateral, **b** von dorsal.

- es verläuft vom Clivus des Okziput zum Sakrum,
- es ist mit dem Diskus und den Randleisten verwachsen und überdeckt die Plexus venosi vertebrales interni mit den Nutritionsöffnungen,
- es ist zervikal breit und lumbal schmal,
- es geht im Kopfgelenkbereich in die Membrana tectoria über.

Die **Ligg. flava** (Abb. 68 a–d) bedecken als kräftige, widerstandsfähige, elastische Bänder den dorsalen Spinal-Kanal,

- sie sind verwachsen jeweils mit dem Oberrand der unteren und der Innenseite der oberen Lamina,
- sie bilden mit ihrem vorderen Teil die hintere Begrenzung des Foramen intervertebrale,
- sie sind verwachsen mit den Gelenkkapseln der Wirbelbogengelenke und dienen als Kapselspanner.

Das erste kraniale Ligamentum flavum zwischen Okziput (Foramen magnum) und dem Arcus posterior des Atlas heißt **Membrana occipitalis posterior.** Das letzte kaudale Ligamentum flavum verbindet L 5 mit dem Sakrum.

Das **Lig. supraspinale** bedeckt die Dornfortsätze,

- es verläuft vom Atlasbogen bis zum Dornfortsatz des letzten Lendenwirbels,
- es ist in der Lendenregion schwach, in der Halsregion kräftig ausgebildet.

Die **Ligg. interspinalia** verlaufen vom Dornfortsatz des jeweils oberen Wirbels dorsal, zum unteren ventral. Sie gehen zwischen dem hinteren Atlasbogen und dem Hinterhaupt in das Lig. nuchae über und verbinden kaudal den Processus spinosus des 5. Lendenwirbelkörpers mit der Crista sacralis intermedia.

Die **Ligg. intertransversaria** verlaufen vom Querfortsatz des jeweils kranialen Wirbels anterior zum Processus transversarius des unteren nach posterior. Sie sind im Lendenbereich am kräftigsten und zervikal gering ausgebildet.

Das **Lig. nuchae** verläuft von der Okzipitalschuppe über den hinteren Atlasbogen und setzt an den Dornfortsätzen der Halswirbelsäule bis einschließlich C 7 an. Es hat elastische Anteile und teilt die Nackenmuskulatur in eine linke und rechte Gruppe.

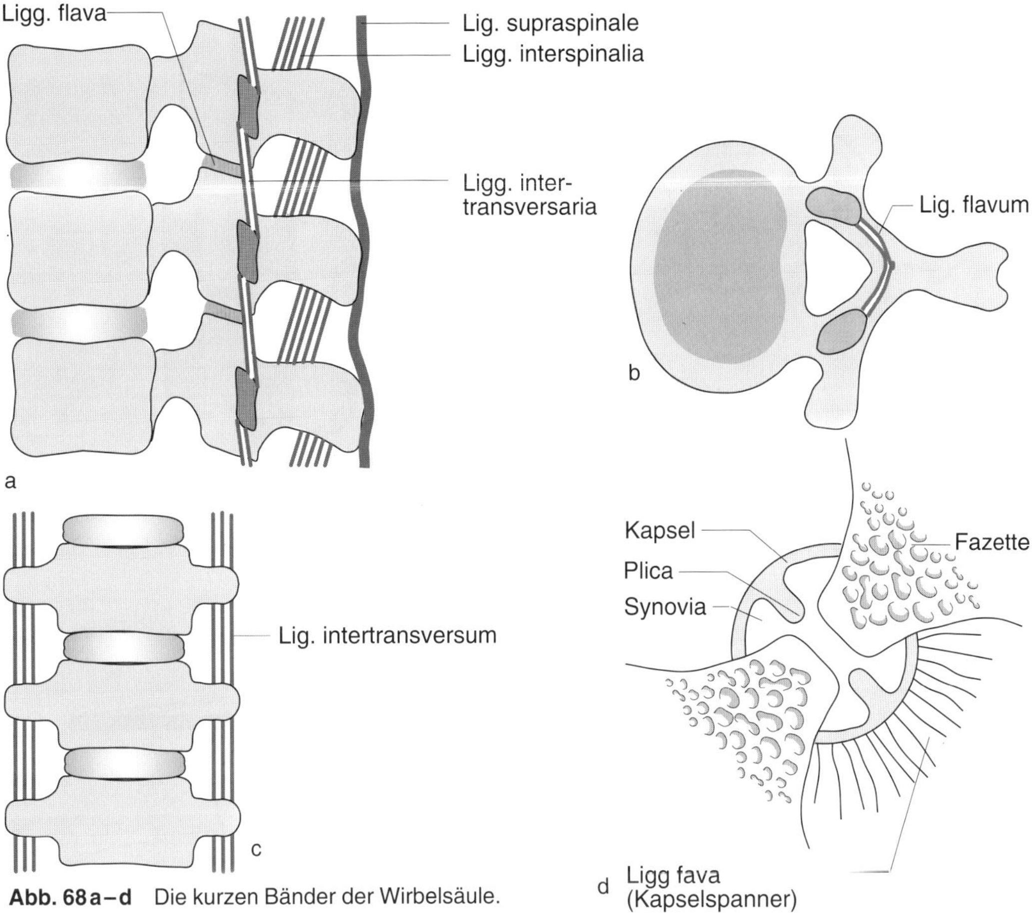

Abb. 68a–d Die kurzen Bänder der Wirbelsäule.

3.1.2 Übertragung und Verteilung der einwirkenden Kräfte

Wäre die Wirbelsäule gerade, müßten die Erschütterungen und Druckbelastungen in longitudinaler Richtung direkt übertragen werden. Eine dreifach gebogene Säule, die auch noch in sich beweglich ist, hat dagegen eine zehnfach höhere Widerstandsfähigkeit, axial gerichteten Druckkräften zu begegnen.

Während ein schwach gekrümmtes Achsenorgan mehr auf statische Belastung hinweist, betonen verstärkte Krümmungen mit einem mehr horizontalgestellten Sakrum und größerer Beweglichkeit in den Iliosakralgelenken den dynamischen Typ.

Die Primaten, und häufiger Kinder, weisen dagegen ein vertikal gerichtetes Sakrum mit langgestreckter und beinahe flacher Facies auricularis und geringer Beweglichkeit der Iliosakralgelenke auf.

Die Aufnahme und Weiterleitung der axialen Druckkräfte erfolgt aktiv und passiv.

Die Wirbelsäule besteht aus drei Säulen, den übereinander angeordneten Wirbelkörpern und den ebenfalls vertikal geordneten paarigen Gelenkfortsätzen (Abb. 69a, b):

Während die vordere Säule statische Funktionen erfüllt, übernehmen die hinteren Säulen dynamische Aufgaben.

Das direkte passive System

Der unter hohem osmotischen Druck stehende Nukleus (etwa 250 mm Hg) liegt als Kugel zwischen den Wirbelkörpern und überträgt die Druckbelastung, sich verformend, auf den Anulus fibrosus. Er nimmt dreimal mehr Belastung auf als der Faserring. Der Gallertkern liegt direkt den überknorpel-

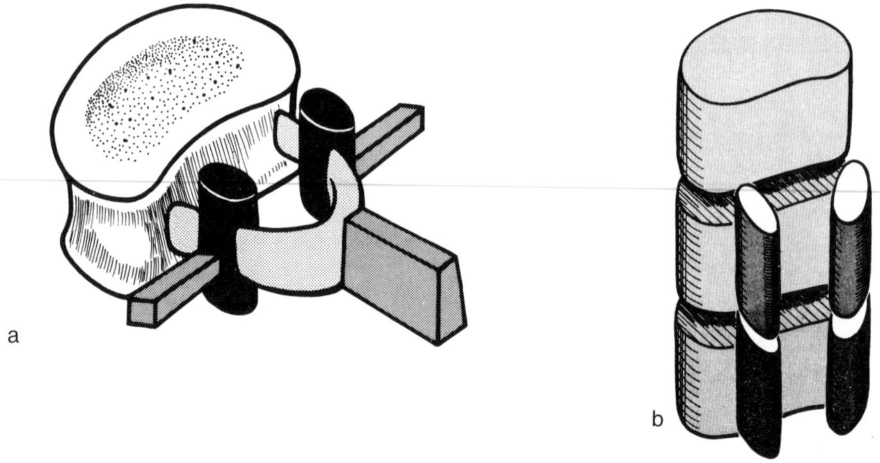

Abb. 69 a, b Die Wirbelsäule besteht aus drei Säulen: aus der Reihe der Wirbelkörper (**a**) und (**b**) den ebenfalls übereinanderliegenden (paarigen) Gelenkfortsätzen
(aus *Kapandji, I. A.:* Funktionelle Anatomie der Gelenke, Bd. 3 Rumpf und Wirbelsäule. Enke, Stuttgart 1992).

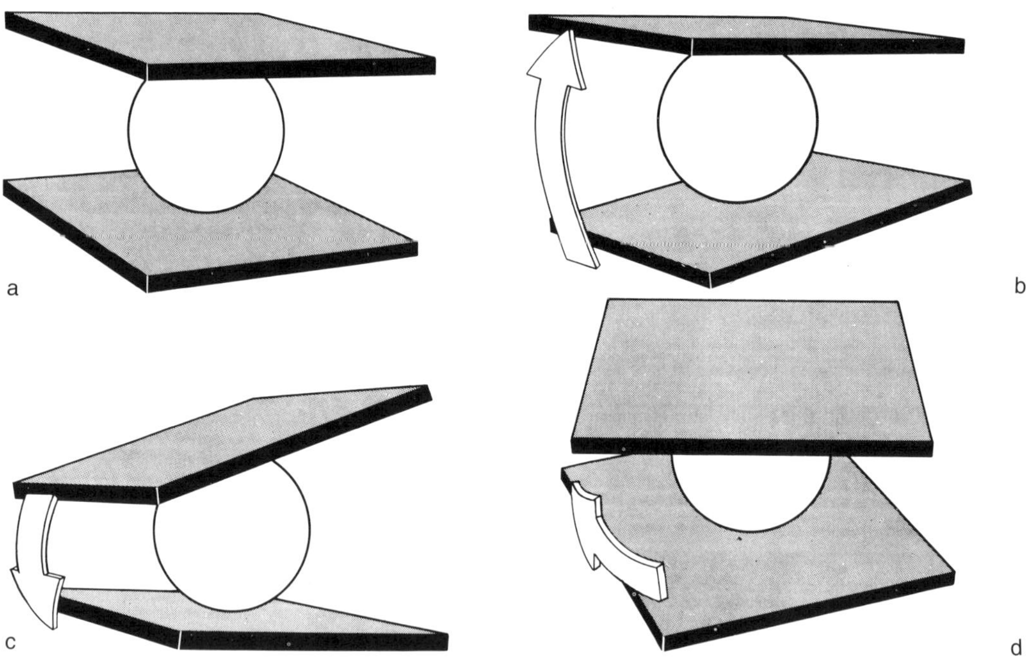

Abb. 70 a–d **a** Der Nucleus pulposus gewährleistet kugellagerähnlich als Drehpunkt die Bewegungen der Wirbelkörper zueinander. **b** Flexion, **c** Extension, **d** Drehbewegung der Wirbelkörper (Platten) gegeneinander.
(aus *Kapandji, I. A.:* Funktionelle Anatomie der Gelenke, Bd. 3 Rumpf und Wirbelsäule. Enke, Stuttgart 1992).

ten Wirbelkörpern an, so daß eine Verbindung, in Form des Austausches von Flüssigkeit, zum spongiösen Knochen besteht.

Seiner kugellagerähnlichen Aufgabe, die Bewegung der Wirbelkörper zueinander als Drehzentrum zu gewährleisten, wird der Nukleus gerecht, indem seine Lage immer im Mittelpunkt zwischen anteriorer Wirbelkörperkante und Krümmungsmittelpunkt der Gelenkfacettenpaare liegt (Abb. 70a–d).

Hierdurch werden dreidimensionale Bewegungen zweier Wirbelkörper zueinander möglich (Abb. 71a–c).

Darüber hinaus kennzeichnet seine Lage in den verschiedenen Wirbelsäulenabschnitten das Lot der axial gerichteten Druckbelastung, den Gewicht tragenden Teil (Abb. 72a–c).

Wie Nukleographien zeigen, ändert der Gallertkern unter Funktion seine Lage nicht. Er verformt sich lediglich, abhängig von Druckbelastung, Dau-

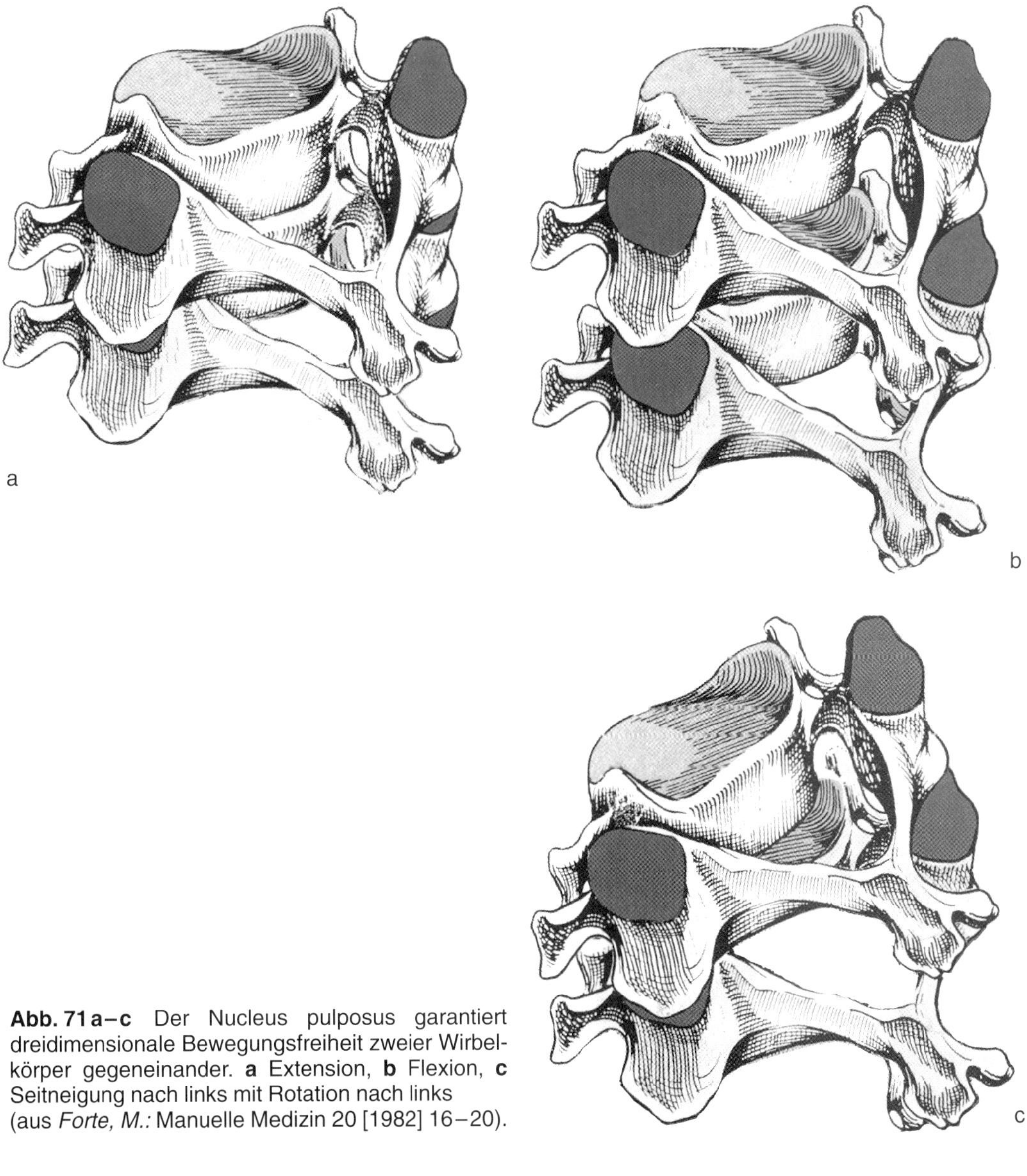

Abb. 71a–c Der Nucleus pulposus garantiert dreidimensionale Bewegungsfreiheit zweier Wirbelkörper gegeneinander. **a** Extension, **b** Flexion, **c** Seitneigung nach links mit Rotation nach links (aus *Forte, M.:* Manuelle Medizin 20 [1982] 16–20).

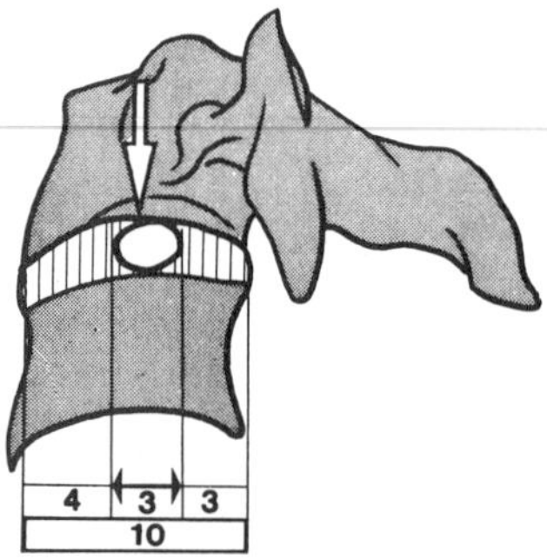

a

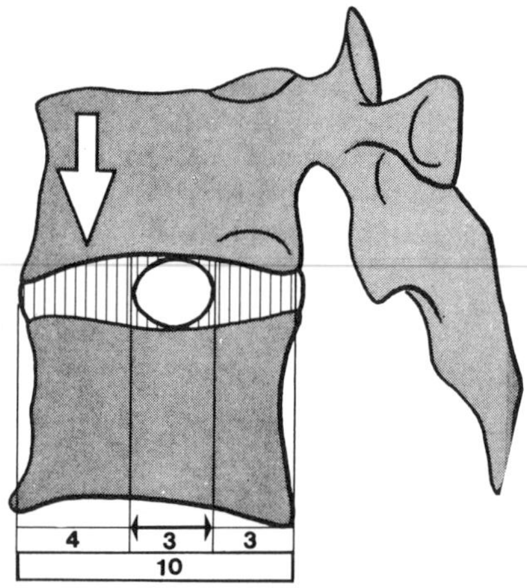

b

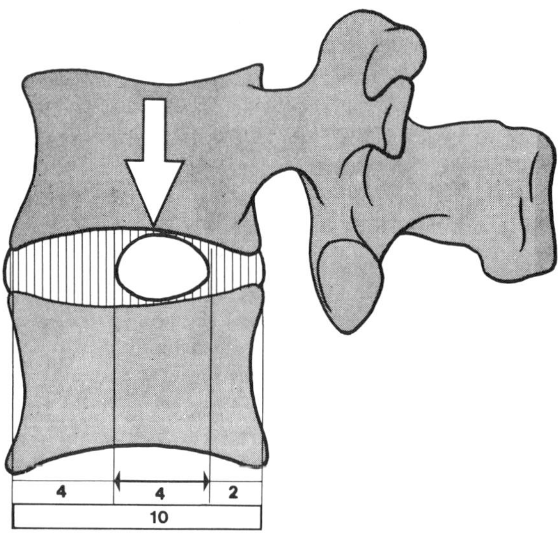

c

Abb. 72a–c Der Nucleus pulposus liegt immer in der Mitte zwischen anteriorer Wirbelkörperkante und Krümmungsmittelpunkt der apophysealen Gelenke, sowie in den verschiedenen Wirbelsäulenabschnitten jeweils der vertikalen Belastungsachse angenähert. (Aus: *Kapandji, I. A.:* Funktionelle Anatomie der Gelenke, Bd. 3 Rumpf und Wirbelsäule. Enke, Stuttgart 1992.)

er und Eigenspannung. Verringert sich hingegen der innere osmotische Druck, wird das Zusammenspiel zwischen Anulus fibrosus einerseits und der Korrelation der Gelenkfacettenpaare andererseits gestört.

Die Selbstregulation des Kern-Faserringsystems

1. Der axial gerichtete Druck komprimiert den Diskus und plattet den Nukleus ab, wodurch die Verformung und Druckerhöhung des Kerns zu einer vermehrten Zugspannung des Anulus fibrosus führt (Abb. 73a–d).
2. Bei der Flexion nähern sich die anterioren Wirbelkörperkanten an, wobei die posterioren sich voneinander entfernen. Dies führt zu einer Druckerhöhung in Richtung dorsal. Dem wird mit der Straffung der hinteren Faseranteile begegnet, die eine Tendenz zur Umkehr der Bewegung erzwingt (Abb. 73b).
3. Ähnlich wie bei der Flexion wirkt bei der Extension die Straffung der anterioren Faseranteile der Druckrichtung entgegen und zwingt zunehmend den sich bewegenden Wirbel zur Wiedereinnahme seiner ursprünglichen Neutralstellung (Abb. 73c).

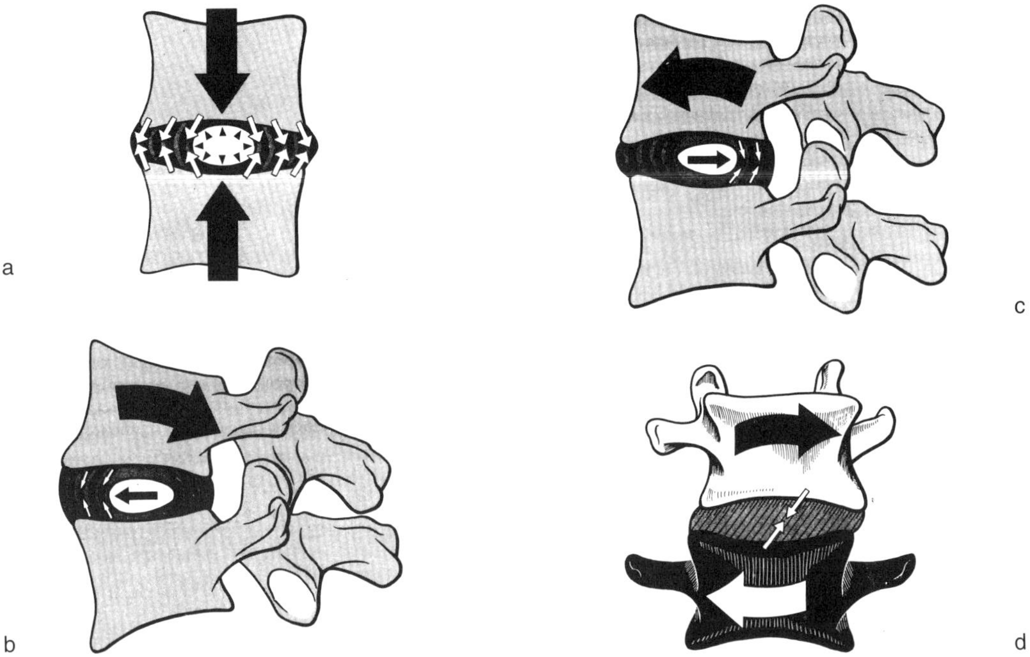

Abb. 73a–d Die unterschiedlich auf den Nucleus pulposus einwirkenden Kräfte verformen ihn. Dadurch entsteht eine erhöhte Zugspannung der Fasern des Anulus fibrosus, die der Verformung entgegenwirkt. Der Nucleus pulposus verändert nicht seine Lage.
a axiale Kompression, **c** Flexion, **b** Extension, **d** Rotation.
(Aus: *Kapandji, I. A.:* Funktionelle Anatomie der Gelenke, Bd. 3 Rumpf und Wirbelsäule. Enke, Stuttgart 1992.)

4. Bei der Rotation straffen sich die gegen die Drehrichtung verlaufenden Fasern in zentripetaler Richtung. Die relativ entspannten Faseranteile der gleichsinnigen Drehrichtung spannen sich mit zunehmender Verformung des Nukleus und bewirken somit eine zentrifugale Gegenkraft (Abb. 73d).

Das indirekte aktive System

Die hinteren paarigen Säulen bestehen aus den Gelenkfortsätzen und bilden den Drehpunkt zweier Hebel.

Während der ventrale Anteil des Hebels vom Wirbelkörper und dem Pediculus arcus vertebrae gebildet wird, besteht der hintere Anteil aus den Fortsätzen und dem Arcus. Eine zunehmende axiale Druckbelastung komprimiert den Diskus und die Gelenkflächen.

Die erhöhte Kompression der Gelenkfacettenpaare verstärkt den Reibungswiderstand und behindert zunehmend die Gleitkomponente. Der normale Bewegungsausschlag des Gelenkes reduziert sich zur Rotation am Reibungs- oder Berührungspunkt. Aus diesem Grunde wirkt:

- die Kontraktion der tiefen kurzen Zwischenwirbelmuskulatur des M. erector spinae der Druckbelastung aktiv entgegen und entwickelt darüber hinaus eine axiale Zugkraft, die die Wirbelkörper voneinander entfernt und den Diskus entlastet (Abb. 74),
- der M. spinalis des Erector spinae auch aktiv auf die Entlastung der Wirbelsäule von der axialen Druckbelastung. Seine Kontraktion flacht die Brustwirbelsäule ab, zieht sie nach dorsal und verstärkt die Lendenlordose (Abb. 75).

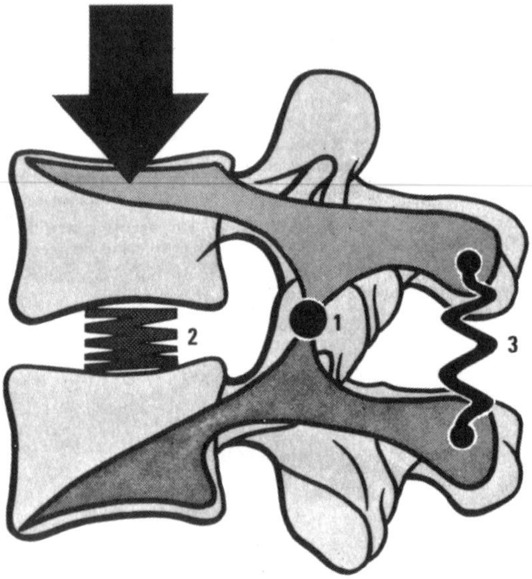

Abb. 74 Die Gelenkfortsätze bilden die hinteren paarigen Säulen und gleichzeitig den Drehpunkt zweier Hebel (1), so daß die Kontraktion der tiefen kurzen Zwischen-Wirbel-Muskeln (3) axialen Druckkräften entgegenwirkt. (2) = Zwischenwirbelscheiben.
(Aus: *Kapandji, I. A.:* Funktionelle Anatomie der Gelenke, Bd. 3 Rumpf und Wirbelsäule. Enke, Stuttgart 1992).

Die Wirbelsäule verteilt die axialen Druckkräfte statisch und dynamisch, wobei insbesondere dem Zusammenspiel von Muskulatur und abdominalthorakalem Druck eine herausragende Bedeutung zugewiesen werden kann (s. S. 26). Lage, Größe und Dehnbarkeit des Nucleus pulposus im Selbstregulationssystem Kern–Faserring stehen im Zusammenhang zu Neigung, Stellung und Beweglichkeit der Gelenkfacetten, eingeschlossen in das Hebelsystem der Fortsätze, und zur Größe der Wirbelkörper, wodurch sich passive und aktive Regulation die Waage halten.

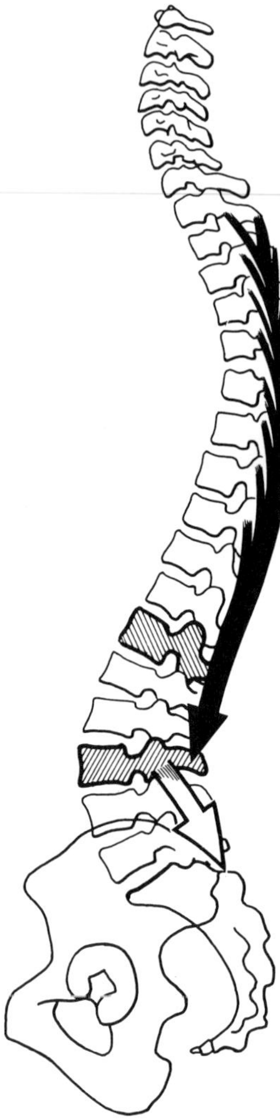

Abb. 75 Insbesondere der M. spinalis entwickelt zwar eine entlastende Wirkung auf die Disci intervertebrales im Bereich der Brustwirbelsäule, verrstärkt aber die Belastung der Bandscheiben in der Lendenwirbelsäule, wenn seine Krafteinwirkung hier nicht antagonistisch abgefangen werden kann.
(Aus: *Kapandji, I. A.:* Funktionelle Anatomie der Gelenke, Bd. 3 Rumpf und Wirbelsäule. Enke, Stuttgart 1992.)

3.1.3 Anatomische Unterschiede der Wirbelsäulenabschnitte und funktionelle Übergänge

Eine frei präparierte Wirbelsäule kann ohne Unterstützung frei stehen und ohne Ausweichbewegungen etwa 2 kg zusätzliches Gewicht am oberen Ende aushalten. Aus der ursprünglich C-förmig gebogenen Wirbelsäule des ungeborenen Kindes formen sich die Krümmungen als Folge des Wachstums, der Entwicklung und der einhergehenden Belastung mit der Aufrichtung. Während sich die Halslordose schon in der späten Fetalzeit zeigt und sich verstärkt, durch Anheben des Kopfes und das aufrechte Sitzen des Säuglings, ist die thorakale Kyphose (Th 2 bis Th 12) ein Überbleibsel der fetalen Kurve, aber auch auf die anatomische Form der Wirbelkörper zurückzuführen, da diese posterior höher sind als anterior. Mit dem Sitzen und Gehen des Kleinkindes bildet sich die Lendenlordose aus, unterstützt von der anatomischen Form der Lendenwirbelkörper, die anterior höher sind als posterior. Die Wirbelsäule besteht aus sieben Halswirbeln, zwölf Brustwirbeln, fünf Lendenwirbeln, dem Kreuzbein (Sakrum) und dem Steißbein (Os coccygis). Funktionell sind die Übergänge der Wirbelsäulenabschnitte von besonderer Bedeutung.

- **Der kranio-zervikale Übergang** mit seinen oberen beiden Halswirbeln, zwischen denen ein Discus vertebralis nicht vorhanden ist. Seine Aufgabe besteht in der Kompensation der Bewegung der übrigen Wirbelsäule gegen das Okziput und dem Äquilibrieren des Kopfes im Raum (Augen-Labyrinthebene). Er beeinflußt in entscheidender Weise die Steuerung des aufrechten Ganges und Standes.
- **Der zerviko-thorakale Übergang,** zu dem noch die oberen drei bis vier Brustwirbel gehören, die die Bewegung der Halswirbelsäule fließend in die Brustwirbelsäule übertragen.
- **Der thorako-lumbale Übergang,** der durch den zwölften Brustwirbel gebildet wird. Bei diesem Übergangswirbel handelt es sich um ein sehr mobiles Element, an dessen Arcus keine nennenswerten Faserzüge der autochtonen Muskulatur ansetzen. Gleichzeitig bildet er morphologisch und funktionell den Übergang zwischen Lendenlordose und Brustkyphose.
- **Der lumbosakrale Übergang,** der einschließlich des Beckens die Kräfte von den unteren Extremitäten auf die Wirbelsäule und umgekehrt überträgt. Seine Bedeutung liegt im Umsetzen von statischen Scherkräften und dynamischen Biegemomenten. Er beeinflußt in entscheidender Weise die Statik des aufrechten Ganges und Standes.

Gelenkstellung in den verschiedenen Wirbelsäulenabschnitten (Abb. 76a–d)

Die Facetten im Bereich der oberen und unteren Kopfgelenke (Atlas und Axis) stehen mehr horizontal, und der gewichttragende Teil der axialen Belastung liegt anterior.

Die Facetten im zervikalen Abschnitt stehen im Mittel in einer frontalen Ebene, 45° zur Horizontalen geneigt. Der gewichttragende Teil liegt, abhängig von der nach dorsal konkaven Krümmung, im Durchschnitt posterior auf dem Wirbelkörper.

Erwähnenswert sind die Processus unciformes, die links und rechts von einem seitlichen Knochengrat am Wirbelkörper gebildet werden und eigenständige Gelenke darstellen. Durch sie wird die große Bewegungsmöglichkeit der Halswirbelsäule besonders in der Seitneigung gebremst und in eine Rotation umgelenkt. Sie sind erst etwa nach dem 16. Lebensjahr nachweisbar.

Die Facetten im thorakalen Abschnitt von etwa Th3/4 an, stehen im Mittel um 60° zur Horizontalen geneigt, in frontaler Ebene, wobei der Gewicht tragende Teil der axialen Belastung entsprechend der nach dorsal konvexen Kurvatur sich mehr nach anterior (näher zur Belastungsachse hin) verlagert.

Die Facetten im lumbalen Bereich stehen von Th12 bis L 3/4 in einer sagittalen Ebene. Entsprechend der Lordose liegt der Gewicht tragende Teil posterior. Die Facetten im lumbosakralen Übergang stehen wieder in einer frontalen Ebene und der Gewicht tragende Teil liegt ebenfalls posterior.

3.1.4 Bewegungen der Wirbelsäule

Terminologie der Wirbelbewegung

Für die strukturelle Untersuchung und die notwendige Dokumentation ist die nomenklatorische Vereinheitlichung der Beschreibung von Wirbelbewegungen Voraussetzung. Ein Wirbel bewegt sich gegen einen kranialen und kaudalen Nachbarwirbel in seinen linken und rechten apophysealen Gelenken. Da die Gelenkflächen im Gegensatz zu denen der Extremitäten keine Kurvatur aufweisen, werden sie auch als Facettgelenke bezeichnet. Bewegung wird beschrieben aus der Sicht von superior und posterior. In Beziehung zum Segmentum mobile beschreiben wir die Bewegung des kranialen Wirbels gegen die des kaudalen. Somit bewegt sich beispielsweise Halswirbel 2 (C2) mit seinen inferioren (kaudalen) Gelenkfacetten auf den superioren (kranialen) von Halswirbel 3 (C3) (Abb. 77a–c).

Die **Rotation** nach links ist gegeben, wenn der linke Querfortsatz sich nach dorsal bewegt. Entsprechend bewegt sich die Vorderfläche des Wirbels nach links im Uhrzeigersinn (Abb. 77c).

Eine **Extension** beschreiben wir, wenn der Wirbelkörper aus seiner Neutralstellung sich posterior mit seinen Gelenkfacetten nach kaudal bewegt. Hierbei gleiten die Gelenkfacettenpaare ineinander (Lendenwirbelsäule) oder aufeinander und in-

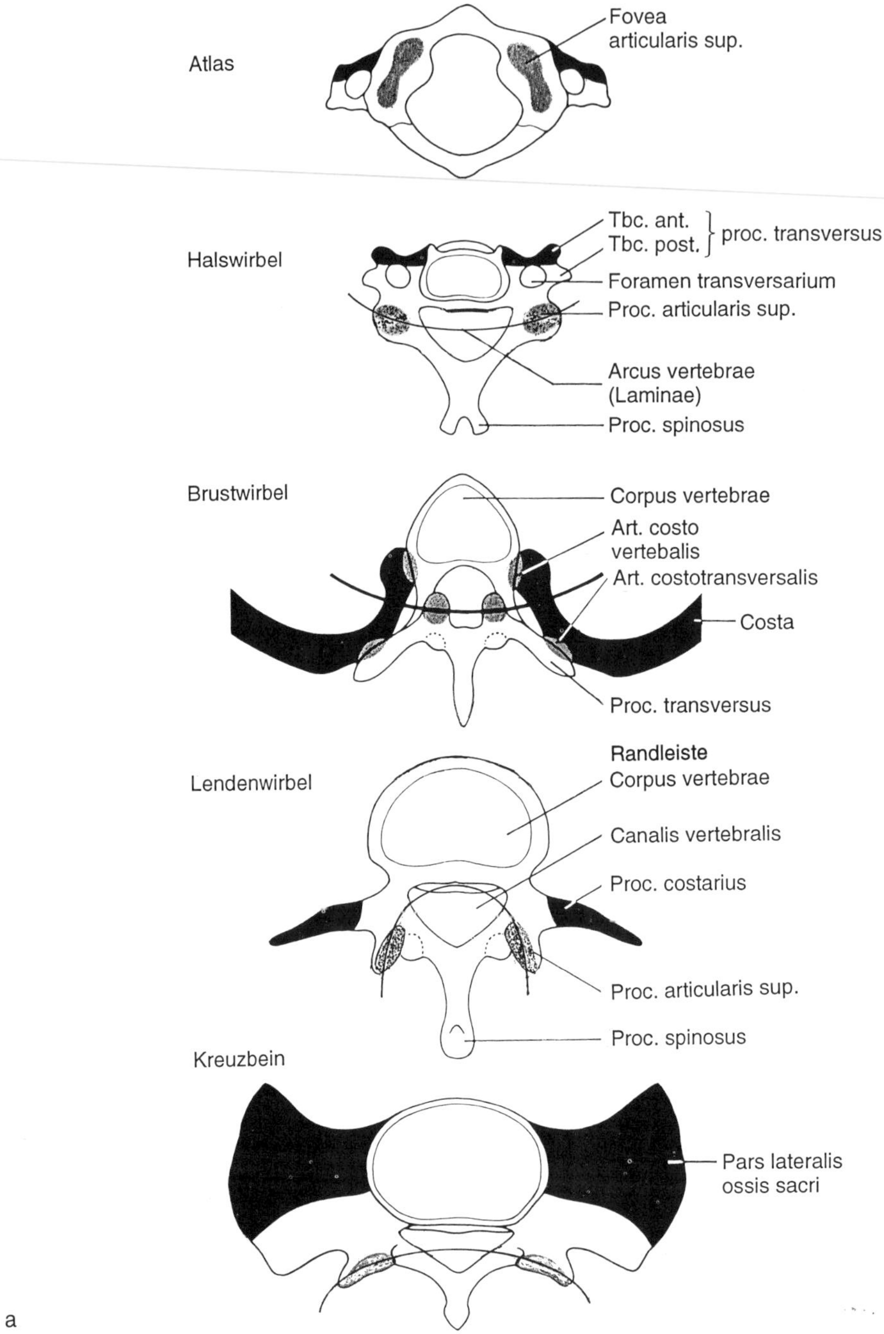

Abb. 76a–d a, b Anatomisch-morphologische Gegenüberstellung verschiedener Wirbel einschließlich des Kreuzbeines. Besonders hervorgehoben: **c** Stellung und Neigung der Gelenkfazetten, **d** die sich ergebende Kurvatur ihrer Verbindungslinie.

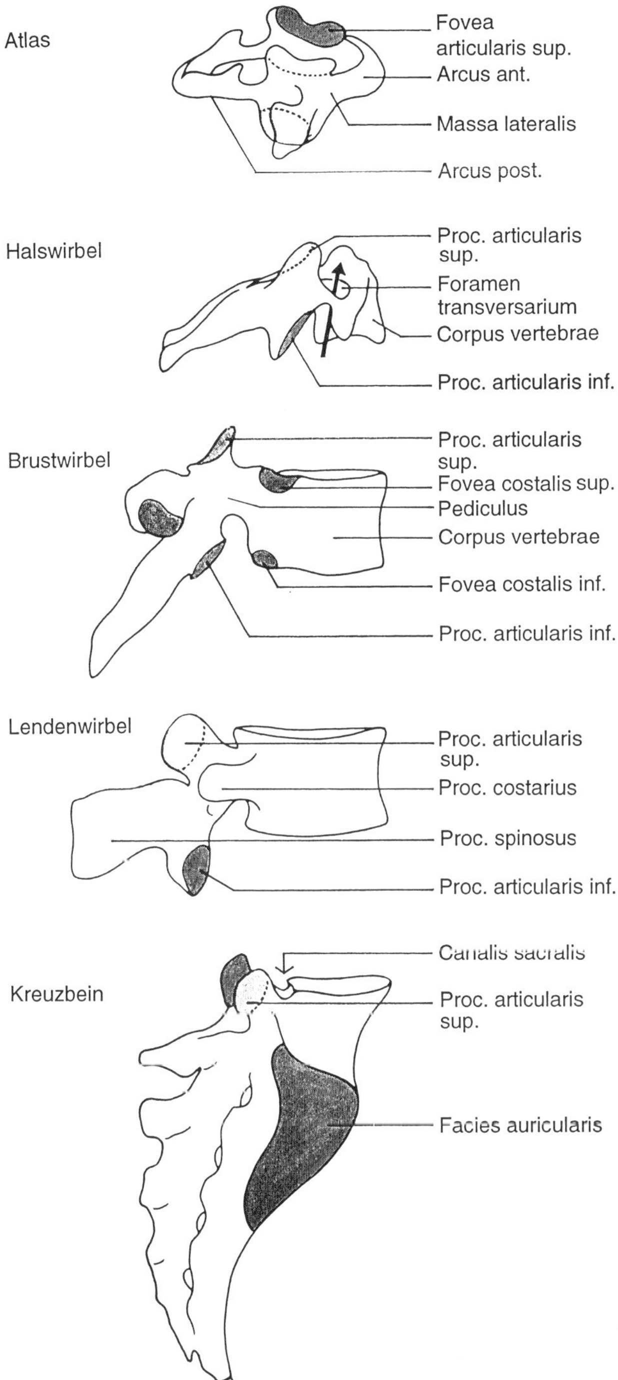
Atlas
Fovea articularis sup.
Arcus ant.
Massa lateralis
Arcus post.
Halswirbel
Proc. articularis sup.
Foramen transversarium
Corpus vertebrae
Proc. articularis inf.
Brustwirbel
Proc. articularis sup.
Fovea costalis sup.
Pediculus
Corpus vertebrae
Fovea costalis inf.
Proc. articularis inf.
Lendenwirbel
Proc. articularis sup.
Proc. costarius
Proc. spinosus
Proc. articularis inf.
Kreuzbein
Canalis sacralis
Proc. articularis sup.
Facies auricularis

b

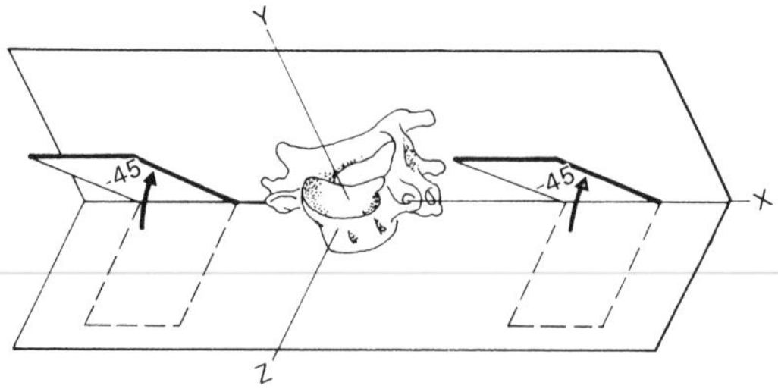

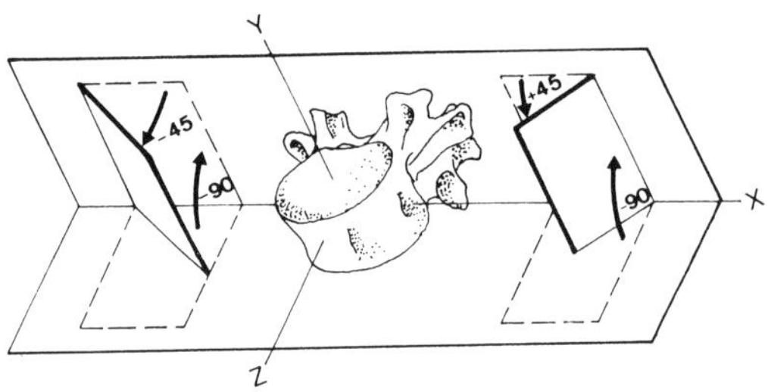

c

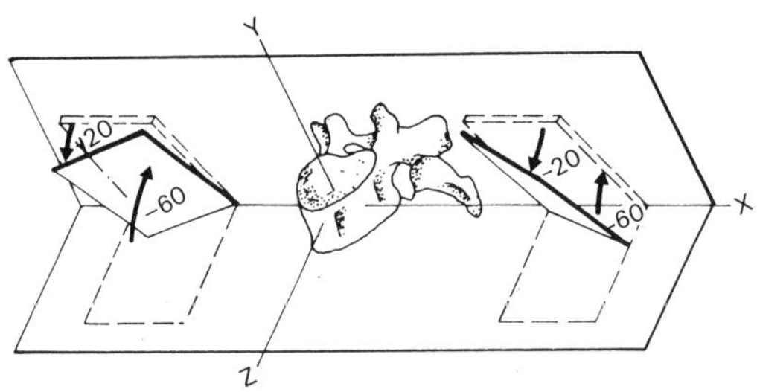

	Gelenkfazettenstellung im Raum	Gewichttragender Teil und Lage des Nucleus pulposus
Atlas und Axis	horizontal	anterior
zervikal	im Mittel: etwa 45°zur horizontalen Ebene	posterior
thorakal	im Mittel: etwa 60° zur horizontalen und 20° zur sagittalen Ebene	anterior
lumbal	im Mittel: etwa 90° zur horizontalen und 45° zur frontalen Ebene	posterior
lumbosakral	im Mittel: mehr in der frontalen Ebene	posterior

(**a, b** aus *Rohen, J. W.:* Funktionelle Anatomie des Menschen. Schattauer, Stuttgart–New York 1985.
c aus *Dvořák, J.; V. Dvořák:* Manuelle Medizin. Diagnostik. Thieme, Stuttgart–New York 1991)

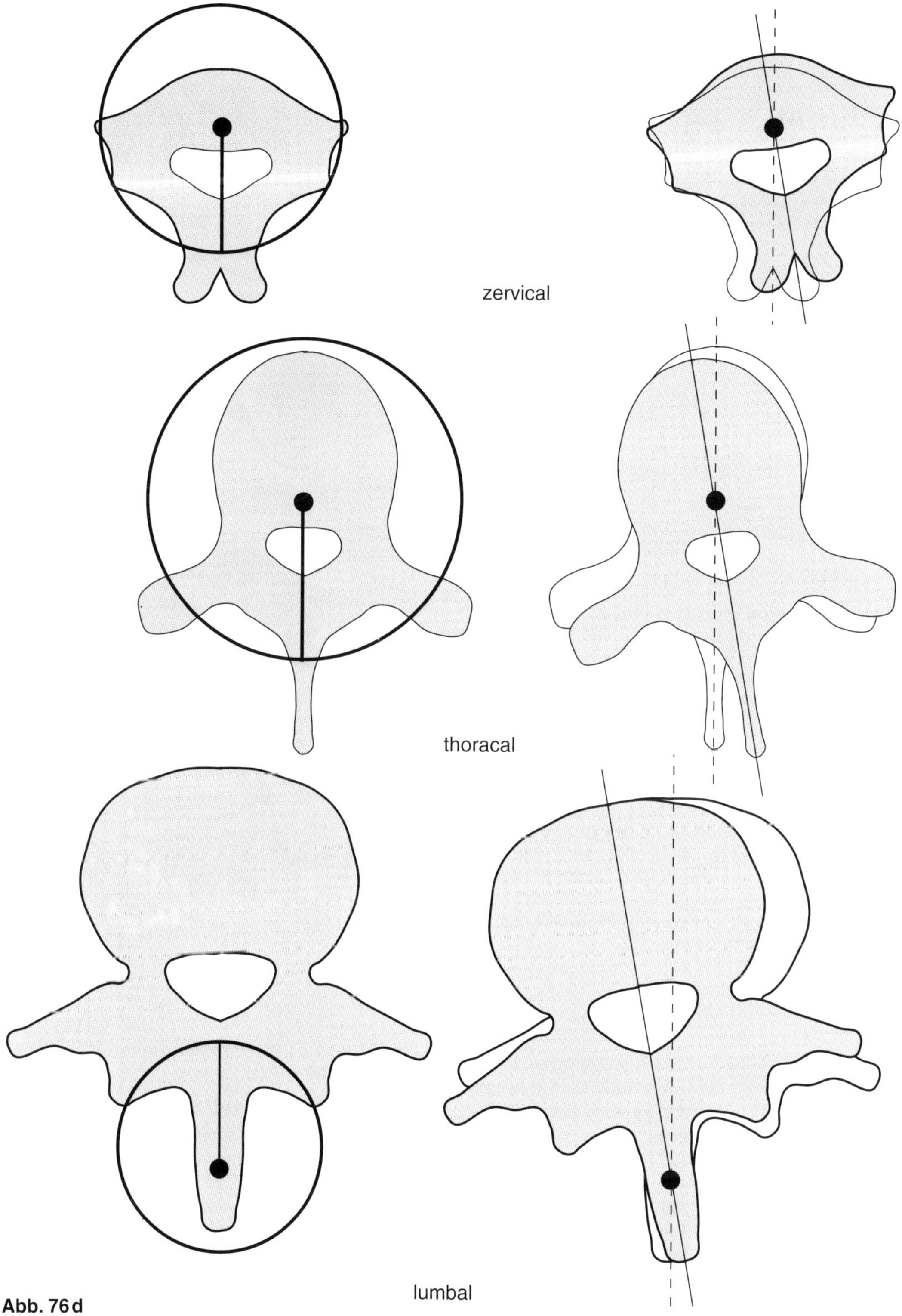

Abb. 76 d

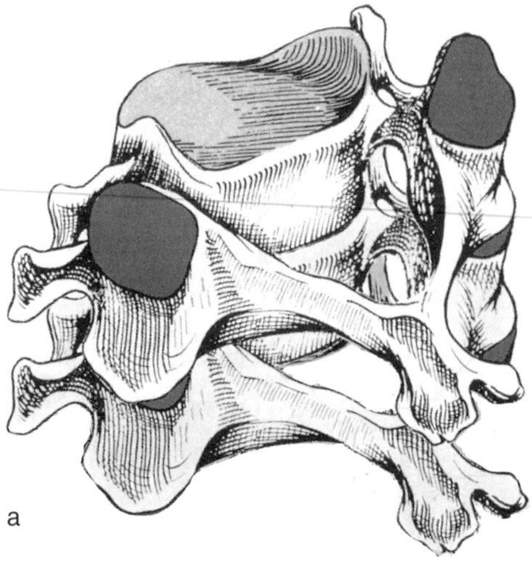

a

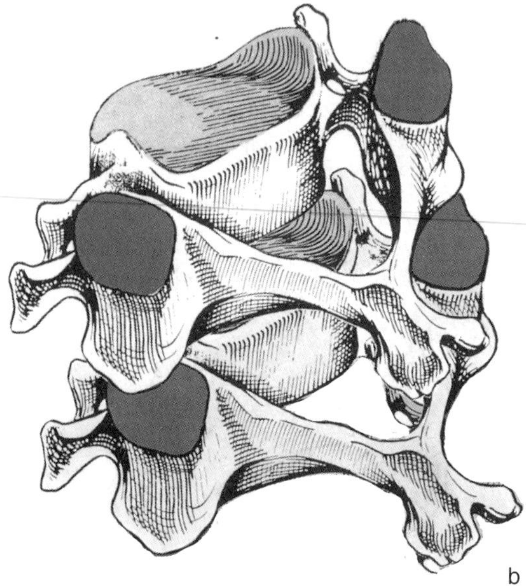

b

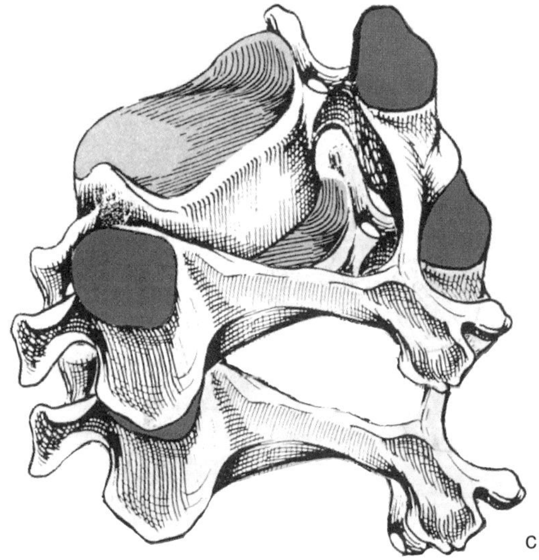

c

Abb. 77 a–c
a Als **Extension** wird die Wirbelbewegung bezeichnet, bei der sich die Dornfortsätze annähern. Gleichzeitig gleiten die Gelenkflächen des oberen Wirbels auf denen des unteren, nach dorsal-caudal. Die Gelenkfazetten konvergieren oder schließen.
b Als **Flexion** wird die Wirbelbewegung bezeichnet, bei der sich die Dornfortsätze voneinander entfernen und die Fazettgelenke simultan divergieren oder öffnen.
c Bei der **Rotation** nach links aus der Neutralstellung, schließt (konvergiert) das linke Fazettenpaar, während das rechte öffnet (divergiert). Die Bewegung korreliert gleichzeitig mit einer Seitneigung nach links. Dabei bewegt sich der linke proc. Transversus nach dorsal und caudal. Der rechte nach cranial und ventral.

einander (Hals- und Brustwirbelsäule); sie konvergieren oder schließen. Am Ende der Bewegung steht der Wirbel in einer Extensionsstellung und seine unteren apophysealen Gelenkflächen in einer Schließungs- oder Konvergenzstellung (Abb. 77 a).

Die **Flexion** besagt, daß die Gelenkfacettenpaare aus der Neutralstellung aufeinander- und auseinandergleiten: Der Wirbel steht flektiert, seine Gelenkfazetten in Divergenz- oder Öffnungsstellung (Abb. 77 b).

Das passive Einzelwirbelverhalten in einer Ebene um eine Achse

Innerhalb des Joint play stehen einem einzelnen Wirbel sechs Freiheitsgrade um drei Achsen in drei Ebenen offen, ohne daß die Nachbarwirbel sich mitbewegen. Im Extremfall kann ein einzelner Wirbel zwei entgegengesetzte Wirbelgruppenverhalten (Links-Rechts-Skoliosierungen) ausgleichen. Das Gelenkspiel läßt eine passive (translatorische) Flexion-Extension, Seitneigung nach links und rechts und eine Links- und Rechtsrotation zu.

Beispiel im Bereich der Brustwirbelsäule: Bei der Bewegung in die **Flexion** um eine transversale Achse in der sagittalen Ebene kommt es zu einer Rotation des Wirbels indem seine kaudalen Fazetten von denen des Nachbarwirbels separieren.

Bei der **Seitneigung** nach rechts um eine sagittale Achse im Bereich des Nucleus pulposus in der frontalen Ebene, verengt sich der Abstand der kaudalen Gelenkfacetten der rechten Seite, was mit einer gleichzeitigen (synchronen) Separation links korreliert. Am Ende wird der Bewegungsausschlag auf der rechten Seite durch eine zunehmende Kompression gebremst.

Ähnlich der Seitneigung, bei der der Bewegungsraum sehr beschränkt ist, wird auch die Rotation (um eine vertikale Achse in der transversalen Ebene), mehr noch als die Seitneigung, von den umgebenden Strukturen, wie Bänder, Diskus, Gelenkflächen (Stellung, Neigung), im Brustwirbelbereich auch die Rippen, behindert.

Mit einer **Rotation** nach rechts kommt es zu einer Annäherung des parallel stehenden kaudalen Gelenkfacettenpaares links und zu einer gleichzeitigen Trennung des rechten Paares.

Das aktive Einzelwirbelverhalten außerhalb einer Ebene oder Achse

Neben dem passiv möglichen dreidimensionalen Einzelwirbelverhalten bezeichnen wir die in die aktiven Körperfunktionen eingebundene Bewegungsfreiheit eines Wirbels außerhalb einer Ebene oder Achse als aktives. Aufgrund der Gelenkflächenform, -stellung, -neigung und den umgebenden passiven und aktiven Strukturen ist eine aktive Wirbelbewegung nur als kombinierte Funktion um eine wandernde Achse (momentanes Drehzentrum) möglich.

Bei einer **Flexion** bewegt sich ein Wirbel z. B. nach kranial und ventral, bei der **Extension** nach unten und hinten in beiden Gelenkfacettenpaaren.

Bei einer **Seitneigung nach links (mit Flexion) in der Brustwirbelsäule** kommt es kaudal, nach Herausnahme des Slacks (passives translatorisches Gelenkspiel), zur Kompression des Facettenpaares links und einer Tendenz zur Separation rechts. Mit zunehmender Kompression links erhöht sich die Reibung und die Achse wandert nach links. Hierdurch kommt es mit Hilfe der Schwerkraft der Ligamentstraffung und des Muskelzuges zu einem Gleiten der Facette rechts in die Divergenz sowie der Bewegung des Wirbels in die Rotation nach links bei kranialer und ventraler Translation (Flexion, Seitneigung und Rotation nach links). Eine **Seitneigung aus endgradiger Flexion nach links** wird dadurch erreicht, daß die linke (kaudale) Facette in die Schließung transferiert, während die rechte in der Divergenzstellung verbleibt; indem die Bewegungsachse sich nach rechts verlagerte. Mit dem Gleiten der linken Gelenkfläche nach unten und hinten korreliert eine Rotation nach links.

Bei einer **Seitneigung aus endgradiger Extension nach links** wandert die Bewegungsachse nach links, wodurch das linke Facettenpaar seine Konvergenzstellung beibehält und nur das rechte in die Öffnung gleitet, bei gleichzeitiger Rotation nach links.

Die **isolierte Rotation nach links** ist aktiv nicht möglich, da die Rotation sich nur als eine Nebenbewegung beschreiben läßt, und dort, wo sie auftritt, überwiegend eine Komplementärbewegung ist, die die Seitneigung begleitet. Außerhalb des Joint play sind demnach Seitneigung und Rotation nicht trennbar (keine Seitneigung ohne Rotation oder keine Rotation ohne Seitneigung).

Das Wirbelgruppenverhalten

(Synonym: Lovettsche Regel, Fryettesches Gesetz)

Aus klinisch und röntgenologisch gesicherter Position läßt sich ein unterschiedliches Verhalten von Wirbelgruppen oder -abschnitten in der Kombination von Seitneigung und Rotation beschreiben:

- Bei **endgradigen Bewegungen** einer Gruppe von Wirbeln in der anterior-posterioren Ebene, also wenn die Bänder gestrafft sind, oder die Kompression der Facetten erhöht ist, wird die Seitneigung zu einer Seite von einer Rotation zur selben Seite begleitet (Typ II) (Fryettesches Gesetz).
- Unter der Voraussetzung, daß das Gelenkspiel erhalten ist (die Facetten „Luft" haben), und die Wirbelsäule in freier, aufrechter, physiologischer **Neutralstellung** steht, finden sich, wenn primär die Seitneigung eingestellt wird, folgende Wirbelgruppenverhalten (Lovettsche Regel):

In den **Kopfgelenken** rotiert der Atlas immer entgegengesetzt zur Seitneigung. Erzwungen von der Form der Atlantookzipitalgelenke und des Verlaufes der Ligamente ist diesem Bewegungsablauf Typ I zuzuordnen. Zwischen Atlas und Axis findet als Hauptbewegung eine Rotation statt (Flexion und Extension je etwa 15°), zumal gewöhnlich der zweite Halswirbel den Bewegungen des Kopfes folgt.

In der **Halswirbelsäule,** von C2 bis einschließlich C7 rotieren die Wirbel, ob in Flexion oder Extension, immer gleichsinnig zur Seitneigung (Typ II).

In der **Brustwirbelsäule,** von etwa Th1 bis einschließlich Th11, findet sich in der Neutralstellung (Kyphose), Typ I (Rotation und Seitneigung gegensinnig). Beim Verlassen der Neutralstellung in die Flexion oder Extension läßt sich eine gleichsinnige Seitneigung zur Rotation darstellen (Typ II).

In der **Lendenwirbelsäule** findet sich Typ I in der Neutralstellung (Lordose). Dagegen verlaufen Rotation und Seitneigung wieder gleichsinnig (Typ II) nach Verlassen der Neutralstellung.

Das Gesetz der Wirbelgruppe

Die Aussagen von *Lovett* und *Fryette* lassen sich auch für die **aktive** Funktion, auf der Grundlage des Einzelwirbelverhaltens, zu einer Wirbelgruppengesetzmäßigkeit zusammenfassen, indem

- ein dominantes (coupled movement), von
- einem nicht-dominanten (combined movement) Verhalten unterschieden wird.

Beim dominanten Verhalten bewegt sich die Wirbelgruppe in der a.-p.-Ebene mit simultaner Rotation und Seitneigung zur gleichen Seite. In dieser mehr unwillkürlichen Funktion läßt sich der größtmögliche Bewegungsausschlag unkompliziert und harmonisch erreichen.

Das nicht-dominante Verhalten der Wirbelgruppe kennzeichnet die Bewegung in der a.-p.-Ebene mit gleichzeitiger Seitneigung, wobei aus dieser Einstellung eine Rotation zur Gegenseite bewußt (willkürlich) eingeleitet wird. Insbesondere bei dieser kombinierten Bewegung korreliert eine zunehmende Kompression der Facettenpaare durch ligamentären Zug („festschrauben“) mit einem geringeren (gebremsten) Bewegungsausschlag.

Aus dem physiologischen dominanten und nicht-dominanten Verhalten der Wirbelgruppe läßt sich für Untersuchung und Behandlung ein gleichermaßen interessantes Gesetz ableiten:

> Wenn Bewegung in zwei (oder mehr) Ebenen ausgeführt ist, wird das Bewegungsausmaß in allen anderen Richtungen eingeschränkt.

Tabelle 1 Übersicht über das Wirbelgruppenverhalten in den einzelnen Wirbelsäulenabschnitten nach Lovett.

Segment(e)		Typ(en)
0–C1	(atlantookzipital)	I (immer)
C1–C2	(atlantoaxial)	Rotation (Flexion und Extension)
C2–C7	(typisch zervikal)	II (immer)
C7–L5	(typisch thorakal und lumbal)	I und II

3.1.5 Bewegungen der einzelnen Wirbelsäulenabschnitte

Halswirbelsäule (Abb. 78a)

Insgesamt erreicht die Halswirbelsäule eine **Rotation** von etwa 80°, wovon 50% allein im atlantoaxialen Gelenk stattfindet. Der Rest verteilt sich auf die unteren Segmente, wobei von C2 bis C4 im Verhältnis zur vertikalen Achse die Rotationsfähigkeit ab-, und von C5 bis C7 wieder zunimmt.

Bedingt durch die Gelenkflächenform und -stellung und unter Berücksichtigung der Unkovertebralgelenke ist im oberen Teil der Halswirbelsäule, also zwischen C2 bis C4 keine Rotation ohne Seitneigung möglich, weil die Rotationsachse zur Vertikalen um 40°–45° geneigt steht. Da die kaudalen Gelenkflächen bei physiologischer Lordose flacher (horizontaler) stehen, richtet sich die Rotationsachse zur vertikalen auf. Somit findet eine annähernd reine Rotation mit geringer Seitneigung nur zwischen C7 und Th1 statt. Die reine Rotation der zervikalen Wirbel (ab C2) zueinander bleibt nur auf die Bewegung innerhalb des Joint play beschränkt.

Bei der **Flexion,** mit endgradiger angulärer Bewegung, erreicht die Halswirbelsäule etwa 15°, und in der Extension etwas weniger durch Annäherung der Dornfortsätze (~ 10°).

In der **Extension** gleitet der oben liegende Wirbel nach dorsal-kaudal und kippt endgradig, wobei die Gelenkflächen einen nach kranial offenen Winkel zeigen. Die Bewegung wird gebremst durch die ventralen Bänder, den Kontakt der Dornfortsätze und die Anspannung des Faserringes.

In der **Flexion** gleitet der obere Wirbel nach ventral-kranial und kippt ebenfalls, endgradig angulär. Die kaudale anteriore Wirbelkante nähert sich der des unteren Wirbels. Mit der Kippbewegung klafft der Gelenkspalt kaudal. Die Bewegung wird durch die dorsalen Bänder, die Gelenkkapseln und den Anulus fibrosus gebremst.

Die **Lateralflexion** zeigt den größten Ausschlag in den oberen Segmenten (~ 10°), um nach kaudal hin abzunehmen.

Brustwirbelsäule (Abb. 78 a)

Die **Rotation** ist gleichmäßig etwa um 9° möglich, verteilt über die ganze Brustwirbelsäule, mit Ausnahme in den kaudalen drei Segmenten, die nur etwa 2° zulassen.

Die Gelenkflächen der Brustwirbelsäule bilden einen nach dorsal konvexen Kreisbogen, deren Krümmungsmittelpunkt (Drehpunkt) in etwa mit dem Wirbelkörpermittelpunkt übereinstimmt. Dadurch gleiten die Facettenpaare aufeinander, zu-

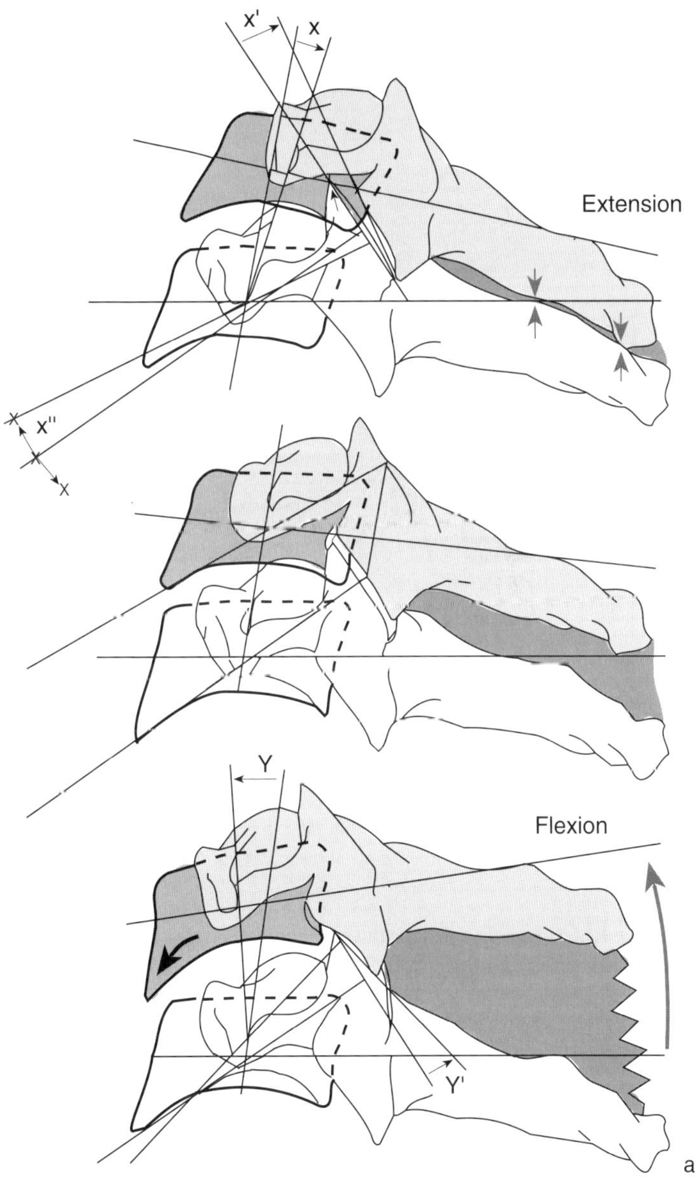

Abb. 78 a–c Bei der Flexions- und Extensionsbewegung der Wirbel findet ein zweidimensionales translatorisches Gleiten der artikulierenden Gelenkflächen zueinander statt. In der Halswirbelsäule kommt es zusätzlich, jeweils endgradig, zu einer angulären Bewegung, die sich als „Kippen" darstellt.
a cervical. **b** thorakal **c** lumbal.
(Aus: *Kapandji, I. A.:* Funktionelle Anatomie der Gelenke, Bd. 3 Rumpf und Wirbelsäule. Enke, Stuttgart 1992.)

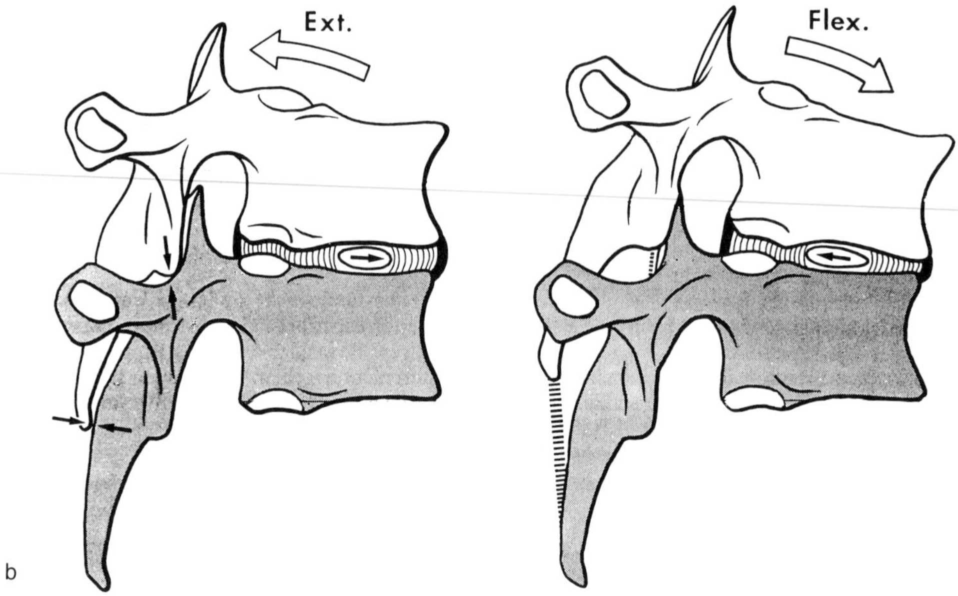

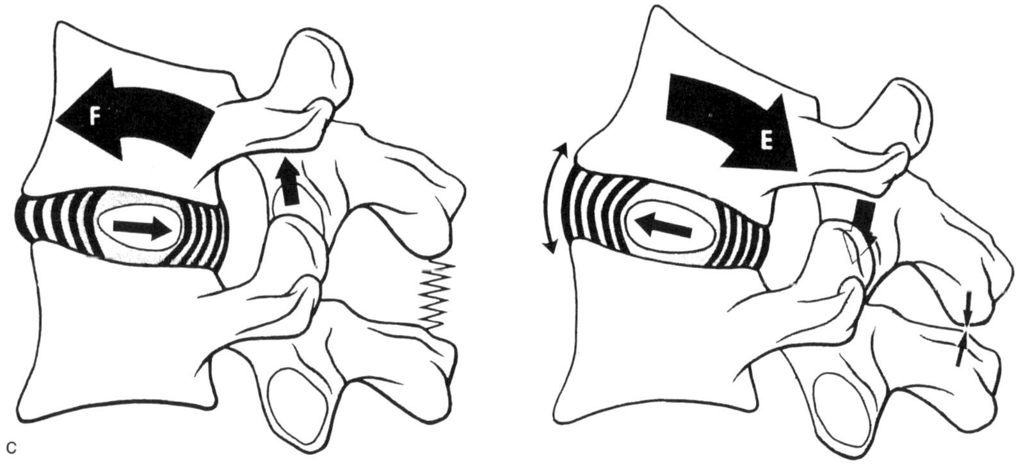

Abb. 78 b–c

mal die Rotationsachse des darunterliegenden Wirbels annähernd identisch ist. Die Rotation (Torsion der Zwischenwirbelscheibe) wird durch die sich verformenden Rippen bei fixiertem Sternum gebremst und beträgt in der Gesamtheit etwa 10°–15°.

In der **Flexion** und **Extension** wird die Brustwirbelsäule durch die Rippen und die Steilstellung der Facettenebenen stark begrenzt und erreicht dadurch jeweils in den oberen Abschnitten einen Mittelwert von etwa 4°, im mittleren von 6°, und zeigt ihr Maximum von etwa 12° in den unteren beiden Segmenten.

In der **Extension** nähern sich die dachziegelförmigen Dornfortsätze an. Die Gelenkflächen gleiten nach dorsal-kaudal. Die Bewegung wird gebremst durch knöchernen Kontakt und das Anspannen des Lig. longitudinale anterius.

In der **Flexion** gleiten die Wirbelbogengelenke aufeinander nach kranial und ventral. Die Bewegung wird gebremst durch die dorsalen Bänder, die Gelenkkapseln und den Faserring.

Die **Lateralflexion** zeigt einen gleichmäßigen Ausschlag von etwa 6°, der in den unteren drei Segmenten dagegen geringfügig auf etwa 9° ansteigt.

Lendenwirbelsäule (Abb. 78c)

Die **Rotation** ist mit Ausnahme von L5 in allen Segmenten auf 2° begrenzt, aufgrund der in sagittaler Ebene stehenden Facettenflächen. Hierdurch liegt die Rotationsachse dorsal, woraus ventral ein vermehrtes laterales Ausweichen der Wirbelkörper resultiert, mit Scherkräften im Bereich der Bandscheiben (siehe Abb. 77d).

Die Gelenkflächen bilden eine Kreisoberfläche, jedoch konvex zum Wirbelkörper. Damit liegt der Krümmungsmittelpunkt (Achse) im Bereich des Dornfortsatzes. Der Radius nimmt nach kaudal zu. Die reine Rotationsfähigkeit des **lumbosakralen Überganges** ist durch die ligamentäre Fixierung stark begrenzt. Somit bleibt die reine Rotation auf das Joint play beschränkt. Obwohl im lumbosakralen Übergang die Gelenkflächen mehr in der frontalen Ebene stehen als bei den übrigen Lendenwirbeln und somit eine Rotation von etwa 6° möglich wäre, rotiert L5 damit tatsächlich um etwa 1,5° zu jeder Seite beim Gehen. Er wird vom Lig. iliolumbale gehalten. Da Becken und Lendenwirbelsäule hierbei eine gleiche Rotation eingehen, wird die Gegenbewegung in der funktionellen Einheit Th 7 bis Th 12 eingeleitet. Die Hauptbewegungskomponente liegt in der **Flexion–Extension** (Abb. 79) mit einem Maximum in den kaudalen zwei Segmenten von jeweils etwa 20°. Nach kranial nimmt der Bewegungsausschlag bis auf etwa 12° gleichmäßig ab.

In der **Extension** gleiten die artikulierenden Gelenkflächen kaudal und der Wirbel neigt sich nach dorsal. Die Bewegung wird durch die Annäherung im Bereich der Wirbelbögen knöchern und mit der Anspannung des Lig. longitudinale anterius gebremst.

In der **Flexion** gleiten die Gelenkfacetten nach kranial-ventral. Diese Bewegung wird gebremst durch die dorsalen Ligamente und den Anulus fibrosus.

Die **Lateralflexion** der Lendenwirbelsäule erreicht den größten Ausschlag bei L3 von etwa 8°, den geringsten bei L5 mit 3° und in den restlichen Segmenten mit etwa jeweils 6°.

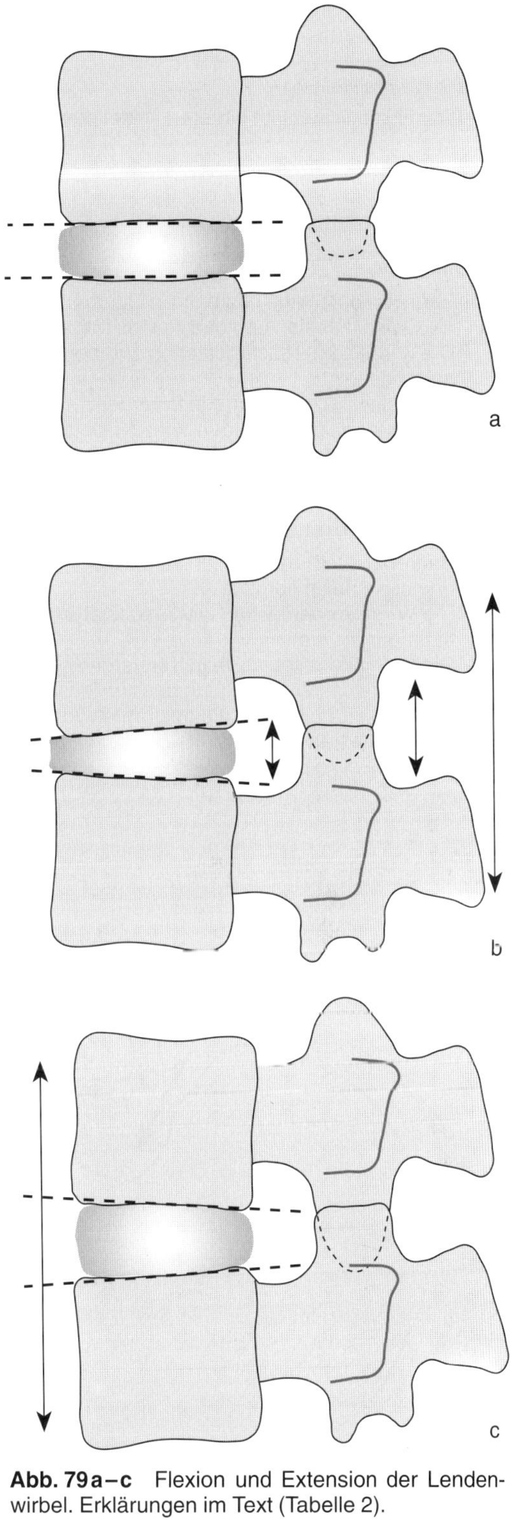

Abb. 79a–c Flexion und Extension der Lendenwirbel. Erklärungen im Text (Tabelle 2).

Tabelle 2 Flexion und Extension der Lendenwirbelsäule (Abb. 79a–c).

a) Die Neutralstellung
- Der Nukleus steht im hinteren Drittel des Diskus
- Die Facettgelenke in mittlerer (neutraler) Stellung
- Die Wirbelkörperflächen stehen parallel

b) Die Flexion
- Begrenzt durch alle posterioren Ligamente, die Gelenkkapseln und den Anulus fibrosus
- Die Wirbelkörperflächen stehen anterior zueinander geneigt
- Die Gelenkfacettenpaare in Divergenz
- Die Tendenz der Bewegung des Nukleus nach posterior wird von den gestrafften posterioren Anteilen des Anulus fibrosus gebremst

c) Die Extension
- Begrenzt durch das Lig. longitudinale anterius und den Anulus fibrosus
- Die Wirbelkörperflächen stehen posterior zueinander geneigt
- Die Gelenkfacettenpaare in Konvergenz
- Die Tendenz der Bewegung des Nukleus nach anterior bremsen die gestrafften vorderen Anteile des Anulus

Tabelle 2 faßt die Veränderungen, die sich bei Flexion und Extension der Lendenwirbelsäule ergeben, und die Beschränkungen der Bewegung zusammen.

Rippen

Die Rippen artikulieren mit dem zugehörigen Wirbelkörper und dem darüberliegenden im Kostovertebralgelenk (Abb. 80). Nach der Artikulation mit dem Processus transversarius (Kostotransversalgelenk) des zugehörigen Wirbelkörpers biegt die Rippe nach ventral um und endet in der Articulatio sternocostalis. Bei der Ein- und Ausatmung hebt und senkt sich das Sternum.

Die Bewegung der Rippen erfolgt um eine gemeinsame Achse, die Rippenkopf- und Rippenhökkergelenk verbindet. Im kaudalen Abschnitt nähert sich die Achse mehr der sagittalen, im kranialen Abschnitt mehr der frontalen Ebene. Hierdurch wird der untere Brustkorb mehr seitlich (transversal) erweitert (Eimerhenkel-Bewegung). Im kranialen Abschnitt dagegen wird bei der Rippenhebung (Pumpenschwengel-Bewegung) mehr der sagittale Thoraxdurchmesser erweitert. Der Übergang ist fließend (Abb. 80).

Die Beweglichkeit der Wirbelsäule insgesamt nimmt mit zunehmendem Alter ab. Erreicht die

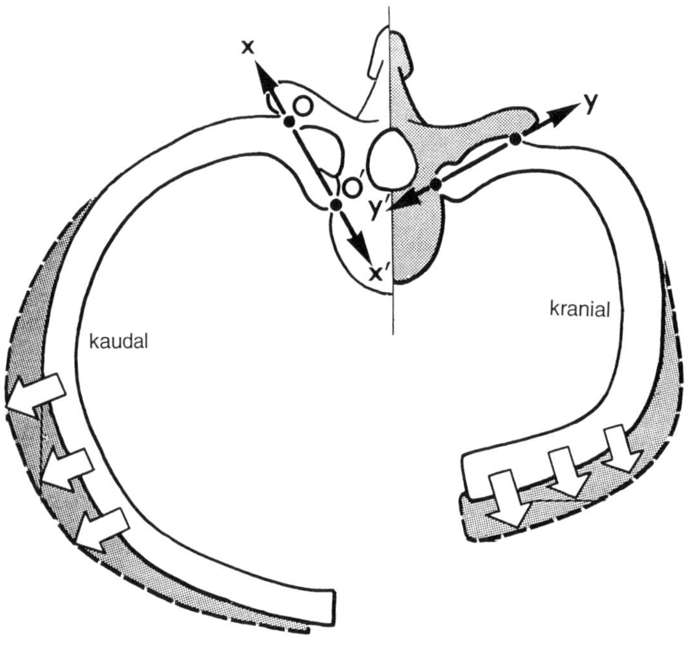

Abb. 80 Die Rippen bewegen sich um eine Achse, die das Kostovertebral-mit dem Kostotransversalgelenk verbindet (kaudal: x–x', kranial: y–y'). Da der Processus transversus kranial mehr in der frontalen und kaudal mehr in der sagittalen Ebene liegt, zeigen die oberen Rippen den größten Bewegungsausschlag mehr ventral und die unteren mehr lateral. (Nach: *Kapandji, I. A.:* Funktionelle Anatomie der Gelenke, Bd. 3 Rumpf und Wirbelsäule. Enke, Stuttgart 1992.)

Flexion in der Lendenwirbelsäule einen Höchstwert von bis zu 80° beim Kind, finden sich beim alten Menschen Bewegungsausschläge von etwa 25°. Während bei der Vornüberbeugung die Brustwirbelsäule relativ inaktiv bleibt, folgt nach 50° bis 60° Flexion in der Lendenwirbelsäule bereits das Becken.

3.2 Obere und untere Kopfgelenke

3.2.1 Anatomische Grundlagen

Deutlich sind in Funktion und Morphologie die oberen beiden Halswirbelkörper von der übrigen Halswirbelsäule zu unterscheiden. Ihre Aufgabe besteht insbesondere in der Bewegungskompensation und Einstellung des Kopfes im Raum (Äquilibrieren, Augen-Labyrinthebene, vgl. S. 52).

Die **Kompensation** geschieht dadurch, daß Kombinationsbewegungen des einen Teiles der Halswirbelsäule C3 bis Th1, mit dem anderen Teil C1 bis C2, ausgeglichen werden, so daß der Kopf und mit ihm die Sinnesorgane immer möglichst parallel zum Horizont und im Lot zur Erdanziehung (Augen-Labyrinthebene) gehalten werden kann. Gleichzeitig schützt dieses Gegenlaufphänomen das verlängerte Mark (Medulla oblongata), indem eine mechanische Lumenverengung des Rückenmarkkanals durch eine Abknickbewegung zwischen Okziput und oberer Halswirbelsäule vermieden wird.

Im Gegensatz hierzu steht die absichtlich gewollte **Zielbewegung** des Kopfes in eine vorher bestimmte Richtung. Jetzt arbeiten beide Halswirbelsäulenabschnitte simultan, mit Ausnahme des Atlas, um die Erfassung des Zieles über die Sinnesorgane zu gewährleisten.

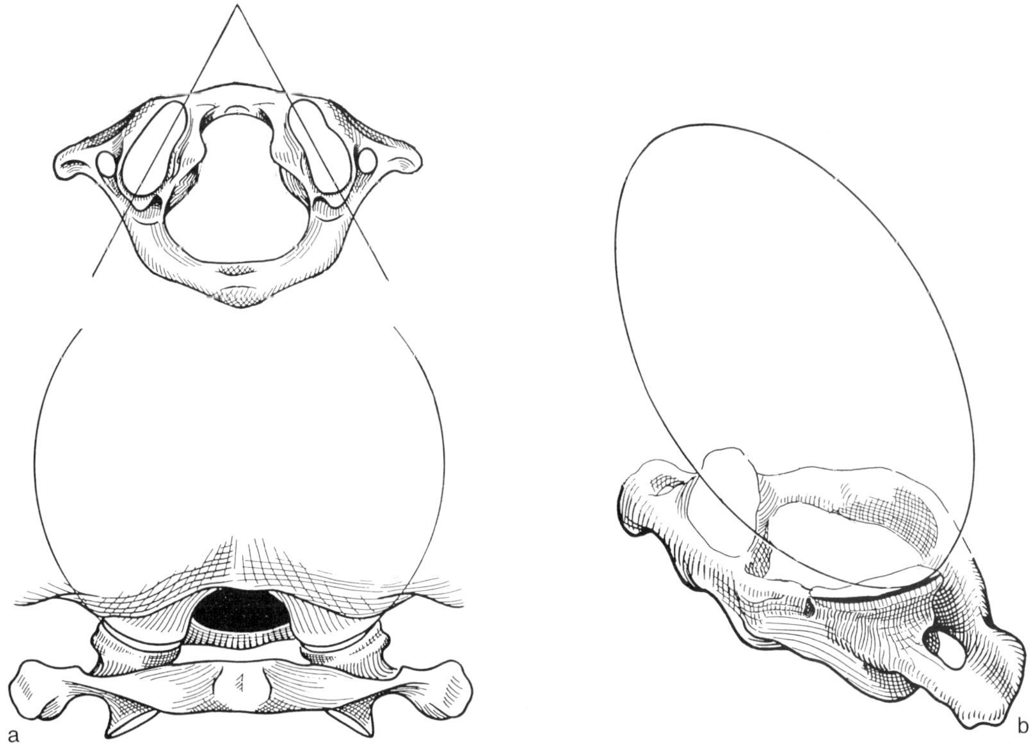

Abb. 81 a, b Die bikonvexen Hinterhauptskondylen stehen „breitbeinig" auf den bikonkaven Gelenkflächen des Atlas. Daraus ergibt sich eine erhöhte Stabilität.
(Nach: *Kapandji, I. A.:* Funktionelle Anatomie der Gelenke, Bd. 3 Rumpf und Wirbelsäule. Enke, Stuttgart 1992.)

Beispiel:

Bei einer Rotation nach rechts über die gesamte Halswirbelsäule korreliert dies mit gleichzeitiger Lateralflexion nach rechts. Hierdurch müßte auch der Kopf entsprechend in Rotation und Seitneigung stehen. Die Kompensation besteht in der gleichzeitigen reinen Seitneigung nach links mit Rotation nach rechts verursacht durch den ersten Halswirbel zur Erhaltung der Augen-Labyrinthebene.

Die oberen Kopfgelenke (Articulatio atlantooccipitalis)

Die Gelenkflächen der Condyli occipitales sind bikonvex, einer Kugel vergleichbar, geformt und die gegenüberliegenden Gelenkflächen auf den Massae laterales des Atlas bikonkav, einer Schüssel vergleichbar, ausgebildet (Abb. 81 a, b).

Die unteren Kopfgelenke (Articulatio atlantoaxialis)

Die unteren Gelenkflächen des Atlas (Facies articulares inferiores) sind in der Sagittalen ebenso konvex geformt wie die mit ihnen artikulierenden Facies articulares superiores der Axis (Abb. 82). Das zentrale Gelenk, um das die Rotation erfolgt, wird als Articulatio atlantoaxialis mediana bezeichnet. Hier artikuliert die bikonvexe Facies articularis anterior des Zahnes (Dens axis) mit der bikonkaven Fovea dentis des vorderen Atlasbogens. Posterior artikuliert der Dens mit seiner Facies articularis posterior mit dem Lig. transversum atlantis.

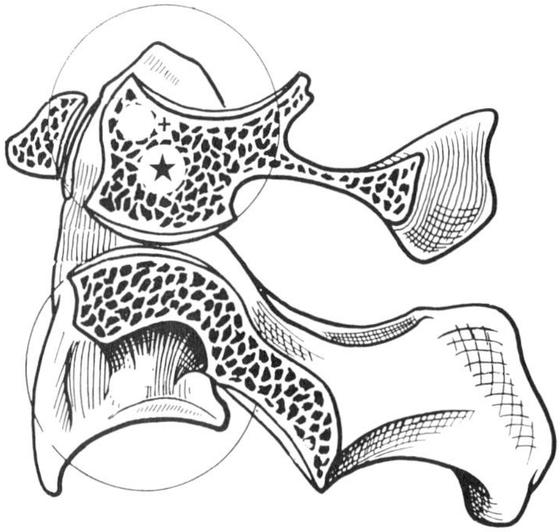

Abb. 82 Die artikulierenden Gelenkflächen des Atlas wie der Axis sind konvex geformt. Trotz der hieraus resultierenden Instabilität wird Festigkeit durch die nach lateral abfallenden „Schultern" der Axis erreicht.
(Aus: *Kapandji, I. A.:* Funktionelle Anatomie der Gelenke, Bd. 3 Rumpf und Wirbelsäule. Enke, Stuttgart 1992.)

Ligamente der Kopfgelenke

Der Dens axis ist durch ein dreiteiliges Band mit der ventralen Begrenzung des Foramen magnum verbunden (Abb. 83 a–c): (1) Der vertikale Zug wird als Lig. apicis dentis bezeichnet. (2) + (3) Die paarigen Ligg. alaria verlaufen vom postioren Teil des Zahnes links und rechts nach ventrolateral zur Basis des Okziput. Ein kreuzförmiger (4) Bandzug (Lig. cruciforme atlantis) bildet das horizontal von Massa lateralis zur gegenüberliegenden Massa lateralis verlaufende Lig. transversum atlantis (5) und zwei in vertikaler Richtung verlaufende, den Axis (kaudal) mit der Basis des Okziput verbindende Fasciculi longitudinales (6). Zum Wirbelkanal begrenzen abschließend die Membrana tectoria (7) und als letztes das Lig. longitudinale posterius (8).

Im Sagittalschnitt (Abb. 84) wird das vom Okziput zum anterioren Wirbelkörper der Axis verlaufende Lig. longitudinale anterius (9) erkennbar. Es bedeckt die Membrana atlantooccipitalis anterior (10 a), die den vorderen Atlasbogen mit der Okzipitalbasis verbindet und weiter als Membrana atlanto axialis anterior (10 b) zur Axis verläuft. Zu erkennen ist ferner das Lig. apicis dentis (1). *Nicht* dargestellt sind die Ligg. alaria (2 und 3). Es folgen die Fasciculi longitudinales (6) des Lig. cruciforme atlantis und weiter die Membrana tectoria (7) und das Lig. longitudinale posterius (8).

Die seitliche und dorsale Begrenzung des hinteren Atlasbogens wird von der Membrana atlantooccipitalis posterior (11) (Ligg. flava) gebildet. Das Lig. nuchae (12) mit dem in ihm aufgehenden Lig. supraspinale verläuft dorsal.

3.2.2 Bewegungen in den Kopfgelenken

Flexion (Abb. 85)

(1) Die konvexen Hinterhauptskondylen gleiten auf den konkaven Gelenkflächen des Atlas nach dorsal.

(2) Das Hinterhaupt entfernt sich vom hinteren Atlasbogen.

(3) Der Atlas gleitet um 2–3 mm nach ventral. Diese Bewegung wird am Dens durch das Lig. transversum gebremst.

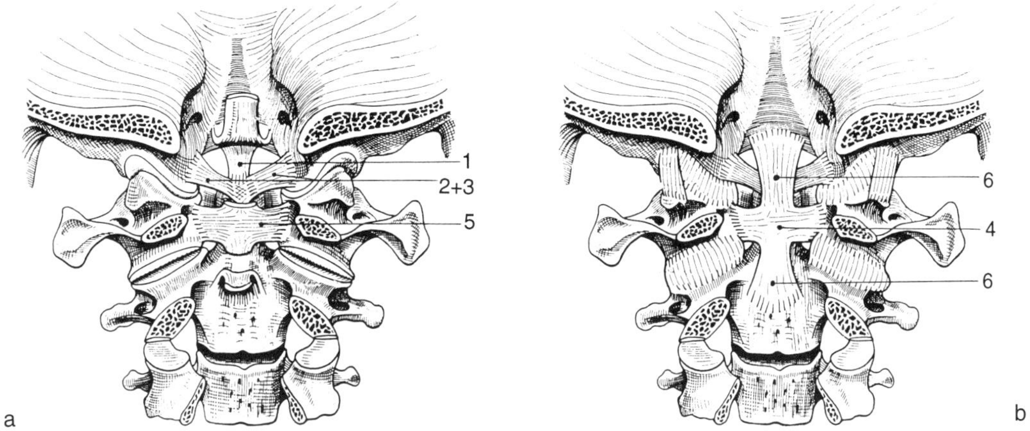

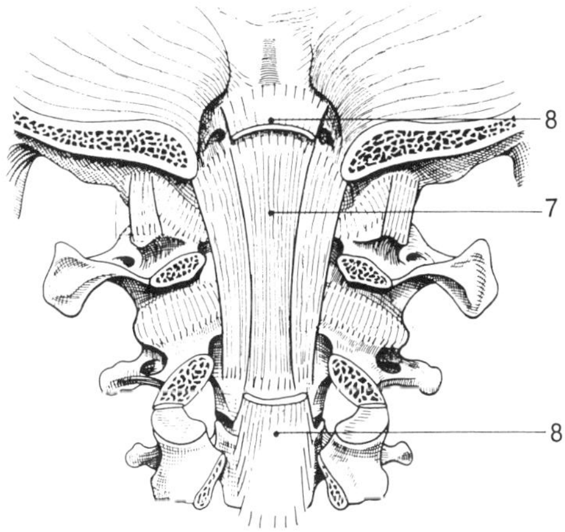

Abb. 83 a–c Ligamente der Kopfgelenke. Frontalschnitt vom Wirbelkanal aus gesehen. 1 = Lig. apicis dentis, 2, 3 = Ligg. alaria, 4 = Lig. cruciforme atlantis, 5 = Lig. transversum atlantis, 6 = Fasciculi longitudinales, 7 = Membrana tectoria, 8 – Lig. longitudinale posterius.
(Aus: *Kapandji, I. A.:* Funktionelle Anatomie der Gelenke, Bd. 3 Rumpf und Wirbelsäule. Enke, Stuttgart 1992.)

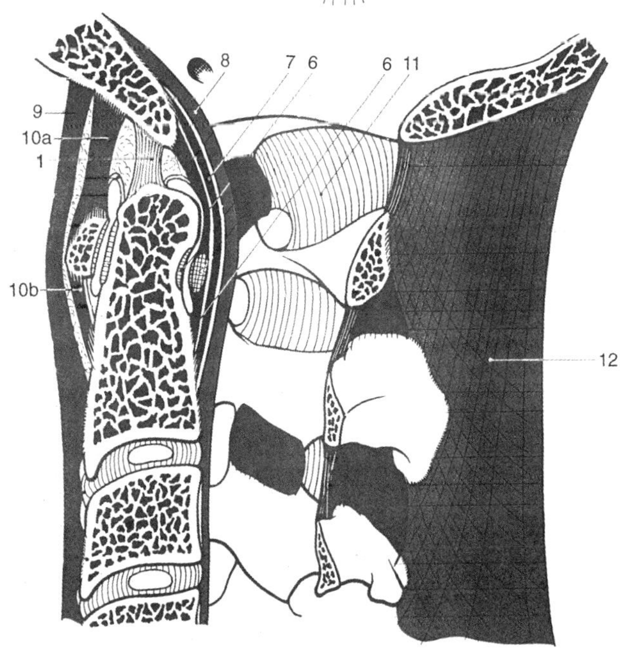

Abb. 84 Ligamente der oberen Halswirbelsäule im Sagittalschnitt (vgl. Abb. 83). 9 = Lig. longitudinale anterius, 10 a = Membrana atlantooccipitalis anterior, 10 b = Membrana atlanto axialis anterior, 11 = Ligg. flava, 12 = Lig. nuchae. (siehe auch Abb. 83 a–c
(Aus: *Kapandji, I. A.:* Funktionelle Anatomie der Gelenke, Bd. 3 Rumpf und Wirbelsäule. Enke, Stuttgart 1992.)

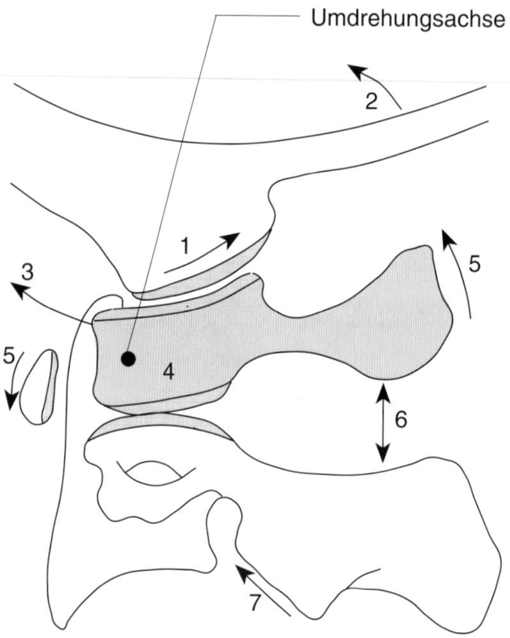

Abb. 85 Arthrokinematik der Kopfgelenke bei Flexion (Inklination) Erklärung im Text.
(Nach *Grimsby, O.:* Manual Therapy of the Spine. Nordisk Spesialgruppe for Manuell Terapi, Oslo

(4) Der Atlas dreht sich, bedingt durch die leichte Verformung des Lig. transversum, um eine transversale Achse in die Flexion um etwa 17°.

(5) Dabei gleitet der Arcus anterior des Atlas auf dem Dens nach kaudal um 2–4 mm. Gleichzeitig nähert sich der hintere Bogen wieder dem Okziput an.

(6) Diese Aufwärtsbewegung vergrößert den Abstand dorsal zwischen Atlas und Axis. Als Folge straffen sich die hinteren Bänder.

(7) Wurde der Slack aus den posterioren Ligamenten genommen, flektiert die Axis auf C3. Die Axisfazetten gleiten kranial und ventral auf den Facetten von C3.

Extension (Abb. 86)

(1) Das Okziput (konvex) gleitet auf dem Atlas (konkav) nach ventral.

(2) Die Okziputschuppe nähert sich dem hinteren Atlasbogen an.

(3) Der Atlas gleitet nach dorsal um 2–3 mm. Mit der Annäherung des vorderen Atlasbogens an den Dens wird diese Bewegung gebremst.

(4) Jetzt dreht sich der Atlas unter gleichzeitiger Verformung des Lig. transversum um eine transversale Achse in etwa 12° Extension.

(5) Dabei gleitet der Arcus anterior des Atlas auf dem Dens nach kranial um 2–4 mm. Gleichzeitig wandert der hintere Bogen nach kaudal und nähert sich dem Processus spinosus des Axis an.

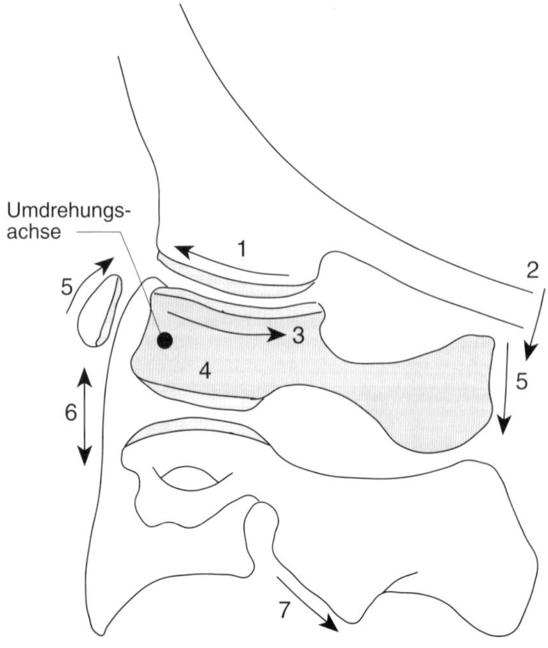

Abb. 86 Arthrokinematik der Kopfgelenke bei Extension (Reklination) Erklärung im Text.
(Nach *Grimsby, O.:* Manual Therapy of the Spine. Nordisk Spesialgruppe for Manuell Terapi, Oslo

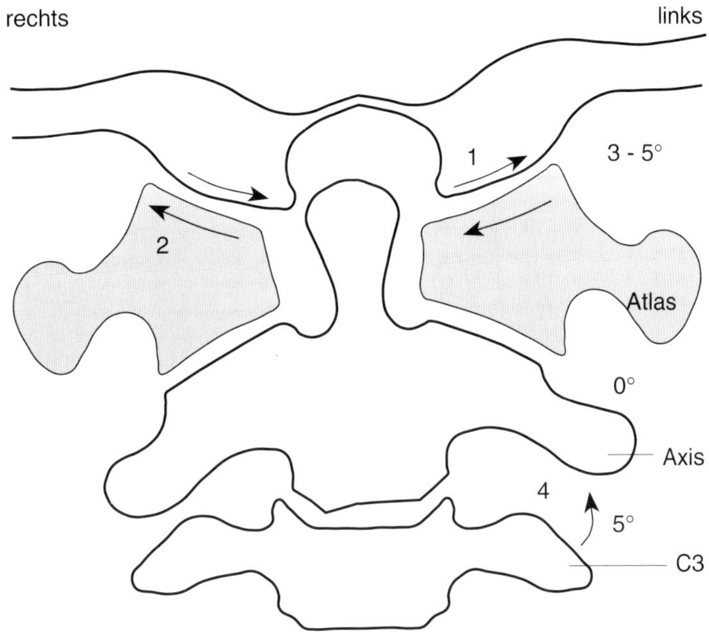

Abb. 87 Die Arthrokinematik der Kopfgelenke bei reiner Seitneigung (bis 9°) nach rechts, von ventral gesehen. (Erklärung im Text). (Nach *Grimsby, O.:* Manual Therapy of the Spine. Nordisk Spesialgruppe for Manuell Terapi, Oslo

(6) Diese Extensionsbewegung vergrößert den ventralen Abstand und die anterioren Ligamente werden gestrafft.

(7) Wurde der Slack aus den anterioren Ligamenten genommen, extendiert der Axis auf C3. Die inferioren Axisfacetten gleiten auf C3 nach kaudal-dorsal.

Reine Seitneigung in frontaler Ebene bis 9° (Abb. 87)

(1) Die konvexen Okzipitalkondylen gleiten nach links auf den konkaven Atlasfacetten woraus eine Seitneigung von 3–5° resultiert.

(2) Mit dem vermehrten Druck der rechten Kondyle auf die rechte Massa lateralis gleitet der Atlas nach rechts, bis er vom Dens axis gebremst wird.

(3) Der Dens axis verhindert die Seitneigung des Atlas (er steht im Weg).

(4) Aus diesem Grunde wird die Axis gezwungen, die Seitneigung auf C3 zu übertragen. Die Lateralflexion von Axis gegen C3 beträgt 5°.

Die gesamte **reine** Seitneigung zwischen Okziput und C3 beträgt insgesamt 9°.

Fortgesetzte Seitneigung in frontaler Ebene (Abb. 88a, b)

(4) Indem der Atlas nach rechts gleitet (lateralisiert), entsteht durch die rechte keilförmige Massa lateralis Platz zwischen Okzipitalkondyle und Axis, wobei gleichzeitig die linke Massa lateralis mit ihrer Keilform die linke Okzipitalkondyle nach kranial „zwingt".

(5) Dieser Bewegungsablauf spannt das linke Lig. alare und zieht die Axis nach kranial gegen den Atlas.

(6) Die zunehmende Kompression zwischen Axis und Atlas (besonders im rechten Gelenk) zwingt die Axis in eine Rechtsrotation.

(7) Die Rechtsrotation der Axis leitet das Ineinanderschrauben des Atlas (mit Okziput) gegen die Axis ein. Dieses „screw down" zieht die Entspannung der Ligamente nach sich durch die jetzt weiter mögliche Annäherung der Körper von Atlas und Axis, vergleichbar mit dem gegensinnigen Rollen zweier aufeinandergepreßter Kugeln.

(8) Die Rechtsrotation der Axis ist die Folge zweier Komponenten:
- der Einwirkung des Lig. alare,
- der geometrischen Form der Gelenke.

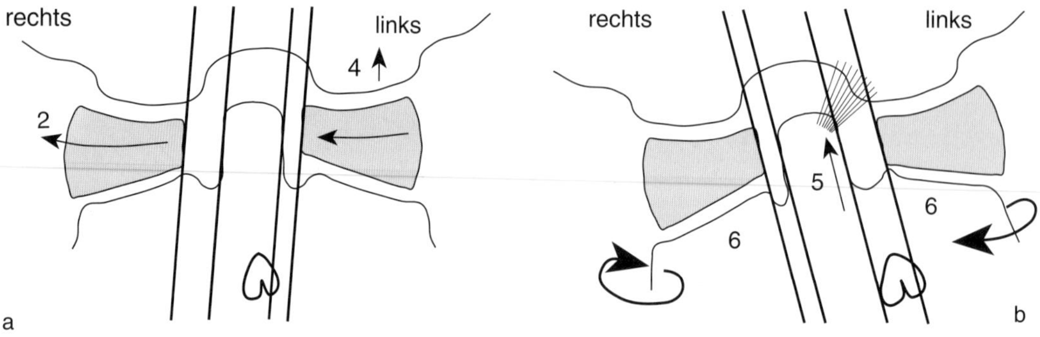

Abb. 88 a, b Die Arthrokinematik der Kopfgelenke bei Lateralflexion nach rechts über 10° hinaus, von ventral gesehen. (Erklärung im Text).
(Nach *Grimsby, O.:* Manual Therapy of the Spine. Nordisk Spesialgruppe for Manuell Terapi, Oslo

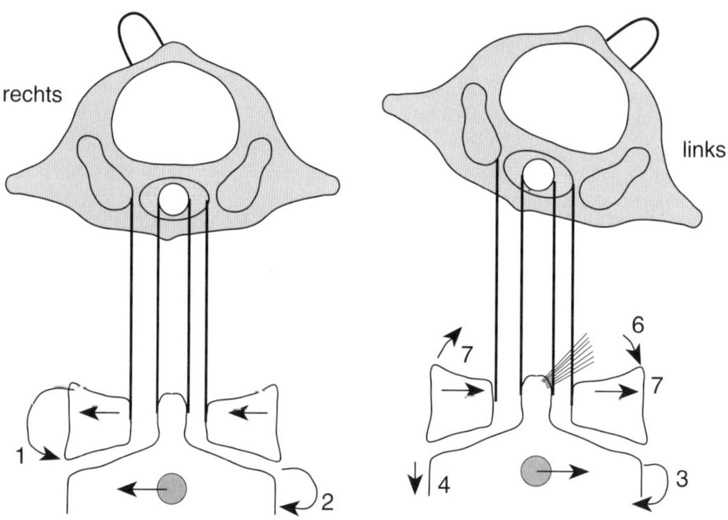

Abb. 89 Die Arthrokinematik der Kopfgelenke bei Rotation um die longitudinale Achse in der a.-p. und Aufsicht. (Erklärung im Text).
(Nach *Grimsby, O.:* Manual Therapy of the Spine. Nordisk Spesialgruppe for Manuell Terapi, Oslo

Rotation mit Seitneigung (Abb. 89)

(1) Das Okziput rotiert mit Lateralflexion gegen den Atlas nach rechts, bis der Slack genommen wird. Nach 3° folgt der Atlas der Bewegung des Kopfes mit Rotation und Lateralisation nach rechts. Hierdurch nähert sich die Massa lateralis des Atlas dem Dens an.

(2) Der zunehmende Druck zwischen den konvexen Gelenkflächen des Atlas und der Axis zwingt die Axis in eine Linksrotation um 2°–3° („screw-down").

(3) Jetzt können Okziput und Atlas eine gemeinsame Rotation von beinahe 40° durchführen. An diesem Punkt spannt sich das linke Lig. alare und bringt die Axis jetzt ebenfalls in eine Rechtsrotation.

(4) Die ~10° Rechtsrotation der Axis wird begleitet von einer Lateralflexion nach rechts gegen C3 (bedingt durch Facettstellung, Lage und Neigung.

(5) Atlas und Okziput rotieren bis zum Ende ihrer Bewegungsmöglichkeit (hier kann das Okziput gegen den Atlas noch einmal um weitere 3° gegen den Atlas rotieren).

(6) Dabei spannt sich wieder das linke Lig. alare und bringt das Okziput in eine Seitneigung nach links gegen den Atlas.

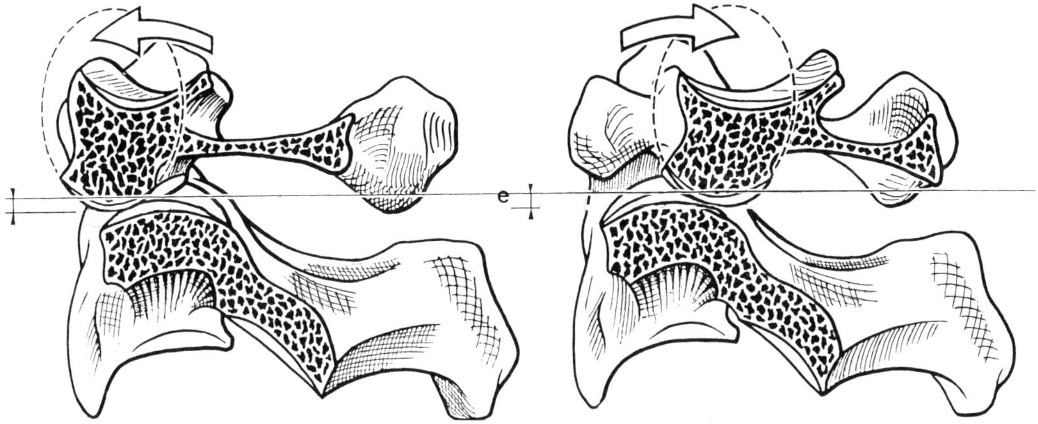

Abb. 90 Das „srew-down" des Atlas gegen die Axis bei Rotation links oder rechts. Hierbei gleitet der Atlas auf den Gelenkflächen von der Axis nach kaudal, das Okziput nähert sich dem 2. Halswirbel an. (Aus: *Kapandji, I. A.:* Funktionelle Anatomie der Gelenke, Bd. 3 Rumpf und Wirbelsäule. Enke, Stuttgart 1992.)

(7) Der zunehmende Druck der linken Kondyle veranlaßt den Atlas in ein Seitgleiten Lateralisation nach links. Die keilförmige Massa lateralis bewegt sich nach links, drückt die rechte Kondyle nach kranial und verursacht eine zunehmende weitere Seitneigung des Okziputs nach links.

(8) Das Okziput steht jetzt nach links geneigt und nach rechts rotiert. Diese Stellung der oberen Halswirbelsäule wird mit Hilfe der Muskulatur der unteren Halswirbelsäule mit einer Seitneigungsrotation nach rechts und gleichzeitiger Extension kompensiert.

Das „screw-down"

Wir verstehen unter dem Screw-down-Mechanismus ein Annähern des Okziput einschließlich des Atlas an die Axis. Dadurch werden die ligamentären Verbindungen zwischen Okziput und Axis angenähert. Hieraus ergibt sich eine jetzt wieder vermehrte Rotationsmöglichkeit von Okziput und Atlas gegen die Axis (Abb. 90).

3.3 Beckenring

3.3.1 Anatomische Grundlagen

Das knöcherne Becken überträgt die Kräfte der Wirbelsäule auf die Extremitäten bzw. die Gegenkräfte von den unteren Extremitäten auf die Wirbelsäule. In vertikaler und transversaler Richtung wird das keilförmige Sakrum zwischen die Bekkenringe gepreßt und von starken Bandzügen gehalten. Dorsal verlaufen die Ligg. sacroiliaca dorsalia (1) von der Hinterkante der Os ilii bis zur Crista sacralis intermedia. Während die oberen Anteile aufsteigen, verlaufen die mittleren in waagerechter und die unteren Anteile in einer absteigenden Richtung. Von der Spina ischiadica zum Steißbein und unterem Kreuzbein zieht transversal verlaufend das Lig. sacrospinale (2). Es wird dorsal überdeckt vom Lig. sacrotuberale (3). Dieses schräg aufwärts verlaufende Band setzt vom Tuber ischiadicum und Ramus ossis ischii kommend, vom Os coccygis bis zum Hinterrand des Ilium am Os sacrum an. Auf der Ventralseite geht das Lig. longitudinale anterius (4) in das Lig. sacrococcygcum über (5). Aus zwei Bündeln bestehend verlaufen die Lig. sacroiliaca ventralia (6) über die Iliosakralgelenke schräg nach unten zur lateralen Begrenzung des Kreuzbeins (Abb. 91 a, b).

Bei den **Ligg. iliolumbalia** (Abb. 92) sind drei paarige Faserzüge zu differenzieren. Vom Querfortsatz des unteren Wirbels (L5) zieht ein medialer Bandzug (3) vertikal ventral und verbindet, das Iliosakralgelenk bedeckend, Sakrum und Ilium. Der zweite Bandzug, lateral (2) vom Processus costarius L5 kommend, zieht nach ventrolateral an das Ilium. Ein dritter eigenständiger Bandzug (1) verbindet den Processus costarius L5 lateral mit der Crista iliaca. Das Band verläuft nach dorsolateral. Das Lig. iliolumbale ist eine Kollagenisierung

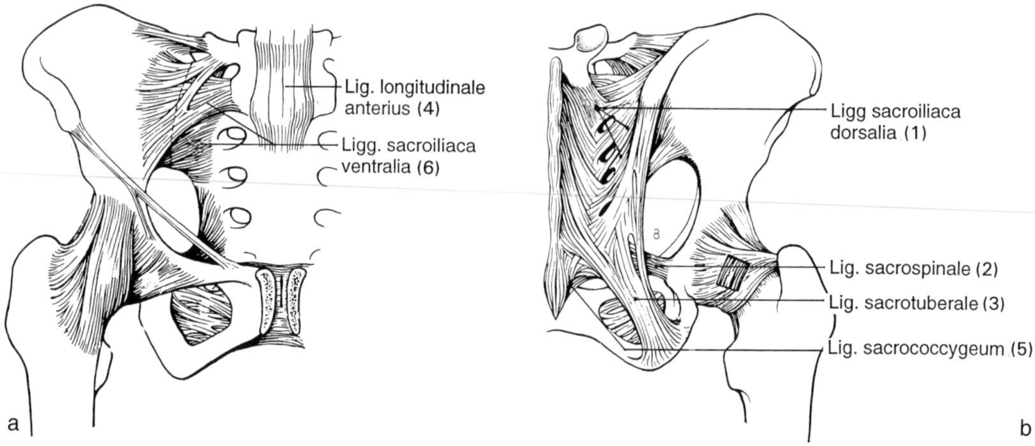

Abb. 91 a, b Die Ligamente des Beckenringes. **a** von vorne, **b** von hinten. 1 = Ligg. sacroiliaca dorsalia 2 = Lig. sacrospinale 3 = Lig. sacrotuberale 4 = Lig. longitudinale anterius 5 = Lig. sacrococcygeum 6 = Ligg. sacroiliaca ventralia.
(Aus: *Feneis, H.:* Anatomisches Bildwörterbuch der internationalen Nomenklatur. Thieme, Stuttgart–New York 1993.)

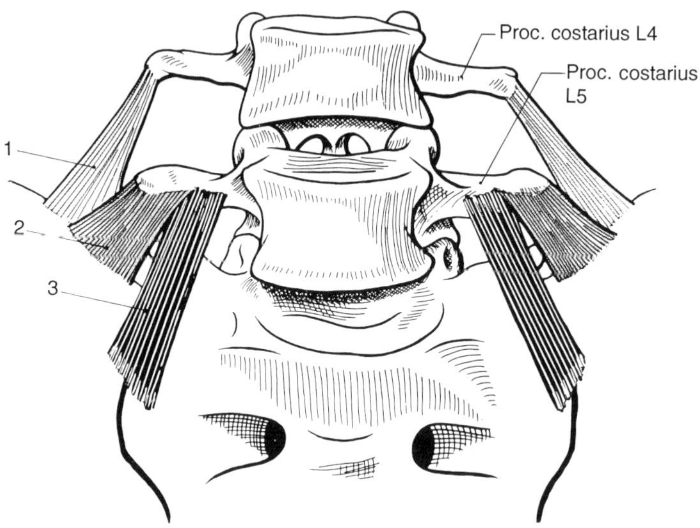

Abb. 92 Die Ligg. iliolumbalia teilen sich in drei paarig angeordnete Faserzüge:
1. vom Processus costarius L4 zur Crista iliaca dorsal-lateral,
2. vom Processus costarius L5 zur Crista iliaca ventral-medial,
3. vom Processus costarius L5 zum Sakrum und Ilium (im Bereich des Iliosakralgelenks), vertikal ventral.
(Aus: *Kapandji, I. A.:* Funktionelle Anatomie der Gelenke, Bd. 3 Rumpf und Wirbelsäule. Enke, Stuttgart 1992.)

von Muskelfasern des M. longissimus dorsi, also eine Antwort auf die Funktion, da es als Ligament erst etwa ab dem 16. Lebensjahr nachweisbar wird (früher wurde es auch als Musculus Kisselbach bezeichnet).

3.3.2 Beckentypen

Der hypomobile bzw. der hypermobile Konstitutionstyp lassen sich auch in der Anlage des Beckens nachweisen. Beim normalen (idealen) aufrechten Stand kennzeichnet die Belastungsachse, vom äußeren Gehörgang gefällt, die funktionellen

Übergänge der Wirbelsäule. Sie trifft im Becken etwa den Bereich der Gelenkfacetten L5/S1, um dann nach ventral versetzt, weiter über Hüft-, Knie- und Sprunggelenke zu verlaufen. Werden Form und Stellung eines normalen (idealen) Beckens zum Kopf- und Belastungslot ins Verhältnis gesetzt, dann lassen sich im Mittel folgende Winkel bestimmen (Abb. 93):

- der **Sakralwinkel** (Sakrum-Basis-Winkel) oder die Neigung des Promontoriums zur Horizontalen beträgt etwa 30°,
- der **Lumbosakralwinkel** oder der Winkel, den die longitudinalen Achsen des L5 und des Sakrums zueinander bilden, beträgt etwa 140°,
- der **Beckenneigungswinkel** (gebildet aus einer Geraden zwischen Promontorium und Symphysenoberrand) beträgt zur Horizontalen etwa 60°,
- Der **Sakrumneigungswinkel** (Longitudinale Sakralachse) beträgt zur Horizontalen etwa 30°.

Die **Differenzierung der konstitutionellen Beckentypen,** die vom idealen Becken abweichen, ist aus Tabelle 3 zu entnehmen (Abb. 94a, b).

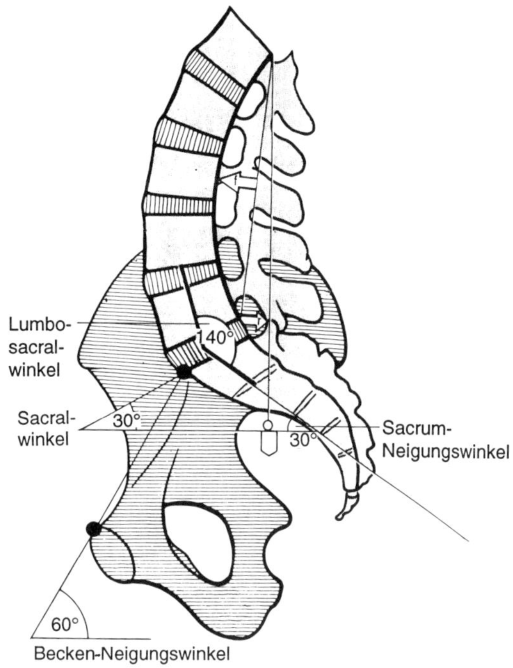

Abb. 93 Am (idealen) Becken lassen sich im Mittel folgende Winkel bestimmen:
Der Sakralwinkel von etwa 30°,
der Lumbosakralwinkel von etwa 140°,
der Beckenneigungswinkel von etwa 60°,
der Sakrumneigungswinkel von etwa 30°.
(Aus: *Kapandji, I. A.:* Funktionelle Anatomie der Gelenke, Bd. 3 Rumpf und Wirbelsäule. Enke, Stuttgart 1992.)

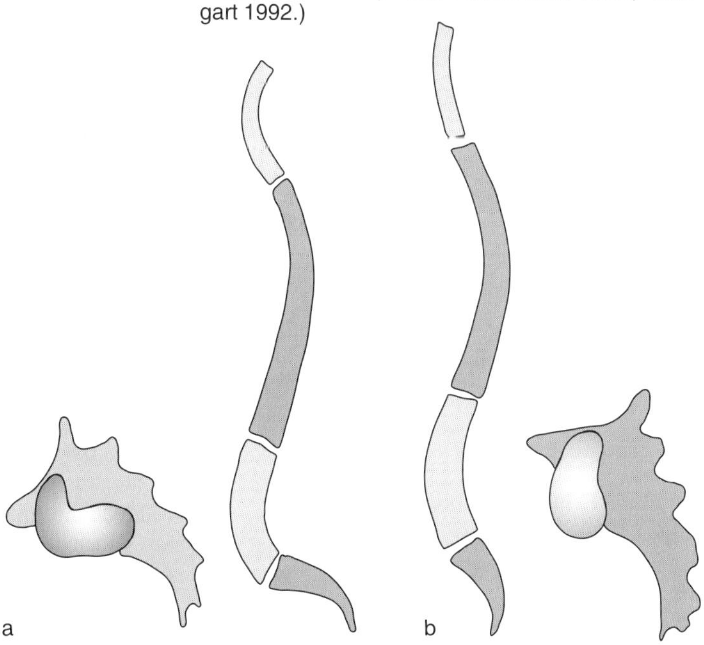

Abb. 94a, b Die Konstitutionstypen finden sich auch morphologisch im Becken wieder:
a Konstitutionell **hypomobil** mit einer mehr horizontal gestellten Gelenkfläche,
b konstitutionell **hypermobil** mit einer mehr vertikal gestellten Gelenkfläche.

Tabelle 3 Differenzierung der konstitutionellen Beckentypen.

	konstitutionell hypomobil	konstitutionell hypermobil
LWS-Lordose	verstärkt	abgeflacht
Stellung des Sakrum	horizontal	vertikal
Kopflot	ventral des Hüftgelenks	dorsal des Hüftgelenks
Stellung und Form der Facies auricularis	horizontal deutlich gekrümmt ausgeprägt konkav	vertikal langgestreckt nahezu plan
Krümmungswinkel des unteren Poles der Iliosakralgelenkfläche zur Horizontalen	bis 90°	gering (bis 10°)
Beweglichkeit der Iliosakralgelenke	groß	gering
Beweglichkeit lumbosakral	gering	groß
Sakrumneigungswinkel	um 20°	um 60°
Sakralwinkel	um 60°	um 20°
Winkel der Sakralfacetten	groß	klein
Gelenkstabilität L5/S1	fest	locker
Gelenkstabilität Iliosakralgelenke	locker	fest

Tabelle 4 Ursachen von signifikanten pathologischen Veränderungen.

	konstitutionell hypomobil	konstitutionell hypermobil
Hohe Belastung der Gelenkfacetten L5	ja	nein
Hohe Belastung der Ligamente L4 und L5	nein	ja
Hohe Belastung des Diskus L4, L5	nein	ja
Hohe Belastung der Iliosakralgelenkbänder	ja	nein
Hohe Belastung der Iliosakralgelenkflächen	nein	ja
Vermehrte Belastung Hüftgelenkflächen	nein	ja
Vermehrte Belastung der Ligg. iliofemoralia	ja	nein
Belastung der Kniegelenkflächen	ja	nein
Belastung der Ligamente der Knie (Streckhemmer)	ja	nein
Erhöhter Tonus der aufrichtenden Muskulatur	ja	nein

3.3.3 Übertragung der einwirkenden Kräfte

Das selbstschließende System

Vertikale Belastung (Abb. 95)

Der Beckenring gleicht einem in zwei Ebenen verwachsenen Ringsystem. Während die Ilii mehr der frontalen Ebene zugeordnet werden können (1), bilden die Ossa pubica den transversal liegenden zweiten Ring (2). Das Sakrum (3) drückt mit seiner Keilform das Ringsystem auseinander (4). Hierdurch entsteht eine Zugbelastung in der Symphyse, die vom Lig. pubicum superius von kranial und vom Lig. arcuatum von kaudal gebremst wird, während die Anspannung des M. rectus abdominis mit seinen die Ossa pubica überkreuzenden Ansätzen von kranial ein Auseinanderweichen muskulär verhindert. Die Bewegung des Sakrum nach kaudal bremsen die Ligg. sacroiliaca dorsalia und

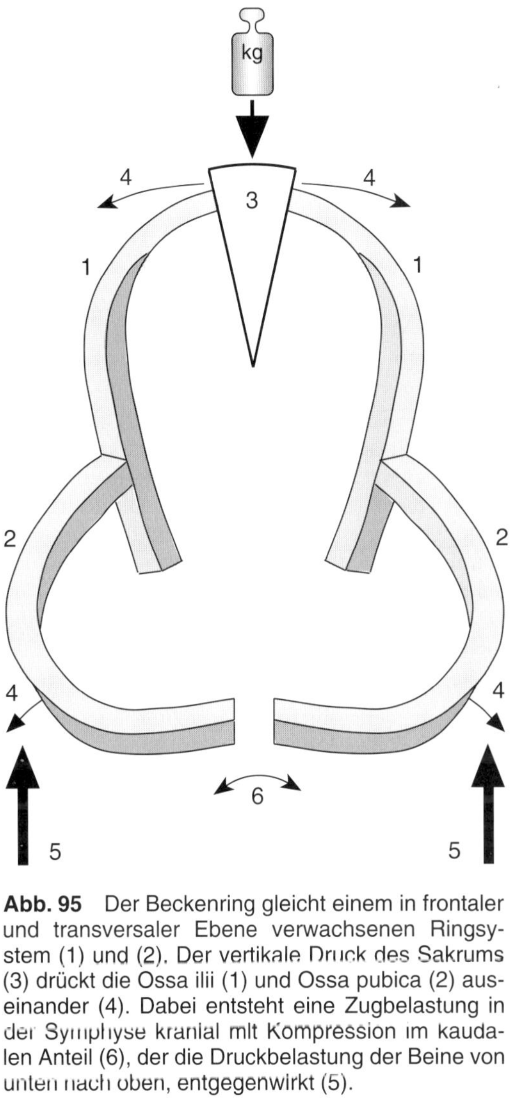

Abb. 95 Der Beckenring gleicht einem in frontaler und transversaler Ebene verwachsenen Ringsystem (1) und (2). Der vertikale Druck des Sakrums (3) drückt die Ossa ilii (1) und Ossa pubica (2) auseinander (4). Dabei entsteht eine Zugbelastung in der Symphyse kranial mit Kompression im kaudalen Anteil (6), der die Druckbelastung der Beine von unten nach oben, entgegenwirkt (5).

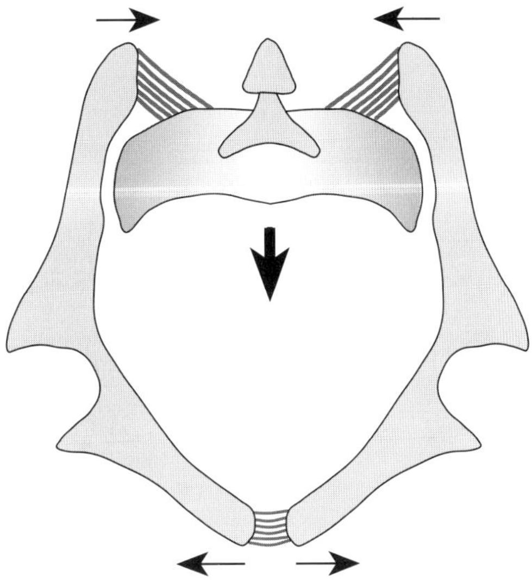

Abb. 96 Die Nutationsbewegung (Flexion) des Sakrums wird von den Ligg. sacroiliaca dorsalia gebremst, mit (über die Hebelwirkung) simultaner Zugbelastung auf die Symphyse.

ventralia, die gleichlaufend mit der Sakrumtranslation gespannt werden und die Ilii gleichzeitig bremsend gegen das Sakrum pressen.

Dem Auseinanderweichen des Beckenringes wirkt zudem die von unten über die Beine sich nach kranial über das Acetabulum aufbauende vertikale Druckbelastung (5) entgegen. Die Hüftgelenke liegen ventral versetzt gegenüber der axialen Druckkomponente, die vom Oberkörper ausgeht. Hierdurch entstehen erhebliche Dehnungs- und Scherkräfte, die das Beckensystem in translatorische und rotatorische dreidimensionale Bewegungen harmonisch umsetzt.

Flexionsbelastung (Abb. 96)

Bei einer Nutation oder Flexion (eingeleitet vom Oberkörper) transferiert das Sakrum in den Bekkenring hinein. Die Ligg. sacroiliaca dorsalia bremsen mit ihrer Anspannung diese Bewegung und ziehen gleichzeitig die Ossa ilii **dorsal** zusammen. Die hierdurch entstehende Zugbelastung auf die Symphyse (Sakrum wirkt als Hypomochlion) wird vom Gegendruck über die unteren Extremitäten aufgefangen.

Extensionsbelastung (Abb. 97)

Auch bei der Counter nutation oder Extension des Sakrum weichen die Ossa ilii, jedoch knöchern gezwungen, mit Zugwirkung auf die Symphyse auseinander, wobei wiederum die Beine dieser Kraft entgegenwirken.

Jede Bewegung im Beckenring korreliert mit einer Bremsfunktion, wobei die Symphyse, ob im Einbeinstand oder in der Doppelstandphase, einer variierenden Zugbelastung ausgesetzt wird. Durch dieses System ist ein „intrapelvic movement“ und die physiologische Beckenverwringung (s. S. 87 f) möglich.

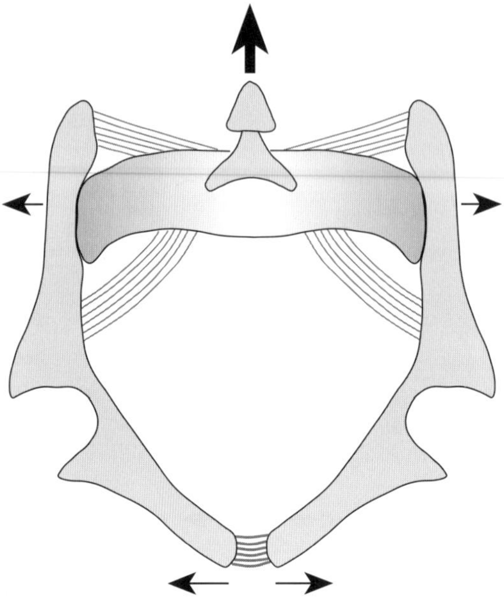

Abb. 97 Mit der Extension des Sakrums (Counter nutation) schiebt sich das keilförmige Sakrum bremsend zwischen die Ossa ilii, wodurch die Ossa coxae auseinandergedrückt werden; bei gleichzeitiger Zugbelastung in der Symphyse.

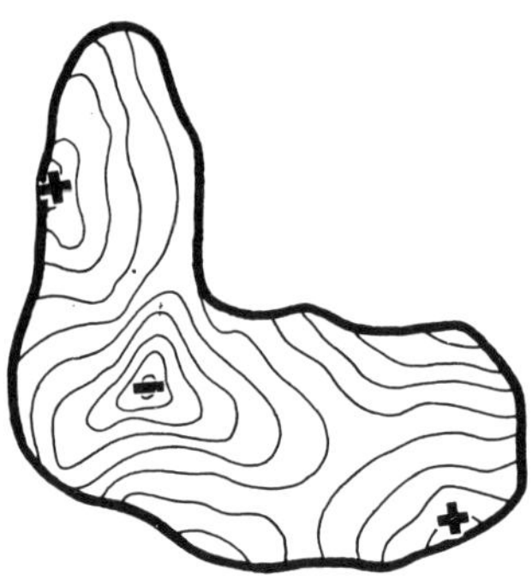

Abb. 98 Die Facies auricularis zeigt eine variierend gewellte Oberfläche, die unter Belastung eine gute Verriegelung des Gelenkes und in Entlastung eine geringe Verschieblichkeit ermöglicht.
(Aus: *Kapandji, I. A.:* Funktionelle Anatomie der Gelenke, Bd. 3 Rumpf und Wirbelsäule. Enke, Stuttgart 1992).

3.3.4 Die einzelnen Gelenke des Beckenringes

Die Gelenke des Beckenringes haben die Aufgabe der Gewichtsübertragung (62% über die Sakroiliakalgelenke), der Gewährleistung der Beckenmechanik (intrapelvic movement) und der Geburtserleichterung.

Zu den Beckengelenken gehören:
- die Iliosakralgelenke,
- die Axialgelenke,
- die akzessorischen Gelenke,
- die Symphysis pubica.

Die Iliosakralgelenke

Es handelt sich um Diarthrosen, wobei hyaliner Knorpel die Gelenkflächen überzieht. In der Kapsel findet sich sowohl ein Stratum synoviale als auch ein Stratum fibrosum. Die Iliosakralgelenke haben gelenktypische Ligamente, dagegen keinen direkt gelenkbewegenden Muskel. Die Mm. coccygei gelten als Kapselspanner und die Mm. piriformes als Stabilisatoren. Sie haben auch mobilisierende Wirkung.

Abhängig vom Konstitutionstyp zeigt sich die Gelenkfläche (Facies auricularis)

- vermehrt gekrümmt und ausgeprägt konkav bei einem mehr horizontal gestellten Sarkum mit größerer Beweglichkeit, oder
- flach, steiler gestellt und geringer beweglich bei mehr vertikalem Sakrum.

Die Gelenkflächen selbst, wie ein Bumerang geformt (nach dorsal offen), weisen übereinstimmend drei Merkmale auf:

1. Es findet sich eine jeweils unterschiedlich gewellte Oberfläche, die in idealer Weise der mobilen Stabilität dieser Gelenke entspricht (federnde Bremsfunktion) (Abb. 98).
2. Die Facies auricularis des Sakrums unterteilen sich in jeweils zwei Flächen unterschiedlicher Neigung. Während der obere Teil (a) der Gelenkflächen mehr nach kranial und lateral eine sich verbreiternde Keilform bildet, wölbt sich die untere Fläche (b) kürzer (mehr nach lateral als kaudal), als „Schulter“ vor (Abb. 99).
3. Die Gelenkflächen des Sakrums bilden einen nach anterolateral offenen Winkel von $\sim 45°$ zur sagittalen Ebene.

Die Axialgelenke

Bei den bis vor einhundert Jahren bekannten und jetzt erst wiederentdeckten und beschriebenen Gelenken handelt es sich um Syndesmosen. Es findet sich weder ein Stratum fibrosum noch ein Stratum synoviale, dagegen ein axiales Ligament, einer Membrana interossea ähnlich, welches wegen der wechselnden Richtungen als vagabundierend oder auch als Lig. vagum beschrieben wird. Das Gelenk wird von ariolärem Gewebe umgeben. Die Gelenke liegen dorsal der Konkavität der Facies auricularis des Sakrum, von dem oberen und unteren Pol jeweils gleich weit entfernt (s. Abb. 99).

Seitens des Sakrums wölbt sich ein am Fuße rundes Tuberkel hervor, einer Pyramide gleich, der mit einer Cavitas seitens des Iliums artikuliert. Grundsätzlich ist die Pyramide in der Zirkumferenz größer, dagegen zeigt die Cavitas immer eine größere Tiefe, als die Höhe des Tuberkel, beträgt (Abb. 100).

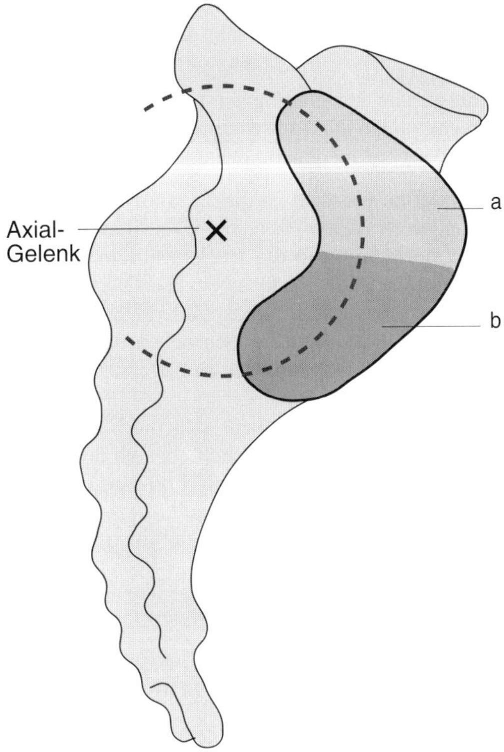

Abb. 99 Die Facies auricularis unterteilt sich grundsätzlich in zwei Flächen unterschiedlicher Neigung: (a) und (b). Am Krümmungsmittelpunkt, den die beiden Pole der Gelenkfläche beschreiben, liegt das (wiederentdeckte) Axialgelenk.

Die akzessorischen Gelenke

Abhängig vom Alter der Menschen konnten bei 50% der älteren untersuchten Becken Nearthrosen in ganz unterschiedlicher Lokalisation nachgewiesen werden: symmetrisch, asymmetrisch, uni- und bilateral.

Zu differenzieren sind eine mehr plane und eine tiefe Form. Es wird vermutet, daß diese doch sehr häufigen dorsalen Nearthrosen eine Folge der Überbelastung der Ligg. sacroiliaca interossea dorsalia sein könnten.

Die Symphysis pubica

Bei der Symphyse handelt es sich um eine Synchondrose ohne Kapsel, aber mit starken ligamentären Verbindungen. Die Ossa pubica bekleidet ein hyaliner Knorpel. Zwischen ihnen liegt der Discus interpubicus. Das kräftige Lig. arcuatum überläuft und festigt die Symphyse von unten. Dorsal finden sich starke Faserzüge direkt aus dem Periost. Ventral fixieren kräftige sich überkreuzende Faserbündel die Symphyse. Diese Aponeurose wird gebildet aus den Ursprungsfasern der Bein und Bauchmuskulatur. Das ebenfalls kräftige Lig. pubicum superius auf der kranialen Seite festigt die Gelenkverbindung.

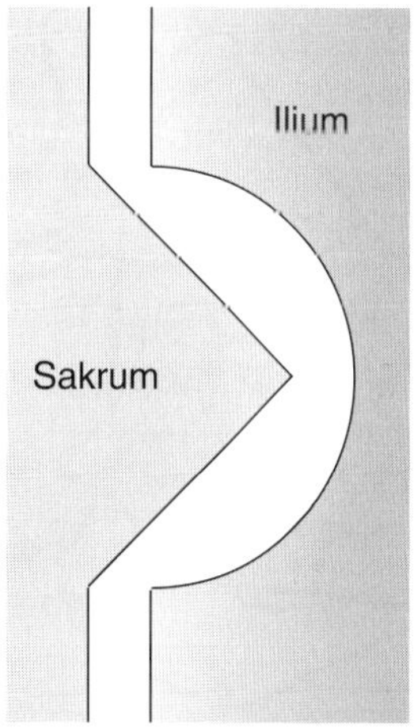

Abb. 100 Das Axialgelenk hat seitens des Sakrums einen Tuberkel, der in der Basis größer ist, als der Umfang des Foramen auf der Seite des Ilium. Gleichzeitig aber hat die Cavitas immer eine größere Tiefe als die Höhe des Tuberkels.

3.3.5 Arthrokinematik der Beckengelenke

Bewegungen des Sakrum

Bewegungen in den Iliosakralgelenken

Vereinfacht sind grundsätzlich zwei Bewegungen des Sakrums gegen die beiden Ossa ilii möglich:

1. Die Nutation (Flexion) und Counter nutation (Extension) von 0,5–1,5 cm (Bewegungsaus-

schlag des Promontoriums) in der sagittalen Ebene um eine transversale Achse.

2. Eine Torsion von etwa 2°–5° zu jeder Seite (gemessen an der Sakrumbasis) um eine linke oder rechte diagonale Achse (Simplifizierung variierender verschiedener Achsen).

Bei fixierten Ossa ilii ist das Sakrum in der Lage zu flektieren (Abb. 101 a, b). Dabei bewegt sich das Promontorium in das Becken hinein. Gleichzeitig entfernt sich das Os coccygis. Die Ligg. sacrotuberale und Ligg. sacrospinale bremsen diese Bewegung. Dabei wird jedoch neben der Flexion (Nutation) das Promontorium gleichzeitig nach kaudal gezogen.

Bei der Extension bewegt sich die Sakralbasis nach dorsal, während das Steißbein sich dem Becken annähert. Diese Bewegung bremsen die ventralen Faserbündel der Ligg. sacroiliaca ventralia. Auch jetzt kommt es zu einer Kombinationsbewegung nach hinten und kranial.

Das Promentorium bewegt sich neben der kranio-kaudalen Richtung in die Flexion und Extension. Im Mittel sind es etwa 6 mm. Es werden auch Nutationsausschläge um 1,5 cm beschrieben. In Umkehr der Fixation bewegen sich die Ossa coxae im Verhältnis zum feststehenden Sakrum in eine Ventral- und Dorsalrotation um eine transversale Achse, woraus in der Symphyse eine Rotation der Ossa pubes gegeneinander resultiert. Bei der Dorsalrotation der Ossa ilii werden die ventralen vertikalen und ventrolateralen Faserzüge des Lig. iliolumbale vom 5. LWK entspannt. Die dorso-lateralen Faserzüge des Lig. iliolumbale vom 4. LWK kommen auf Spannung, während die Ventralflexion die Bandzüge entspannt.

Bewegungen im Lumbosakralgelenk

Im Verhältnis zum letzten Lendenwirbel liegt der Schwerpunkt in dem äquilibrierenden Mechanismus zueinander. Hierdurch werden instabile Separationen in den Gelenken, insbesondere aber Scher- und Dehnkräfte, vermieden. Die physiologischen Bewegungen des Sakrum in Artikulation mit dem 5. LWK lassen sich grundsätzlich im neu-

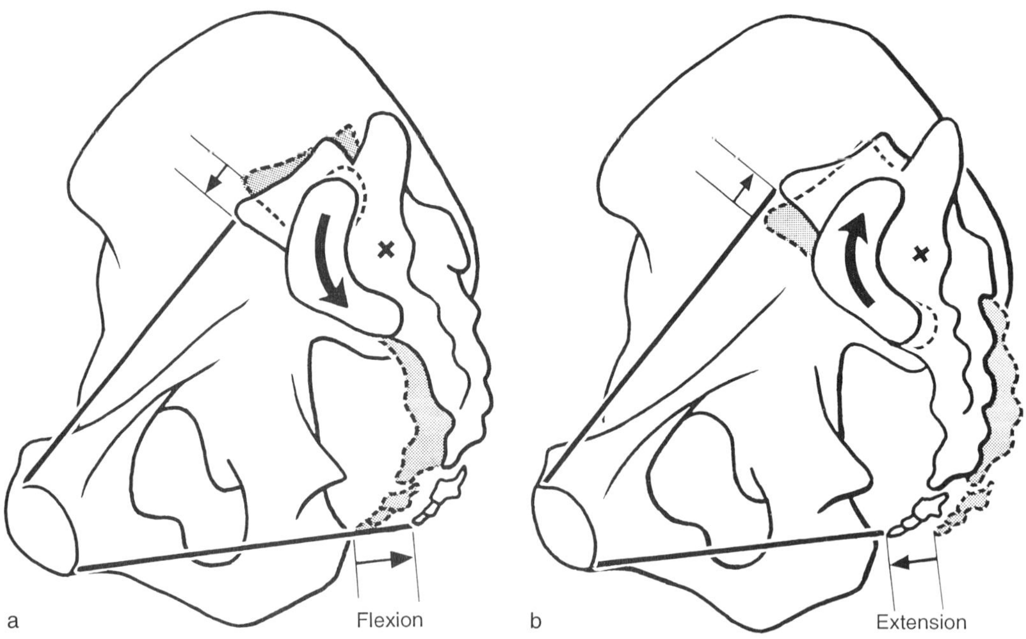

Abb. 101 a, b Bei Entlastung des Beckenringes kann das Sakrum sich zwischen den Ossa coxae bewegen. In der Flexion (**a**) gleitet das Promontorium nach ventral und kaudal, in der Extension (**b**) nach dorsokranial. Diese Bewegungen werden unterschiedlich gebremst, (s. a. Abb. 95 und 96).
(Aus: *Kapandji, I. A.:* Funktionelle Anatomie der Gelenke, Bd. 3 Rumpf und Wirbelsäule. Enke, Stuttgart 1992.)

tralen Belastungsbereich als entgegengesetzt beschreiben.

Bei einer Flexion der LWS einschließlich des 5. LWK transferieren seine Facetten auf denen des Sakrum in die Divergenz, wogegen das Kreuzbein in die Extension nutiert. Die Extension von kranial begleitet das Sakrum mit einer gegenläufigen Flexion (Ventralnutation) und simultaner Konvergenz der Facettenpaare. Auch die Rotation zur Seitneigung verläuft gegensinnig. Nutiert die linke Seite des Sakrum in die Flexion, also um eine rechte diagonale Achse, mit korrelativer Seitneigung des Promontoriums nach links, bewegt sich L5 in die entgegengesetzte Rotation nach links bei Konvergenz in beiden Facettenpaaren und gleicher Seitneigung.

Komplexe Bewegungsabläufe

Die hier beschriebenen Funktionen des Sakrum ändern sich sofort, wenn über eine vermehrte dreidimensionale Bewegung im Hüftgelenk von kaudal oder des Oberkörpers von kranial mit Wandern des Körperschwerpunktes bzw. der vertikalen Belastungsachse andere Vektoren einwirken.

Bei einer Seitneigung nach rechts aus der Flexion beispielsweise torquiert das Sakrum um eine rechte diagonale Achse in eine Rückwärtsrotation nach links mit Seitneigung der Sakralbasis nach rechts (links auf rechts). Hier wirkt einerseits das Wirbelgruppenverhalten der LWS (entgegengesetzte Seitneigung zur Rotation nach links) und andererseits das Verschieben des Körperschwerpunktes nach rechts auf die Sakrumfunktion ein. Die zunehmende vertikale Belastung auf das rechte Iliosakralgelenk bremst die ja ohnehin geringe Bewegungsfreiheit, so daß die Nutation im linken Iliosakralgelenk frei wird. Auch die ligamentäre Fixierung (Lig. iliolumbale) unterstützt dieses Verhalten.

Anders als im Zweibeinstand reagiert das Sakrum beim Gehen. Hier wirken zusätzliche dynamische, teils entgegengesetzte Kräfte, über die Ossa coxae ein. In der mittleren Standphase, bei belastetem und gestrecktem Bein (rechts), zeigt die Lendenwirbelsäule eine Seitneigung und Rotation nach rechts, wobei das Sakrum um die rechte diagonale Achse torquiert, aber, im Gegensatz zum Zweibeinstand, in eine Vorwärtsrotation mit Seitneigung nach links (rechts auf rechts).

In diesem Zusammenhang muß auch darauf hingewiesen werden, daß die Anatomie der Iliosakralgelenke sehr variabel ist. Bei asymmetrischen Gelenkverhältnissen zeigen sich beispielsweise differierende Nutationsverhältnisse zwischen der linken und rechten Seite. Grundsätzlich gilt es zu verifizieren, ob das zu untersuchende Problem durch eine Fehlstellung (-funktion) der Ossa coxae und/ oder des Sakrum hervorgerufen wird.

Mit der ioslierten Torsion des Sakrum zwischen den Beckenschaufeln korreliert eine Seitneigungs-Rotations-Komponente, wodurch das Promontorium, als Basis, auf der die Wirbelsäule aufbaut, schief im Raum steht. Die Folge ist eine Skoliosierung, die sich bis zu den Kopfgelenken nachweisen läßt, obwohl die Beine in der Länge und die Beckenschaufeln in ihrer Stellung, symmetrisch sind.

Die statisch funktionelle Veränderung eines Os coxae dagegen macht sich ebenso als skoliotische Veränderungen in der Wirbelsäule wie auch als Beinlängendifferenz bemerkbar. Andererseits kann die Fehlstellung (-funktion) einer Beckenschaufel mit einer entgegengesetzten Fehlfunktion (-stellung) des Kreuzbeines ausgeglichen werden. Bei der Überprüfung zeigt sich z. B. eine Beinlängendifferenz, aber die Basis, auf der die Wirbelsäule aufbaut (Promontorium), steht physiologisch waagerecht im Raum.

Die Variationen sind vielfältig. Asymmetrische Gelenkflächen werden resultativ erklärbar, wenn die Funktion des Ganzen betrachtet wird.

Bewegungen der Beckengelenke beim Gehen

Die Sakrumfunktion steht in Abhängigkeit zu den einwirkenden Kräften von kranial und kaudal, wobei das Wirbelgruppenverhalten, das „intrapelvic movement“, die Funktionen der unteren Extremität und die wandernden Belastungsachsen, in Korrelation zueinander stehen. Hierdurch wird verständlicher, warum sich keine monoartikuläre Muskulatur für die Iliosakralgelenke findet.

Es lassen sich antagonistische Muskelgruppen darstellen, wie z. B. Abdominalmuskulatur-Adduktoren, die insbesondere auf die Symphyse einwirken, oder M. iliopsoas-Glutealmuskulatur, die mehr die Iliosakralgelenke beeinflussen. Auch werden M. psoas, M. piriformis und die Beckenbodenmuskulatur als wichtige kosynergistische Muskeln bezeichnet. Andererseits, bei einer möglichen Dysbalance, kann die mobil-stabile Biomechanik in der Funktionseinheit LBB (Lendenwirbelsäule, Becken, Beine) soweit erhalten werden, daß der aufrechte Gang und Stand gewährleistet bleibt, auch wenn eine Mechano- und Nozizeption durch die Fehlfunktion aktiviert wird.

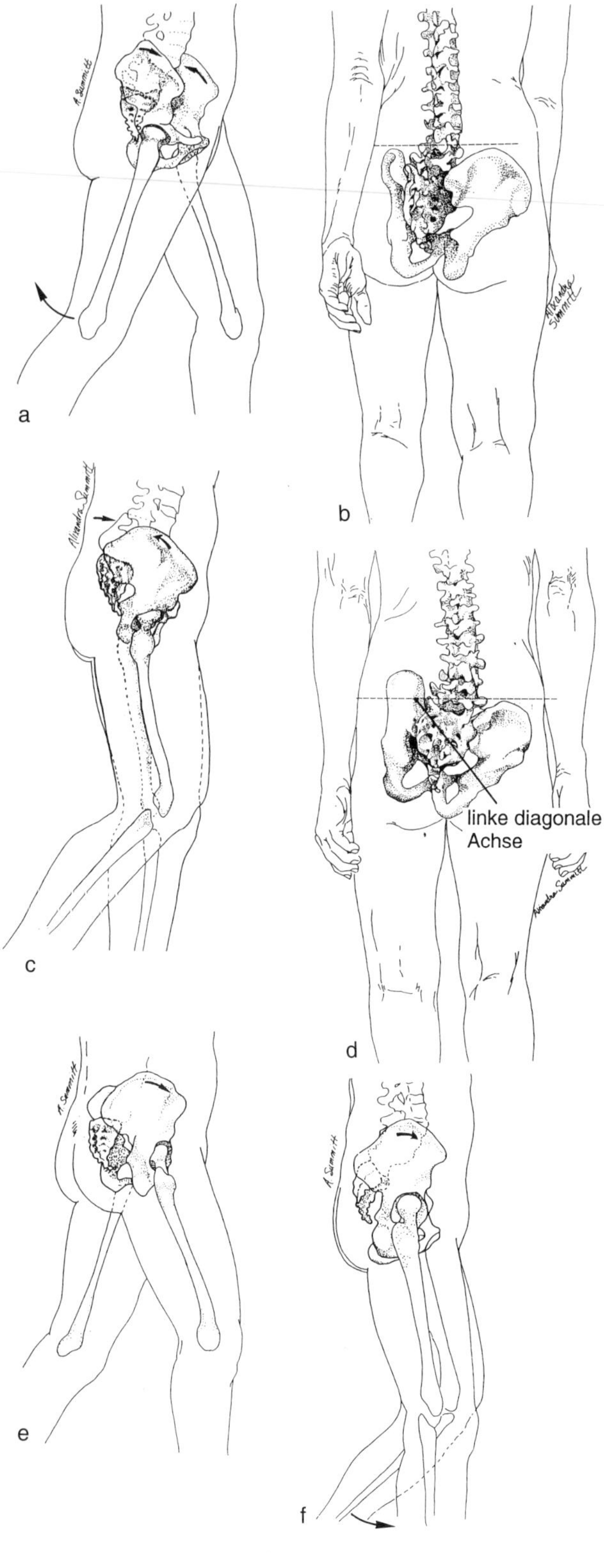

Abb. 102a–f Bewegungen des Sakrum beim Gehen. Einzelheiten (Punkt 1–8) im Text.

102a Das linke Bein übernimmt Belastung. Dadurch beginnt das linke Os coxae nach rückwärts zu rotieren. Über dem Zug der lumbalen Extensoren und Hilfe der Bänder rotiert das rechte Os coxae nach ventral.

102b Die axiale Belastung liegt auf dem linken Bein, um das rechte nach vorne zu bringen. Der Oberkörper macht eine Seitneigung nach links mit Rotation nach links. Die Lendenwirbelsäule ist dagegen noch relativ gestreckt mit einer Rotation nach rechts. (Kreuzgang).

102c Im Weiterschreiten wandert das linke Bein nach hinten und damit die vertikale Belastungsachse hinter die Nutationsachse des Sakrum. Währenddessen rotiert das linke Os coxae nach ventral. Das Gewicht des Oberkörpers wandert weiter nach links, wodurch auch die Lendenwirbelsäule jetzt eine Seitneigung nach links zeigt, bei Rotation nach rechts.

102d Mit zunehmender Verlängerung der vertikalen Belastungsachse nach links und dorsal, verriegelt das linke Iliosakralgelenk. Das rechte wird dagegen frei, so daß jetzt mit Hilfe des Muskelzuges (M. iliopsoas, Abdominal-Muskulatur) das rechte Os coxae nach rückwärts rotiert. Dies entspricht einer Ventraltorsion rechts des Sakrum um seine linke diagonale Achse.

102e Mit Aufsetzen des rechten Fußes wird die Extensorensynergie aktivert, wodurch das rechte Os coxae aus der endgradigen Rückwärtsrotationsstellung nun vorwärts rotiert.

102f Mit zunehmender Belastung der rechten Seite korreliert eine Verriegelung im rechten Iliosakralgelenk, so daß die Bewegung nun im linken Iliosakralgelenk, um eine rechte diagonale Achse weiter abläuft.
(Aus: *Greenman, Ph. E.:* Klinische Aspekte der Iliosakralgelenke beim Gehen. Manuelle Medizin 28 [1990] 83–88).

Während des Gehens rotieren die beiden Ossa coxae immer alternierend gegeneinander in Ventral- und Dorsalrotation um eine im Bereich der Hüftgelenke liegende transversale Achse, mit simultaner gegensinniger Rotation der Schambeine um horizontale Achsen, die mehr von den Acetabuli zur Symphyse verlaufen.

Auch das Funktionsverhalten der Lendenwirbelsäule zeigt eine entgegengesetzte Seitneigung und Rotation zum Sakrum. Eine weitere gegenläufige Rotation beschreibt der Oberkörper im Gegensatz zum Beckenbereich (Kreuzgang) und zur jeweils belasteten untere Extremität (Abb. 102a–f, s.a. Abb. 133a–i).

1. Hat aus dem Vorwärtsgehen der Körper das Endstadium der Doppelstandphase erreicht und die linke Ferse aufgesetzt, beginnt die Einzelstandphase links.
2. Das linke Os coxae beginnt nach hinten zu rotieren, und nach Abheben des rechten Fußes rotiert das rechte nach ventral (Abb. 102a). Zu diesem Zeitpunkt steht das Promontorium waagerecht im Raum. Die Lendenwirbelsäule ist gestreckt und nach rechts rotiert (Abb. 102b), der Oberkörper in Linksrotation.
3. Von der Mitte der Standphase an, parallel zum Wandern der vertikalen Belastungsache (nach links und hinter die Nutationsachse), rotiert das linke Os coxae nach ventral und nimmt das Sakrum auf der linken Seite mit, woraus eine Torsion um die linke diagonale Achse resultiert (links auf links oder Vorwärtsrotation) (Abb. 102c). Dies entspricht einer Nutation rechts, bei gleichzeitiger Seitneigung nach rechts). Die Lendenwirbelsäule ist hierbei nach links geneigt und nach rechts rotiert (Abb. 102d).
4. Das rechte Os coxae wird in diesem Ablauf über die Muskulatur (aktiv) zunehmend in die Rotation nach dorsal geführt.
5. Das Ende der Einzelstandphase wird erreicht. Das Becken hebt sich rechts und bewegt sich mit der Lendenwirbelsäule gegen den Femur in eine Rotation nach links (Oberschenkel simultan in Außenrotation).
6. Die Antriebsphase links schließt ab.
7. Jetzt setzt die Hacke des rechten Fußes auf, hierbei beginnt das rechte Os coxae aus seiner endgradigen Dorsalisationsstellung nach ventral zu rotieren (Abb. 102e).
8. Das Sakrum bewegt sich in die Neutralposition zurück, während das rechte Bein mehr Gewicht übernimmt (Abb. 102f). Der biomechanische Ablauf startet neu. Der stabilste Punkt während des Gehens innerhalb des Beckenringes ist die Symphyse.

Die physiologische Beckenverwringung

Im **aufrechten Stand,** bei ungleicher Belastung von den unteren Extremitäten her, wird eine physiologische Beckenverwringung deutlich.

Funktion der belasteten Seite (Abb. 103)

(Standbein, linke Seite)

(1) Durch den Schub des Femur tendiert das Os coxae links zu einer Dorsalisation um eine transversale Achse.

(2) Die Gegenkraft von oben verstärkt die Nutationsbereitschaft des Sakrum auf der linken Seite. (Eine gleichzeitige gegenläufige Bewegung wird von den Ligg. sacrotuberale und sacrospinale gebremst).

(3) Hierdurch wird eine relative Rotation um die longitudinale Achse des Sakrum nach rechts verursacht.

(4) Mit Herausziehen des „Keils" (links) rotiert das linke Os coxae nach dorsal und kranial.

(5) Gleichzeitig transferiert das linke Os coxae zusätzlich um eine vertikale Achse, einer Auswärtsdrehung oder Rotation nach lateral entsprechend (out flare).
(Rechtsrotation des Sakrum und Rotation/Translation nach links, dorsal und kranial des linken Os coxae nähern Ursprung und Ansatz der bremsenden Bänder – Ligg. sacrotuberale und sacrospinale links – an, wodurch diese Bewegung möglich wird.)

(6) Die Sakrumbasis links sinkt nach vorn und unten ab (Nutation links). Dadurch hebt sich die gegenüberliegende Sakrumspitze nach oben und außen (Rotation nach rechts). Das Sakrum bewegt sich um eine rechte diagonale Achse, von oben außen rechts nach unten außen links (Abb. 104).

(7) Mit diesem Bewegungsablauf werden gleichzeitig die vertikalen Bandzüge des Lig. iliolumbale links vom Processus costarius des 5. LWK gestrafft.

(8) Der 5. LWK macht im Raum eine relative Seitneigung nach links mit Rotation nach links, steht aber im Verhältnis zum Sakrum in Seitneigung nach rechts (mit Rotation nach links).

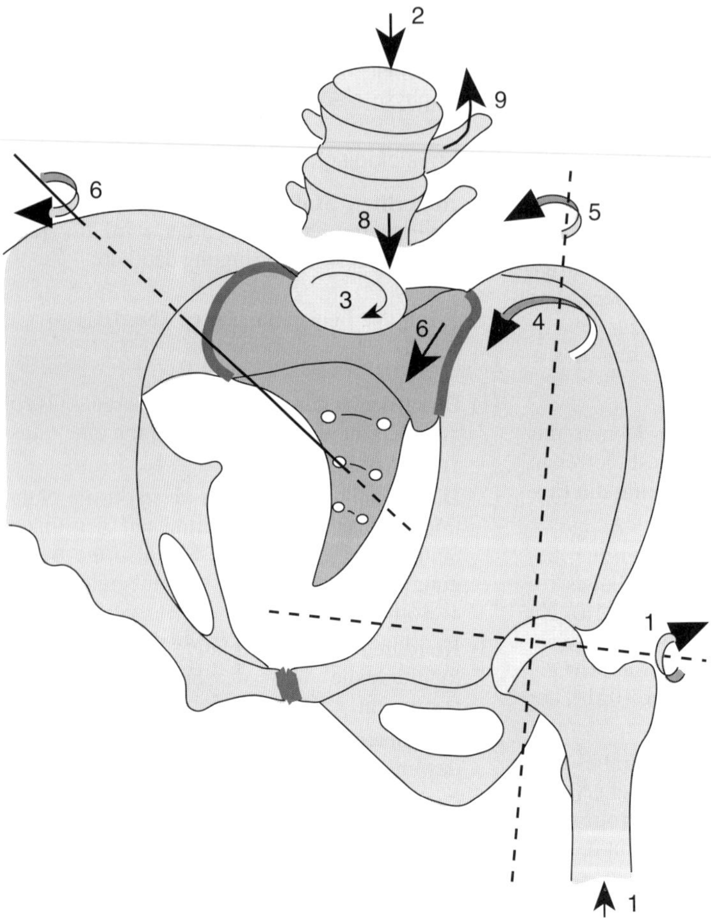

Abb. 103 Die physiologische Beckenverwringung im Stand auf der linken, belasteten Seite. (Erklärungen im Text.)

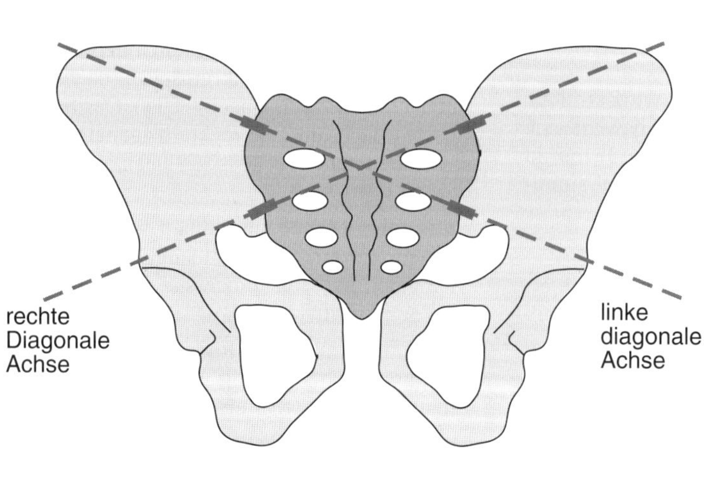

Abb. 104 Da die Facies auricularis unterschiedlich gewellte Oberflächen zeigt, sind reine axiale Bewegungen in den Iliosakralgelenken nicht möglich. Insbesondere die diagonalen Achsen stellen eine vereinfachende Zusammenfassung variierender Achsen dar, um die Funktion des Beckenringes („intrapelvic movement“) beschreiben zu können. Sie verlaufen vom oberen Pol des Gelenkes, nach dem sie benannt werden und ziehen durch den unteren Pol des gegenüberliegenden Gelenkes.

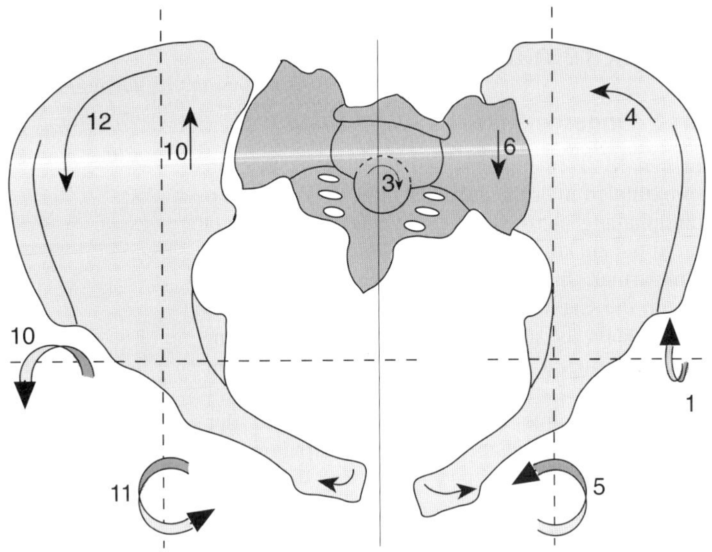

Abb. 105 Die physiologische Beckenverwringung im Stand auf der unbelasteten rechten Seite. (Erklärungen im Text).

(9) Der 4. LWK folgt der Rückwärtsrotation des linken Ilium und steht rotiert nach links, mit relativer Seitneigung nach links.

Funktion der unbelasteten Seite (Abb. 105)

Der Bewegungsablauf im lumbosakralen Übergang und die Nutationsbewegung im linken Iliosakralgelenk sind nur möglich, weil Kraft und Gegenkraft hier um ein vielfaches größer sind als auf der unbelasteten Seite.

(10) Das rechte Os coxae wird in eine Ventralisation um eine transversale Achse, mit der Straffung der rechten Ligg. sacrotuberale und sacrospinale gezogen, wobei es eine ventral und kaudal gerichtete Bewegung eingeht. (Ursprung und Ansatz dieser Bänder entfernten sich bereits mit der Rotation der Sakrumbasis nach rechts um die longitudinale Achse und der Sakrumspitze nach hinten und oben um die rechte diagonale Achse.)

(11) Da die Symphyse ein Auseinanderweichen nicht zuläßt, muß das rechte Os coxae in Korrelation zum linken um eine vertikale Achse in eine Einwärtsdrehung (in flare) folgen.

(12) Die ventralen Bandzüge des Lig. iliolumbale vom 5. LWK auf der linken Seite strafften sich und verhinderten eine Rotation.

(13) Dadurch steht der 5. LWK mit dem rechten Facettenpaar in Konvergenz oder Schließungsstellung.

(14) Da der 4. LWK gegenüber LWK 5 um 8° lateral flektieren kann, wird die Stellung des LWK 5 nach links von LWK 4 relativ kompensiert, so daß LWK 3 seiner Aufgabe als mobile Basis für die restlichen Wirbelsäulenabschnitte gerecht werden kann und zwar unabhängig von der physiologischen Beckenverwringung.

Von der Arthrokinematik des Sakrum aus gesehen erscheinen die Iliosakralgelenke links in einer Ventralnutation und rechts in einer Dorsalnutation, wobei das Sakrum schräg zwischen den Ilii steht. Dies entspricht der physiologischen Beckenverwringung. Möglich wird diese durch eine gegenläufige Nutationsbewegung, wobei der tatsächliche Bewegungsausschlag in den Gelenken selbst überaus gering ist, sich aber mit den angreifenden Hebeln vielfach multipliziert. Da jede Bewegung im Beckenbereich gleichzeitig in mehreren Ebenen abläuft, sind unterschiedliche Denkmodelle erklärbar. Hier wurde ein „intrapelvic movement" erläutert, bei symmetrischen Gelenkverhältnissen und dem Einwirken der Kräfte, indem der Körperschwerpunkt vor (ventral) der Nutationsachse liegt. Aus arthrokinematischer Sicht zeigt sich das Verhalten des Sakrum immer als gegenläufig zu L5 und den beiden Ossa ilii; es läßt sich so mit den Zwangsfunktionen des Atlas vergleichen.

3.4 Gelenke der oberen Extremität

3.4.1 Fingergelenke

In den MCP-(metakarpophalangealen), den PIP-(proximalen interphalangealen) und DIP-(distalen interphalangealen) Gelenken findet sich jeweils proximal ein konvexer und distal ein konkaver Gelenkpartner. In den interphalangealen Gelenken bilden die Capita phalangis zwei Höcker, auf denen jeweils die gegenüberliegenden Gelenkpfannen artikulieren. In den Grundgelenken stellen sich die metakarpalen Köpfe zwar nicht seitengleich, aber ohne Kondylen dar. Aufgrund der asymmetrischen Flächen der metakarpalen und phalangealen Gelenke und des unterschiedlichen Zuges des Kollateralbänder zielen die Finger 2 bis 5 in der Beugung in Richtung des Os scaphoideum. Dieser Effekt verbessert die Oppositionsfähigkeit der Finger gegen den Daumen bzw. ermöglicht das Abspreizen bei der Extension (Abb. 106a, b).

Fingergelenke

Verriegelte Stellung:	Interphalangealgelenke = maximale Streckung	1–5
	Metakarpalgelenke = maximale Flexion	1–5
Ruhestellung:	Interphalangealgelenke = leichte Flexion	1–5
	Metakarpalgelenke = leichte Flexion	1–5
Kapselmuster:	Flexion vermehrt eingeschränkt	

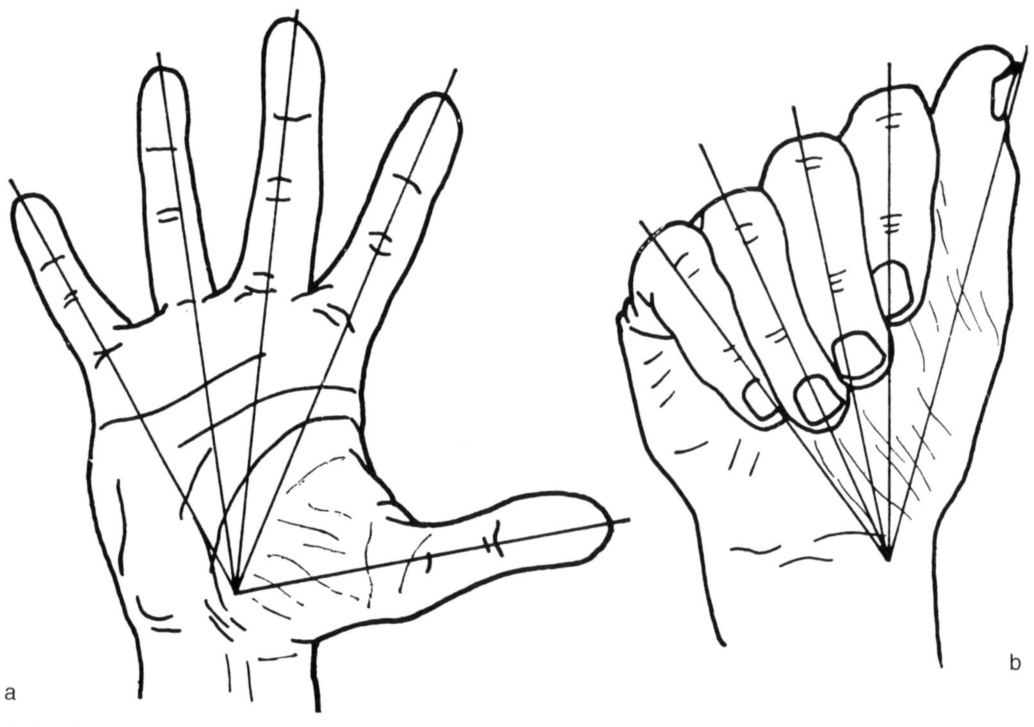

Abb. 106a, b Die Gelenkflächen der Finger 2–5 sind so geformt, daß die Flexion eine Adduktion und die Extension ein Abspreizen ermöglicht.
(Aus: *Kapandji, I. A.:* Funktionelle Anatomie der Gelenke, Bd. 1 Obere Extremität. Enke, Stuttgart 1992.)

3.4.2 Daumengelenk

Bei dem Karpometakarpalgelenk des Daumens, gebildet aus dem ersten Os metacarpale und dem Os trapezium, handelt es sich um ein zweiachsiges Sattelgelenk, dessen Beuge-, Streck-, Ab- und Adduktionsachsen sich rechtwinklig gegenüberstehen. Die relativ weite Gelenkkapsel ermöglicht auch Kombinationsbewegungen, wie z. B. die Opposition zum kleinen Finger, die sich aus der Flexions-Adduktionsbewegung zusammensetzt.

Die Ab- und Adduktion verläuft nach der Konvexregel: der Daumen bewegt sich weg vom und hin zum Zeigefinger in einer palmar-dorsalen Richtung.

Die Flexion und Extension nach der Konkavregel bringt den Daumen in der Flexion nach palmar-ulnar und in der Extension nach dorsal-radial.

Im Grundgelenk und dem interphalangealen Gelenk sind die Gelenkflächen und der Verlauf der Kollateralbänder so angelegt, daß sich bei der Flexion die beiden Endglieder um eine longitudinale Achse nach palmar oder in eine Pronationsrichtung bewegen.

Daumengelenk	
Verriegelte Stellung:	maximale Opposition
Ruhestellung:	Mittelstellung zwischen Ab- und Adduktion, Flexion und Extension
Kapselmuster:	Abduktion und Extension

3.4.3 Handgelenke

Die Handwurzel besteht aus der proximalen und der distalen Handwurzelreihe, die miteinander das interkarpale Gelenk bilden (Articulatio mediocarpalis), während die proximale Reihe mit dem Radius artikuliert (Articulatio radiocarpalis).

Die Handwurzel wird gebildet **distal** (von radial nach ulnar) aus dem

Os trapezium, Os trapezoideum,
Os capitatum und Os hamatum,

proximal aus dem
Os scaphoideum, Os lunatum, Os triquetrum und dem Sesambein Os pisiforme, das gelenkig mit dem Triquetrum verbunden ist.

Das Capitatum ist rundherum konvex; nur nach ulnar zum Hamatum flachkonvex ausgebildet. Das Scaphoideum hat eine bikonvexe und bikonkave Gestalt: Zum Capitatum konkav, zum Radius konvex, zum Lunatum konkav und zu den Trapezii konvex.

Das Lunatum stellt sich dorsal schmaler und palmar dicker (bauchiger) dar, wobei es mit dem Capitatum konkav und dem Radius konvex artikuliert.

Flexion

Bei der Flexion bewegt sich die distale Handwurzelreihe gegen die proximale und die proximale gegen den Radius nach der Konvexregel (mit Ausnahme der Ossa trapezii). In endgradiger Bewegung (85°) zeigt sich im Radiokarpalgelenk ein größerer Spielraum (50°) als im metakarpalen (35°). Bei mittelgradigem Gelenkausschlag bleibt der Bewegungsablauf der Handgelenke im gleichen Verhältnis.

Extenison

Die Extension in beiden Handgelenken verläuft ebenfalls nach der Konvexregel. Beim Bewegungsausschlag im mittleren Bereich steht die Bewegung im gleichen Verhältnis, während bei endgradiger Bewegung (85°), mit 50° Extension im distalen Gelenk gegenüber 35° in proximalen, sich eine Differenz ergibt. Bei dieser Bewegung schieben sich die **konkaven** Trapezii auf das Scaphoideum, das hierdurch in eine Flexion (palmare Rotation um eine radioulnare Achse) bewegt wird.

Radialabduktion (Abb. 107, 108)

(1) Die proximale Handwurzelreihe gleitet mit ihrer konvexen Fläche nach ulnar um eine dorsovolare Achse durchs Capitatum.

(2) Diese Bewegung wird durch die ligamentären Züge, die das Triquetrum mit dem Radius verbinden, gebremst, so daß die Trapezii mit dem Scaphoideum das Lunatum gegen das Triquetrum drücken.

(3) Bei fortschreitender Radialabduktion nähert sich das Metacarpale II dem Radius weiter an. Dies verursacht, daß die Trapezii sich dorsal auf das Scaphoideum aufschieben.

(4) Hierdurch wird das Scaphoideum um seine longitudinale Achse (radioulnar) wie bei einer Flexion in eine palmare Rotation gedreht.

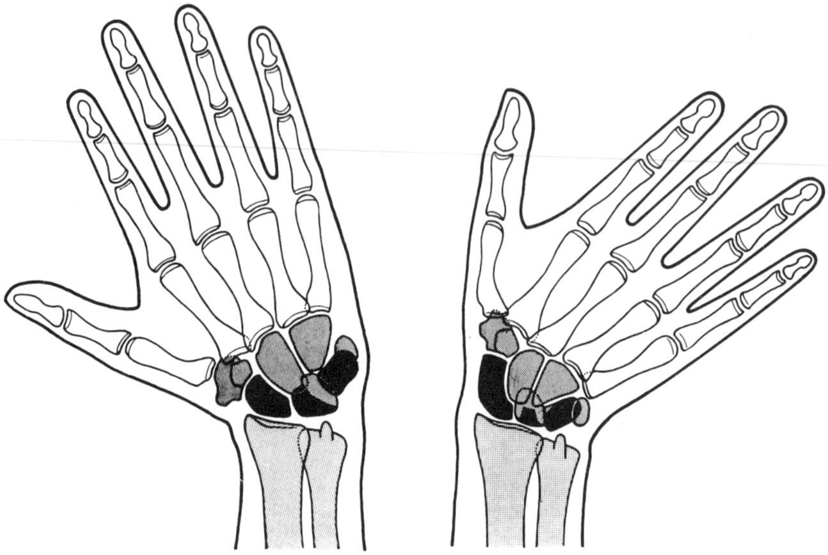

Abb. 107 Eine radiale und ulnare Abduktion im Handgelenk ist nur möglich, wenn die Handwurzelknochen sich im Verhältnis zueinander bewegen. Andererseits müssen Instabilitäten dabei vermieden werden, um eine kontinuierliche Kraftübertragung gewährleisten zu können.
Deutlich läßt sich am Schatten des Os scaphoideum dessen Exkursion zwischen den Lateralbewegungen erkennen.
(Aus: *Rohen, J. W.:* Funktionelle Anatomie des Menschen. Schattauer, Stuttgart–New York 1985.)

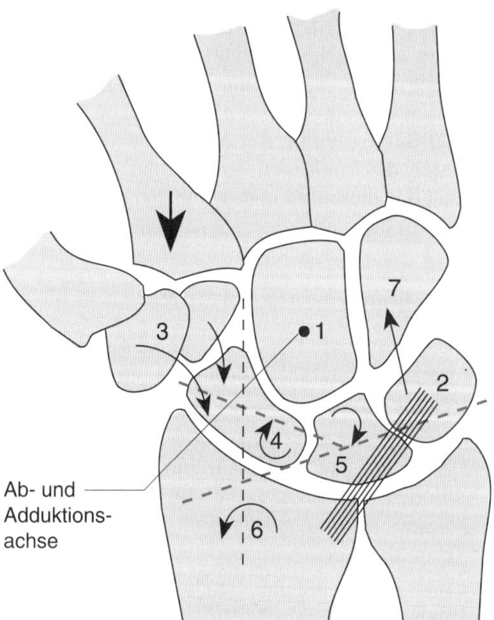

Abb. 108 Die Bewegung der Handwurzelknochen bei radialer Abduktion. (Erläuterungen [Punkt 1–7] im Text.)

(5) Die Palmarflektion des Scaphoideum kompensiert das Lunatum mit gleichzeitiger entgegengesetzter Extension (Rotation nach dorsal).

(6) Bei zunehmender Maximalbewegung schieben sich die Trapezii weiter auf das Scaphoideum. Hierdurch wird zusätzlich ein „Kippen“ des Scaphoideum um eine proximo-distale Achse bewirkt, die etwa im rechten Winkel zur longitudinalen liegt. Dabei hebt sich der ulnare Teil dorsal an; er artikuliert jetzt mit dem dünneren Körperabschnitt das Lunatum.

(7) Mit endgradiger Bewegung wird das Triquetrum auf das Hamatum nach dorsal gezogen. Dieser zusätzliche Freiraum schafft Platz für ein weiteres Gleiten von Capitatum und Hamatum in Richtung Ulna.

Ulnarabduktion (Abb. 109)

(1) Bei der Ulnarabduktion gleitet die konvexe proximale Handwurzelreihe gegen den Radius und den Discus articularis, der die Ulna mit dem Carpus verbindet, um eine palmar-dorsale Achse durchs Capitatum.

(2) Das Trapezium zieht durch ligamentäre Verbindung das Scaphoideum hinter sich her.

(3) Dieser gemeinsame Ablauf wird gebremst durch das Lig. collaterale radiale, welches das Scaphoideum mit dem Radius verbindet.

(4) Bei fortschreitender Ulnarabduktion wird das Scaphoideum durch das Band in eine Extensionsstellung aufgerichtet, kompensiert vom Lunatum, das entgegengesetzt nach palmar rotiert (flektiert).

(5) In endgradiger Abduktion gleitet der Kopf des Capitatum gegen das Lunatum nach radial und nimmt das Hamatum mit, bis das Capitatum gegen das Scaphoideum stößt.

(6) Das Triquetrum wird durch diese Bewegung gegen den ulnaren Diskus gedrückt und nach dorsal angehoben, womit es die endgradige Stellung des Hamatum ermöglicht.

Die bei radialer und ulnarer Abduktion beschriebene kompensatorische Gegenbewegung zwischen Os scaphoideum und Os lunatum ermöglicht eine unveränderte Kraftübertragung der Handgelenke gegen den Unterarm unabhängig von der Funktionsstellung.

Handgelenke

Verriegelte Stellung:	Ulnarabduktion, Radialabduktion oder maximale Dorsal-Extension
Ruhestellung:	Leichte Flexion, da die Gelenkfläche des Radius um 15° nach proximal geneigt steht
Kapselmuster:	Alle Richtungen gleichmäßig eingeschränkt.

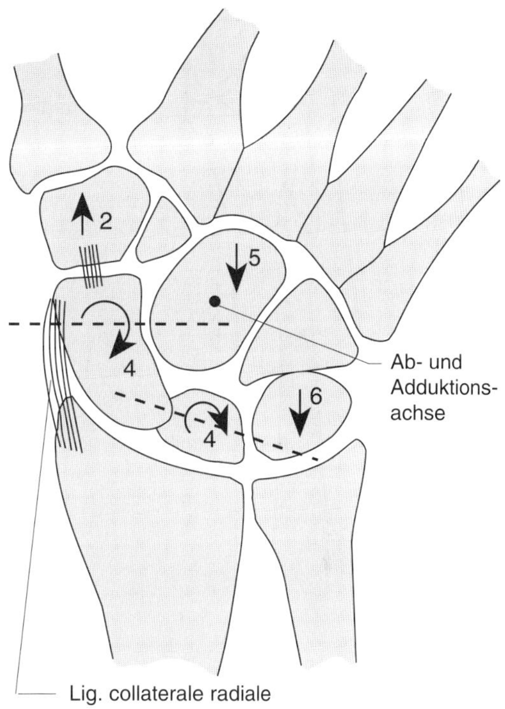

Abb. 109 Die Bewegung der Handwurzelknochen bei ulnarer Abduktion. (Erläuterungen [Punkt 1–6] im Text.)

3.4.4 Unterarmgelenke (Abb. 110)

Der Unterarm wird gebildet von der Ulna und dem Radius, die durch die Membrana interossea verbunden sind. Die Membran gewährleistet die Kraftübertragung unabhängig von der Funktionsstellung.

Im distalen Radioulnargelenk artikuliert das konvexe Caput ulnae mit der Incisura radioulnaris. Dieses Gelenk wird dorsal und palmar überdeckt von verstärkten Faseranteilen der Kapsel bzw. parallelen Fasern der Membrana interossea mit einem von der Ulna zum Radius nach distal schrägen Verlauf.

Proximal im Bereich des zusammengesetzten Ellenbogengelenkes (Articulatio cubiti) artikuliert das abgeflachte Caput radii einerseits mit seiner Fovea articularis radii mit dem konvexen Capitulum humeri, und andererseits mit seiner konvexen Umrandung in der konkaven Gelenkfläche der Ulna. Gesichert wird diese doppelte Gelenkverbindung durch das Lig. collaterale radiale und Lig. anulare radii. Das Lig. collaterale radiale zieht vom lateralen Humerus in das Ringband und weiter bis zur Ulna. Das ulnare Kollateralband besteht aus drei Faserzügen, von denen ein Teil in die Ellenbeuge zur Ulna zieht.

Die Ulna artikuliert über ihr Olecranon und der Trochlea humeri. Dieses Gelenk ist morphologisch und funktionell ein Sattelgelenk: von der Ulna aus gesehen in Beugung und Streckung konkav, konvex für die Ab- und Adduktion in radioulnarer Ebene. Die Trochlea humeri stellt sich schräg zur longitudinalen Achse des Humerus, in einem nach lateral offenen Winkel dar. Abhängig

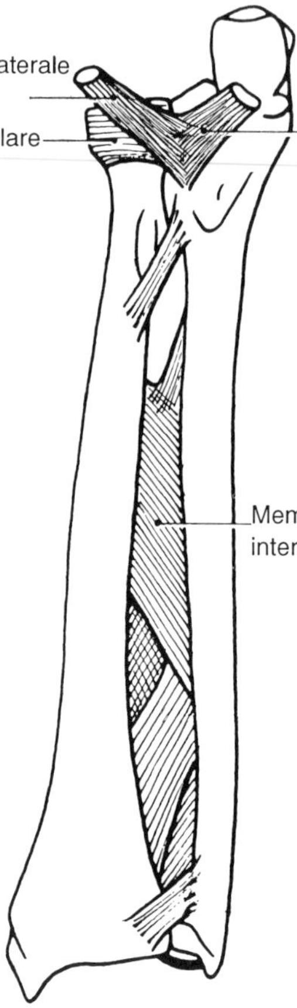

Abb. 110 Die Ligg. collateralia radiale und collateralia ulnare verlaufen beide vom Humerus schräg nach innen in die Ellenbeuge.
(Aus: *Kapandji, I. A.:* Funktionelle Anatomie der Gelenke, Bd. 1 Obere Extremität. Enke, Stuttgart 1992.)

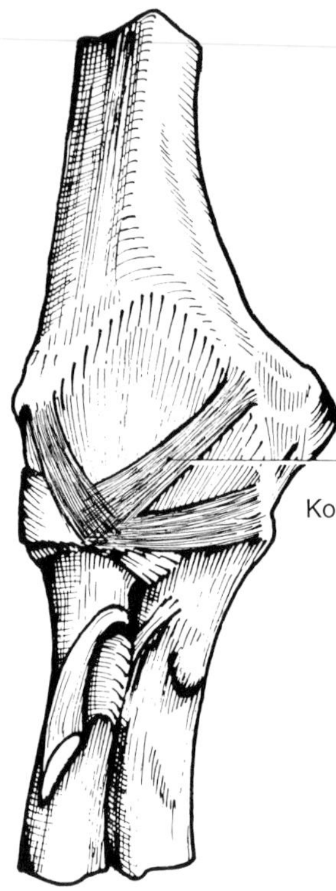

Abb. 111 Bei der Extension im Ellenbogengelenk straffen sich die in der Ellenbeuge verlaufenden Bänder, bei resultierender progressiver Reibungserhöhung der artikulierenden Gelenkflächen.

vom Konstitutionstyp ist dieser Winkel größer oder kleiner. Hier liegt auch der Schlüssel zur Fähigkeit des Weitwurfes; je mehr sich die Rotationsachse des Unterarmes der Verlängerung der longitudinalen des Humerus annähern kann, desto besser wird der Wurfhebel.

Beugung und Streckung im Ellenbogen

Bei aktiver Beugung behindern die kontrahierten Flexoren eine endgradige Bewegung. Passiv läßt sich das Gelenk weiter bewegen und wird ligamentär gebremst.

Bei der Extension werden Ursprung und Ansatz der medialen Züge der Kollateralbänder und der Kapselanteile voneinander entfernt, verstärkt durch die vorspringende runde Form der Trochlea. Aus diesem Grunde muß sich die Reibung der Gelenkfläche des Olecranon gegen die Trochlea zunehmend verstärken (vergleichbar mit einer Bremsbacke). Dadurch wird ein knöchernes Anstoßen des Olecranon in der Fossa olecrani verhindert (Abb. 111).

Supination bei gebeugtem Ellenbogen

Im distalen Radioulnargelenk bewegt sich der konkave Radius um die konvexe Ulna, während sich proximal das konvexe Caput radii in einer konkaven Gelenkfläche seitens der Ulna bewegt. Diese gegensätzliche Gleitbewegung läßt den Radius während der Supinationsbewegung an seinem Platz, zumal die konkave Gelenkfläche zum Capitulum humeri ebenfalls verhindert, daß sich bei der Supination die Achse von der Fovea capitis radii zum Finger des dritten Strahles verändert. Damit wird eine annähernd zentrierte Rotation der Hand um diese Achse gewährleistet (Abb. 112).

Pronation bei gebeugtem Ellenbogen

Bei fixierter Ulna findet eine endgradige Pronation nicht statt. Die Ulna muß nach lateral ausweichen, um Platz für den Radius zu schaffen. Zusätzlich ist zu berücksichtigen, daß die Beugemuskulatur zwischen Radius und Ulna eingeklemmt wird (Abb. 113a).

Da die Pronation im Bewegungsausschlag mit etwa 80°–85° der Supination mit 90° sehr nahe kommt, bedarf es einer erheblichen lateralen Abduktion, um diesen Bewegungsausschlag zu gewährleisten (Abb. 113b).

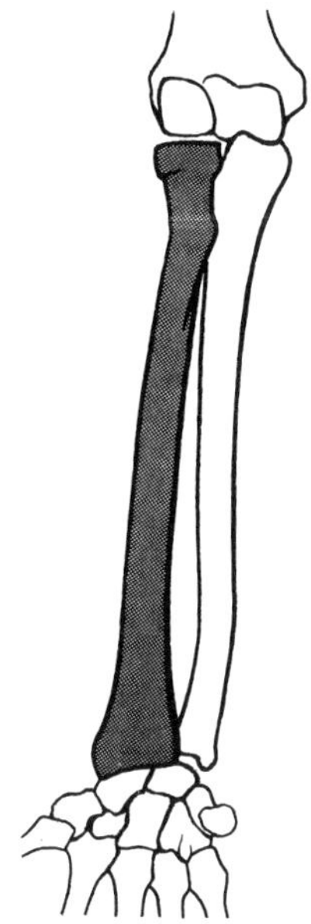

Abb. 112 In die Supination bewegt sich der Radius annähernd um seine longitudinale Achse, wodurch die Ulna in eine mediale Abduktion gezwungen wird.
(Aus: *Kahle, W., H. Leonhardt, W. Platzer:* Taschenatlas der Anatomie, Bd. 1 Bewegungsapparat. Thieme, Stuttgart–New York 1991.)

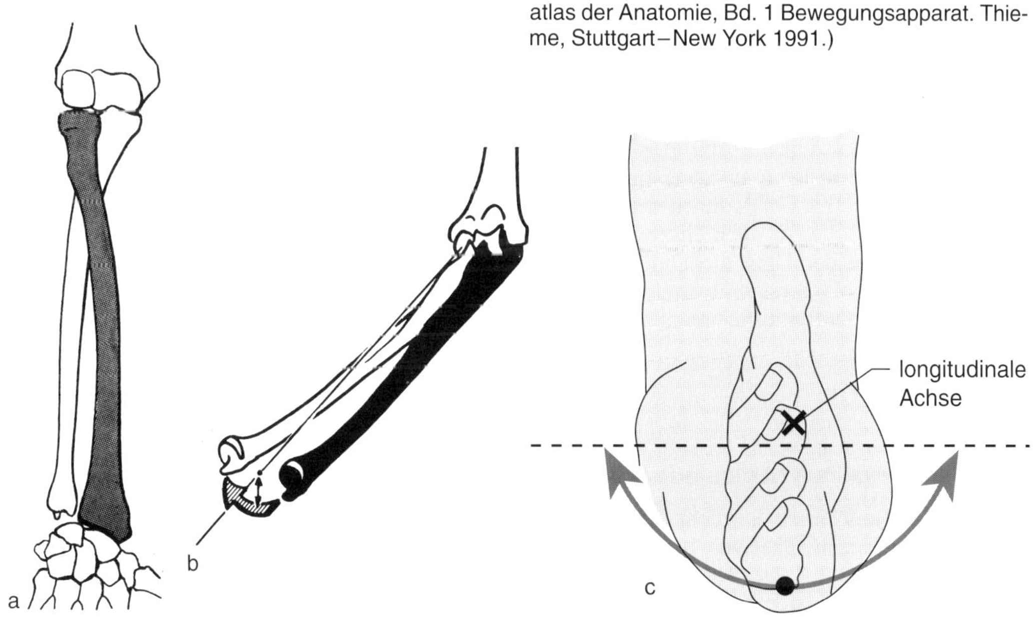

Abb. 113a–c Eine Pronation ist nur möglich, wenn die Elle eine Ausweichbewegung nach lateral und dorsal macht. Dabei beschreibt sie eine Kreisbahn ohne Rotation, wobei sich das Olecranon nach der Konvexregel bewegt.

a Aus: *Kahle, W., H. Leonhardt, W. Platzer:* Taschenatlas der Anatomie, Bd. 1 Bewegungsapparat. Thieme, Stuttgart–New York 1991. **b** und **c** Nach: *Kapandji, I. A.:* Funktionelle Anatomie der Gelenke, Bd. 1 Obere Extremität. Enke, Stuttgart 1992.)

Während der Radius um seine longitudinale Achse rotiert, bewegt sich die Elle in einer Kreisbahn ohne Rotation um den distalen Radius nach lateral. Einklemmen der Beugemuskulatur und Straffung der distalen Faserzüge am Radioulnargelenk begünstigen bzw. verursachen diese Bewegung. Kreisbahn und Achse treffen sich im gemeinsamen Drehpunkt. Dabei bewegt sich das Olecranon nach der Konvex-Regel in Ab- und Adduktion um eine palmar-dorsale Achse (Abb. 113c).

Supination bei endgradig gestrecktem oder gebeugtem Ellenbogen

Mit zunehmender Streckung oder Beugung im Ellenbogengelenk wird die Ab- und Adduktionsfähigkeit der Ulna und das Rotationsvermögen des Radiusköpfchens behindert. Bei endgradiger Ellenbogenextention und -flexion preßt die zunehmende ligamentäre Spannung das Olecranon in die Incisura trochlearis, wodurch ein Gelenkspiel verhindert wird. (Verriegelte Stellung). Ein Ausweichen (ulnare Adduktion) ist dadurch unmöglich und verringert den endgradigen Supinationsausschlag. Eine Außenrotation des nicht fixierten Oberarmes kompensiert diesen Verlust.

Pronation bei endgradig gestrecktem oder gebeugtem Ellenbogen

Mehr noch als die Supination ist die endgradige Pronation abhängig von der einsetzenden ligamentären Spannung bei zunehmender Flex- oder Extension, insbesondere bei aktiver maximaler Beugung. Dabei spielt das Einklemmen der Flexoren eine zusätzliche Rolle, ist doch eine vollständige radiale Abduktion der Ulna nicht möglich, wodurch nur noch 45° Pronation erreicht werden. Hier muß der Oberarm mit Innenrotation kompensieren.

Ellenbogengelenke

Verriegelte Stellung:

– Articulatio humeroulnaris	= Extension und Supination
– Articulatio humeroradialis	90° Flexion und 5° Supination
– Distales und proximales Radioulnargelenk	= Spannung der Membrana interossea bei ~ 5° Supination von Null

Ruhestellung:

– Articulatio humeroulnaris	= ~ 70° Flexion und 10° Supination
– Articulatio humeroradialis	= maximale Extension und Supination
– Distale Articulatio radioulnares	= ~ 10° Supination
– Proximale Articulatio radioulnares	= ~ 35° Supination und 70° Flexion

Kapselmuster:

– Articulatio cubitis	= Es ist wesentlich mehr die Flexion als die Extension eingeschränkt. Das Gleiche gilt für die Unterarmgelenke.

3.4.5 Schultergelenk (Articulatio humeri)

Das Schultergelenk besteht aus dem Caput humeri mit einem Diaphysenwinkel von 135° und einem Torsionswinkel von 30°. Der Humerus artikuliert mit der Cavitas glenoidalis, einer flachen bikonkaven Pfanne, vom Labrum glenoidale umrandet. Nach ventral und ventrolateral stellen sich zwei Erhebungen dar, das Tuberculum minus und majus, zwischen denen im Sulcus intertubercularis die lange Bizepssehne verläuft. An den Tuberkuli inserieren die das Gelenk bewegende Muskeln.

Neben der relativ weiten Kapsel finden sich zwei Bänder, die die Kapsel zu sichern helfen: das Lig. coracohumerale (Abb. 114a) mit seinem Verlauf vom Processus coracoideus zu den beiden Tuberkuli und das Lig. glenohumerale mit seinen Bandzügen superius, medium und inferius (Abb. 114b), die als ventrale Umrandung zwischen der Scapula und dem Tuberculum minus verlaufen. Beiden Bändern gemein ist die Entspannung bei Innen-, und die Anspannung bei Außenrotation. Während das glenohumerale Band mehr die Abduktion hemmt, entspannt sich das coracohumerale hierbei und bremst die Extension und die Kombination von Abduktion-Flexion.

Abduktion

In der Abduktion aus der Neutralstellung verstärkt sich der Druck der artikulierenden Gelenkpartner mit der zunehmenden ligamentären Spannung, und das Tuberculum majus nähert sich dem Labrum glenoidale und dem Lig. coracoacromiale an, wodurch die Bewegung ebenfalls gehemmt

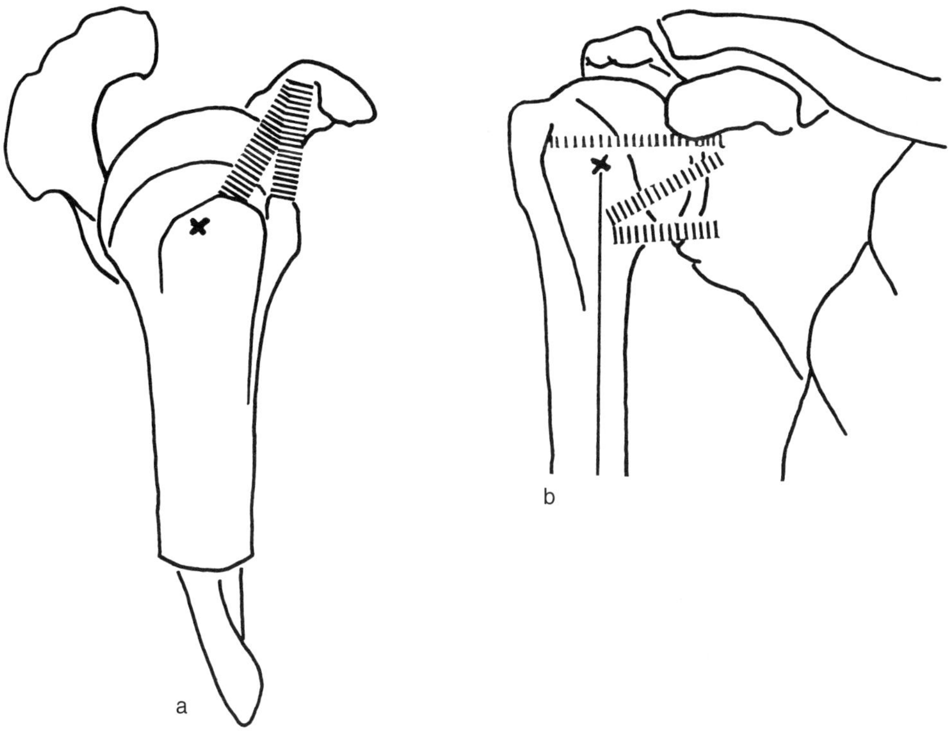

Abb. 114a–b Das Lig. coracohumerale (**a**) und glenohumerale (**b**) entspannen sich bei Innenrotation, straffen sich in die Außenrotation und bremsen antagonistisch die Abduktion und Adduktion. (Aus: *Kapandji, I. A.:* Funktionelle Anatomie der Gelenke, Bd. 1 Obere Extremität. Enke, Stuttgart 1992.)

wird. In dieser Stellung (90°) sind Innen- und Außenrotation möglich. Bei zusätzlich eingeleiteter Außenrotation entfernt sich das Tuberculum majus mit seinen Muskelinsertionen vom Labrum und dem Lig. coracoacromiale, schlüpft unter das Akromion und schafft Platz für eine weitere Abduktion auf 110°.

Aus 30° Flexionsausgangsstellung ist die Abduktion ohne Außenrotation ebenfalls bis 110° möglich.

Um die volle Abduktionselevation von 180° zu erreichen, ist neben dem endgradigen Bewegungsausschlag der Schulter auch der der Schultergürtelgelenke notwendig.

Zusätzlich muß sich die Brustwirbelsäule aus ihrer Kyphose aufrichten, zur Gegenseite ausweichen und dabei rotieren.

Der scapulohumerale Rhythmus

Die aktiven Bewegungen des Armes sind nur in gleichzeitiger Korrelation mit der Schulterblattbewegung möglich, wobei der Humerus im Verhältnis 2 : 1 einen doppelt so großen Weg zurücklegt, als es der Bewegung im Schultergelenk entspricht (Abb. 115a–e). Wird die obere Extremität passiv in die Abduktion gebracht, bewegt sich die Scapula abhängig von Flexion und Rotation des Armes erst zwischen 60° und 90° mit.

Schultergelenk (Articulatio humeri)

Verriegelte Stellung:	maximale Abduktion und Außenrotation
Ruhestellung:	bei 55° Abduktion und 30° horizontaler Adduktion
Kapselmuster:	in der Reihenfolge: 1. Außenrotation 2. Abduktion 3. Innenrotation

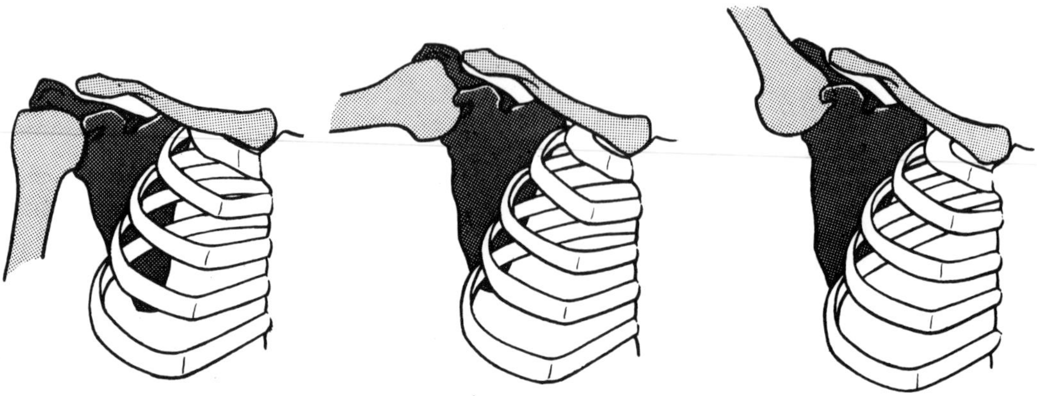

Abb. 115a–c Als skapulo-humeraler Rhythmus wird das aktive Bewegungsverhältnis zwischen Oberarm und Schultergürtel bezeichnet, wobei sich der Humerus infolge der Bewegung der Scapula im Verhältnis 2 : 1 zur Bewegung im Schultergelenk bewegt.
(Aus: *Kahle, W., H. Leonhardt, W. Platzer:* Taschenatlas der Anatomie, Bd. 1 Bewegungsapparat. Thieme, Stuttgart–New York 1991.)

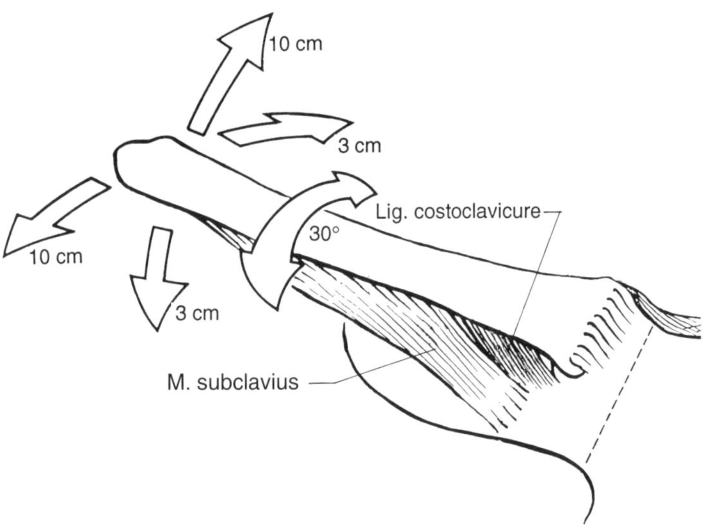

Abb. 116 Ohne Außenrotation der Clavicula, aktiv eingeleitet vom M. subclavius, ist eine Elevation des Humerus nicht möglich. Insgesamt sind die Bewegungsausschläge, durch das sternale Zwei-Kammer-Gelenk garantiert: Elevation und Depression je 3 cm, Protraktion und Retraktion je 10 cm, Innen- und Außenrotation insgesamt 30°. Folglich bewegt sich die Clavicula um 3 Achsen im Sternoklavikulargelenk.
(Nach: *Kapandji, I. A.:* Funktionelle Anatomie der Gelenke, Bd. 1 Obere Extremität. Enke, Stuttgart 1992).

3.4.6 Schultergürtel (Cingulum extremitatis humeri)

Der Schultergürtel besteht aus der Scapula und der Clavicula. Während das Schlüsselbein mit dem Manubrium im Sternoklavikulargelenk und mit der Scapula im Akromioklavikulargelenk artikuliert, bezeichnen wir die skapulo-thorakale Stellmuskulatur als Muskelgelenk.

Das Sternoklavikulargelenk ist als Sattelgelenk und das Akromioklavikulargelenk flach konvex seitens des Schlüsselbeines und flach konkav zur Scapula ausgebildet.

In beiden Gelenken sind Bewegungen in vertikaler (um eine sagittale), horizontaler (um eine vertikale) und axialer Richtung (um eine longitudinale Achse) möglich. Im Sternoklavikulargelenk (Abb. 116) erlaubt ein Discus articularis, der das Gelenk in zwei vollständige Kammern unterteilt, die axiale Rotation, indem er die Flächeninkongruenz bei der longitudinalen Bewegung ausgleicht. Der horizontale Gelenkausschlag verläuft nach der konkav und der vertikale nach der Konvexregel. Während die totale Rotationsfähigkeit 30° aus-

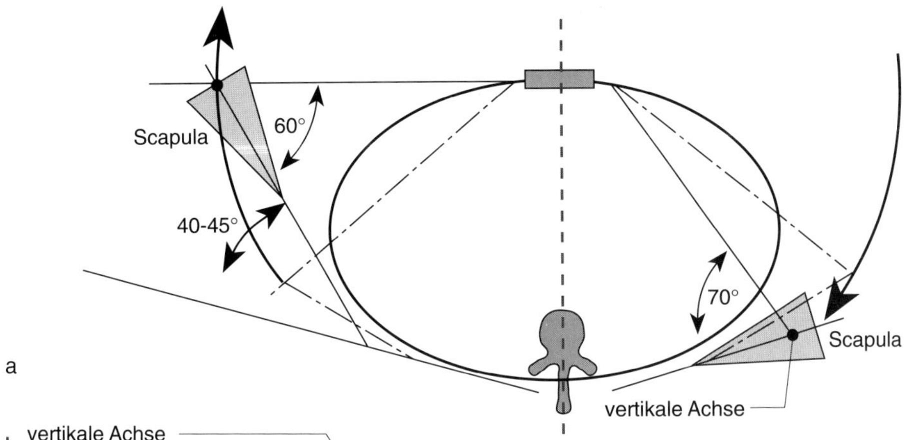

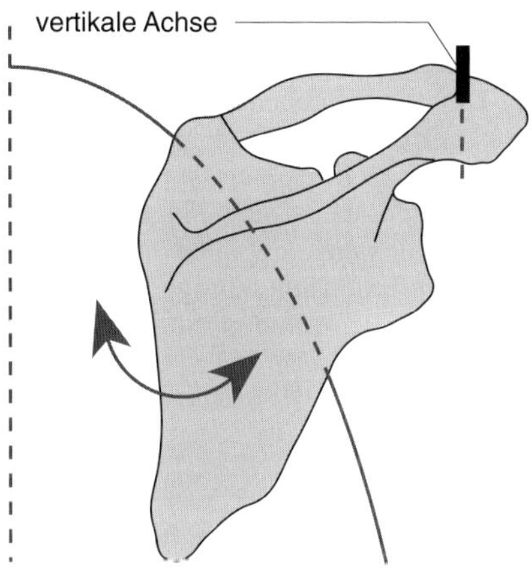

Abb. 117 a–c Die Scapula bewegt sich im Akromioklavikulargelenk um drei Achsen:
a Um eine vertikale Achse, wobei sich der Margo medialis dem Thorax annähert, bzw. sich entfernt.
b Mit der Bewegung des Angulus inferior zur Wirbelsäule und weg von ihr beschreiben wir die sagittale Achse.
c Die Bewegung um eine Rotationsachse bedeutet, daß sich der Angulus inferior vom Thorax entfernt und sich ihm annähert.
(Nach: *Kapandji, I. A.:* Funktionelle Anatomie der Gelenke, Bd. 1 Obere Extremität. Enke, Stuttgart 1992.)

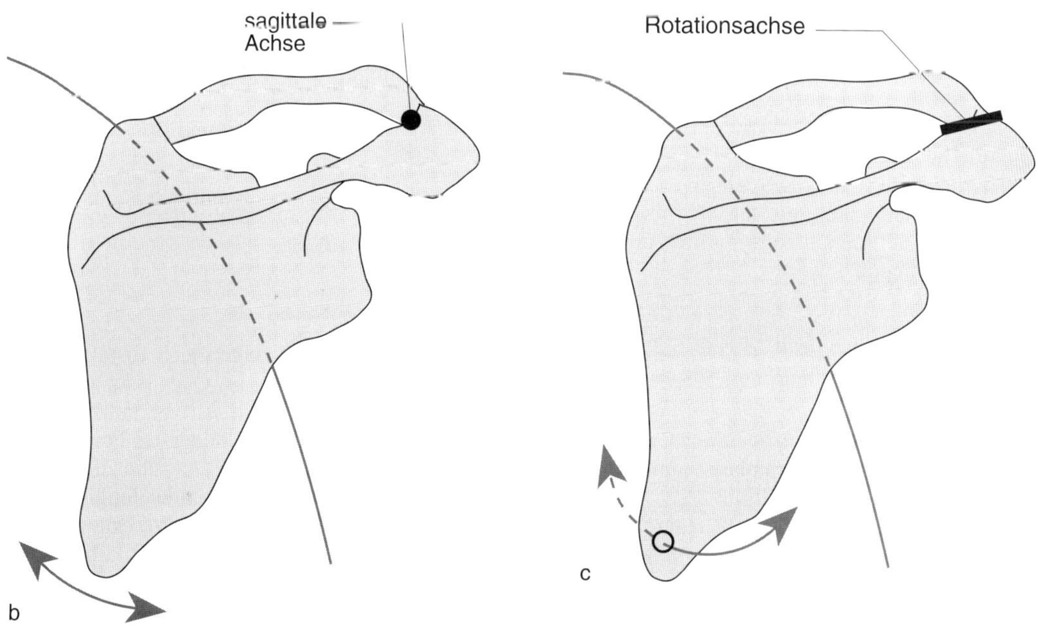

macht, bewegt sich die Extremitas acromialis der Clavicula nach ventral (Protaktion) um 10 cm und nach dorsal (Retraktion) um 3 cm. Die kraniale Anhebung (Elevation) beträgt ebenfalls 10 cm und die Depression 3 cm. Das Lig. costoclaviculare bremst die horizontalen Ausschläge und die Elevation, unterstützt von den kapselverstärkenden Faserzügen der Ligg. sternoclaviculare anterius und posterius. Die Depression bremsen die knöcherne Annäherung an die 1. Rippe und das Lig. sternoclaviculare superius.

Die Bewegungen der Scapula (Abb. 117 a–c) korrelieren mit denen der Clavicula im Akromioklavikulargelenk, während die skapulo-thorakale Muskulatur die Ausschläge aktiv stabilisiert bzw. führt.

Als horizontale Bewegung (um eine vertikale Achse) bezeichnen wir das Gleiten des Schulterblattes nach lateral-ventral und medial um insgesamt etwa 15 cm, wobei der laterale Ausschlag mit der Anteversion zusammenfällt und den Winkel zwischen Clavicula und Scapula von 60° auf 70° erhöht. Das mediale Gleiten verkleinert den Winkel bis auf 10°. Diese Bewegungen werden von den Ligg. trapezoideum und conoideum (zwischen Coracoideum und Clavicula) gebremst.

Als **Rotation** (um eine longitudinale Achse durch die Clavicula) bezeichnen wir das Abheben und Andrücken des unteren Scapulawinkels (Angulus inferior) im Verhältnis zum Thorax bei Innen- und Außenrotation des Armes. Die Amplitude der Scapula beträgt dabei etwa 10 cm und wird vom Thorax, der Kapsel und der Muskulatur eingeschränkt.

Die **vertikale Bewegung** (um eine sagittale Achse) erfolgt, indem der Angulus superior kraniokaudal gleitet, wobei der Arm eine Ab- oder Adduktion beschreibt.

Hierbei dreht sich die Scapula im vertikalen Klavikuloskapularwinkel (normal 90°) insgesamt um 60°, wobei der Angulus inferior sich um etwa 10 cm medial-lateral bewegt.

Sternoklavikular- und Akromioklavikulargelenk

Verriegelte Stellung:	– Articulatio sternoclavicularis = maximale Elevation – Articulatio acromioclavicularis = maximale Rotation der Scapula
Ruhestellung:	normale physiologische Stellung
Kapselmuster:	Depression – Retroversion möglich

3.5 Gelenke der unteren Extremität

3.5.1 Fußgelenke

Zehengelenke

Wie in den Fingergelenken findet sich jeweils proximal ein konvexer und distal ein konvaver Gelenkpartner. Die funktionellen Unterschiede zu den Fingern betreffen die eingeschränkte Ab- und Adduktion und den Verlust der Opposition der Großzehe. Im Gegensatz zu den Fingern ist das Ausmaß der Dorsalextension größer als das der Flexion. Die aktive Extension beträgt 50° bis 60° und die passive um 90°, während die Flexion nur 30° bis 40° beträgt.

Zehengelenke

Verriegelte Stellung:	– MTP I, DIP und PIP = maximale Extension – MTP II bis V = maximale Flexion
Ruhestellung:	– MTP = ca. 10° Extension – DIP und PIP = leichte Flexion
Kapselmuster:	eingeschränkt ist nur die Flexion

Mittelfuß (Metatarsus)

Die Mittelfußknochen zeigen sich distal konvex und an der Basis konkav. Im Gegensatz zur Hand sitzt das zweite Metatarsale fest verkeilt zwischen Os cuneiforme I und II und bildet das Punktum fixum der Bewegungen der Metatarsalia zueinander bzw. dient als kraftübertragende longitudinale Achse beim Abrollen (Abb. 118 a, b). Unterschiedlich in Stellung und Gelenkfläche artikuliert jede Basis in den Tarsometatarsalgelenken. Bei einer Flexion des Fußes bewegen sich die Mittelfußkno-

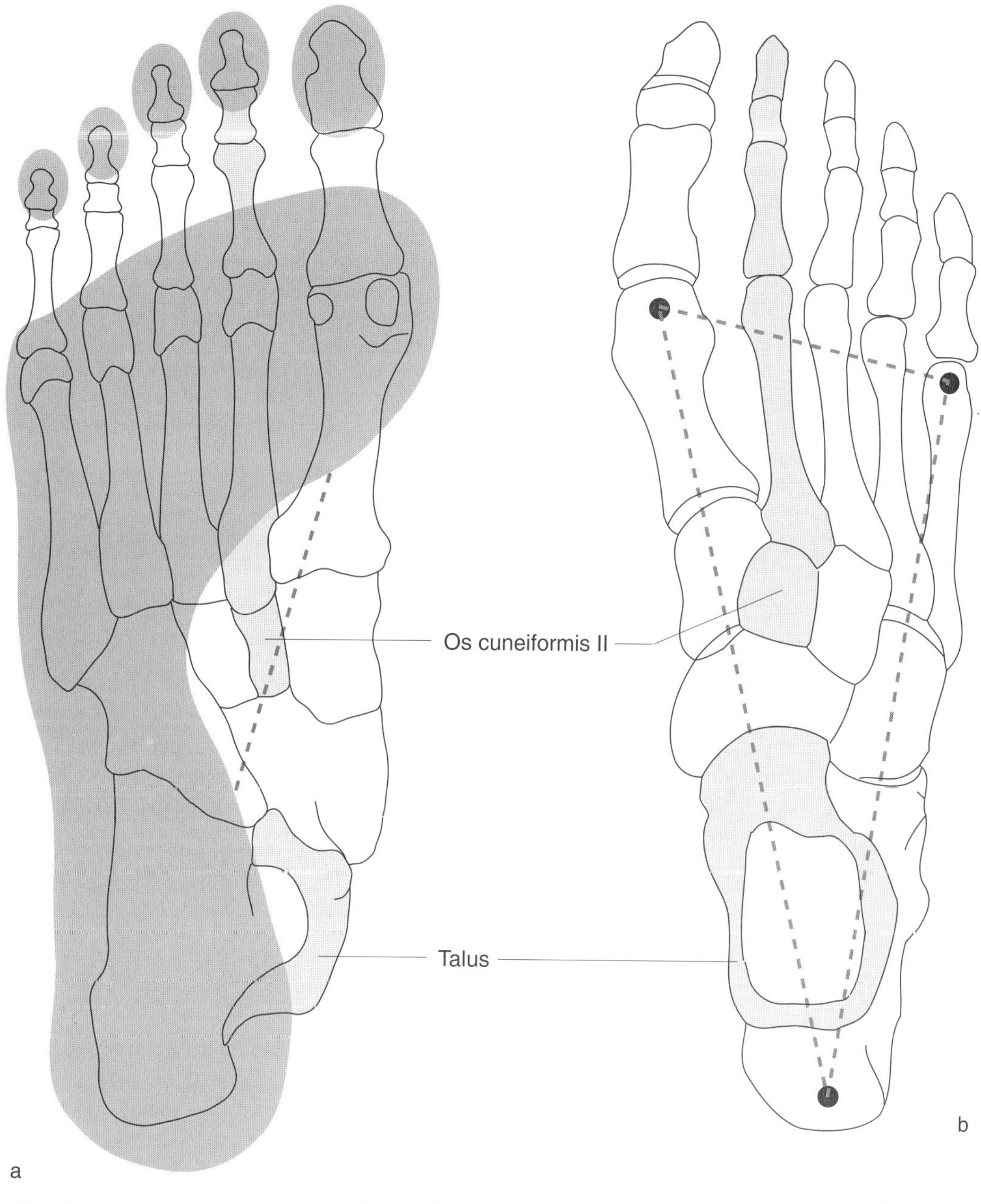

Abb. 118 a, b Der Fuß aus plantarer (**a**) und dorsaler (**b**) Sicht. Die Belastungspunkte im Stand bilden ein zum Fußaußenrand rechtwinkliges Dreieck. Beim Gehen allerdings variieren die Belastungspunkte (Abrollen) indem sich der II. Strahl in der Antriebsphase als Punktum fixum darstellt. Mit der Plantarflexion bewegen sich die Metatarsalia in die Adduktion (Flexion) zum II. Strahl und bei der Extension entsprechend in die Abduktion.

chen gleitend in die Plantarflexion mit gleichzeitiger Adduktion zum 2. Strahl, wobei die doppelte Bewegungskomponente beim 1. und 5. Strahl sich am ausgeprägtesten zeigt und das Quergewölbe verstärkt. Entsprechend spreizen sich die Metatarsalia bei der Extension weg vom Metatarsale II mit Abflachung des distalen Quergewölbes. Das quere Fußgewölbe in Höhe der Articulationes tarsometatarsae wird ebenfalls bei diesen Bewegungen entsprechend beeinflußt.

Fußwurzel (Tarsus)

Die Fußwurzel (Tarsus), bestehend aus den sieben Ossa tarsalia, hat ebenso die Aufgabe, sich dem Untergrund anzupassen, wie die Wölbungen des Fußes dynamisch einzusetzen, die Kraft zu übertragen und gleichzeitig Stoßdämpferfunktionen zu erfüllen. Zur Fußwurzel gehören die distal liegenden drei Ossa cuneiformia, nach distal konvex und proximal konkav, und das Os cuboideum, auf welchem sich das Os cuniforme III mit einer konvexen Gelenkfläche lateral abstützt. Diese vier Fußwurzelknochen bilden so das Quergewölbe des Tarsus. Eingebettet zwischen den Ossa cuneiformia distal, dem Os cuboideum lateral und dem Talus proximal liegt scheibenförmig das nach plantar dickere und nach dorsal schmalere Os naviculare (distal konvex und proximal konkav). Der Talus artikuliert nach proximal mit der konvexen Trochlea tali, die sich ventral breit und dorsal schmaler (konisch) darstellt und lateral von der Fibula gestützt wird. Diese Facies malleolaris lateralis ist bikonkav und distal schräg nach außen gestellt.

Als größter Fußknochen artikuliert der Kalkaneus mit dem Os cuboideum distal in einer großen, leicht konvexen und medial in einer kleinen konkaven Facies articularis.

Zum Talus finden sich zwei Gelenkflächen:

1. Facies articularis talaris posterior, die von proximal nach distal konvex und medio-lateral leicht konkav gewölbt ist. Sie liegt nicht parallel zur medio-lateralen (transversalen) Talusachse, sondern
   – von lateral dorsal nach ventral medial und zusätzlich
   – von lateral oben (proximal) nach medial unten.
2. Facies articularis talaris media. Sie verläuft längs der medialen Seite von proximal oben nach unten vorne, ist bikonkav und wird auch als unterteilt beschrieben.

Bewegungen in der Fußwurzel (Abb. 119)

Supination, Pronation, Ab- und Adduktion

Mit diesen Begriffen werden **passiv** mögliche Bewegungen des Fußes bei fixiertem Unterschenkel und Talus beschrieben. Nur passiv ist es möglich, den Fuß in eine Adduktionsstellung zu bringen,

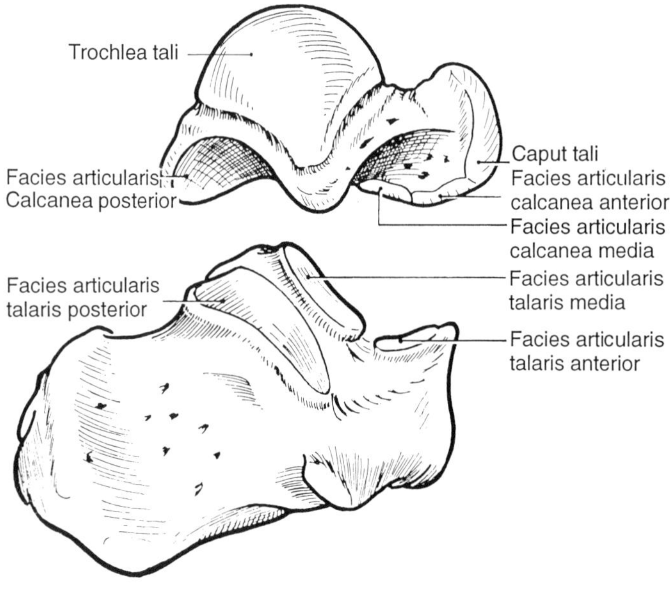

Abb. 119 Die Artikulation des Kalkaneus mit dem Talus verläuft in drei Gelenkflächen bei entgegengesetzter Kurvatur. (Aus: *Kapandji, I. A.:* Funktionelle Anatomie der Gelenke, Bd. 2 Untere Extremität. Enke, Stuttgart 1992.)

wobei die Fußsohle parallel (horizontal) zum Boden verbleibt. Diese Stellung korreliert mit einer Supination, wenn zusätzlich die Fußsohle aufgrund einer eingeleiteten Rotation (Torsion) nach medial zeigt. Entsprechend sind Vorfußabduktion mit Aufdrehung der Fußsohle nach außen als Pronation zu beschreiben.

Die passive Ab- und Adduktion beträgt 35° bis 40°, die Supination 52° und die Pronation 25° bis 30°.

Eine Kombination Abduktion mit Supination, oder Adduktion und Pronation sind aufgrund der Bandverläufe und Gelenkflächenstellungen nicht möglich.

Eversion und Inversion

Eine aktive Bewegung des Fußes nach medial bei fixiertem Talus und Unterschenkel setzt sich aus den (passiven) Komponenten Vorfußadduktion und -supination zusammen. Zusätzlich rotiert und gleitet der Kalkaneus um eine vertikale und longitudinale Achse gegen den Talus. Diese aktive Gleit-Rotations-Bewegung bezeichnen wir als Inversion.

Die Eversion bedeutet dementsprechend: die aktive Kombination von Abduktion, Pronation und Kalkaneusbewegung nach außen.

Bewegung des Tarsus in die Inversion
(Abb. 120)

(1) Der Kalkaneus rotiert um eine vertikale Achse (5° unterm Talus), wobei der Tuber calcanei sich nach lateral und die Facies articularis cuboidea sich nach medial bewegt. Der ganze Kalkaneus hat sich leicht nach vorne verschoben.

(2) Mit der Rotation des Kalkaneus wird das Os cuboideum ebenfalls um 5° nach medial gedrückt.

(3) Dieser Bewegung folgt ebenfalls das Os naviculare nach medial. (Die Stellung 1–3 entspricht der passiven Adduktion.)

(4) Der Kalkaneus bewegt sich leicht in die Dorsalextension, Os naviculare und Os cuboideum folgen.

(5) Das Os cuboideum rotiert (18°) um seine anterior-posteriore Achse, indem sich die mediale Seite aufwärts dreht (nach dorsal), der Metatarsus medial angehoben wird und lateral nach innen unten zeigt. Hierbei weist die Fußsohle nach medial.

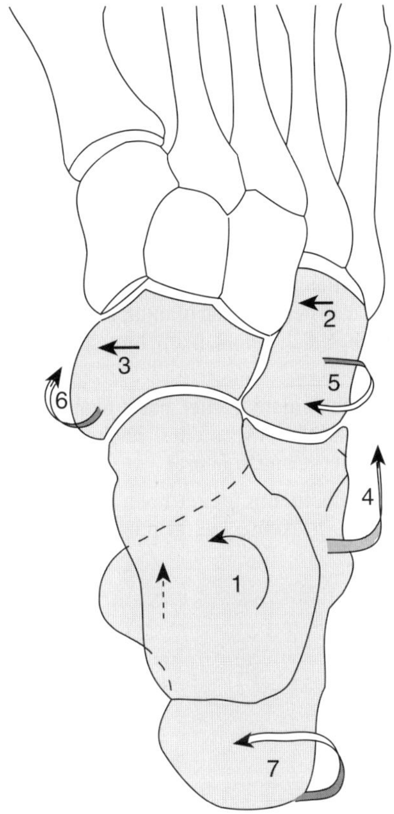

Abb. 120 Die Bewegungen der Fußwurzelknochen bei der Inversion. Bei Inversion und Eversion bewegt sich der Fuß einschließlich des Kalkaneus gegen den Talus.

(6) Das Os naviculare gleitet nach dorsal und folgt der Rotation um die a.-p.-Achse (25°), wobei die Tuberoritas ossis navicularis von plantar nach medial dorsal aufdreht. (Die Stellung 1–6 entspricht der passiven Supination.)

(7) Mit der Rotation und dem Medial-dorsal-Gleiten von Os naviculare und Os cuboideum wird soviel Platz geschaffen, daß der Kalkaneus um weitere 20° unter dem Talus nach medial rotieren kann.

Die Inversion wird nicht knöchern, sondern nur durch eine Kette von Ligamenten gebremst. Lediglich in der Neutralstellung ist das untere Sprunggelenk in den artikulierenden Gelenkflächen kongruent, wobei eine Kraftübertragung die Knochen ineinander preßt (ohne Bänderspannung). Inversion und Eversion sind dagegen inkongruente Fußstellungen, die relativ labil nur mit Anspannung von Ligamentsystemen und Muskeln kurze Zeit unter Belastung gehalten werden.

Bewegung des Tarsus in die Eversion:

1. Der Kalkaneus rotiert um eine vertikale Achse anterior nach lateral, gleitet nach medial, dreht sich um eine a.-p.-Achse (Oberseite nach lateral) und transferiert nach plantar. Der ganze Kalkaneus hat sich leicht nach hinten (posterior) verschoben.
2. Das Os naviculare gleitet nach plantar, rotiert um eine a.-p.-Achse medial nach unten (20°) und transferiert nach lateral.
3. Das Os cuboideum gleitet nach plantar, rotiert um eine a.-p.-Achse lateral nach oben (dorsal) 12°.

Tarsus	
Verriegelte Stellung:	Tarsus: maximale Inversion. Oberes Sprunggelenk: maximale Dorsalflexion
Ruhestellung:	etwa 10° Plantarflexion und Talus 90° zur longitudinalen Achse (durch den II. Strahl) des Fußes
Kapselmuster:	Plantarflexion Dorsalflexion

Die Fußgewölbe (Abb. 121)

Wir unterscheiden das vordere Quergewölbe, ligamentär und muskulär gehalten zwischen Caput metatarsale I und Caput metatarsale V,

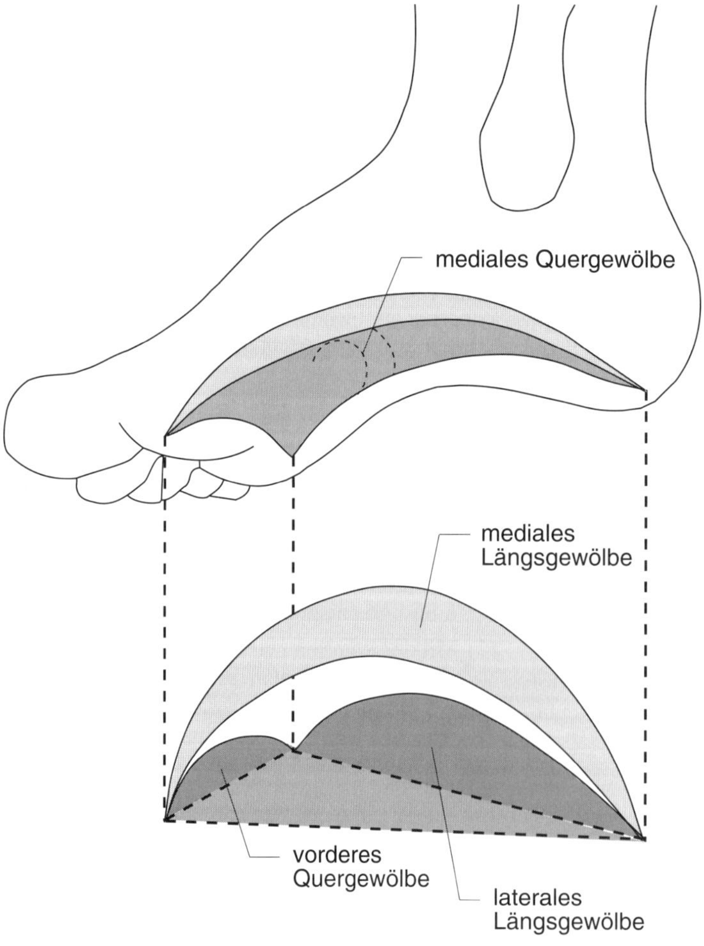

Abb. 121 Im Fuß lassen sich einerseits ein mediales und ein vorderes Quergewölbe und andererseits ein mediales und ein (schwach ausgeprägtes) laterales Längsgewölbe unterscheiden.

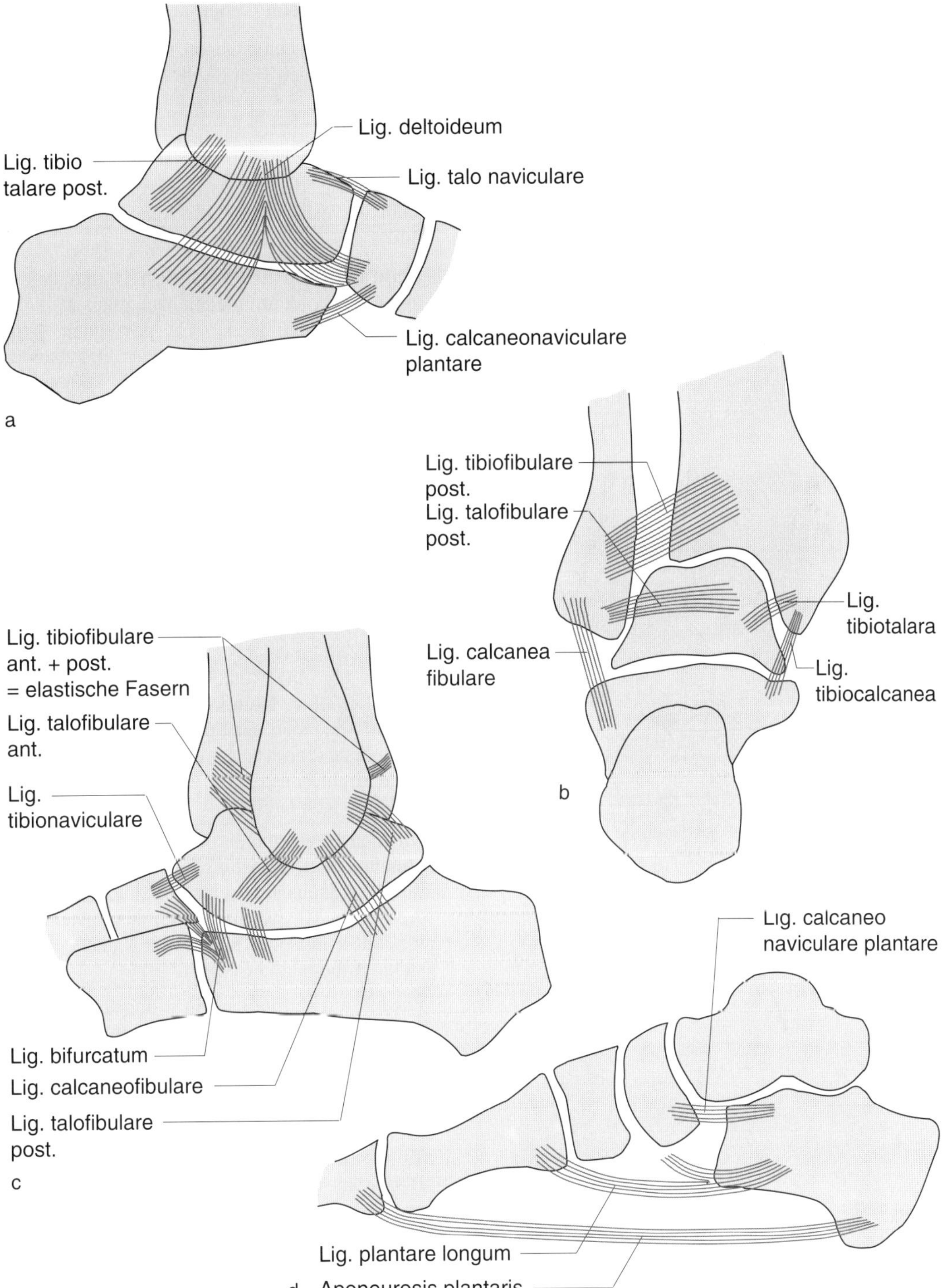

Abb. 122 a–d Die Ligamente des Fußes. a + d von medial, c von lateral, b von dorsal.
(Aus: *Feneis, H.:* Anatomisches Bildwörterbuch der internationalen Nomenklatur. Thieme, Stuttgart–New York 1993.)

- das mediale Quergewölbe in Höhe der Ossa cuneiformia mit dem zum Boden abstützenden Os cuneiforme I,
- das mediale Längsgewölbe, welches sich zwischen dem hinteren Kalkaneus und dem Caput metatarsale spannt und
- ein angedeutetes laterales Längsgewölbe.

Unter Belastung verformen sich die Gewölbe durch Abflachung, und der Fuß verlängert sich bis zu 1½ cm.

Die wichtigsten Ligamente des Fußes (Abb. 122a–c)

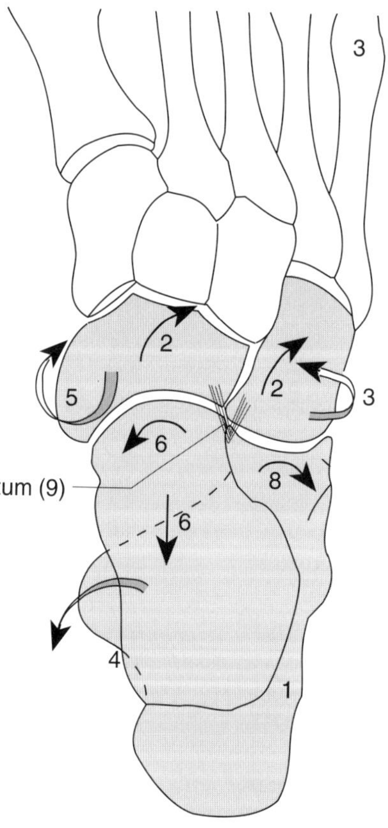

Abb. 123 Die Fußkinematik unter Belastung. Die besondere Aufgabe des Fußes besteht darin, die großen kinetischen Kräfte, die von der Masse des sich bewegenden Körpers entwickelt werden, aufzufangen (abzubremsen) und in eine gezielte Weiterbewegung umzusetzen. Dieses Ziel wird erreicht indem die linearen Kräfte in anguläre (Momente) umgelenkt werden Erläuterungen (Punkt 1–8) im Text.

Fußkinematik beim Gehen

Unter Belastung beim Gehen finden im Fuß folgende Bewegungen statt (Abb. 123) (s. auch Abb. 133a–i):

1. Der Kalkaneus berüht den Boden. Das obere Sprunggelenk befindet sich annähernd in Neutralstellung, der Tarsus in Inversion. Der Fuß steht in Verlängerung zur Achse Talus-Caput tali.
2. **Plantarflexion des Vorfußes:** Os naviculare und Os cuboideum gleiten nach plantar.
   - Die Bewegung der Os naviculare wird durch die ventralen Züge des Deltabandes (Pars tibionavicularis) und Lig. talonaviculare dorsale gebremst.
   - Die Bewegung des Os cuboideum wird durch das Lig. calcaneocuboideum gebremst und knöchern durch die zapfenartige Verlängerung der Facies articularis proximale calcanea (medio-plantar gelegen).
3. **Das Caput metatarsale V berührt den Boden** bei Schubrichtung der übertragenen Kräfte nach lateral distal.
   - Der Zapfen des Os cuboideum gibt den Impuls für eine Rotation des Os cuboideum (bei erhöhter Kompression), wobei die laterale Seite sich nach dorsal aufdreht und die mediale (zum Os naviculare) sich nach plantar dreht. Zusätzlich gleitet das Os cuboideum nach lateral.
4. Mit den Bewegungen des Os cuboideum und zunehmender Belastung von proximal rotiert der Kalkaneus um seine longitudinale a.-p.-Achse um 10°, wodurch sich das Sustentaculum tali dem Boden nähert (der Kalkaneus legt sich auf die mediale Seite).
5. Die hiermit verbundene Straffung des Pfannenbandes (Lig. calcaneonaviculare plantare) zwingt das Os naviculare in eine Rotation (45°) um die a.-p.-Achse, so daß die Tuberositas ossis navicularis sich nach medial dorsal dreht. (Der Fuß steht jetzt rechtwinklig zum Talus, alle Metatarsalköpfchen berühren den Boden, dies entspricht der Mitte der Standphase.) (s. S. 120f).
6. Mit der Rotation von Os cuboideum, Os naviculare und Kalkaneus wird der Fuß auf der medialen Seite „entriegelt“, hierdurch gleitet der Talus auf der posterioren Gelenkfläche nach distal und rotiert um eine vertikale Achse (10°) mit dem Caput tali nach medial (Unterschen-

kel in Innenrotation). Hierbei flacht das mediale Längsgewölbe ab, bis das Caput tali, auf der medialen Gelenkfläche des Kalkaneus gleitend, sich dem Sinus tarsi nähert und anstößt. Dieser Schub zwingt das Os naviculare und die Ossa cuneiformia in eine Vorfußabduktion.

7. Ein plantares Aufklaffen des Os cuboideum gegen Kalkaneus und damit ein dorsales Gleiten wird von dem zapfenartigen Fortsatz und dem kräftigen Lig. calcaneocuboideum plantare verhindert. Die überaus kräftigen Bandschichten des Lig. plantare longum wirken entscheidend der Abflachung des Längsgewölbes entgegen.
8. Das Punctum fixum, um welches sich alles bewegt, sind der Kalkaneus und das Os cuboideum. Das Medialgleiten und die Rotation des Talus zwingen den Kalkaneus in eine Gegenrotation, so daß die Facies articularis cuboidea nach lateral gedrängt wird. Gleichzeitig verwringt sich der Talus gegen den Kalkaneus und wird entgegen der Schubrichtung des Körpers nach kranial hochgeschraubt. Diese schraubenartige Bewegung entgegen der Kraftübertragung und das Gleiten nach medial werden vom Lig. talocalcaneum laterale, posterius und interosseum gebremst.
9. Die Schlüsselposition zwischen dem fixierten lateralen Fuß und der mobilen Innenseite bildet das Lig. bifurcatum. Insbesondere der kalkaneonavikulare Bandzug verhindert ein Auseinanderweichen von Os naviculare (mit Caput tali) vom Kalkaneus. Umgekehrt verhindert dieses Band, daß der Kalkaneus eine zu große Rotation um die vertikale Achse nach lateral durchführen kann.
10. Eine weitere ligamentäre Bremse gegen die hohen Kräfte der Schubwirkung (bis zum Zehnfachen des Körpergewichtes) bewirkt die Übertragung der Talus-Bewegung auf die Fibula. Der Malleolus lateralis folgt den Bewegungen des Talus durch die Ligg. talofibulare anterius und posterius. Ein ventrales Gleiten des fibularen Malleolus korreliert mit einem entgegengesetzten Transferieren des Caput fibulae.
11. Mit zunehmender Flexion im oberen Sprunggelenk nimmt die Vorfußbelastung zu, und die Schubphase geht in die Antriebswirkung über. Die Zehen greifen gespreizt, und die Kraftübertragung geht jetzt durch den II. Strahl, wobei die Zehen 1, 3, 4 und 5 nur Balance halten.

3.5.2 Oberes Sprunggelenk (Articulatio talocruralis)

Der knöcherne Unterschenkel (Crus) als proximaler Gelenkpartner des oberen Sprunggelenkes (Abb. 124 a, b), besteht aus der Kraft- und Schubübertragenden Tibia und der in den Ablauf mobil einbezogenen Fibula. Als Verbindung spannt sich die Membrana interossea cruris an den Margines interossii über die ganze Länge aus. Die distale ligamentäre Verbindung zwischen Tibia und Malleolus lateralis hat jeweils einen schrägen, von der Tibia absteigenden Verlauf. Ventral liegt das Lig. tibiofibulare anterius und dorsal das Lig. tibiofibulare posterius, wobei das hintere Band zusätzlich weiter nach ventral reicht. Die Fibula verläuft von distal lateral nach proximal dorsal. Das Caput fibulae, verbunden mit den Ligg. capitis fibulae posterius und anterius, dient dem Lig. collaterale tibiale ebenso als Ansatz wie dem M. biceps femoris und dem Tractus iliotibialis. Hierdurch korrelieren Bewegungen zwischen dem Becken, (Oberschenkel, Unterschenkel) und Fuß.

Dorsalextension im oberen Sprunggelenk (Abb. 125 a)

(1) Die konisch geformte Talusrolle (Trochlea tali) zwängt sich mit zunehmender Dorsalextension zwischen die Malleoli.

(2) Der Malleolus lateralis entfernt sich von der Tibia nach lateral.

(3) Hierdurch spannen sich die Ligamenta tibiofibularia anterior und posterior. Diese Straffung bewirkt eine Bewegung der Fibula nach proximal.

(4) Den Aufwärtsschub bremst die einsetzende Straffung des Lig. talofibulare anterius, welches gleichzeitig eine Innenrotation der Fibula einleitet (ermöglicht durch den Verlauf des Lig. tibiofibulare posterius mit dem Ansatz nahe der Facies articularis malleoli fibulae).

(5) Die Rotationsbewegung stabilisiert das Lig. calcaneofibulare, indem es mit der korrelativen Kalkaneusbewegung auf Dehnung gebracht wird, womit es ebenfalls das proximale Gleiten bremst.

(6) Das Caput fibulae transferiert nach dorsal und mit der Innenrotation nach distal, geführt durch die bikonkave Facies articularis fibularis.

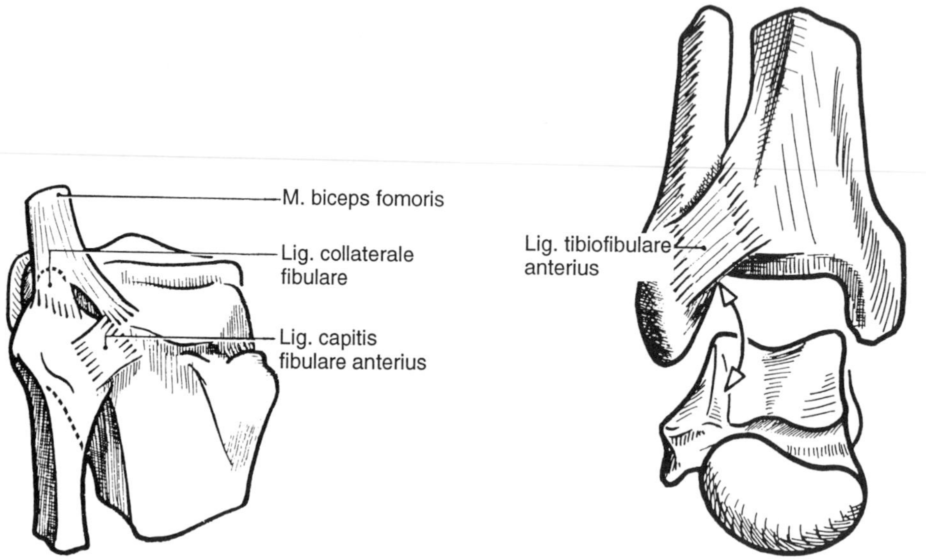

Abb. 124 a, b Ligamentäre Verbindungen von Tibia und Fibula. Der M. biceps femoris mit seinem Ansatz am Caput fibulae hat nicht unerheblichen Anteil am Umlenken der Kräfte, die auf den Fuß einwirken. In Zusammenarbeit mit den Mm. peronei wird die Fibula als (Brems-)Hebel genutzt und u. a. z. B. immer in eine Gegenrotation zur Tibia und synchroner Rotation zum Femur gebracht.

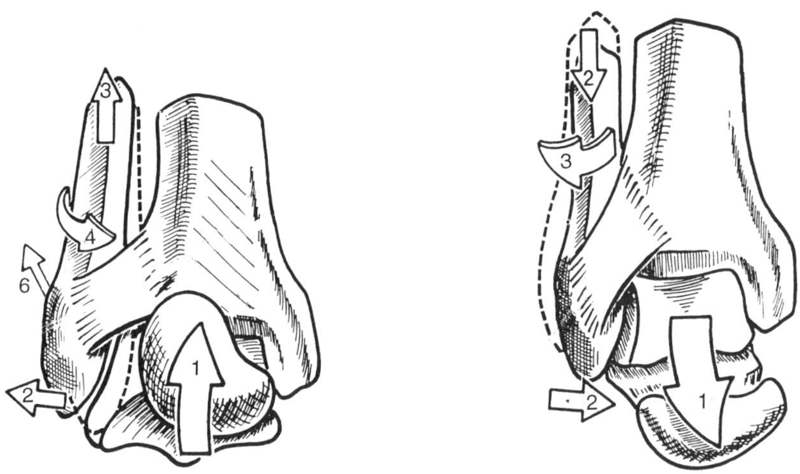

Abb. 125 a, b Die Bewegungen der Fibula bei Dorsalextension (**a**) und Plantarflexion (**b**) des Fußes (Erklärung im Text).
Die Fibula wirkt bremsend sowohl auf die Funktionen des oberen Sprunggelenkes ein als auch über die ligamentären Verbindungen auf die des Kalkaneus.

Plantarflexion im oberen Sprunggelenk (Abb. 125b)

(1) Der Talus bewegt sich nach plantar.
(2) Das Lig. talofibulare anterius zieht den Malleolus lateralis nach distal und ventral.
(3) Die ventrale Wand der sagittalen konkaven Gelenkfläche (Incisura fibularis) der Tibia zwingt die Fibula in eine Außenrotation.
(4) Mit gleichzeitiger Straffung des Lig. tibiofibulare anterius wird eine größere Ortsveränderung verhindert.
(5) Das Caput fibulae folgt nach distal, wobei die Außenrotation mit einem Ventralgleiten korreliert.

Die Plantarflexion des Fußes, bei nicht verriegeltem Knie, in Belastung, korreliert mit der Innenrotation von Tibia und Talus. Gleichzeitig bewegt sich die Fibula synchron mit Femur und Kalkaneus in eine Außenrotation.

Oberes Sprunggelenk

Verriegelte Stellung:	maximale Dorsalextension im oberen Sprunggelenk
Ruhestellung:	bei ca. 10° Plantarflexion

3.5.3 Kniegelenk (Articulatio genu)

Das Kniegelenk als Überträger der axialen Druckkräfte hat diese Aufgabe in jeder Körperstellung zu erfüllen. Es wird gebildet von den beiden Condyli femoris und dem proximalen Ende der Tibia (Condyli tibiae).

Das Tibiaplateau unterteilt sich in eine Facies articularis medialis, bikonkav geformt, und eine Facies articularis lateralis, die in der Transversalebene konkav und in der sagittalen (anterior-posterior) konvex geformt ist. Zwischen den Condyli tibiae liegt die Eminentia intercondylaris, die auf der medialen Seite in der sagittalen Ebene eine konkave und auf der lateralen Seite (zum lateralen Condylus) eine konvexe Form aufweist.

Die artikulierenden Condyli femoris beschreiben von der Seite gesehen eine Spiralform (nach dorsal abnehmend), deren Krümmungsradius in beiden Ebenen (transversal medial-lateral und sagittal anterior-posterior) nicht mit dem der Tibiaflächen übereinstimmt. Während der mediale Kondylus parallel zur vertikalen Belastungsachse verläuft und deutlich kleiner ist, steht der laterale größere abgespreizt. Die anterior-posterioren Ebenen der bikonvexen Femurkondylen laufen dorsal zusammen. Von der Seite betrachtet unterscheiden sich die Krümmungsradien der Condyli femoris. Zwar ist die stärkere Konvexität in den äußeren Teilen (anterior und posterior) der beiden Kondylen, im mittleren Anteil dagegen findet sich im lateralen Kondylus eine mehr abgeflachte Kurvatur.

Obwohl die Menisci die Inkongruenz nahezu ausgleichen, ergeben sich aufgrund der Formen folgende Konsequenzen:

- Eine laterale Instabilität.
- Eine Verschiebung der zentralen Rotationsachse nach medial, woraus eine längere Bewegungsbahn des lateralen Kondylus resultiert.
- Eine kurze Facies articularis der Tibia, denen doppelt so lange Flächen (Zirkumferenz) der Kondylen gegenüberstehen. Daraus ergibt sich ein vermehrtes Gleiten bei endgradigen Bewegungen.
- Ein doppelt so langer Weg der lateralen im Vergleich zur medialen Kondyle bei Flexion und Extension.
- Ein bei Innen- und Außenrotation vermehrtes Rollen der lateralen Kondyle um die mediale (als zentrale) Achse, die sich relativ wenig bewegt.
- Eine vermehrte Außenrotation des Unterschenkels, die mit einer endgradigen Extension korreliert (Schlußrotation), aus der eine Verriegelung des Gelenkes durch die Bänder resultiert.
- Eine erzwungene Führung der Tibia in die Innenrotation bei Flexion.

Menisci (Abb. 126a–c)

Der mediale Meniskus, der die sich relativ gering bewegende mediale Femurkondyle umschließt, wird seiner Aufgabe, der besseren Stabilisierung, mit vermehrter Fixation gerecht, während der laterale dem großen Aktionsradius des lateralen Kondylus folgen muß, wobei er sich mobiler fixiert zeigt. Diesem entspricht die annähernde Ringform des Meniscus lateralis, gegenüber der langgestreckten des medialen Meniskus mit anteriorer (medialer) ligamentärer Fixierung an der Knorpel-Knochen-Grenze. Von hier zieht das Lig. transversum genus zum anterioren Teil des lateralen Meniskus, wodurch eine Koppelung der Bewegungen

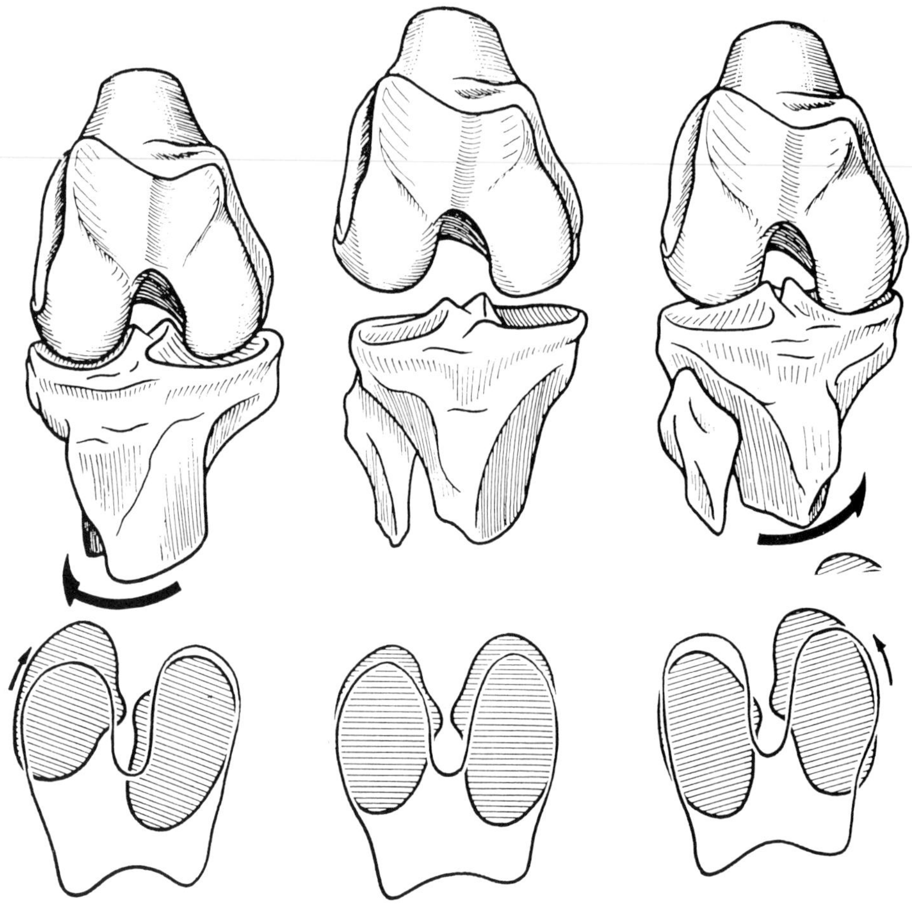

a

Abb. 126a–c Übersicht über die Bewegungen von Femurkondylen, Menisken und Patella bei Rotation des Kniegelenks.
Das Verhältnis von Größe und Umfang der beiden Femurkondylen beträgt 2 : 1. Die doppelt so große äußere Kondyle hat entsprechend auch den größeren Aktionsradius, unabhängig davon, ob die Rotation von der Tibia oder vom Femur eingeleitet wird.
Entsprechend ist auch das Bewegungsverhältnis der Menisci zueinander 2 : 1.
Die Menisci als auch die Patella werden muskulär und ligamentär in ihrem Bewegungsablauf geführt. Hier liegt mit der Grund dafür, daß trotz der einwirkenden großen Kräfte – beim Laufen, das 6fache des Körpergewichtes – diese passiven Strukturen einwandfrei ihre Funktionen erfüllen können.
(Aus: *Kapandji, I. A.:* Funktionelle Anatomie der Gelenke, Bd. 2 Untere Extremitäten. Enke, Stuttgart 1992).

erreicht wird. Der M. semimembranosus gilt als Kapselspanner (dorsal) und ist gleichzeitig mit dem medialen Meniskus verwachsen, während lateral der M. popliteus einen dorsal gerichteten Zug auf Meniskus und laterale Femurkondyle bei fixierter Tibia ausübt. (Außenrotation des Femur). Bei fixiertem Femur zieht der M. popliteus die Tibia in eine Innenrotation. Nach ventral werden die Menisci insbesondere von den Mm. vasti lateralis und medialis des M. quadriceps gezogen bzw. geführt. Beide Muskelköpfe sind über die schräg nach unten medial laufenden Fasern des Retinaculum laterale und mediale mit der Tibia verbunden.

Von den Seitenflächen der Patella wiederum ziehen Faserstränge des Retinaculum transversum zu den Außenseiten des medialen und lateralen Meniskus. Synchron mit der Bewegung der Patella bei allen, auch kombinierten, Bewegungen in die

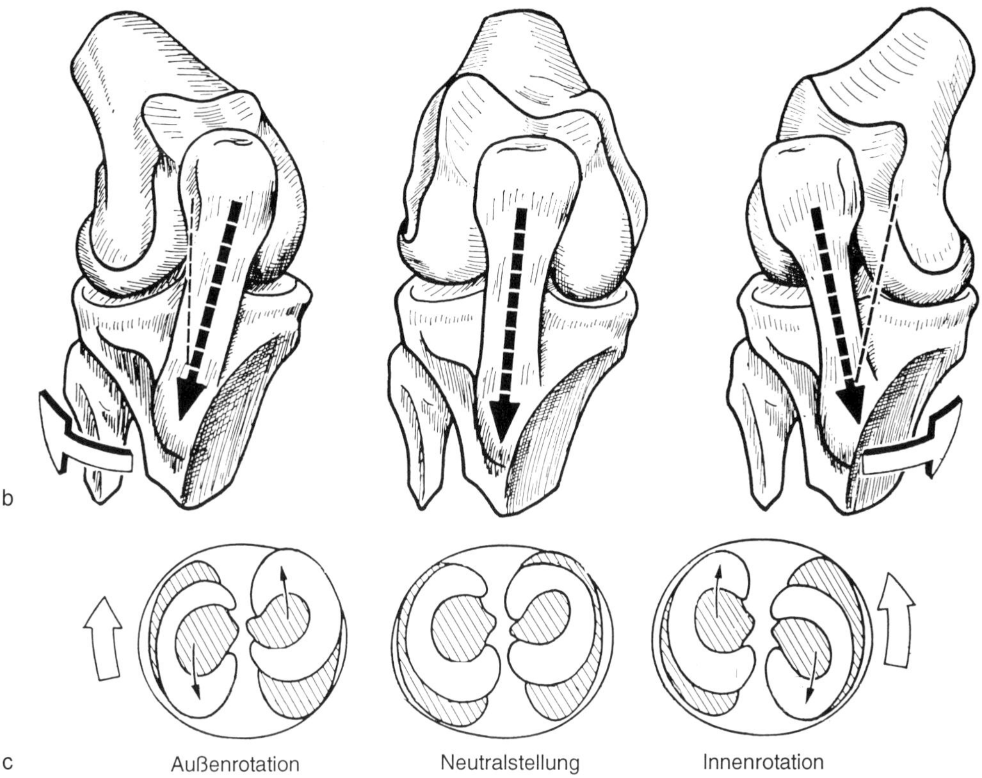

Abb. 126 b–c

Extension werden so die Menisci in die anteriore Translation gezogen.

Bänder des Kniegelenkes

Die Kollateralbänder (Abb. 127 a) unterscheiden sich in Form, Lage, Richtung, Länge und Funktion.

Während das mediale eng am Knochen breitflächig vom medialen Kondylus nach unten vorne und lateral zum Margo anterior unterhalb der Tuberositas tibiae verläuft und mit dem medialen Meniskus verwachsen ist, zeigt das Lig. collaterale laterale eine Verlaufsrichtung nach unten hinten und innen vom lateralen Kondylus zum Caput fibulae. Es ist wesentlich kürzer, runder und abgesetzt vom Condylus lateralis tibiae.

Beide Ligamente sind so der Funktion optimal angepaßt. Ob Flexion, Extension, Innen- oder Außenrotation – immer bleiben Faserzüge des medialen Bandes angespannt und helfen so die mediale Artikulation zu stabilisieren. Das Lig. collaterale laterale dagegen entspannt sich etwas in die Beugung und spannt sich bei endgradiger Flexion und Extension in Korrelation zur Unterschenkelrotation. Hierdurch werden die doppelt so großen Bewegungsausschläge des Condylus lateralis femoris ermöglicht. Das in der Extension angespannte laterale Ligament bremst über die Fibula auch die Dorsalextension des Fußes unter Belastung.

Die inneren Ligamente **(Kreuzbänder)** (Abb. 127 b) bestehen aus dem Lig. cruciatum posterius und anterius (Abb. 128 a, b).

Beide haben geteilte Faserverläufe und sind in sich gedreht (torquiert), so daß in keiner möglichen Kniebewegung irgendwelche Faserzüge nicht gespannt sind.

Während das vordere Kreuzband von hinten, oben, außen nach vorne, unten, innen zieht, verläuft das hintere von proximal, anterior, medial nach distal, dorsal, lateral. Sie berühren sich an ihren axialen Flächen. Beschreiben wir die Kniebe-

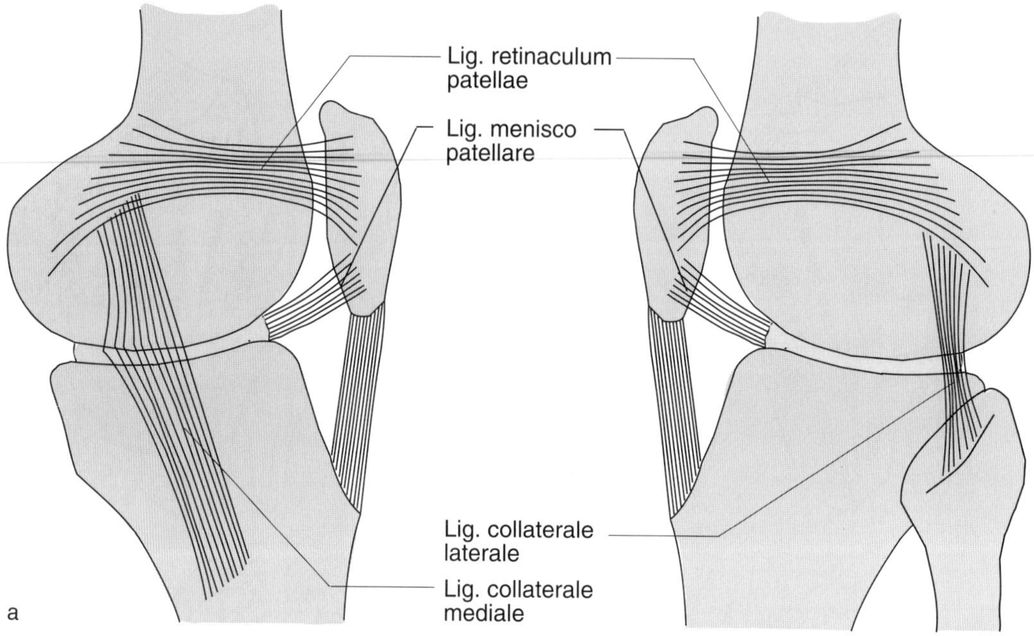

Abb. 127 a Die Bänder des Kniegelenkes. Völlig unabhängig von der Funktion des Kniegelenkes, gibt es keine Stellung, in der nicht von allen Bändern irgendwelche Fasern gespannt sind.

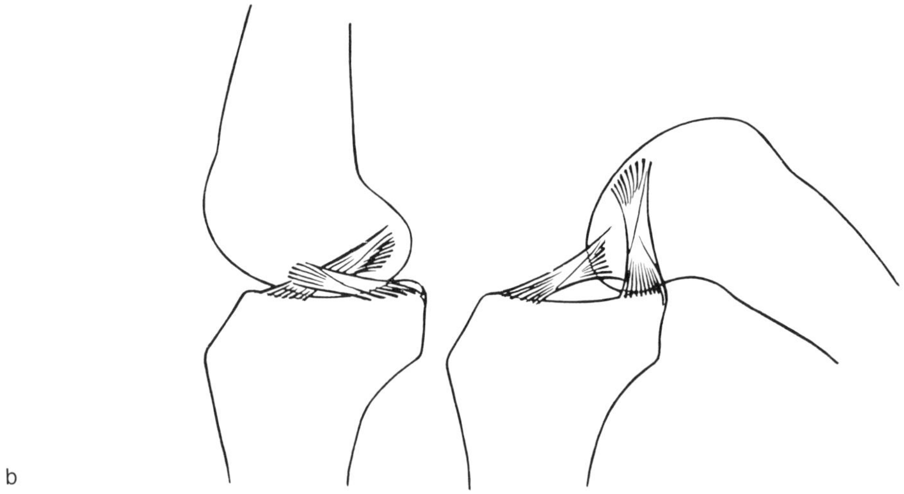

Abb. 127 b Die Kreuzbänder haben einen dreidimensionalen Verlauf um so, die ebenfalls um drei Achsen sich bewegenden Gelenkflächen, einerseits in deren Funktion nicht zu behindern und andererseits endgradige Bewegungen bremsend zu sichern.
(Aus: *Kapandji, I. A.:* Funktionelle Anatomie der Gelenke, Bd. 2 Untere Extremität. Enke, Stuttgart 1992).

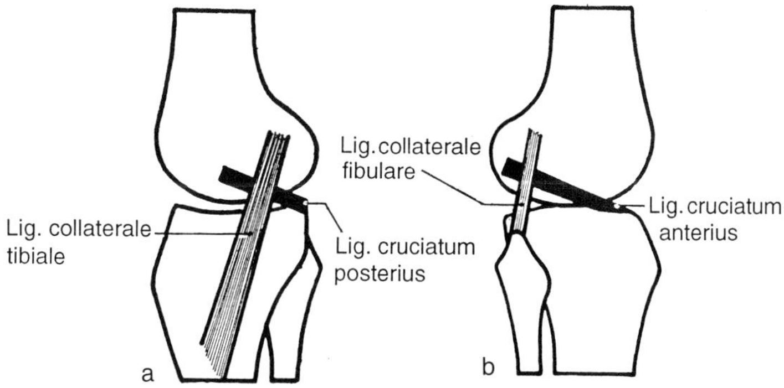

Abb. 128a–b Neben den Kreuzbändern zeigen auch die Kollateralbänder einen sich überkreuzenden Verlauf und spezifisch auch das Lig. collaterale tibiale mit dem Lig. cruciatum posterius und das Lig. collaterale fibulare mit dem vorderen Kreuzband. (Aus: *Kapandji, I. A.*: Funktionelle Anatomie der Gelenke, Bd. 2 Untere Extremität. Enke, Stuttgart 1992).

Tabelle 5 Spannungsänderungen der Kreuzbänder.

	vorderes Kreuzband	hinteres Kreuzband
Innenrotation	spannt an (bremst)	entspannt (ermöglicht)
Außenrotation	entspannt (ermöglicht)	spannt an (bremst)
Flexion	entspannt zunehmend bis 45° spannt zunehmend an über 45°	spannt zunehmend an bis 90° stärkste Spannung bei 120° endgradig stärkere Spannung als beim vorderen Kreuzband
Extension	alle Fasern gespannt bei endgradiger Extention (Hyperextension) drückt (senkt sich) Fossa intercondylaris nach distal und spannt dadurch das Band noch mehr	nicht alle Fasern gespannt

wegung in einer Ebene, lassen sich die in Tabelle 5 angegebenen Spannungsänderungen der Kreuzbänder nachweisen.

(Dies trifft jedoch nicht bei Kombinationsbewegungen zu.)

Die Patella

Als oberflächenvergrößerndes und stabilisierendes Sesambein, eingelagert in die Quadrizepssehne und nach distal vom Lig. patellae gehalten, gleitet die Patella in der sagittalen Ebene und verlagert sich nach lateral und medial bei Innen- und Außenrotation der Tibia (Femur) in der frontalen Ebene.

Muskulär wird die Patella seitlich vom M. vastus medialis und lateralis über die Retinaculae geführt. Andere Faserzüge verbinden die Patella mit Femur, Tibia und Innen- und Außenmeniskus.

Kniegelenk

Verriegelte Stellung:	maximale Extension und Außenrotation
Ruhestellung:	etwa bei 25° Flexion
Kapselmuster:	Zuerst eingeschränkt die endgradige Flexion. Bei etwa 90° Flexionseinschränkung sind nur 5°–10° Extension behindert.

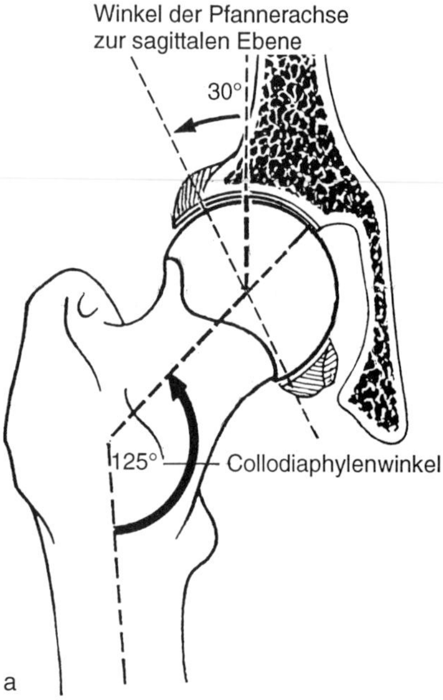

a

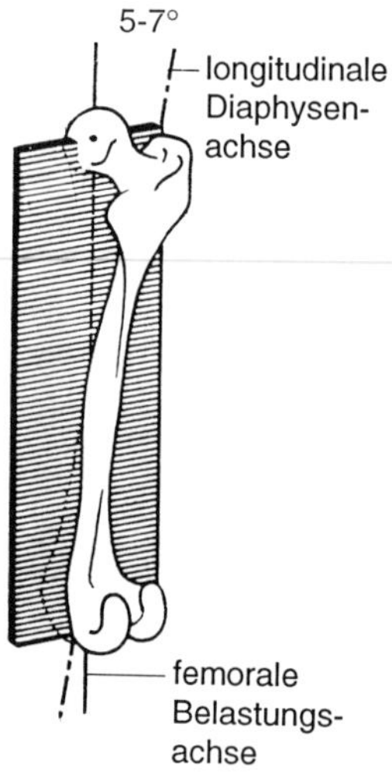

b

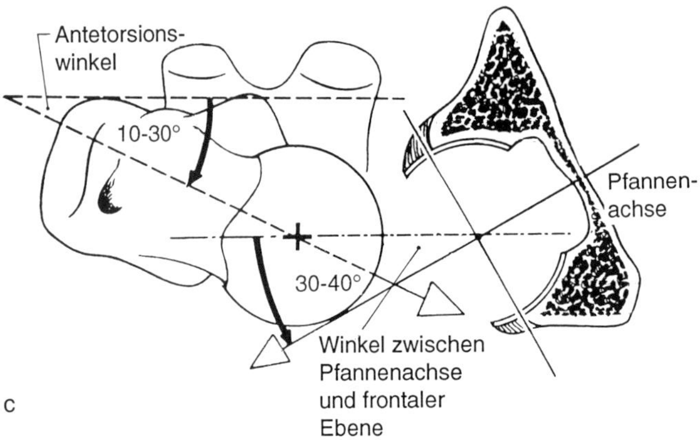

c

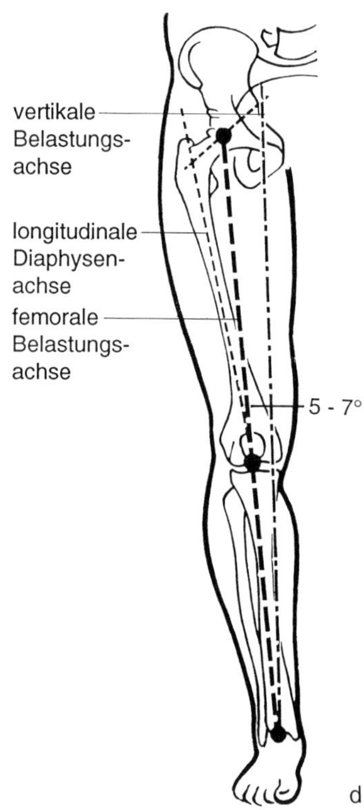

d

Abb. 129 a–d Die wichtigsten Winkel im Bereich der Articulatio coxae.
Die Pfannenachse des Acetabulum (c) steht einerseits zur frontalen Ebene um 30°–40° und andererseits zur sagittalen um etwa 30°, geneigt.
Der Schenkelhals zeigt einen Collum-Diaphysen-Winkel von etwa 125° und einen Antetorsionswinkel von 10°–30° (**a**) und (**c**). Die longitudinale Diaphysenachse (**b**) und (**d**) des Femur weist einen abweichenden Winkel von der femoralen Belastungsachse von 5°–7° auf. Diese femorale Belastungsachse ist nicht zu verwechseln mit der vertikalen Belastungsache (**d**), die für die Funktion im Kniegelenk eine so entscheidende Rolle spielt. Sie weist einen abweichenden Winkel von ebenfalls etwa 5°–7° zu (**d**) auf.
(Nach: *Kapandji, J. A.:* Funktionelle Anatomie der Gelenke, Bd. 2 Untere Extremität. Enke, Stuttgart 1992).

3.5.4 Hüftgelenk (Articulatio coxae)

Das Hüftgelenk als „sicherstes" Gelenk, – das Caput femoris wird beinahe vollständig von der Pfanne umschlossen – ermöglicht aus dieser „stabilen" Ausgangslage eine ideal angepaßte Übertragung der Kräfte.

Während das Caput femoris bis auf die Incisura acetabuli rundherum überknorpelt ist, zeigt sich im Acetabulum nur die Facies lunata von Gelenkknorpel überzogen. Das Labrum acetabuli vergrößert erheblich die Pfannenfläche.

Die Fossa acetabuli, nach kaudal offen, wird ausgefüllt vom kräftigen Ligamentum capitis femoris, das für die Bewegung keine Bedeutung hat. Die untere Lücke des Acetabulum überbrückt das Lig. transversum acetabuli.

Durch die glatten kongruenten Gelenkflächen ist eine vermehrte Adhäsion zwischen den artikulierenden Knochen gegeben.

Die wichtigsten Winkel (Abb. 129a–d)

Der Femurkopf (Caput femoris) wird proximal vom Hals (Collum femoris) getragen und stellt die Verbindung mit der Diaphyse (Femurschaft, zwischen den Epiphysen) her.

Zwischen Schaft und Hals beträgt der Winkel **(Collum-Diaphysen-Winkel)** etwa 125°.

Der Antetorsionswinkel bezeichnet das Abweichen des Collum in die Anteversion (aus der frontalen Ebene) und beträgt zwischen 10° und 30°.

Der Winkel zwischen Diaphysenachse (Longitudinal- und Belastungsachse, Lot vom Caput femoris zur medialen Femurkondyle) beträgt nach lateral etwa 5° bis 7°. Auch das Acetabulum steht mit seiner Pfannenachse nicht in der frontalen Ebene, sondern zwischen 30° und 40° nach ventral und darüber hinaus zur sagittalen Ebene etwa um 30° nach lateral geneigt.

Aufgrund dieser unterschiedlichen Winkel ist sichergestellt, daß schon bei kleinster Bewegung immer andere Punkte artikulieren und damit trotz Belastung der Stoffwechsel (Ernährung) des hyalinen Knorpels und der Ligamente gewährleistet bleibt.

Bei achsengerechter Flexion im Hüftgelenk wird das Knie nach oben außen und bei Extension nach unten innen geführt.

Ligamente (Abb. 130)

Kräftige Bänder verstärken die Kapsel ventral. Mit drei Anteilen verläuft das Lig. iliofemorale fächerförmig vom ventralen und kranialen Oberrand des Acetabulum bis zur Linea intertrochanterica. Ebenfalls zur trochanter-verbindenen Linie zieht, von der Eminentia iliopubica und der Crista obturatoria kommend, das Lig. pubofemorale. Dorsal verläuft das Lig. ischiofemorale, von der dorsalen Umgrenzung des Acetabulum zum medialen Anteil des Trochanter major und in die Fossa trochanterica.

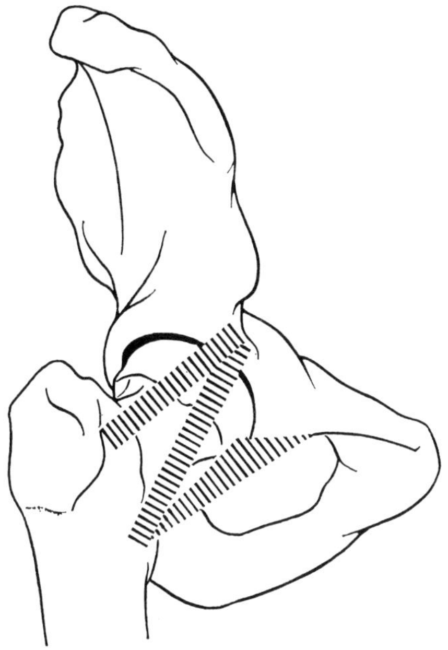

Abb. 130 Das Lig. iliofemorale, das hier nicht abgebildete Lig. ischiofemorale verbinden neben dem für die Funktion unbedeutenden Lig. capitis femoris den Femur mit dem Os coxae.
(Aus: *Kapandji, I. A.:* Funktionelle Anatomie der Gelenke, Bd. 2 Untere Extremität. Enke, Stuttgart 1992).

Allen Ligamenten gemeinsam ist die gleichsinnige spiralige Anspannung in Extension, wobei die Flexion alle Bänder entspannt.

Während die **Außenrotation** von den vorderen zwei Ligamenten (Ligg. iliofemorale und pubofemorale) gebremst wird, spannt sich das Lig. ischiofemorale in die **Innenrotation.**

Die **Abduktion** spannt das dorsale Lig. ischiofemorale mit dem von unten kommenden Lig. pubofemorale, während das Lig. iliofemorale die Bewegung ermöglicht. Dieses bremst aber die **Adduktion** bei gleichzeitig entspannten Lig. pubofemorale.

Hüftgelenk

Verriegelte Stellung:	maximale Extension mit Innenrotation und Abduktion
Ruhestellung:	30° Flexion und 30° Abduktion bei geringer Außenrotation
Kapselmuster:	erst Innenrotation, dann Extension und Abduktion, zuletzt Außenrotation

3.6 Kiefergelenk (Articulatio temporomandibularis)

(Abb. 131)

Im **Kiefergelenk** artikulieren bilateral das Caput mandibulae, vom Processus condylaris entspringend, mit der Fossa mandibularis, die vom Os temporale und dem Processus zygomaticus ossis temporalis gebildet wird. Anterior der Fossa verdickt sich der Processus zygomaticus zum Tuberculum articulare ossis temporalis, das ebenfalls zum Gelenk gehört. Die Gelenkkapsel umhüllt das Caput mandibulare vollständig und verläuft vom Meatus acusticus externus (äußerer Gehörgang) unter dem Jochbein (Arcus zygomaticus) (auch medial und lateral) bis anterior zum Gelenkhöcker. Die knöchernen Gelenkanteile sind mit Faserknorpel überzogen. Mit der Gelenkkapsel vorne und hinten verwachsen, teilt ein Discus articularis das Gelenk in eine obere und eine untere Kammer.

Das anteriore Ende (vorderer Wulst) des Diskus ist mit der Gelenkkapsel verwachsen. An gleicher Stelle (nur außerhalb) inseriert der obere Teil des M. pterygoideus lateralis. Zwischen dem vorderen Wulst und der posterioren Leiste (hinterer Wulst), zieht sich der dünnere avaskuläre, Gewicht übernehmende, dünnere Teil des Diskus, hin.

Die superiore Oberfläche und die inferiore Fläche des Diskus besteht aus Kollagenen (parallelen) Fasern, die ein Transferieren in der oberen und unteren Kammer mit den knöchernen Gelenkanteilen gewährleisten. Den vorderen und hinte-

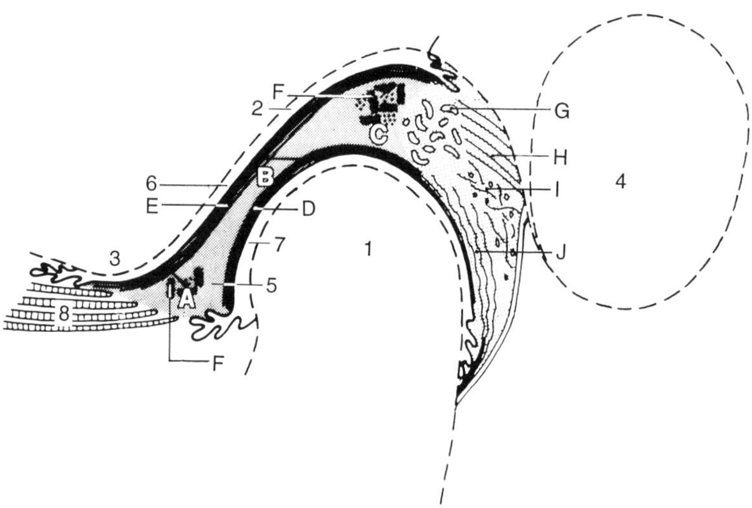

Abb. 131 Das Kiefergelenk. (1) Caput mandibulae, (2) Fossa mandibularis, (3) Tuberculum articulare, (4) äußerer Gehörgang, (5) Discus articularis, (6) und (7) obere und untere Kammer, (8) M. pterygoideus lateralis superior.
(A) und (C). Der vordere und hintere Wulst des Discus articularis
(B) der dünnere, mittlere, aus kollagenen Fasern bestehende, Gewicht übernehmende Teil.
(D) und (E) Parallele kollagene oberflächige Fasern.
Den vorderen und hinteren Wulst füllt ein kollagenes dreidimensionales Netzwerk (F) aus. Der obere hintere Wulst geht über in (G) vaskuläres Gewebe. Aus ihm entspringen (H) elastische und (J) kollagene Fasern. Der Zwischenraum (i) ist mit lockerem Bindegewebe, mit Blutgefäßen und Nerven ausgefüllt.
(Aus: *Travell, J., D. Simons:* Myofacial Pain and Dysfunction. Williams & Wilkins, Baltimore–London 1983.)

ren Wulst bildet jeweils ein dreidimensionales kollagenes Netzwerk. Die posteriore Leiste (Wulst) geht über in ein weiches, mit reichlichen Blutgefäßen versehenes Gewebe. Der hintere obere Pol des Diskus bildet den Ursprung für parallele elastische Fasern, die mit der Kapsel und der hinteren Begrenzung der Fossa mandibularis inserieren. Vom unteren Pol des posterioren Wulstes ziehen nach kaudal, zur unteren Begrenzung des Caput mandibulae, kollagene Fasern, die mit der Kapsel und den unelastischen Fasern gemeinsam am Kiefernköpfchen verwachsen. Die oberen und unteren Faseranteile lassen einen reichlich mit Blutgefäßen, Nerven und lockerem Bindegewebe angefüllten Raum frei.

Das Öffnen des Mundes (Abb. 132)

1. Bei der Mundöffnung gleitet das Caput mandibulae in Richtung des Tuberculum articulare, vom hinteren Wulst zum abgeflachten Anteil des Diskus.
2. Der untere Teil des M. pterygoideus lateralis zieht das Caput mandibulare nach kaudal-ventral. Es gleitet etwas auf dem Diskus in Richtung vorderer Wulst nach unten.
3. Der superiore Teil des M. pterygoideus lateralis spannt die Kapsel und zieht den gesamten Diskus nach anterior-kaudal unter das Tuberculum articulare, wobei sich die posterioren oberen elastischen Fasern straffen.

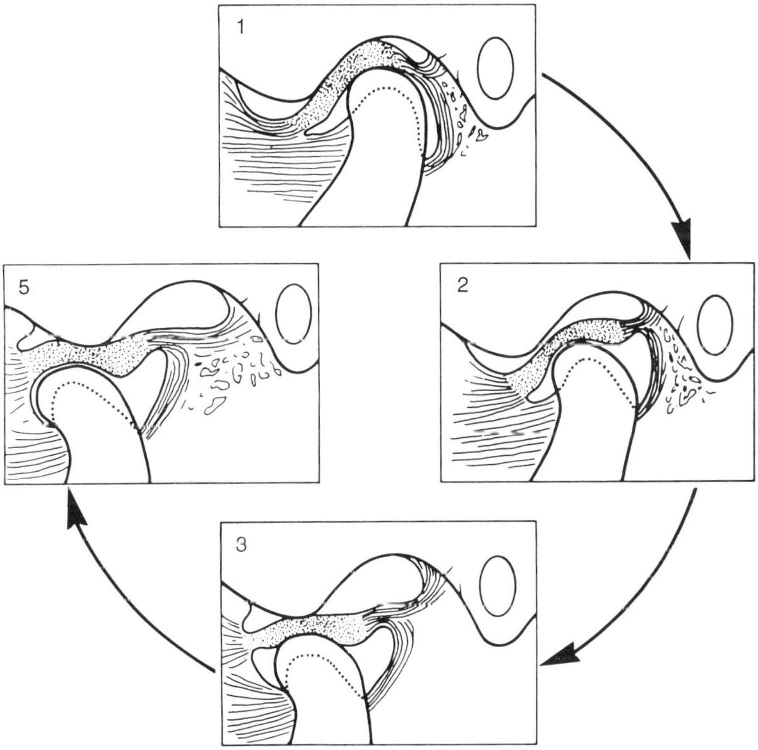

Abb. 132 (1) Beim Öffnen des Mundes gleitet das Caput mandibulae aus seiner hinteren Stellung zum abgeflachten Teil des Discus artikularis.
(2) Diskus und Caput gleiten gemeinsam nach anterior-kaudal. Während der M. pterygoideus lateralis superior den Diskus nach vorn unten zieht, bewegt der (restliche) M. pterygoideus lateralis das Gelenkköpfchen. Dieser Muskel ist allein für die Mundöffnung verantwortlich und entwickelt im Gegensatz zu den für die Schließung verantwortlichen Muskeln wenig Kraft.
(3) In der Öffnungsstellung artikulieren zwei konvexe Gelenkpartner. Die daraus resultierende Instabilität des Gelenks ermöglicht jetzt alle Kombinationsbewegungen.
(4) In endgradiger Öffnung kommen die Capita in eine gering anteriore Stellung zu den Tubercula.
(Aus: *Travell, J., D. Simons:* Myofacial Pain and Dysfunction. Williams & Wilkins, Baltimore–London 1983.)

4. Gleichzeitig folgt das Caput dieser Bewegung simultan, so daß es nicht zu einem weiteren Transferieren des Caput gegen den Diskus in der unteren Kammer kommt, sondern das Caput einschließlich Diskus in der oberen Kammer gleitet.
5. In endgradiger Stellung füllen vorderer und hinterer Wulst den anterior und posterior entstandenen freien Raum aus, da jetzt zwei konvexe Knochen miteinander artikulieren. Ein weiteres Gleiten des Caput nach anterior bremsen die hinteren Kapselanteile.
6. Die inkongruenten Gelenkpartner gewährleisten jetzt alle Bewegungskombinationen.

Das Schließen des Mundes

7. Während die anterioren (vertikalen) Fasern des fächerförmigen M. temporalis ein Gleiten der Capita mandibulae nach kranial einleiten, ziehen die posterior-transversalen Fasern den Processus coronoideus nach dorsal und gewährleisten somit gemeinsam das Transferieren des Caput mandibulae in die Fossa mandibularis nach kranial und posterior.
8. Die bei der Mundöffnung gedehnten oberen hinteren elastischen Fasern spannen die hintere Gelenkkapsel und ziehen den Diskus am hinteren Wulst, simultan zur Bewegung des Caput, nach posterior.
9. Da bei der Kaubewegung große Kräfte auf das Gelenk einwirken, würden die elastischen Fasern allein nicht ausreichen, den Diskus gleichzeitig mit dem Caput nach posterior-kranial zu ziehen. Hierfür sind die unteren kollagenen Anteile zuständig, die sich synchron mit der Rückbewegung der Capita anspannen und so den Diskus auch bei großer Kompression nach posterior ziehen können.
10. Bei der Kaubewegung mit Seitverschiebung (Mahlen) bewegen sich die Capita zusätzlich in einer mediolateralen Ebene; bedingt durch die Form des Diskus, der sich jeweils links und rechts, einem Schlapphut gleich seitlich über die Capita stülpt.

Kiefergelenk

Verriegelte Stellung:	geschlossener Mund mit Okklusion
Ruhestellung:	der Mund ist leicht geöffnet (die Capita stehen anterior vom posterioren Wulst des Diskus)

3.7 Ganganalyse

Als Ganganalyse bezeichnen wir die Zerlegung der Gesamtbewegungen des Körpers bei der aufrechten Ortsveränderung, in einzelne Funktionsabschnitte, die im Sinne der orthopädischen Biomechanik differenziert beurteilt werden.

Die bipedale Lokomotion setzt insbesondere das Zusammenspiel von Muskulatur, Skelettsystem und Steuerung voraus. Da nicht zuletzt auch die Psyche Ausdruck, Koordination u. a. beeinflußt, ergibt sich ein weites Gebiet zur Analyse.

Beim (aufrechten) Gehen sind Schwerkraft und Trägheit der Masse zu überwinden. Es wechseln sich Spiel- und Standbein ab. Aus einer Doppelstandphase startet die Bewegung. Während auf der einen Seite das Standbein auf der Erde verbleibt (Einzelstandphase), schwingt das gegenüberliegende Bein nach vorn (Schwungphase). Berührt das Spielbein den Boden, beschreiben wir wieder eine Doppelstandphase, da das Standbein noch auf dem Boden in die Antriebsphase übergegangen ist. Von der Bodenberührung bis zu dem Zeitpunkt, da sich mit der Antriebsphase der Schwerpunkt des Körpers über das belastete Sprunggelenk bewegt, bremst das bisherige Spielbein den Schub der Fliehkraft des Körpers. Während also die eine Seite noch bremst, beschleunigt schon die andere.

Die Bewegungen im Beckengürtel beim Gehen sind in Kap. 3.3.5, die Bewegungen in den Fußgelenken in Kapitel 3.5.1 ausführlich beschrieben.

3.7.1 Arthrokinematische Beschreibung des Gehens (Abb. 133 a–i)

a) Aus dem Vorwärtsgehen hat der Körper das Endstadium der **Doppelstandphase** erreicht. Das **linke Bein** stemmt sich, in Knie und Hüfte leicht gebeugt, maximal gegen die Gangrichtung. Der Oberschenkel strebt in die Nullstellung bei leichter Adduktion in der Hüfte, wobei der Unterschenkel um 20° nach außen rotiert und die Hacke (Kalkaneus) sich in Inversionsstellung befindet. Die Capita metatarsalis IV und V haben ebenfalls Bodenkontakt. Die Zehen stehen abduziert im Spreizreflex. In dieser

Stellung übernimmt der Fuß etwa 120% des Körpergewichtes. Der Fersenschub geht nach vorne lateral.

b) Mit Abheben des **rechten** Beines beginnt die **Einzelstandphase.** Das Becken sinkt rechts um eine mediale Achse um etwa 5° und kippt nach vorne, wobei der Oberkörper eine Ausweichbewegung von 2–3 cm (an den Schultern gemessen) zur Standbeinseite hin macht. Der rechte Arm wird nach vorne beschleunigt.

Die Streckung im linken Hüftgelenk korreliert

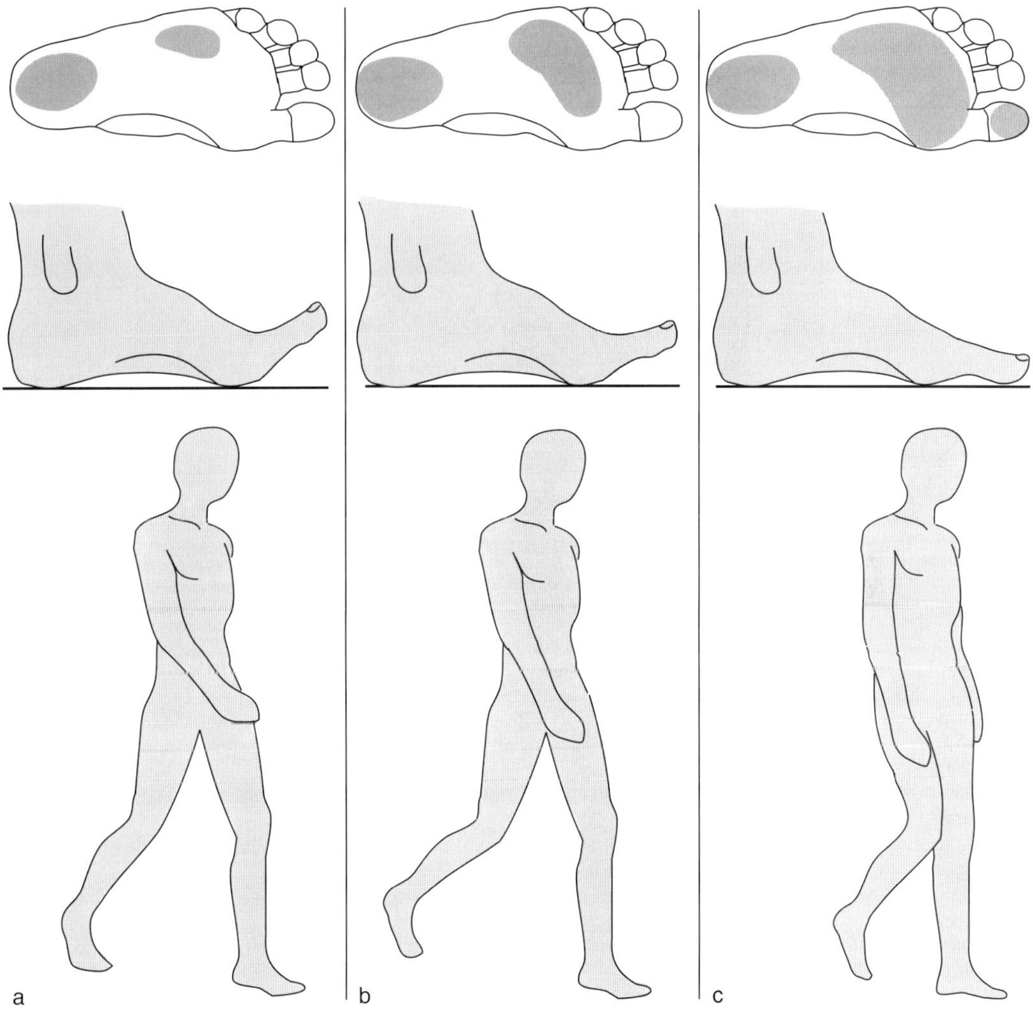

Abb. 133 a–i

a Das Ende der Doppelstandphase. Der linke Fuß übernimmt jetzt etwa 120% Körpergewicht. Hacke und Mittelfußköpfen IV und V liegen dem Boden auf.

b Das rechte Bein hat abgehoben. Die Einzelstandphase läuft ab. Jetzt berühren alle Metatarsalköpfchen den Boden.

c Die Mitte der Einzelstandphase ist erreicht. Der linke Fuß übernimmt jetzt, nachdem die kinetische Energie (Fliehkraft) des Körpers nicht mehr abgefangen werden muß, 70% bis 80% des Körpergewichtes.

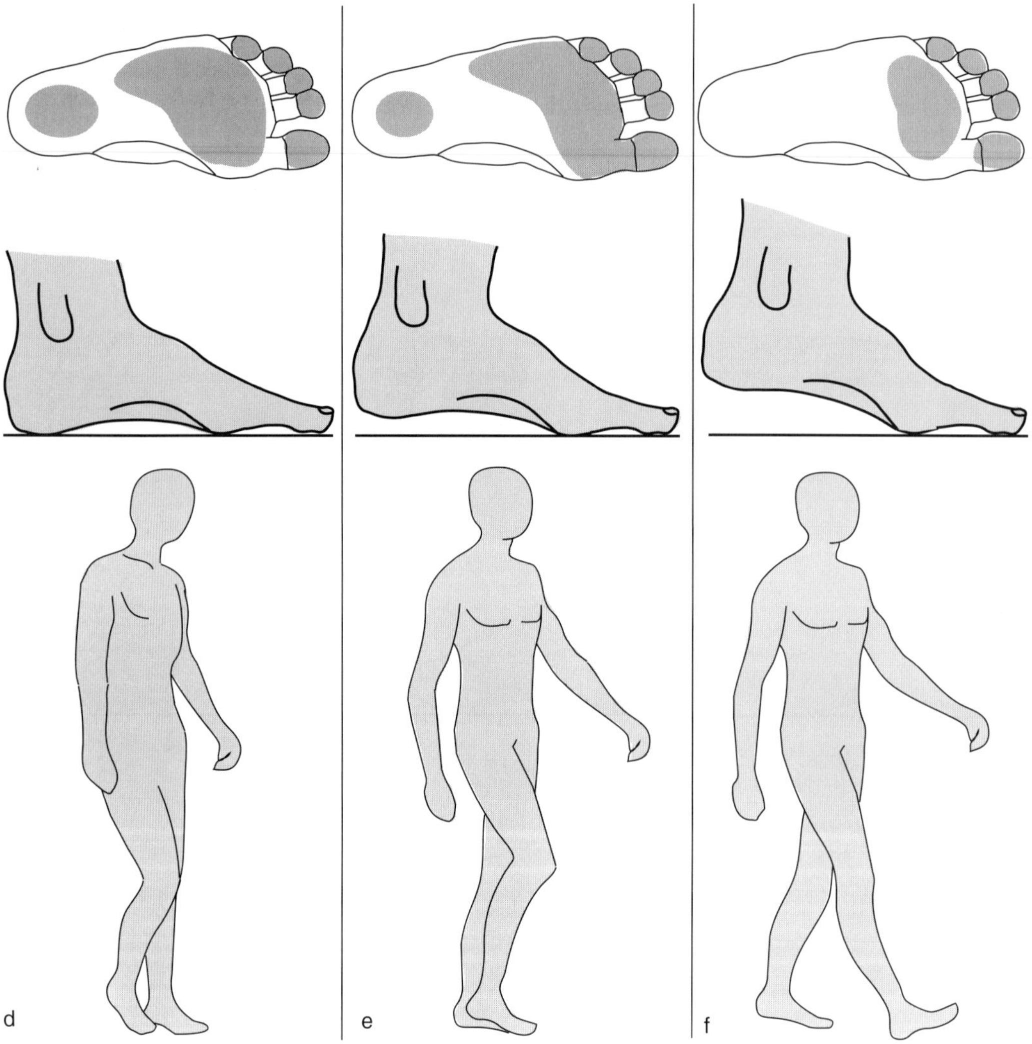

Abb. 133 d–i
d Die Antriebsphase beginnt mit der Extension im Sprunggelenk. Der Vorfuß wird stärker als die Ferse belastet, alle Zehen haben Bodenkontakt.
e Das Antriebsmaximum wird erreicht. Die Einzelstandphase nähert sich dem Ende. Alle plantaren Muskeln sind angespannt, die Gewölbe aktiv aufgebaut.
Das rechte Becken hebt sich zur Horizontalen und rotiert um seine vertikale Achse auf dem Caput femoris 20° nach ventral.
f Der verstärkte Antrieb wird nur noch von den Capita metatarsalia und den Zehen übertragen. Auf dem Fuß lasten 120% des Körpergewichtes.
g Die abnehmende Belastung verschiebt sich am Ende der Einzelstandphase in Richtung Fußinnenrand. Die Zehen flektieren und adduzieren zum II. Strahl, wodurch der jetzt maximale Antrieb verbessert wird.
h Die Zehen 1–5 berühren noch den Boden. Das vordere Quergewölbe wird verstärkt durch die zunehmende Adduktion der Zehen zum II. Strahl. Der Fuß überträgt kaum noch Kräfte.
i Die Zehen 1–4 berühren nur noch den Boden im Abstoßreflex, die Ferse des rechten Fußes setzt auf. Die Doppelstandphase ist wieder erreicht.
(Nach: *Baumann, J. U.:* Ganganalyse. Sandorama Basel 1 [1985] 21–30

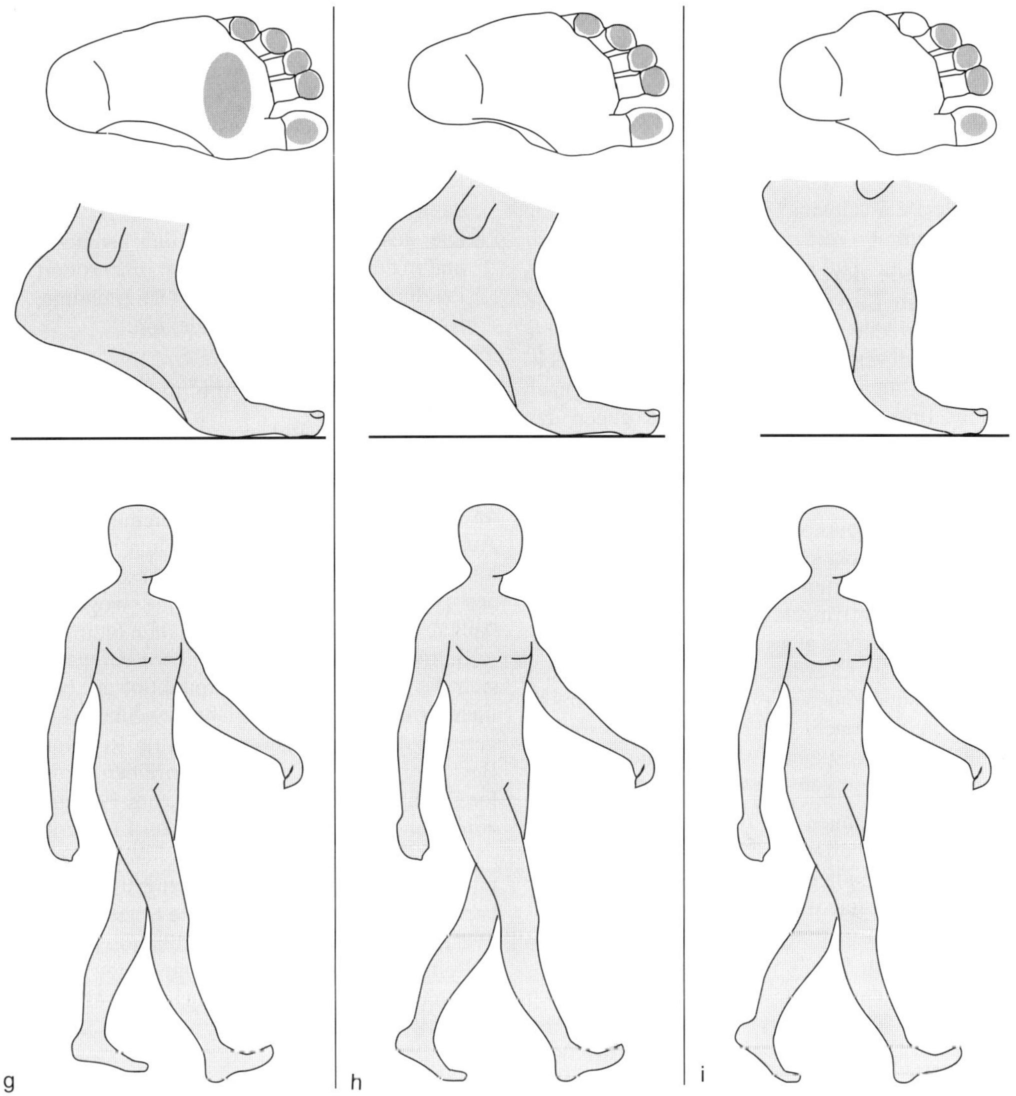

Abb. 133g–l

mit einer Innenrotation des Unterschenkels einschließlich des Talus, womit sich der Kalkaneus auf seine mediale Seite „legt" und alle Metatarsalköpfchen den Boden berühren. Dadurch flacht sich das mediale Längsgewölbe und löst den Greifreflex (Adduktion und Flexion) der plantaren kurzen Zehenmuskeln aus.

c) Die **Mitte der Standphase links** ist erreicht, wenn der Schwerpunkt des Spielbeines mit dem der linken Extremität auf gleiche Ebene kommt, womit die Bremsperiode abgeschlossen ist und der Fuß mit 70% bis 80% des Körpergewichtes belastet wird. Hier werden der rechte Arm nach hinten und der linke nach vorne beschleunigt. Die zunehmende Streckung im linken Kniegelenk korreliert mit einer Außenrotation des Unterschenkels und Mehrbelastung des gesamten Vorfußes, bedingt durch die simultane Bewegung in die Supination mit Auslösung des Ausspannreflexes (Abduktion der Zehen 1–5) bei Neutralstellung im oberen Sprunggelenk. Die Großzehe berührt den Boden.

d) Mit Beginn der Extension im oberen Sprunggelenk wird die **Antriebsphase links** eingeleitet. Der Bodendruck erhöht sich, wobei der Vorfuß jetzt stärker als die Ferse belastet wird. Alle Zehen haben Bodenkontakt und die Flexorenmuskulatur stabilisiert die Fußform. Es entsteht eine Schubwirkung nach dorsal-lateral. Das rechte Bein schwingt in zunehmender Flexion nach ventral.

e) Zum **Ende der Einzelstandphase** hebt sich das **rechte** Becken zur Horizontalen, rotiert um seine vertikale Achse nach links um 20° (rechte Seite nach ventral) und nimmt en bloc das rechte Bein mit in Adduktion. Die Rotation nach links findet im linken Hüftgelenk gegen den sich weiter in die Extension und Adduktion bewegenden Femur statt. Hierdurch wird die Gelenkkapsel in eine verriegelte Stellung gebracht. Der Oberkörper weicht nach rechts aus. Das Knie streckt sich und das obere Sprunggelenk wird in Extension gebracht, womit beide ebenfalls in verriegelter Stellung für die Bewegung des Körpers gegen die Eigenschwere optimal stabilisiert werden. Im linken Fuß folgt das Antriebsmaximum dem Druckwirkungsmaximum zeitlich nach. Alle Muskeln des plantaren Fußes sind gespannt, wodurch die Gewölbe wieder aktiv aufgebaut werden.

f) Das Vorschwingen des **rechten** Beines verzögert sich, der Fuß bewegt sich in die Neutralstellung mit extendierten Zehen. Die Arme balancieren aus, und die ganze untere Extremität dreht sich in eine Außenrotation simultan mit dem Becken, welches wieder die Neutralstellung erreicht. Auf den **linken** Fuß lastet ein maximaler Bodendruck von 120% des Körpergewichtes. Der verstärkte Antrieb wird nur noch von den Capita metatarsalia und den Zehen übertragen.

g) Zum Ende der Einzelstandphase **links** verschiebt sich die abnehmende Belastung in Richtung zweite und Großzehe. Mit der Anspannung aller plantaren Muskeln korreliert die Adduktion und Flexion aller Zehen, was wiederum dem sich maximal verstärkenden Antrieb entgegenkommt.
Nun beginnt die Hacke des **rechten** Fußes mit dem Bodenkontakt (Doppelstandphase von links nach rechts).

h) Der Ablauf startet wieder neu. Diesmal vom rechten Bein eingeleitet aus der Doppelstandphase.

i) Der **rechte Fuß** in Plantarflexion überträgt kaum noch Kräfte. Lediglich die Zehen 1–4 berühren noch den Boden im Abstoßreflex, (Adduktion der Zehen 1–5 mit Akzentuierung des vorderen Quergewölbes) und führen so das Bein in die Schwungphase. Im Sinne einer Rechtsrotation um eine vertikale Achse strebst das Becken nach dorsal um etwa 20° gedreht. Die gesamte untere Extremität ist abduziert und in der Hüfte leicht flektiert innenrotiert, die Patella jedoch annähernd in Gangrichtung, das Knie ebenfalls in leichter Flexion.

3.7.2. Fußstellungen (Abb. 134a–c)

Im Stand fällt das Lot, vom Schwerpunkt gefällt, zwischen beide Füße in Höhe der oberen Sprunggelenke. Die Füße bilden einen Winkel von etwa 45°, die Hacken stehen dicht beieinander. Diese Ausgangsstellung wird beim Gehen nicht eingehalten; die Fersen setzen auf, bevor sie die Ebene des Lotes erreichen (Schrittbreite) wogegen die Außenrotation von etwa 20° erhalten bleibt.

Beim normalen bis schnellen Laufen nähern sich die Fersen dem Schwerpunktlot an, bei vermehrter Innenrotation des Unterschenkels, hervorgerufen durch die größere ventrale Rotation des Beckens, die sich bis etwa 40° erhöhen kann. Die longitudinale Achse des Fußes vom Fersensporn zum Metatarsale II liegt parallel zur Lotebene.

Bei sehr schnellem Lauf, aber auch synchron mit muskulärer Ermüdung (Langstrecke) überkreuzt der jeweilige Standfuß die Lotebene (crossover), welches mit einer Überpronation korreliert.

Beim schnellen Lauf erfolgt keine Doppelstandphase, sondern ein „Doppelschweben“, bei dem kein Bein Bodenkontakt hat.

3.7.3 Funktionsweise der Muskulatur beim Gehen

Das Zusammenspiel von offenem, geschlossenem System, konzentrischer und exzentrischer Muskelarbeit, mit der Arthrokinematik , wird als Grundlage für eine funktionelle Betrachtungsweise der Einheit von Steuerung, Muskulatur und Skelettsystem insbesondere bei der Ganganalyse deutlich.

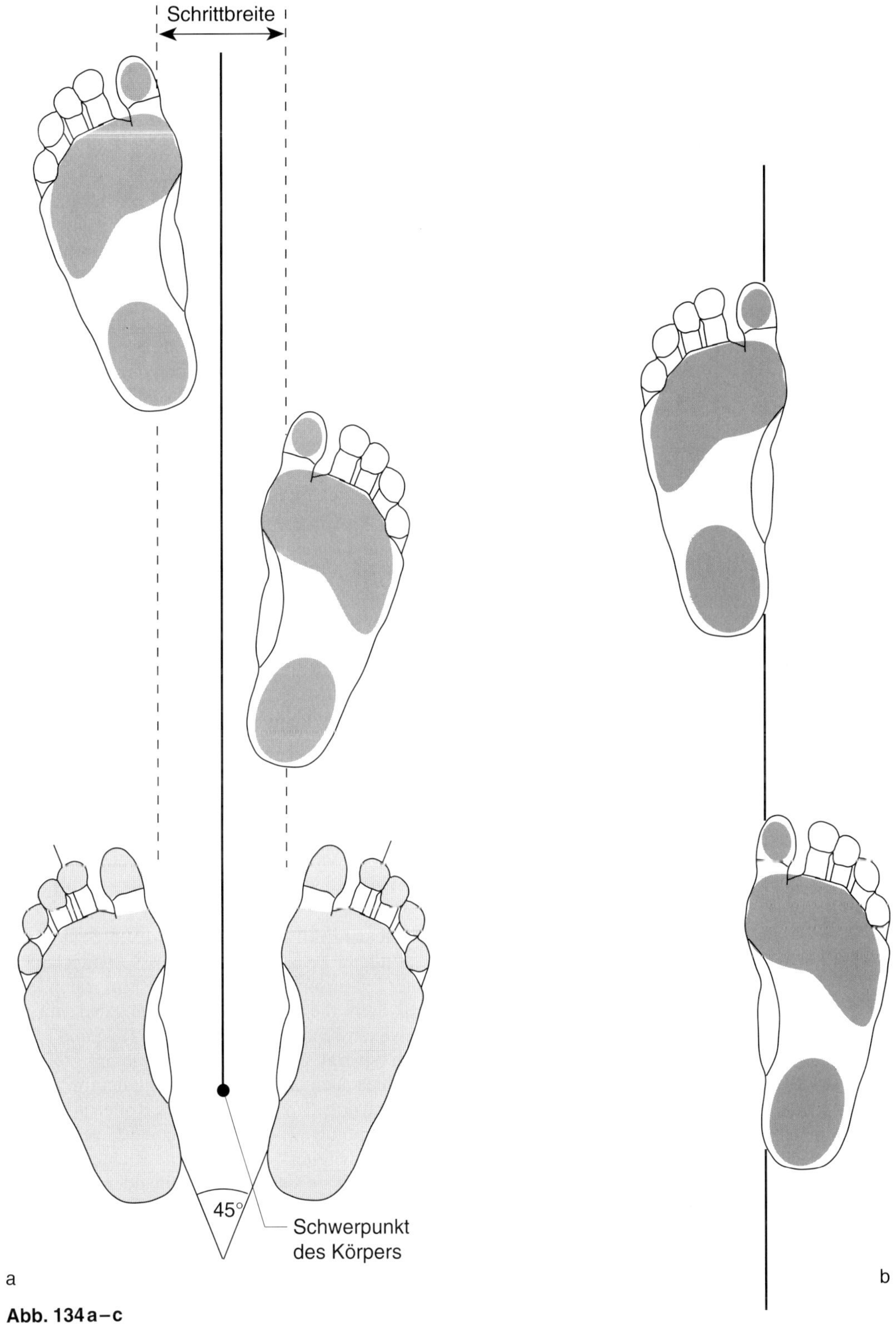

Abb. 134 a–c

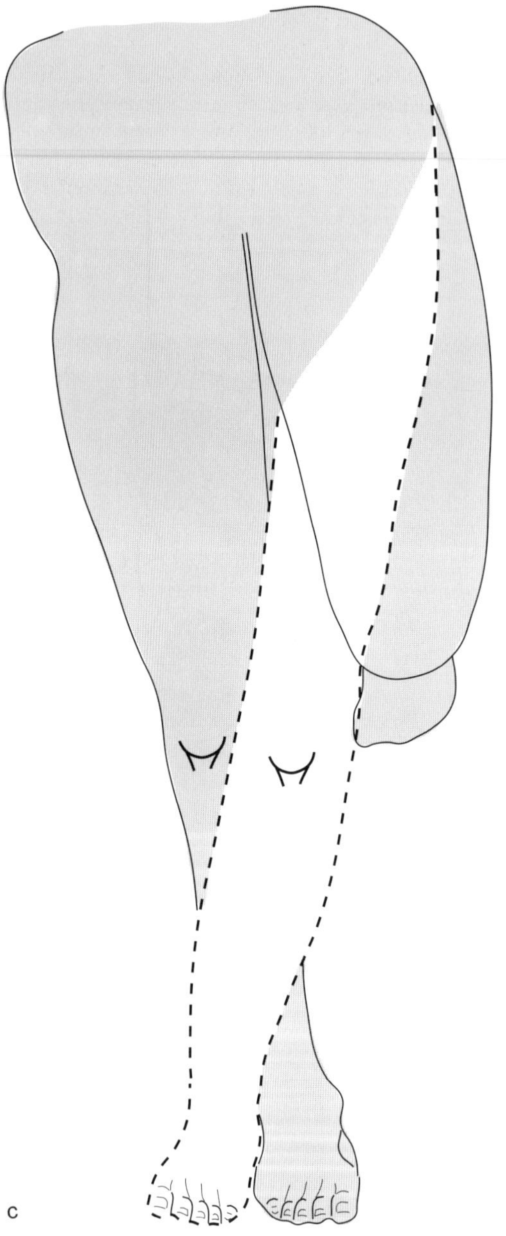

c

Abb. 134 a–c Im Stand fällt das Lot des Schwerpunktes zwischen die inneren Knöchel. Die Fersen stehen dicht beieinander, die Füße im Winkel von etwa 45°.
Beim Gehen setzen die Fersen weiter lateral auf (**a**). Dies ergibt die Schrittbreite, der Stellungswinkel der Füße bleibt dabei erhalten.
Beim Laufen zeigen die Füße in Laufrichtung, und nähern sich wieder der Schwerpunktslinie an (**b**).
Beim schnellen Laufen, aber auch bei Ermüdung, kommt es zum Überkreuzen **c**.

Schwungphase (offenes System)
(Abb. 135 a)

Ausgangsstellung ist die Flexion in Knie und Hüftgelenk. Ursprung und Ansatz von M. triceps surae und der ischiokruralen Gruppe sind angenähert. Die gedehnte vordere Schienenbeinmuskulatur korreliert mit einer Plantarflexion.

Aus dieser Haltung arbeitet der M. quadriceps konzentrisch im offenen System, mit der Eigenschwere (s. S. 36 f). Trizeps und ischiokrurale Gruppe bremsen die Bewegung negativ dynamisch (exzentrisch). Die passiven Strukturen übernehmen Stabilität und werden durch die kosynergistische Muskelarbeit ganz erheblich entlastet. Arthrokinematisch rollen die Femurkondylen nach ventral (Weggewinn). Damit die Oberschenkelkondylen sich nicht subluxierend entfernen, simultiert ein ventrales Transferieren des Tibiaplateaus, das der Bewegung im Raum (Osteokinematik) entspricht (Gleiten und Weggewinn in die gleiche Richtung).

Der M. quadriceps aktiviert in dieser Ausgangsstellung das ventrale Rollen der konvexen Femurkondylen und das ventrale Gleiten des konkaven Tibiaplateaus. Aufgrund der abgeflachten Kontur und der größeren Zirkumferenz des lateralen Condylus femoris, erreicht dieser, im Verhältnis zum medialen, einen größeren Weggewinn durch das vermehrte Rollen. Hieraus resultiert bei zunehmender Streckung eine Innenrotation des Oberschenkels gegen die Tibia. Von der Tibia aus beschrieben, macht diese entsprechend eine Außenrotation gegen den Femur.

Die Erklärung für scheinbares entgegengesetztes Rollen und Gleiten liegt darin, daß beide Gelenkpartner gemeinsam und gleichzeitig (als Kniegelenk) nach unten **und** hinten wandern.

Mit der Aktivierung der vorderen Schienbeinmuskulatur kommt es im oberen Sprunggelenk zu einer Extension, der Fuß hebt sich im Raum. Hier artikuliert die konkave Malleolengabel mit der konvexen Trochlea tali. Während Tibia und Fibula nach ventral gleiten (ventral rotieren), rollt die Trochlea auch nach ventral und gleitet im Verhältnis nach dorsal (Weggewinn und Rollen in die gleiche Richtung, wobei der konkave Gelenkpartner als „Wegbereiter“ in die gleiche Richtung transferiert, damit sie sich nicht voneinander entfernen).

Doppelstandphase (geschlossenes System)

In dem Moment, in dem der Fuß den Boden berührt, schließt sich das System, d. h. Kalkaneus und Os cuboideum bilden das Punctum fixum, über dem sich der Körper bewegt. Mit dem Auftreffen der Fußaußenseite kontraktieren **alle** Muskeln gleichzeitig, um das Gewicht des Körpers federnd abzufangen, bei mobil stabilisierten Gelenken (Abb. 135b).

Jetzt arbeitet der M. quadriceps mit allen seinen Köpfen exzentrisch. Von dorsal bremst hauptsächlich der M. soleus und wirkt der Dorsalextension im Sprunggelenk entgegen, während der M. gastrocnemius und die ischiokrurale Muskelgruppe konzentrisch stabilisieren. Der Unterschenkel geht in die Innenrotation über, wobei der M. soleus den Kalkaneus in Inversionsstellung hält und die vordere Schienbeinmuskulatur die eingeleitete Pronation bremst (negativ dynamisch). Ebenfalls

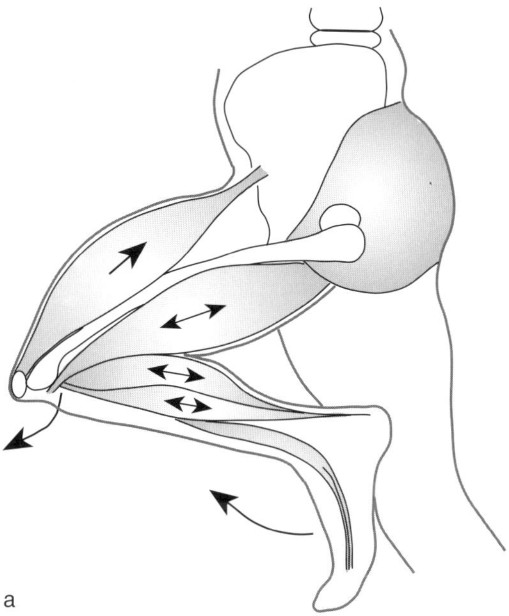

a

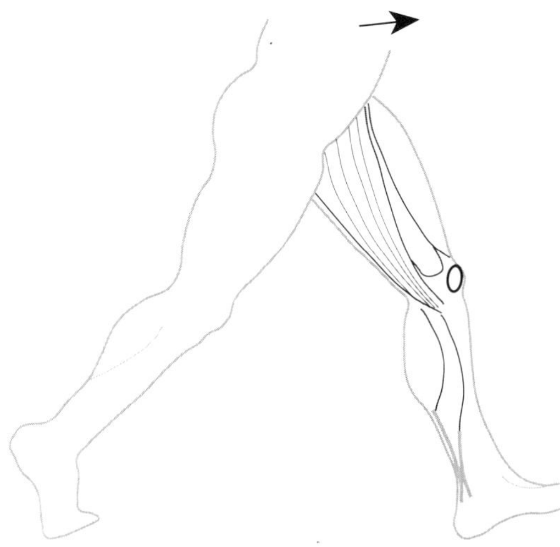

b

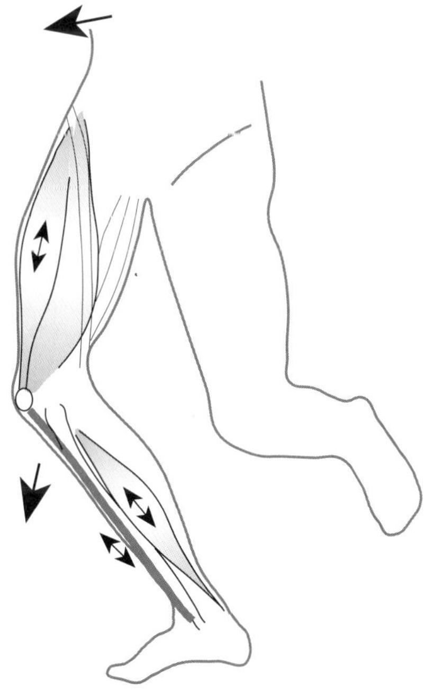

c

Abb. 135a–f Muskelarbeit beim Gehen.
a In der Schwungphase arbeitet der M. quadriceps konzentrisch, die ischiokrurale Muskelgruppe und der M. triceps surae exzentrisch. Die vordere Schienbeinmuskulatur hebt den Fuß in die Dorsalextension. Offene Pfeile: Muskelkontraktion, dünne Pfeile: Muskeldehnung.

Abb. 135b Mit dem Aufsetzen des Fußes beginnt die Doppelstandphase. Die Muskulatur arbeitet jetzt im geschlossenen System, kosynergistisch, um die Fliehkraft des Körpers aufzufangen.

Abb. 135c Noch im Abfangen arbeitet jetzt der M. quadriceps exzentrisch, die ischiokrurale Gruppe und der M. gastrocnemius konzentrisch, wodurch das Knie stabilisiert bleibt, während M. soleus die auf den Fuß wirkenden Kräfte exzentrisch abfedert.

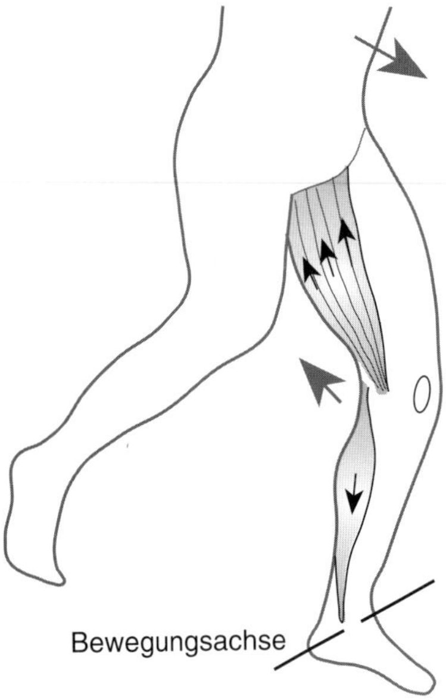

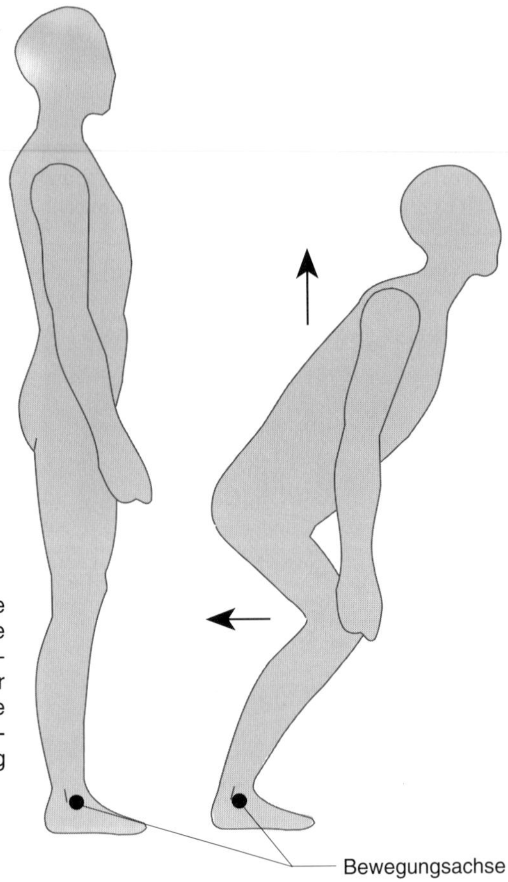

Abb. 135d In der Antriebsphase übernehmen die ischiokrurale Gruppe und der M. triceps surae die Arbeitskraft, um den Körper gegen die Eigenschwere nach vorn und oben zu bewegen, da der Körper sich um das Punktum fixum Fuß bewegen muß. Die Kontraktion der ischiokruralen Gruppe leitet gleichzeitig mit dem M. glutaeus maximus die Aufrichtung des Rumpfes ein.

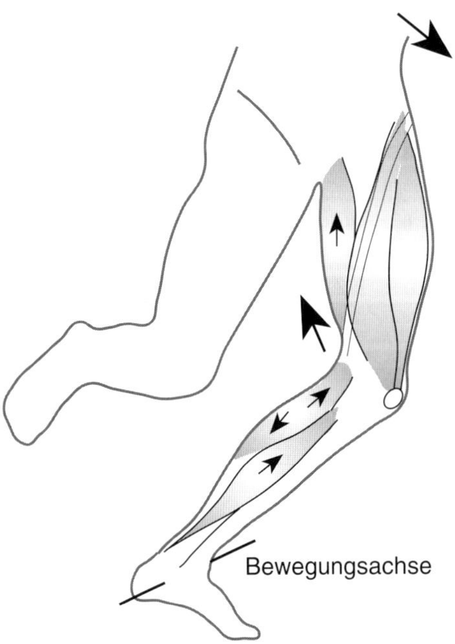

Abb. 135e Der Quadriceps kann in dieser Phase keine großen Kräfte übertragen. Schon der M. rectus femoris behindert die Aufrichtung des Beckens. Da die Femurkondylen in die Streckung des Knies vermehrt rollen, bremst der starke Zug des M. vastus intermedius an der Patella diesen mechanischen Ablauf. Der M. vastus medialis wiederum zieht den Femur noch mehr in Außenrotation und der M. vastus lateralis entwickelt eine Kraft in Richtung Luxation der Patella.

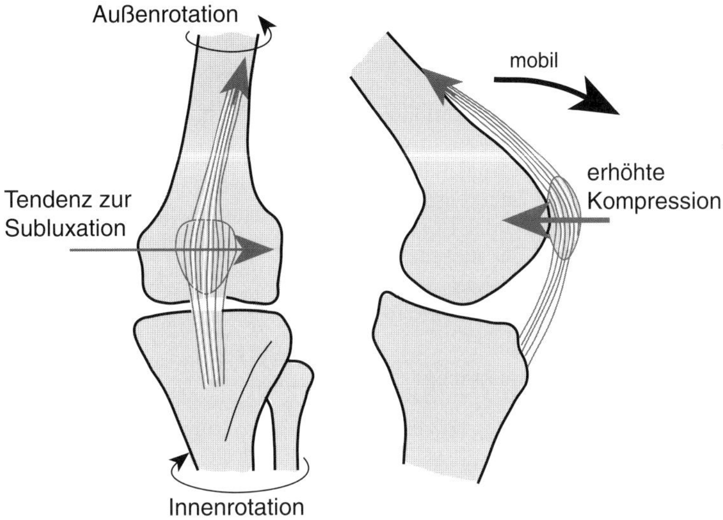

Abb. 135e

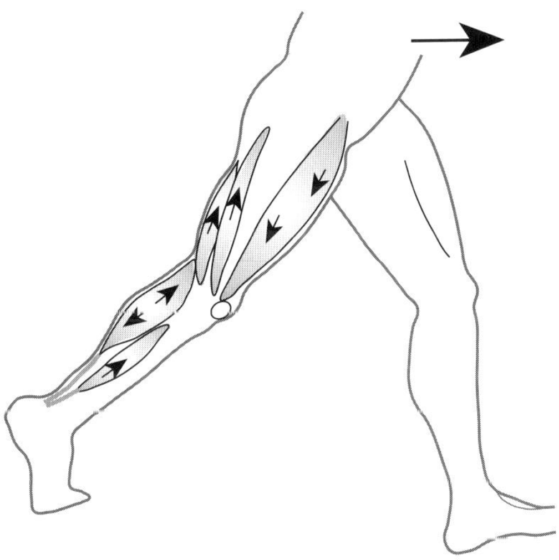

Abb. 135f Am Ende der Antriebsphase arbeiten alle Muskeln gemeinsam. Das Ventralrollen mit simultanem Weggewinn der Femurkondylen bringt den M. gastrocnemius zunehmend in Dehnung, wodurch er exzentrisch ein Durchschlagen des Kniegelenkes bremsend verhindert.

exzentrisch bremsen M. biceps femoris mit M. tensor fasciae latae die Einwärtsdrehung des Unterschenkels von lateral dorsal und der M. vastus lateralis des Quadrizeps von ventral-lateral (Abb. 135 c).

Antriebsphase (geschlossenes System)

In der Antriebs- oder Streckphase geht es darum, das Knie unter den Schwerpunkt des Körpers zu bringen bzw. den Körper über den vor ihm stehenden Fuß. Diesen Ablauf leitet in der Hüfte der M. rectus femoris konzentrisch ein, indem er gleichzeitig die Beugung des Oberkörpers nach ventral mit dem Becken bedingt. In den Fußgelenken kontrahieren die langen und kurzen Fußflexoren.

Überwiegend die ischokrurale Muskelgruppe von proximal konzentrisch arbeitend, und der M. triceps surae von distal (stabilisierend), strecken das Bein, bis das Knie auf die Ebene der Umdrehungsachse (transversale Achse durch das obere Sprunggelenk) gebracht wurde. Hier arbeitet die kraftaufnehmende Arbeitsmuskulatur gegen die Eigenschwere unter konzentrischer Anspannung um das Punctum fixum Fuß (Abb. 135d).

Warum übernimmt der M. quadriceps in dieser sehr viel Kraft erfordernden Anfangsphase nicht die Hauptlast?

Er hat aus der Beugung bei geschlossenem System eine ausgesprochen schlechte Arbeitsposition (Abb. 135e):

- Der Unterschenkel befindet sich im Verhältnis zum Femur in der Innenrotation; dadurch würde die Patella, die ja abduziert nach lateral steht, übermäßig weiter nach lateral gezogen werden müssen und die Gefahr einer Luxation (Subluxation) bestände, zumal der diesen Vorgang verhindernde M. vastus medialis bei fixierter Tibia das Femur noch weiter in eine Außenrotation ziehen würde.
- Die starke Kontraktion des M. quadriceps verstärkt die Reibung durch Kompression an der Patella und im Kniegelenk, die ja mit der Fliehkraft des Körpers in der Bewegung sowieso schon erhöht ist. Sie behindert Kombinationsbewegungen und gefährdet den Knorpel.
- Darüber hinaus hat er aus dieser Ausgangsstellung einen überaus ungünstigen einwirkenden Hebel und Winkel.

Der M. rectus femoris des M. quadriceps stabilisiert exzentrisch die Hüftbewegung vom Ilium her und das Gleiten des Acetabulum gegen das Caput femoris. Die anderen drei Köpfe stabilisieren die Rollbewegung der Femurkondylen nach ventral (überwiegend durch M. vastus intermedius) auch die Innen- und Außenrotation mit den Mm. vasti mediales und laterales. Die Ischiokrurale Gruppe mit der am Pes anserinus ansetzenden Muskulatur und der M. gastrocnemius ziehen das Tibiaplateau im Raum nach dorsal, unterstützt vom M. biceps femoris und dem M. tensor fasciae latae.

Da in situ die Femorkondylen im hinteren Abschnitt des Tibiaplateaus stehen, und die Tibia aktiv nach dorsal gezogen wird, ergibt sich eine Simultanbewegung beider Gelenkpartner. Das Rollen erfolgt zwar optimal stabilisiert und geführt, jedoch nicht aktiv, sondern passiv durch das Gleiten der Tibiakondylen. Mit dieser idealen Konstruktion werden Kompressionsschäden im Knorpelbereich von Patella und artikulierender Gelenkflächen reduziert. Müßte nämlich der M. quadriceps als Arbeitsmuskel allein das Ventralrollen aktiv gewährleisten, würde er bei erhöhter Kraftentwicklung, die Kombinationsbewegungen im Kniegelenk mit steigender Kompression und Reibung zunehmend behindern. Die Kompression, ob zu- oder abnehmend, beschränkt sich somit auf ein Minimum, so daß in einem geschlossenen System unter Belastung nicht allein nur Flexions- und Extensionsbewegungen möglich bleiben, sondern auch Innen- und Außenrotation mit allen Kombinationen.

Ende der Antriebsphase (geschlossenes System)

Die ischiokrurale Gruppe mit dem M. triceps surae gewährleistet das synchrone aktive Gleiten des Femurplateaus, während der M. quadriceps das passive Rollen unterstützend stabilisiert. (Mobilisatoren sind die Gleiter, Stabilisatoren die Roller.)

Es arbeiten also sehr kräftige Muskeln zur Streckung im Kniegelenk gegen die Eigenschwere. So gilt es, zum Ende der Extension hin zu bremsen, um ein drohendes Durchschlagen (Hyperextension) zu verhindern.

Von distal arbeiten M. soleus und M. gastrocnemius gemeinsam. Ersterer streckt das Knie und letzterer gewährleistet die Plantarflexion, damit der Körper die Schubrichtung erhält, die ihm den Weggewinn nach oben und vorne garantiert. Mit zunehmender Streckung im Knie jedoch verlängert sich der Weg des M. gastrocnemius zwischen Ursprung und Ansatz. Mehr und mehr übernimmt er damit exzentrisch stabilisierend das Abbremsen der Streckung und der synchronen Außenrotation des Unterschenkels, als Antagonist des zunehmend Bewegung (Rollen) übernehmenden M. quadriceps. In dieser entscheidenden und kraftvollen Endphase arbeiten M. soleus mit dorsaler Unterschenkelmuskulatur und M. gastrocnemius gegeneinander, der M. soleus positiv dynamisch, der M. gastrocnemius exzentrisch (negativ dynamisch). Die Trochlea tali rollt nach dorsal (Weggewinn), das Crus gleitet nach dorsal, indem beide entgegengesetzt rotieren (Abb. 135f).

4 Segmentbezogene Reaktionen

4.1 Anatomie des Spinalnerven und segmentale Ordnung der Innervation (Abb. 136)

Die sensible hintere Wurzel **(Radix dorsalis)** mit dem Spinalganglion und die motorische vordere **Radix ventralis** vereinen sich vor dem Austritt aus dem Duraärmel und trennen sich wieder nach dem Austritt aus dem Foramen intervertebrale in den **Ramus dorsalis** (posterior) und **Ramus ventralis** (anterior).

Während der aus dem Ramus dorsalis abzweigende **Ramus lateralis** die autochtone tiefe Rückenmuskulatur und die darüberliegende Haut (handbreit paravertebral) versorgt, erreicht der abzweigende **Ramus medialis** auf- und absteigend die eigene und die Nachbaretagen. Dabei kontrolliert er den graduellen Spannungszustand der Gelenkkapseln der Intervertebralgelenke.

Aus dem Ramus ventralis entspringen die **Rami communicantes,** die, sich in den Grenzstrangganglien vereinend, Blutgefäße und innere Organe versorgen. Die weiteren Äste des Ramus ventralis bilden die drei Nervengeflechte (Plexus cervicalis, brachialis und lumbalis).

Aus dem Ramus ventralis zweigt ferner der **N. sinuvertebralis (N. recurrens)** ab, der wieder zu-

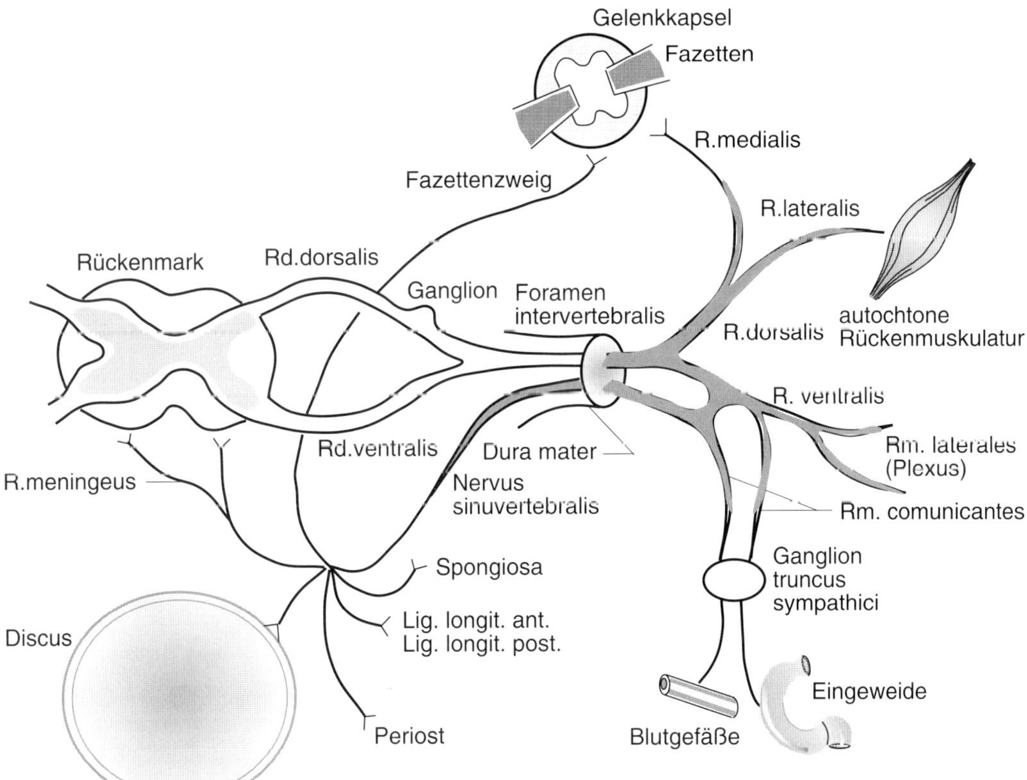

Abb. 136 Ausbreitung und Versorgungsgebiet des Spinalnerven unter Berücksichtigung des N. sinuvertebralis (N. recurrens), der, wie auch der Ramus medialis, die eigene und die Nachbaretagen versorgt. Er koppelt die Strukturen des Vertebrons mit denen des Hinterhorns und faßt als motorischer, sensibler und sympathischer Nerv alle Reize zusammen.

rück in den Duraärmel schlüpft und neben der eigenen auch die Nachbaretagen versorgt. Er ist zuständig für den Wirbelkanal und versorgt die epiduralen Gewebe, den Diskus, das Periost, die Spongiosa, die Gelenkfacetten, die Ligg. longitudinalia posterius und anterius. Ramus dorsalis und N. recurrens stellen im segmentalen Informationspool der grauen Substanz die Verbindung her zwischen den

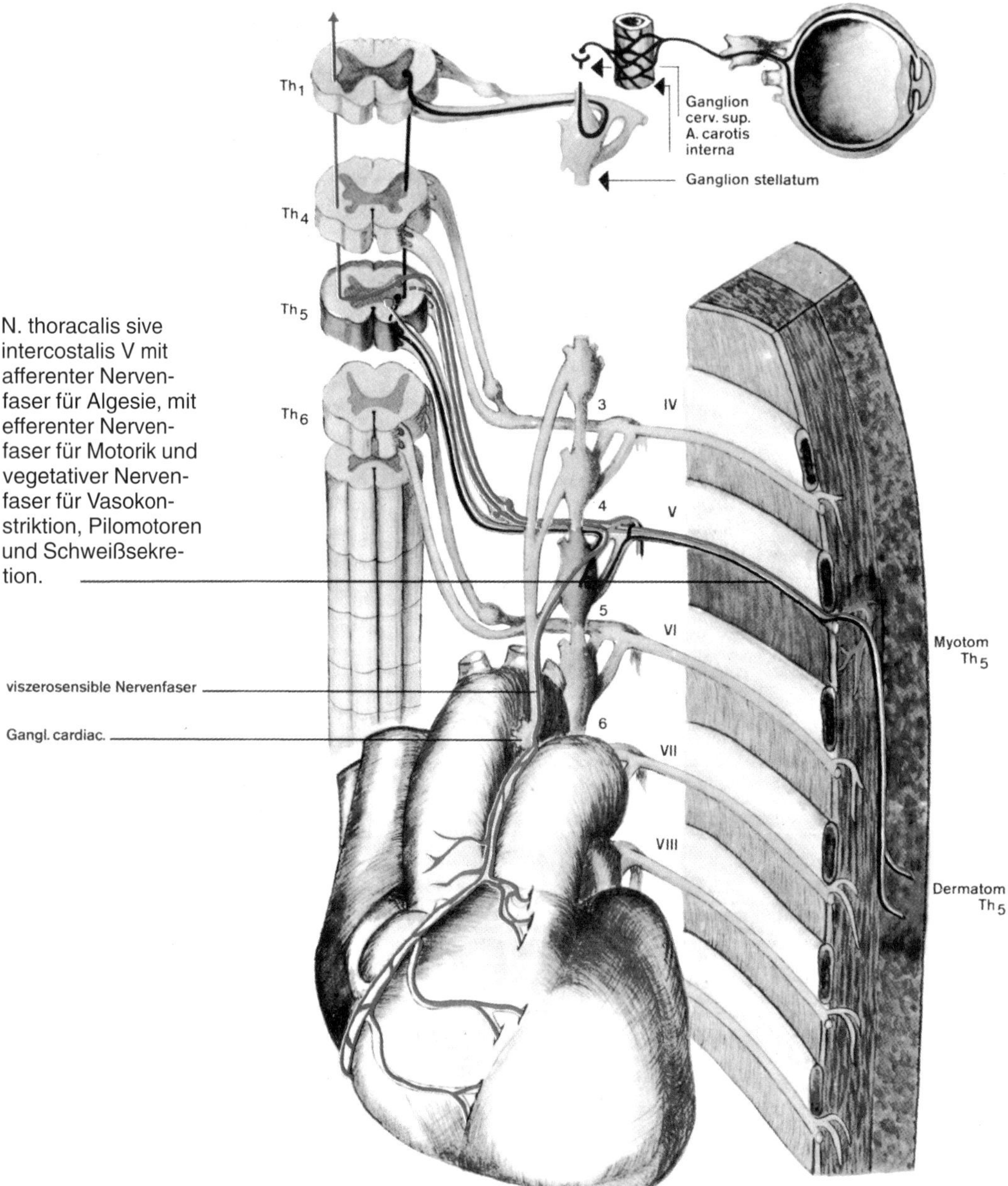

Abb. 137 Die Darstellung des Segmentes Th5 mit Enterotom (Herz), Myotom, Dermatom (Th5) und die wichtigsten nervalen Verbindungswege.
(Aus: *Hansen, K., H. Schliack:* Segmentale Innervation. Thieme, Stuttgart 1962.)

Strukturen des Vertebrons und dem Hinterhorn der gleichen und der Nachbaretagen, auf- und absteigend:

zervikal über 5 Segmente,
thorakal über 3–4 Segmente,
lumbal über 2 Segmente.

Der N. recurrens wirkt als vertebrale „Sendestation“ zur gesamten engeren und weiteren sympathisch innervierten Peripherie und faßt als motorischer, sensibler und sympathischer Nerv alle Reize zusammen, wodurch sich eine besondere phy-

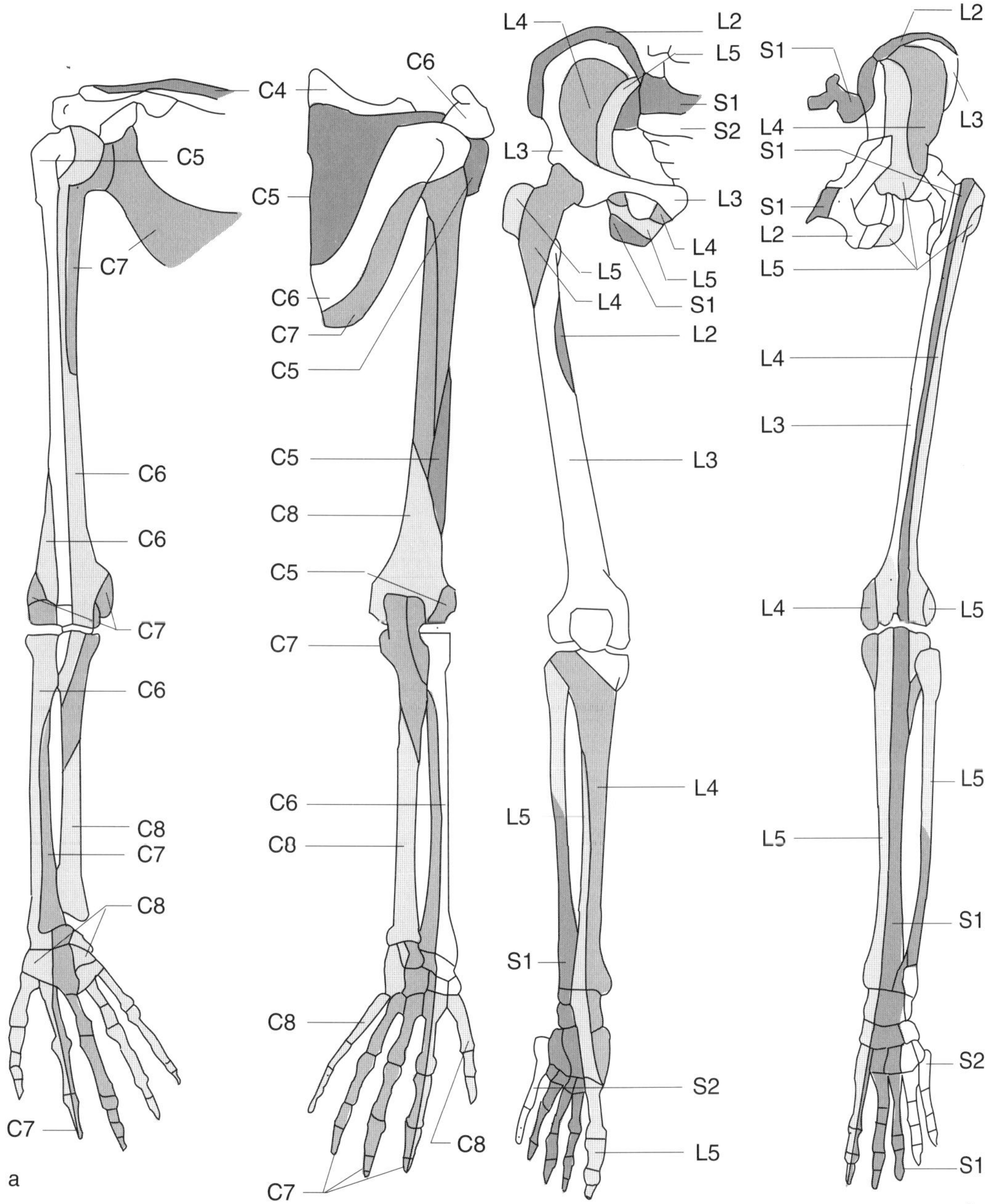

Abb. 138 a, b Die segmentgebundene Innervation der Knochen (Sklerotom)
a Die obere Extremität. **b** Die untere Extremität.
(Aus: *El, Aad v. d.:* Manuele Diagnostiek. Manthel, Rotterdam 1992.)

siologische und pathophysiologische Bedeutung für vertebragene Organstörungen ergibt.

Als **Segment** bezeichnen wir das gesamte Areal, das einem Spinalnerven zugeordnet werden kann. Zentrum eines Segmentes, d. h. eines Gewebsanteils von gleicher Somitenabstammung ist nicht der Wirbel, sondern die Bandscheibe. Zu unterteilen sind das Einflußgebiet des Spinalnerven innerhalb

- der Haut (Dermatom),
- der Muskulatur (Myotom),
- der Eingeweide (Enterotom) (Abb. 137),

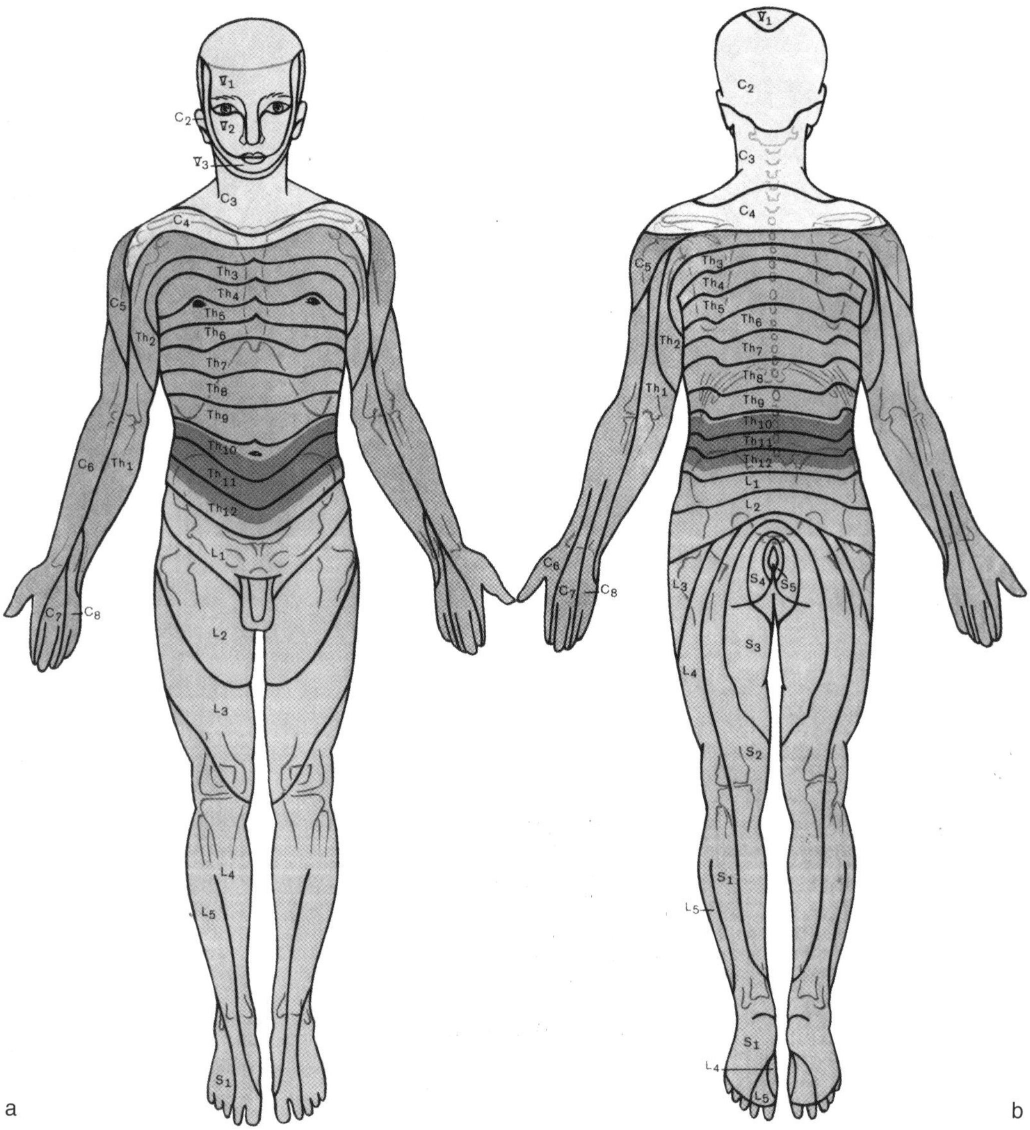

a b

Abb. 139 a, b Schema der segmentalen (Dermatome) und vegetativen Innervation der Haut.
a Vegetative Versorgung aus den Segmenten C8 – Th2(3), Th3(4) – Th7, Th8 – Th11, Th12 – L2(3).
b Schema der vegetativen Innervation von hinten.
(Aus: *Hansen, K., H. Schliack:* Segmentale Innervation. Thieme, Stuttgart 1962.)

- der Knochen (Sklerotom). Die segmentale Versorgung des Skelettes, insbesondere die Sklerotome der Extremitäten, scheint sich, auch wenn unzureichend in der Literatur beschrieben, in der klinischen Erfahrung zu bestätigen (Abb. 138 a, b).
- Auch die vegetative Innervation von Gefäßen, Schweißdrüsen und Piloarrektoren unterliegt einer segmentalen Ordnung. Diese Ordnung weicht von der Einteilung der Dermatome besonders in den kranialen und kaudalen Abschnitten erheblich ab, weil sich der Ursprung des Sympatikus innerhalb des Rückenmarkes auf die Segmente C8 bis L2 beschränkt (Abb. 139 a, b).

4.2 Arthrogener Reaktionsmechanismus

Die regelkreisartige Verknüpfung des Achsenorgans, des Vertebron, mit den Gelenken der Wirbelsäule und denen der Extremitäten, stellt sich in der Funktion wie folgt dar:

Das Vertebron mit seiner segmentalen Peripherie besitzt einen gemeinsamen Sammelpunkt aller Afferenzen, den Interneuronen-Pool des Hinterhornes. Mechanozeptive, vegetative und nozizeptive Erregungsmeldungen laufen über die Radix dorsalis in den Pool und werden mit zentralen efferenten Impulsen vermischt (Input). Sie werden geordnet, kontrolliert, bewertet und laufen als Output zum:

- motorischen Vorderhornkomplex,
- sympathischen Seitenhornstrang und
- Tractus spinothalamicus (zentral gerichteter Schmerzvermittler).

Ebenfalls integriert in diesen kybernetischen Ablauf werden die Erregungsausbreitungen der Gamma-Motorik. Dieses System, das den Muskeltonus steuert, wird mit informativen Efferenzen aus Muskel- und Sehnenspindeln, Gelenkkapseln, aber auch über extrapyramidale Impulse aus dem limbischen System (Emotionen, Agressionen) und der Formatio reticularis (Wachheit, Aktivitätsgrad) versorgt (s. S. 49). Das segmentale Ordnungssystem bestimmt und bewertet den Output. Alle Reize aus regulationsaktiven Geweben müssen gleiche Effektor(Reizleitungs-)qualitäten aufweisen, sonst beeinflussen sie schwächend (labilisierend) den Gesamtkomplex und verändern den Output, wenn sie nicht ausgeglichen werden können.

4.3 Segmentale Reaktionen

4.3.1 Primär segmentale Reaktion

Als primär segmentale Reaktion bezeichnen wir die Auswirkung einer Irritation der Spinalnervenwurzel im Dermatom und Myotom (und Sklerotom), insbesondere nachweisbar in Änderung von Sensibilität und Motorik.

4.3.2 Sekundär segmentale Reaktion

Der sekundär segmentalen Reaktion liegen die reflektorischen Verbindungen des Ramus dorsalis und des N. sinuvertebralis mit den Nachbaretagen (Bewegungssegment) und andererseits die Reflexmechanismen zwischen Vorder- und Hinterhornkomplex mit dem vegetativen Seitenhorn und Grenzstrang zugrunde.

Somit lassen sich zur nomenklatorischen Vereinfachung, unter der Bezeichnung sekundär segmentale Reaktion unterschiedliche Begriffe zusammenfassen.

Hierzu gehören: spondylogenes Reflexsyndrom, Referred pain, suprasegmentäre Schmerzausbreitung u. a. mehr. Bei der sekundär segmentalen Reaktion handelt es sich um einen Rezeptorenschmerz (Nozi- und Mechanozeptoren). Als wesentliche Differenzierung ist der Ort der Entstehung und die Gebietsausbreitung zu lokalisieren.

4.3.2.1 Pseudoradikuläre Reaktion (irradiierte Schmerzen)

Jede Struktur des Vertebron (Bewegungssegment), die vom N. recurrens (N. sinuvertebralis) sensibel versorgt wird, kann über die Reizung von Nozizeptoren oder Mechanozeptoren Schmerz auslösen, auch ohne daß durch die Dysfunktion des Bewegungssegmentes Nervenwurzeln oder Rückenmark irritiert werden.

Die segmentalen Afferenzen des N. sinuvertebralis und des R. medialis konvergieren nicht nur auf zentrale weiterleitende Neurone, die sie gemeinsam mit anderen Hinterwurzelfasern nützen, sondern verändern gleichzeitig, auf- und absteigend, das Informationspool der Nachbaretagen.

Sind die benachbarten Bewegungssegmente (mehr oder weniger)nicht mehr in der Lage, ihr eigenes Erregungsniveau auszugleichen, zeigt sich in der Peripherie dieser betroffenen spinalen Etagen, eine Reaktion, die auf Grund simultaner aber unterschiedlicher Efferenzenstärke des Outputs der verschiedenen Segmente, sich different darstellt. Hieraus resultieren Schmerzprojektionen, die nicht die bekannten Dermatomgrenzen einhalten.

Auch die Veränderung des Muskeltonus erfolgt korrelativ abweichend von den bekannten Myotomen als Mischbild. Je nach Intensität des nozi- und mechanozeptiven Einstromes aus den jeweiligen spinalen Niveaus, kommt es im Sinne eines Rückkoppelungseffektes, zu einem fließenden Übergang von leichter Tonisierung, bei der ein Schmerz noch nicht bewußt wahrgenommen wird, bis zum Muskelspasmus. Ob aus arthropathischen oder myopathischen Gesichtspunkten, immer ist es in der Peripherie die Gelenkkapsel als Sinnesorgan für kinästhetische Reize, die über ihre Gelenknerven deren spinale Etagen beeinflußt.

Resultativ führen Schmerzsyndrome, die durch Funktionsstörungen des Bewegungssystems ausgelöst werden, zu typischen Reaktionen.

Entsteht der Schmerz dabei mehr in den Geweben der Extremitäten, werden mehr die Unterstützungsreaktionen (Zielmotorik) betroffen. Entsteht der Schmerz mehr im Bereich der Wirbelsäule, wird vor allem das mediale motorische System, das die Stützmotorik versorgt, reagieren. Hierbei kommt es simultan weniger zu Fluchtreaktionen im Sinne einer Bewegung, sondern eher zu einer Tonisierung bzw. Detonisierung der entsprechenden schmerzvermeidenden Muskulatur.

Darüber hinaus provoziert die direkte oder indirekte (reflektorische) Beeinträchtigung der graduellen Spannung einer Gelenkkapsel ein Ausstrahlen in ein für diese Gelenkkapsel typisches Repräsentationsgebiet. So täuscht z. B. die Reizung der Iliosakralgelenke eine laterale oder dorsale Ischialgie vor, oder von einem gereizten Sternoklavikulargelenk sind Schmerzprojektionen in Schultergürtel, Thoraxwand und Arm nachweisbar (Abb. 140). Dabei initiieren die Reizungen der Kapseln, die nahe dem zentralen Nervensystem liegen, mehr „segmentbezogene“ pseudoradikuläre Ausstrahlungen, die der Extremitäten dagegen erheblich davon abweichende.

Beispiel für primär segmentale und pseudoradikuläre Reaktion:

Als eine der möglichen Ursachen einer späteren Bandscheibenläsion wie Protusion und Prolaps ist

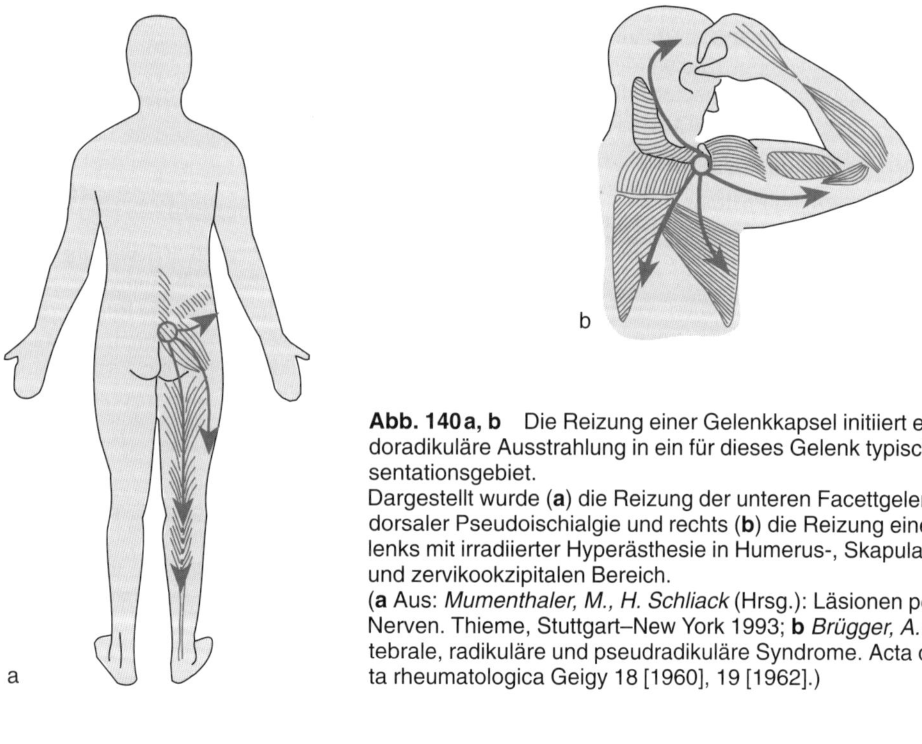

Abb. 140 a, b Die Reizung einer Gelenkkapsel initiiert eine pseudoradikuläre Ausstrahlung in ein für dieses Gelenk typisches Repräsentationsgebiet.
Dargestellt wurde (**a**) die Reizung der unteren Facettgelenke mit dorsaler Pseudoischialgie und rechts (**b**) die Reizung eines AC-Gelenks mit irradiierter Hyperästhesie in Humerus-, Skapula-, Thorax- und zervikookzipitalen Bereich.
(**a** Aus: *Mumenthaler, M., H. Schliack* (Hrsg.): Läsionen peripherer Nerven. Thieme, Stuttgart–New York 1993; **b** *Brügger, A.:* Über vertebrale, radikuläre und pseudradikuläre Syndrome. Acta documenta rheumatologica Geigy 18 [1960], 19 [1962].)

Tabelle 6 Differenzierung zwischen primär segmentaler Reaktion und pseudoradikulärer Reaktion.

Primär segmentale (radikuläre) Reaktion	Irradiierter Schmerz (pseudoradikuläre Reaktion)
Scharfer, konstanter Schmerz	Dumpfer, von punktförmig bis flächig ziehender, variierender Schmerz
Parästhesien bis Anästhesien im Dermatom	Hyperästhesien (unscharf, das Dermatom überschreitend), auch Parästhesien
Sensorische Ausfälle	Keine sensorische Ausfälle
Motorische Ausfälle	Keine motorischen und keine Reflexausfälle
Veränderungen in den Muskeln, die der Nerv (Wurzel) versorgt	Abschwächung von Muskeln, die in ihrer Funktion das Gelenk komprimieren (in Richtung Schmerz ziehen)
Schmerzhafte Reizung des *Nerven* bzw. der Wurzel durch Provokationsteste	Schmerzbeeinflussung durch *Gelenkkompression* oder Separation

die **einseitige Facettenblockierung** in Öffnungs und Schließungsstellung zu sehen. Mit der daraus bedingten relativen Torsion des Discus intervertebralis (statisch und dynamisch), durch Verschiebung der Bewegungsachse zur hypomobilen Seite, resultiert vergleichbar einer Materialermüdung, die vorschnelle Degeneration. Der scharfe radikuläre Schmerz mit seiner primär segmentalen Reaktion beim Prolaps ist operativ zu beeinflussen. Löst sich dagegen trotz chirurgischem Eingriff und muskulärer Relaxation des Patienten durch die Narkose die Blockierung der Facettgelenke nicht, bleibt der Rezeptorenschmerz als irradiierte Reaktion zurück. Da es sich um eine Reizung der Gelenkkapseln der ZNS-nahen Facettgelenke handelt, gibt der Patient weiterhin „segmentbezogene" Schmerzen an (Tab. 6).

4.3.2.2 Reflexmechanismen zwischen Hinterhorn und Seitenhorn

Die Verknüpfung zwischen Hinterhorn und Seitenhorn ist die Grundlage unterschiedlicher Reflexmechanismen. Da parasympathische Kerne lediglich im Hirnstamm oder im Sakralmark liegen, finden sich dazwischen auch nur sympathische Reaktionen, die über den Grenzstrang Verbindungen zu prä- und postganglionären Neuronen in der eigenen (segmentalen) und in Nachbaretagen eingehen. Dadurch zeigen sich die vegetativen Grenzen nicht scharf wie die der Dermatome, doch beeinflußt ein segmentales Geschehen nicht nur die dazugehörigen Nachbaretagen, sondern auch die von dort aus versorgten Organe und umgekehrt die Nachbaretagen bzw. die inneren Organe das segmentale Ordnungssystem (Abb. 141 a, b).

Die sympathische Versorgung von **Kopf und Hals** liegt in den Segmenten C8 bis Th3.

Die obere Extremität erhält ihre sympathische Innervation aus präganglionären Fasern, die aus den Thorakalsegmenten Th4 bis Th9 stammen. Diese Fasern ziehen mit dem Grenzstrang zum obersten Thorakalganglion sowie zum Ganglion cervicale inferius und medius, wo postganglionäre Fasern entstehen. Diese verlaufen mit den Zervikalsegmenten C5 bis C8 durch den Plexus brachialis zu den Hautorganen und den Muskelgefäßen der oberen Extremität. Sie führen also sympathische Fasern von Th4 bis Th9, das entspricht den präganglionären Fasern von Herz, Lunge, Magen, Duodenum, Jejunum, Pankreas, Leber und Milz.

Die **untere Extremität** erhält ihre sympathische Innervation aus präganglionären Fasern, die aus den Segmenten Th10 bis L2 stammen. Diese Fasern ziehen mit dem Grenzstrang abwärts zu den lumbalen Ganglien L3 bis S2. Hier beginnen die postganglionären Fasern, die sich dem Plexus lumbalis und dem Nervus femoralis anlegen bzw. zu den Sakralganglien verlaufen, deren postganglionäre Fasern mit dem Plexus sacralis und den N. ischiadicus und N. tibialis konvergieren. Die sympathische Innervation entspricht somit den Rückenmarkssegmenten, die für die efferente sympathische Innervation von Jejunum, Ilium, Kolon, Nieren, Ureter und Genitalien zuständig sind.

Der direkte primäre segmentale Reflexmechanismus steht also auch in Verbindung mit einem indirekten sekundären zentralen. Dieser Rückkopplungsvorgang beeinflußt sowohl das Bewegungssystem als auch Vegetativum und Psyche.

Während die Aktivierung der Rezeptoren eines Segmentes über das Hinterhorn zu einer direkten segmentalen Reaktion führt, werden gleichzeitig über das Seitenhorn indirekte vegetative Irritationen auch in den Nachbaretagen ausgelöst.

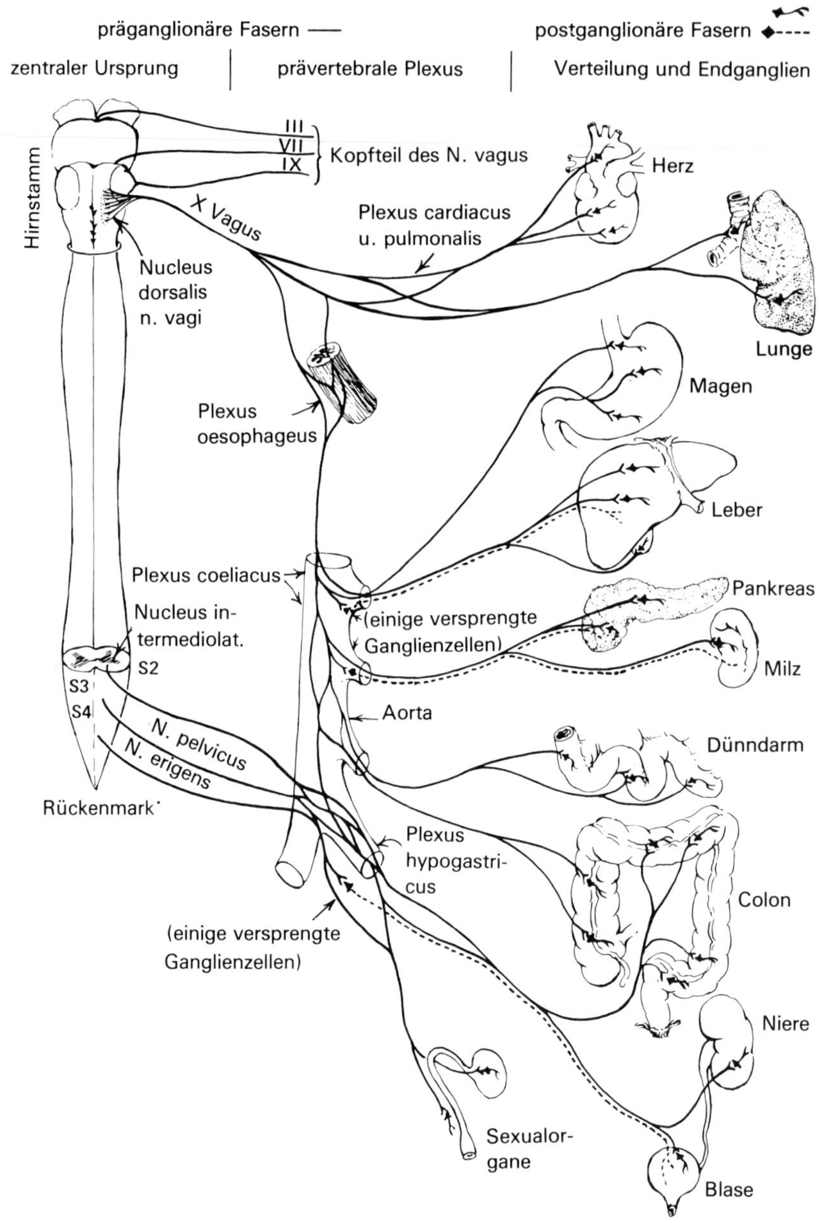

Abb. 141 a, b Übersicht der Verbindungen zwischen dem segmentalen Niveau des zentralen Nervensystems und dem vegetativen Nervensystem sowie der Versorgung einzelner Organe, über prä- und postganglionäre Neurone.
(Aus: *Chusid, J. G.:* Funktionelle Neurologie. Springer, Berlin–Heidelberg–New York 1978.)

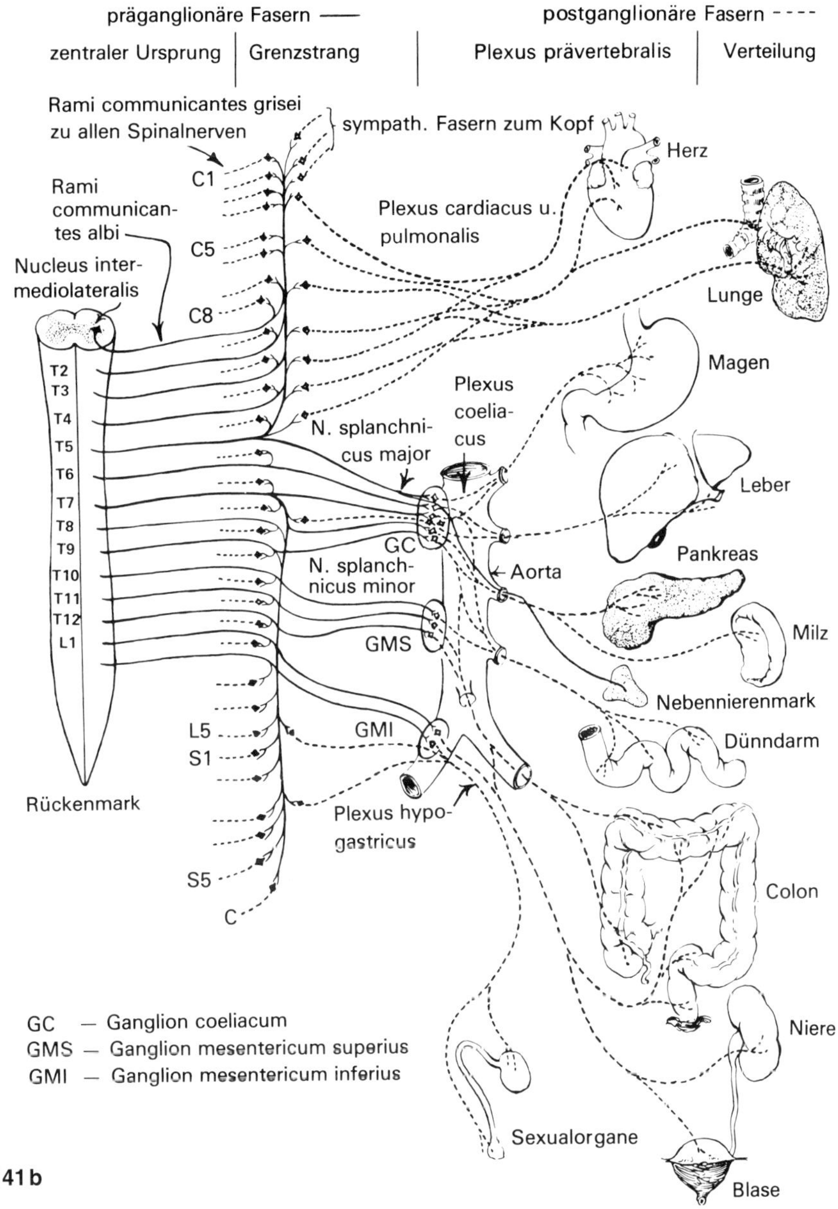
präganglionäre Fasern ——
postganglionäre Fasern ----
zentraler Ursprung
Grenzstrang
Plexus prävertebralis
Verteilung
Rami communicantes grisei zu allen Spinalnerven
sympath. Fasern zum Kopf
Herz
Rami communicantes albi
C1
C5
C8
Plexus cardiacus u. pulmonalis
Lunge
Nucleus intermediolateralis
T2
T3
T4
T5
T6
T7
T8
T9
T10
T11
T12
L1
Magen
Plexus coeliacus
N. splanchnicus major
Leber
GC
Pankreas
Aorta
N. splanchnicus minor
Milz
GMS
Nebennierenmark
L5
S1
GMI
Dünndarm
Rückenmark
Plexus hypogastricus
S5
C
Colon
Niere
Sexualorgane
Blase
GC — Ganglion coeliacum
GMS — Ganglion mesentericum superius
GMI — Ganglion mesentericum inferius

Abb. 141 b

4.4 Primär und sekundär segmentale Reaktionen in den einzelnen Segmenten

4.4.1 Halswirbelsäule

4.4.1.1 Die direkte (primäre) segmentale Reaktion von C1 und C2

Im Myotom:

- M. longus capitis
- M. rectus capitis lateralis
- M. rectus capitis anterior
- M. rectus capitis posterior minor
- M. rectus capitis posterior major
- M. obliquus capitis superior
- M. obliquus capitis inferior
- M. infrahyoidalis
- M. trapezius
- M. sternocleidomastoideus

Im Dermatom:

- aus den Rr. dorsales C2: N. occipitalis major
- aus den Rr. ventrales C2: N. occipitalis minor, N. auricularis magnus, N. transversus colli

Im Sklerotom: (s. Abb. 138a)
Gelenkversorgung:

- Art. atlantooccipitalis
- Art. atlantoaxialis
- Art. intervertebrales C2 und C3

4.4.1.2 Die indirekte (sekundäre) segmentale Reaktion der Segmente C1 und C2

Die präganglionären sympathischen Neurone der Segmente C1 und C2 liegen in der Höhe von C8, Th1 und Th2.

Im Myotom:

- tiefe Rückenmuskulatur der Bewegungssegmente zwischen C7 und Th3
- Mm. intercostales 1 und 2
- M. serratus posterior superior

Im Dermatom:

- aus den Rr. mediales und laterales: C8, Th1 und Th2
- aus den Rr. ventrales: Th2

Im Enterotom:

- Herz, Perikard, Lungen, Pleura

Gelenkversorgung:

- Artt. intervertebrales C7–Th1, Th2, Th3 und Th4
- Artt. costovertebrales 1 und 2

4.4.1.3 Primär segmentale Reaktion der Segmente C3 und C4

Im Myotom:

- tiefe Rückenmuskulatur der Bewegungssegmente zwischen C2 und C4
- M. longus colli
- M. longus capitis
- M. sternocleidomastoideus
- M. trapezius
- M. levator scapulae
- M. diaphragma (Zwerchfell)

Im Dermatom:

- aus den Rr. mediales und laterales: Segment C3 und C4
- aus den Rr. ventrales: N. auricularis magnus, N. transversus colli, Nn. supraclaviculares

Im Sklerotom: (s. Abb. 138 a)

Gelenkversorgung:

- Artt. intervertebrales C2, C3, C4 und C5
- Art. sternoclavicularis

4.4.1.4 Sekundär segmentale Reaktion der Segmente C3 und C4

Die präganglionären sympathischen Neurone der Segmente C4 und C4 liegen in Höhe Th2, Th3 und Th4.

Im Myotom:

- tiefe Rückenmuskulatur der Bewegungssegmente Th2 und Th5
- Mm. intercostales 2, 3 und 4
- M. serratus posterior superior

Im Dermatom:

- aus den Rr. medialis, lateralis und ventralis: Th2, Th3 und Th4
- Nn. intercostobrachiales

Im Enterotom:

- Herz Perikard, Lungen, Pleura, Diaphragma

Gelenkversorgúng:

- Artt. intervertebrales Th2 bis Th3, Th4 und Th5
- Artt. costovertebrales 2, 3 und 4

4.4.1.5 Primär segmentale Reaktion der Segmente C5 und C6

Im Myotom:

- tiefe Rückenmuskulatur der Bewegungssegmente zwischen C4 und C6
- M. rhomboideus
- M. levator scapulae
- M. supraspinatus
- M. infraspinatus
- M. subscapularis
- M. teres major
- M. pectoralis major
- M. deltoideus
- M. teres minor
- M. serratus anterior
- M. biceps brachii
- M. coracobrachialis
- M. brachioradialis
- Extensoren des Unterarmes

Im Dermatom:

- aus den Rr. dorsales und ventrales: Segment C5 und C6

Im Sklerotom: (s. Abb. 138a).

Gelenkversorgung:

- Artt. intervertebrales C4, C5, C6 und C7
- (Art. sternoclavicularis)
- Art. acromioclavicularis
- Art. glenohumeralis
- Art. cubiti (dorsolateral, lateral und ventrolateral)
- Art. carpi auf der palmaren Seite lateral

4.4.1.6 Sekundär segmentale Reaktion der Segmente C5 und C6

Die präganglionären sympathischen Neurone der Segmente C5 und C6 liegen in Höhe Th4, Th5 und Th6.

Im Myotom:

- tiefe Rückenmuskeln der Bewegungssegmente zwischen Th4 und Th7
- M. serratus posterior superior
- Mm. intercostales 4, 5 und 6

Im Dermatom:

- aus den Rr. dorsales: Th4, Th5 und Th6
- Nn. intercostales: Th4, Th5 und Th6

Im Enterotom:

- Herz, Perikard
- Lungen, Pleura
- Magen
- Ösophagus
- (Leber)
- (Duodenum)

Gelenkversorgung:

- Artt. intervertebrales Th4, Th5, Th6 und Th7
- Artt. costovertebrales 4, 5, 6 und 7

4.4.1.7 Primär segmentale Reaktion der Segmente C7 und C8

Im Myotom:

- tiefe Ruckenmuskeln der Bewegungssegmente zwischen C6 und Th1
- M. pectoralis minor
- M. latissimus dorsi
- M. triceps brachii
- Flexoren des Unterarmes
- tiefe Handmuskeln

Im Dermatom:

- aus den Rr. mediales, laterales und ventrales: C7 und C8

Im Sklerotom: (s. Abb. 138a)

Gelenkversorgung:

- Artt. intervertebrales C6, C7, C8 and Th1
- Artt. costovertebrales Th1, Th2
- Art. cubiti (medial und dorsal)
- Art. carpi (palmar und lateral)
- alle Gelenke der Hand und Finger

4.4.1.8 Sekundär segmentale Reaktion der Segmente C7 und C8

Die präganglionären sympathischen Neurone der Segmente C7 und C8 liegen in Höhe Th7–Th8 und Th9, wobei diese präganglionären Neurone hauptverantwortlich für die Versorgung des Armes sind:

Im Myotom:

- tiefe Rückenmuskeln der Bewegungssegmente Th7 bis Th9
- Mm. intercostales 7, 8 und 9
- Bauchmuskeln

Im Dermatom:

- aus den Rr. mediales, laterales und ventrales: Th7, Th8 und Th9

Im Enterotom:

- (Herz)
- (Lungen)
- Magen
- Duodenum
- Jejunum
- Pankreas
- Leber und Gallenblase
- Milz
- (Nieren = Th9–Th10)
- (Zäkum, Apendix = Th9–Th10)

Gelenkversorgung:

- Artt. intervertebrales Th7–Th8, Th9 und Th10
- Artt. costovertebrales 7, 8 und 9

4.4.2 Lendenwirbelsäule

4.4.2.1 Primär segmentale Reaktion der Segmente L3 und L4

Im Myotom:

- tiefe Rückenmuskulatur der Bewegungssegmente L3, L4 und L5
- M. iliopsoas
- M. pectineus
- M. sartorius
- M. quadriceps femoris
- M. adductor brevis
- M. adductor longus
- M. adductor magnus
- M. gracilis
- M. obturatorius externus
- M. tibialis anterior

Im Dermatom:

- aus den Rr. mediales, dorsales und ventrales: L3 und L4 (s. Abb. 139)
- N. clunium superior

Im Sklerotom: (s. Abb. 138b)

Gelenkversorgung:

- Artt. intervertebrales L3, L4, L5 und S1
- Art. coxae (ventral)
- Art. genus (ventroproximal und medioproximal)
- Art. talocruralis (medioventral)

4.4.2.2 Sekundär segmentale Reaktion der Segmente L3 und L4

Die präganglionären sympathischen Neurone der L3 und L4 liegen in Höhe von Th10 und Th11.

Im Myotom:

- tiefe Rückenmuskeln der Bewegungssegmente Th9 bis Th12
- Mm. intercostales 10 und 11
- Bauchmuskeln
- M. serratus posterior inferior

Dermatom:

- aus den Rr. mediales, laterales und ventrales: Th10 und Th11

Im Enterotom:

- (Duodenum)
- Jejunum
- Ileum
- (Leber)
- Kolon
- Nieren
- Ureter
- Genitalien

Gelenkversorgung:

- Artt. intervertebrales Th10, Th11, Th12 und L1
- Artt. costovertebrales 10 und 11

4.4.2.3 Primär segmentale Reaktion der Segmente L5, S1 und S2

Im Myotom:

- tiefe Rückenmuskeln der Bewegungssegmente zwischen L5 und S1
- M. piriformis
- M. glutaeus maximus
- M. ischiocruralis
- M. triceps surae
- M. peronaeus
- M. tibialis posterior
- M. flexor hallucis longus
- M. flexor digitorum longus
- tiefe Fußmuskeln

Im Dermatom:

- aus den Rr. mediales und laterales L5 und S1
- Nn. clunium medii
- Nn. clunium inferiores Dermatome (s. Abb. 139)

Im Sklerotom: (s. Abb. 138b)

Gelenkversorgung:

- Artt. intervertebrales L5–S1
- Art. sacroiliaca
- Art. coxae (dorsal)
- Art. genus (dorsal und lateral)
- Art. talocruralis (ventral, lateral und dorsal)
- Art. subtalaris
- alle Gelenke des Fußes und der Zehen

4.4.2.4 Sekundär segmentale Reaktion der Segmente L5, S1 und S2

Die präganglionären sympathischen Neurone, die mit dem paravertebralen Ganglion von L5, S1 und S2 konvergieren, liegen in Höhe von Th12, L1 und L2.

Im Myotom:

- tiefe Rückenmuskeln der Bewegungssegmente Th11 bis L3
- M. quadratus lumborum
- Bauchmuskeln
- (M. iliopsoas)

Tabelle 7 Konvergenz primär und sekundär segmentaler Versorgungsbereiche.

Primär segmentale spinale (zentrale) Afferenzen	Sekundär segmentale sympathische Afferenzen
C1, C2	C8, Th1, Th2
C3, C4	Th2, Th3, Th4
C5, C6	Th4, Th5, Th6
C7, C8	Th7, Th8, Th9
L3, L4	Th10, Th11
L5, S1, S2	Th12, L1, L2

Im Dermatom:

- aus den Rr. mediales: Th12, L1 und L2
- aus den Rr. laterales: Th12
- aus den Rr. ventrales: Th12 (N. subcostalis) L1 und L2
- Nn. clunium superiores

Im Enterotom:

- Kolon, Sigmoideum, Rektum
- Nieren
- Ureter
- Genitalien

Gelenkversorgung:

- Artt. intervertebrales Th12, L1, L2 und L3
- Artt. costovertebrales L2
- Art. symphysis pubica

4.4.3 Übersicht der Verknüpfungen
(Tab. 7)

4.4.4 Die suprasegmentale Schmerzausbreitung oder sekundär segmentale Reaktion der Organe

Jedes Organ hat entsprechend seiner nervalen Versorgung eine ihm eigene segmentale Bindung. Diese Verbindungen sind für jedes Organ

- seitenspezifisch und
- segmentspezifisch.

Seitenprojektion:
nach rechts:

Leber, Gallenblase, Duodenum, Ileum, Zäkum, Colon ascendens.

nach links:

Herz, Magen, Pankreas, Milz, Jejunum, Colondeszendens, Sigmoideum.

Bei den paarigen Organen ergibt sich die Projektion aus der Lage der bilateralen symmetrischen Anordnung.

Segmentprojektion

Herz, Perikard	C8–Th8
Lunge, Pleura	Th3–Th10
Magen	Th5–Th9
Duodenum	Th6–Th10
Pankreas	Th7–Th9
Leber, Gallenblase	Th6–Th10
Milz	Th7–Th10
Zäkum, Appendix	Th9–Th10
Nieren	Th9–L2

Viele Organerkrankungen bewirken neben den segmentspezifischen Ausstrahlungen Schmerzprojektionen in das dritte und vierte Zervikaldermatom.

5 Formen von Funktionsstörungen des Bewegungsapparates

5.1 Auswirkungen der arthrokinästhetischen Reflexe

5.1.1 Pathophysiologische Zusammenhänge

Die arthrokinästhetischen Reflexe über die Gelenkkapsel (s. S. 46) steuern die Tätigkeit der sie umgebenden Skelettmuskulatur unter den Gesichtspunkten

- der Erhaltung des aufrechten Ganges und Standes,
- der Schmerzvermeidung,

wobei im Zustand der nozizeptiven Reizüberleitung durch einen adäquaten Reiz der Mechanorezeptoren die Nozizeption präsynaptisch gehemmt werden kann (s. S. 47 f).

Am Ort des Geschehens werden somit konsequenterweise die Muskeln des Gelenkes inhibiert, die eine schmerzauslösende Wirkung haben, wo-

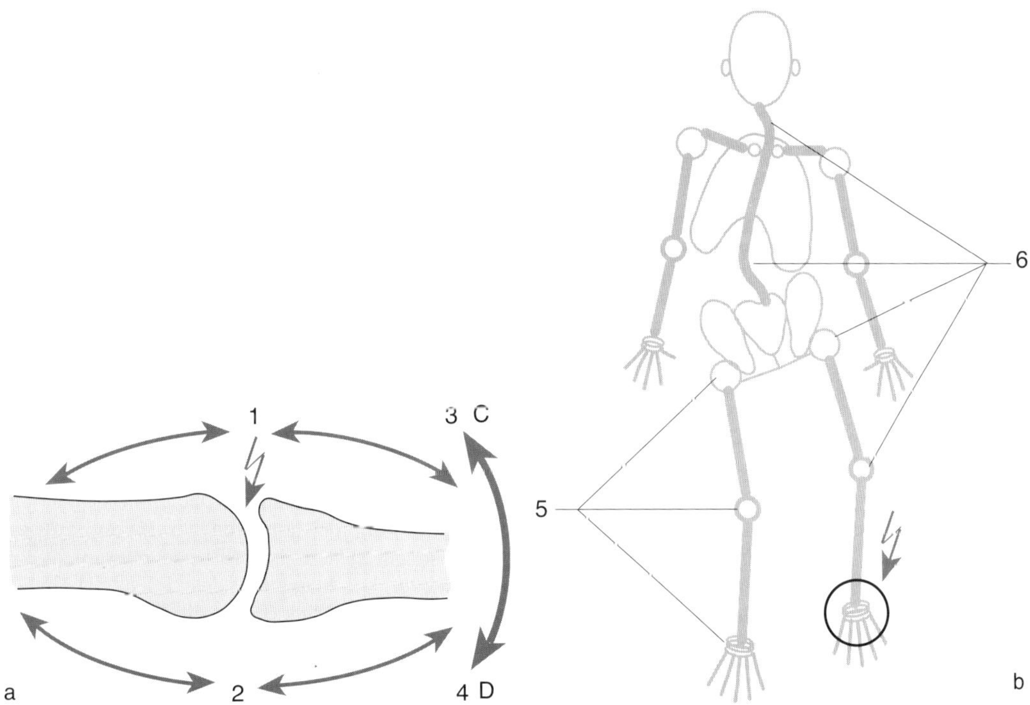

Abb. 142 a, b Auswirkungen der arthrokinästhetischen Reflexe.
a Eine Irritation (ϟ) der Gelenkgewebe bewirkt peripher eine Störung der kosynergistischen Kontraktion zur Schmerzminderung:
1 = reflektorisch gehemmte Agonisten,
2 = reflektorisch tonisierte Antagonisten,
3 = bei verstärkender Irritation durch die Kompression eine Einschränkung der Beweglichkeit in Richtung C,
4 = bei Verstärkung der Irritation durch die Dehnung eine Beweglichkeitsminderung in Richtung D.
b Die Irritation (ϟ) der Gelenkkapsel bewirkt reflektorisch eine Tätigkeitsänderung aller Muskeln, die direkt und indirekt eine Schmerzminderung bedingen. Insbesondere bewirken die Reflexeinflüsse zentral:
5 = die Tätigkeitsänderung der bilateralen Muskulatur, einschließlich des Homogelenkes,
6 = die Tätigkeitsänderung der paravertebralen, autochtonen Muskulatur, als auch der Atemmuskulatur.

bei die direkten Gelenkbeweger unmittelbar gehemmt, und diejenigen, die indirekt lediglich bei bestimmter Funktion auf den Schmerz einwirken, auch nur in dieser Funktion inhibiert werden (Abb. 142 a und b). Entsprechend kommt es zur Fazilitierung derjenigen direkten und indirekten Skelettmuskeln, die mit der Tonisierung schmerzvermeidende Funktionen ausüben.

Abhängig vom Winkel und Hebel wirken einzelne oder mehrere Muskeln mit variierender Kraftentfaltung und unterschiedlichen Muskelbündeln (Haupt- und Hilfsfunktionen) auf wechselnde Gelenkstellungen ein. Aus diesem Grunde wird entweder eine muskuläre Teilfunktion oder gegebenenfalls ein ganzer Muskel zur Schmerzvermeidung aktiviert werden müssen. Die im Dauertonus gehaltenen faszikulären Muskelteilabschnitte entwickeln einen vermehrten Sauerstoffbedarf. Diesem steht aber nur ein normales O_2-Angebot gegenüber, da der überwiegende Muskelanteil nicht mitfazilitiert wurde. Die daraus resultierende relative Hypoxie bedingt eine reversible Faserschädigung, da es nicht zu einer absoluten O_2-Mangelversorgung kommt (**Myogelose**).

Der schmerzvermeidende **Hartspann** eines ganzen Muskels dagegen bewirkt einen lokalen O_2-Mangel der Sehne bzw. von Teilen der Sehne, durch die Dauer- oder Überbeanspruchung auch an ihrer Insertion im Stratum fibrosum des Periostes. Die Konsequenz ist eine progressive Sehnenveränderung bzw. eine **Insertionstendopathie.**

Bleibt eine gestörte Funktion über längere Zeit bestehen, führt dies zu **atrophischen Veränderungen** der Muskeln und Muskelabschnitte, deren Kontraktion die Irritation der Gelenkgewebe aufrechterhalten.

Insbesondere im akuten Stadium sind die Muskeln zuerst betroffen, die eine (schmerzhafte) Kompressions- oder Distraktionskomponente ausüben. Im späteren Verlauf setzen auch atrophische Gewebsveränderungen in allen dem funktionellen Muster zugehörigen Muskeln ein, die lediglich in einer bestimmten Funktion schmerzinduzierend wirken. Der Verlauf der Atrophie betrifft im ersten Stadium die Fasern eines Muskels, die als phasische (Fast-twitch-Fasern) oder Typ-II-Fasern bezeichnet werden und vorwiegend anaerobe maximale Leistung bei rascher Ermüdung verrichten. Im weiteren Verlauf atrophieren die Typ I oder Slow-twitch-(tonischen) Fasern.

Im Schema lassen sich die Auswirkungen der arthrokinästhetischen Reflexe wie folgt darstellen:

Limbisches System
Formatio reticularis
↕
Tractus spinothalamicus
Pyramidales System
↕
Segmentales Niveau
Gamma-System
↕
Muskuläre Fazilitation
und Inhibition
↙ ↘
Funktionelle Fehlstellung — Muskuläre Dysbalance
↘ ↙
Mechano- und
nozizeptive Reizung

> Alle Muskeln, die **belasten,** werden **inhibiert.**
>
> Alle Muskeln, die **entlasten,** werden **fazilitiert.**
>
> Alle Muskeln, die in einer Kosynergie belasten, werden in ihrer **Funktion schmerzhaft.**
>
> Es breiten sich Schmerzirradiationen aus.

Die entstehende Muskeldysbalance ist gekennzeichnet durch eine veränderte aktive Gelenkstabilisierung, statisch und/oder dynamisch. Das koordinative, kosynergistische Zusammenspiel der Muskeln zur mobil-stabilen Gelenkfunktion, unter Entlastung der passiven Strukturen, im geschlossenen System ist teilweise oder nicht gewährleistet. Die Instabilität des Gelenks verändert darüber hinaus reflektorisch die kosynergistische Muskelbalance der Nachbargelenke und die der kontralateralen Seite. Daran paßt sich die Statik des aufrechten Gehens und Stehens, einschließlich der zerebrospinalen Steuerung über die arthrokinästhetischen Reflexe, an (Mechanozeptiver-nozizeptiver Komplex (s. Abb. 142 b). Die zentrale Adaption ist abhängig von der mechanischen bzw. nozizeptiven Intensität und der zeitlichen Einwirkung. Somit ist eine **adaptierte Muskeldysbalance** von einer **nicht adaptierten Muskeldysbalance** zu unterscheiden.

5.1.2 Myogelosen und Trigger-points

Myogelosen sind kleine faszikuläre (gebündelte) Kontrakturen, die palpabel und dolent sind. Breiten sich unter fortgesetztem Druck Schmerzirradiationen in die für jeden Muskel typischen Repräsentationsgebiete aus (Abb. 143), so bezeichnen wir die verursachende Myogelose als **akviten Trigger-point.** Für diesen Maximalpunkt, der häufig im Bereich einer Muskelspindelanhäufung liegt, konnte ein anatomisches Substrat bisher nicht gefunden werden.

Für Trigger-points gilt zusammengefaßt:

- In einem normalen Muskel ist ein Trigger-point nicht nachweisbar.
- Der aktive Trigger-point löst einen lokalen und übertragenen Schmerz in der Referenzmuskulatur, schon bei physiologischer Muskelfunktion aus.
- Ein passiver Trigger-point dagegen kann erst nach starkem palpatorischem Druck aktiviert werden.
- Der Muskel mit Trigger-points ist hyperton in schmerzvermeidender Funktion. Er ist hypoton (abgeschwächt), wenn seine Kontraktion Schmerz induziert.
- **Ursache** von Trigger-points ist die chronische Muskelüberlastung in Korrelation mit Blockierungen, radikulärem Reizzustand, entzündlichen Prozessen u. ä.

5.1.3 Ligamentäres Schmerzsyndrom

Die spezielle Affinität der Bänder zu Gelenken und Gelenkkapseln binden sie in den arthrokinästhetischen neurophysiologischen Komplex, wobei sie mit eigenen Mechanorezeptoren ausgerüstet sind.

Die Aufgabe der Ligamente liegt nicht zuletzt in der Stabilitätsübertragung und -sicherung. Allerdings werden sie während der harmonischen Muskelfunktion entlastet. Diese harmonische dreidimensionale mobile Stabilisation der Muskulatur ist abhängig von einer Muskelbalance und Funktion im geschlossenen System. Eine Muskeldysbalance und/oder Gelenkfehlstellungen bzw. -fehlfunktionen belasten die Ligamente ebenso verstärkt wie statische Einwirkungen. Hierdurch sind die kollagenen Anteile verhältnismäßig mehr betroffen als die elastischen. Überdehnungen oder kleine Einrisse vermindern die Elastizität (Narbengewebe), so daß es sehr viel schneller zu erneuter Traumatisierung kommt. Andererseits verkürzen sich die Ligamente bei Inaktivität bzw. Immobilität wie z. B. Gelenkblockierungen.

Die Patienten klagen über heftige lokale Schmerzen, handbreit ausstrahlend bei Bewegungsbeginn, wobei der ligamentäre Anlauf- oder Haltungsschmerz mit zunehmender Tonisierung und Durchblutung der Muskulatur nachläßt. Das charakteristische des ligamentären Anlaufschmerzes ist im Gegensatz zum degenerativen, daß er bei Haltungsänderung oder Bewegungsbeginn zuerst stark imponiert, um dann rasch nachzulassen.

5.1.4 Reflektorische Bindegewebsreaktion

Insbesondere der Begriff „somatic disfunction" weist auf die Zusammengehörigkeit aller Gewebe hin (s. S. 158 f). Ebenso wie die anderen Strukturen reagiert auch das Bindegewebe auf segmentale oder segmentbezogene Reize. Dieses „Füllgewebe", überall im Organismus anzutreffen, ist stoffwechselaktiv, mit zelligen Elementen, Kapillaren, Lymphbahnen und freien Nervenendigungen durchsetzt. Sein flüssig-gallertiges Milieu paßt sich den elektrisch-chemischen Gegebenheiten an und reagiert auf vaskuläre und vegetative Reize, die wiederum in das Bewegungssystem, die zentrale Steuerung und das Organsystem integriert sind. Reflexartige, segmentbezogene Reaktionen wie Verquellungen, Einziehungen und Verhärtungen weisen auf ein kolloidales „Organsystem" hin, das nicht zuletzt auf Veränderungen im Skelettsystem reagiert und umgekehrt Funktionen beeinträchtigt. Insbesondere chronische Bindegewebsverhärtungen beeinflussen das segmentale Niveau.

5.1.5 Mechanozeptiver Komplex (Kapselmuster)

Im Rahmen eines langsam fortschreitenden, unter der Schmerzschwelle liegenden pathologischen bzw. pathomorphologischen Prozesses werden die Mechanorezeptoren der Gelenkkapseln aktiviert, die wiederum das allgemeine Funktionsniveau des dazugehörigen Gelenkes der Veränderung anpassen, wobei eine klinische nozizeptive Reizmeldung unterbleibt.

Es können die Vorgänge bei der Entwicklung einer Gelenkarthrose als Beispiel dienen:

Drei bis fünf Jahre, bevor sich Veränderungen im Röntgenbild darstellen, lassen sich präarthrotische Hinweise, wie z. B. vermehrte Adhäsion und Veränderungen im Muskelbild, funktionell nach-

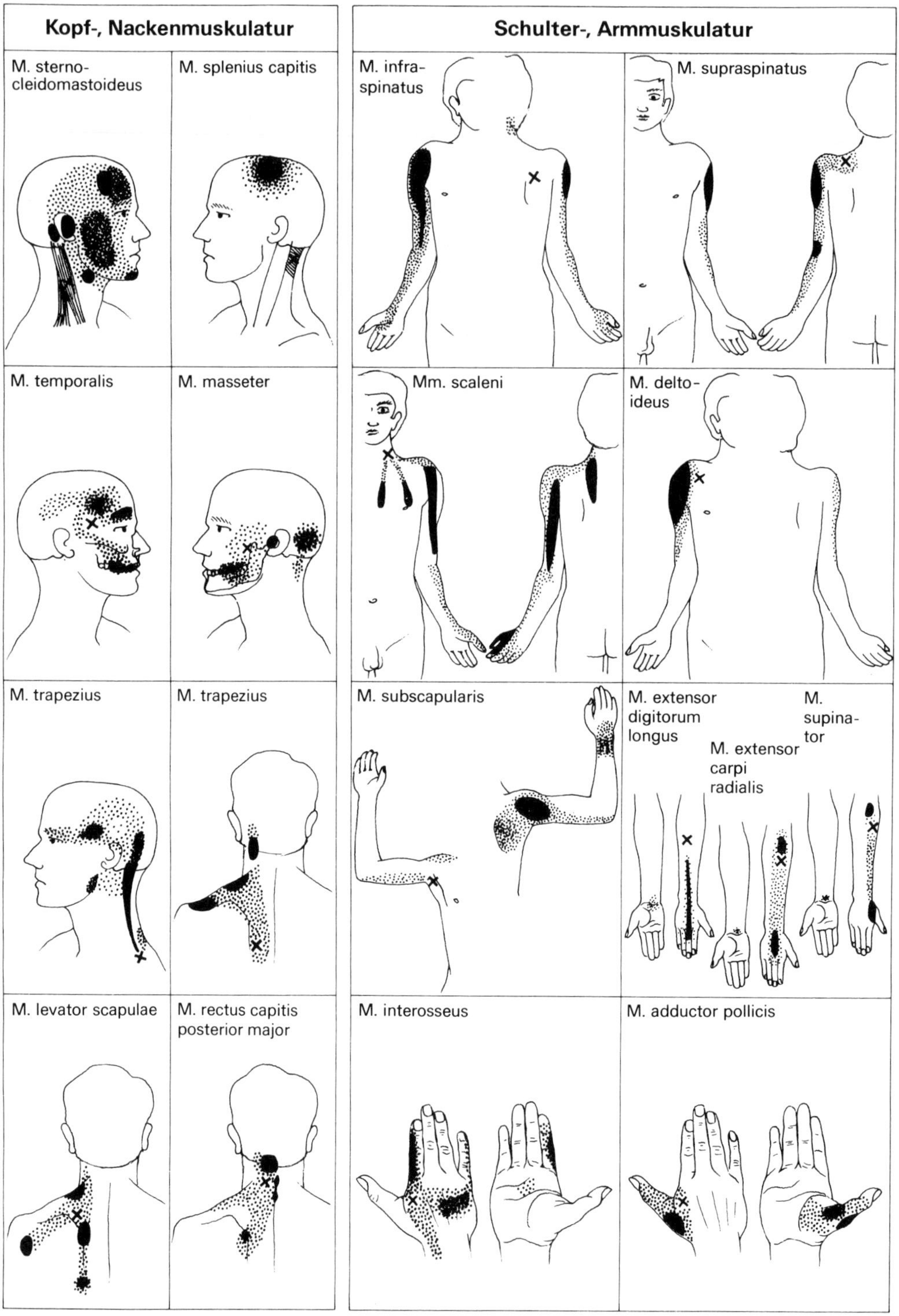

Abb. 143 Die häufigsten Trigger-Points mit entsprechender pseudoradikulärer Schmerzausstrahlung. (*Dvořák, J., V. Dvořák:* Manuelle Medizin: Diagnostik. Thieme, Stuttgart–New York 1991.)

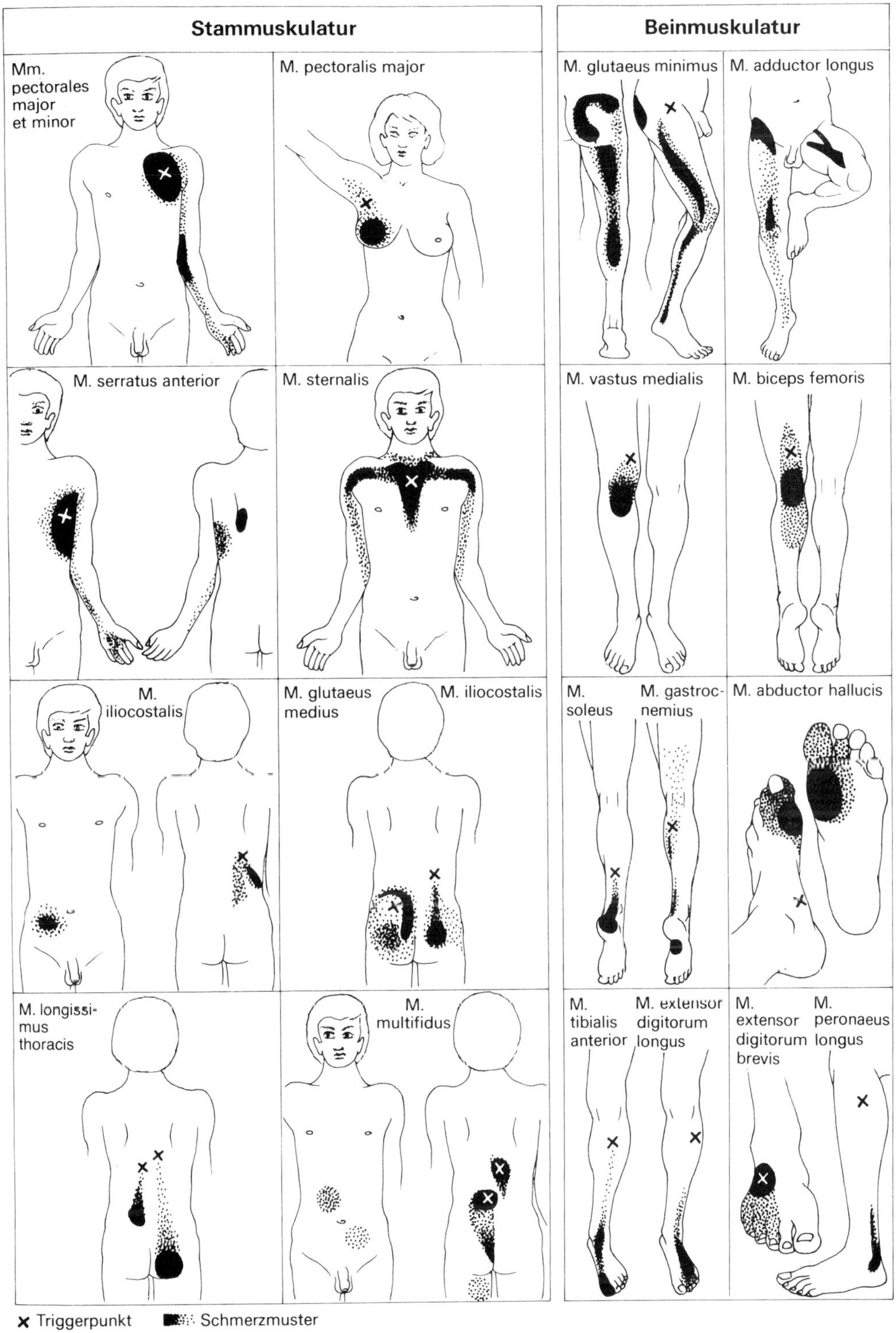
Stammuskulatur
Beinmuskulatur
Mm. pectorales major et minor
M. pectoralis major
M. glutaeus minimus
M. adductor longus
M. serratus anterior
M. sternalis
M. vastus medialis
M. biceps femoris
M. iliocostalis
M. glutaeus medius
M. iliocostalis
M. soleus
M. gastrocnemius
M. abductor hallucis
M. longissimus thoracis
M. multifidus
M. tibialis anterior
M. extensor digitorum longus
M. extensor digitorum brevis
M. peronaeus longus
× Triggerpunkt
Schmerzmuster

Abb. 143

weisen. Die mechanozeptive Adaption versucht u. a. mit einer allgemeinen Detonisierung der Muskulatur zu begegnen. Die Verminderung der elektrischen Potentiale verändert das Gleichgewicht zwischen tonischer und phasischer Muskulatur ebenso wie zwischen Agonisten und Antagonisten. Hierdurch entwickelt sich eine Muskeldysbalance, die entsprechend der Muskelanordnung, art- und -kraft mit einer Veränderung von Gelenkstellung und Bewegungsausschlag korreliert.

Im Schultergelenk findet sich nach Anzahl, Kraftentfaltung und -übertragung als stärkste Gruppe die der Innenrotatoren und Adduktoren, gefolgt von den Abduktoren und Außenrotatoren. Ein gleichmäßiges Absenken des Innervationsniveaus bewirkt letztendlich, daß die wenigen schwächeren Muskeln nicht mehr in der Lage sind, gegenüber den überlegenen Muskeln das Gleichgewicht zu halten. Die Einschränkung der Außenrotation steht folglich an erster Stelle, danach die der Abduktion und zuletzt die der Innenrotation.

Dem Muskelzug und der mangelnden Bewegungsbelastung entsprechend verkleben die Kapselfalten (schrumpft die Kapsel). Dies führt zu einer für jedes Gelenk charakteristischen Einschränkung der Beweglichkeit. Die im Text angegebenen Kapselmuster entsprechen einer Einschränkung von groß (viel) bis wenig.

5.1.6 Nozizeptiver Komplex (Muskelmuster und aktuelle Ruhestellung)

Auf einen plötzlichen Schmerz folgt eine spontane Reaktion. Dieses schmerzvermeidende Verhalten der aktiven Strukturen verläuft simultan mit einer Bewegungsverminderung, die sich nach Abklingen des Schmerzes anfangs wieder zurückbildet (aktuelle Ruhestellung). Ein längeres Geschehen führt zur Adaption der Funktionseinschränkung mit Übernahme der antalgischen Schonhaltung als neues Bewegungsmuster (movement pattern), auch wenn der Reiz nicht mehr besteht (Muskelmuster).

Im nozizeptiven Komplex kann der Patient das Schmerzzentrum auf den Punkt genau angeben.

Übertragene Schmerzen in die Referenzmuskulatur bei pseudoradikulärer Ursache (**Pseudomuster**) lassen dagegen kaum eine präzise Lokalisation zu. Obwohl die Schmerzen als deutlich und sehr unangenehm geschildert werden, bleibt eine topographische Beschreibung, insbesondere die der Tiefenangabe, vage und ungenau. Im späteren Verlauf zeigt sich eine manifestierende allgemeinere Bewegungseinschränkung mit guter Prognose.

Im Gegensatz zum mechanozeptiven Komplex wird das Gelenk im nozizeptiven Komplex in einer schmerzvermindernden Stellung gehalten, die den bekannten Gelenkstellungen nicht entspricht.

5.2 Reversible artikuläre Hypomobilität

Neben der aktiven schmerzvermeidenden Stellung und den daraus resultierenden veränderten Bewegungsmustern läßt sich eine plötzliche oder mit kurzer Verzögerung entstandene harte (feste) Bewegungseinschränkung eines oder mehrerer Gelenke darstellen. Wegen des Fehlens eines anatomischen Substrates gelang die wissenschaftliche Beweisführung der Pathogenese nur ungenügend, doch liegen folgende Beobachtungen vor:

- ein Teil der Blockierungen verschwindet nach Injektion eines Muskelrelaxans (mit oder ohne Schmerzmittel),
- andere Blockierungen sind auch in Narkose noch nachweisbar.

Hieraus lassen sich aus klinisch gesicherter Position drei Arten von **Gelenkblockierungen** ableiten:

1. eine **aktive** (dynamische), bedingt durch kontraktile Strukturen,
2. eine **passive** (mechanische), bedingt durch nicht kontraktile, Strukturen
3. eine **Kombination** aus aktiver und passiver Komponente.

Eine **mechanische Gelenkblockierung** ist zwar in vivo nachweisbar, aber im Experiment nicht nachzuvollziehen. Zu den passiven Strukturen, die eine Beeinträchtigung der arthrogenen Kinematik bewirken können, gehören

- die meniskoiden, bindegewebigen Vorwölbungen der Gelenkkapsel,
- der hyaline Gelenkknorpel und
- die synoviale Gelenkflüssigkeit.

Ferner spielen der Reibungskoeffizient im Gelenk und die Adhäsionskomponente eine Rolle.

Die äußeren Menisken füllen die Hohlräume in den Außenbezirken des Gelenkspaltes. Ihre Bewegungen sind abhängig von den auf die Gelenke einwirkenden Druck-, Zug- und Adhäsionskräften. Mit der Separation werden sie in Richtung Zentrum „gesogen", während eine Kompression sie im Verhältnis der Druckerhöhung nach außen schiebt bzw. gleiten läßt. Beim Gelenkknacken (Überwindung der Adhäsionskomponente, bei Separation) schnellen sie mit Zerplatzen der Unterdrucksblase in die Ausgangsstellungen zurück.

Der Gelenkknorpel mit seiner eher als wellenförmig zu beschreibenden chondralen Membran, die gering verschiebbar ist, hat als herausragendes Merkmal eine plastische Elastizität. Er läßt sich komprimieren, dehnen und ziehen. Die plastische Eigenschaft paßt sich der Figuration eines komprimierenden Gegenstandes an und kehrt in seine Ausgangsform zurück, mehr oder weniger schnell, abhängig von seinem Ernährungszustand. Der Gelenkknorpel gewährleistet somit in genialer Weise den Ausgleich der einwirkenden Kraftübertragung auf die unelastischen Knochen.

Die Synovial-Flüssigkeit erfüllt neben der Nutrition die eminent wichtige Aufgabe der Reibungsminderung durch Grenzflächenschmierung, indem die Flüssigkeit eine molekulare Verbindung mit dem Knorpel eingeht und sich so als Flüssigkeitsfilm und fest haftender synovialer Film über die chondrale Membran ausbreitet. Die Grenzflächenschmierung verhindert eine Affinität der entgegengesetzten Gelenkflächen zueinander.

Der Reibungskoeffizient in den Gelenken ist abhängig von der Art, wie die einwirkenden Kräfte in lineare oder anguläre Bewegungen umgesetzt werden. Kongruente Flächen, z. B. die der linear-parallelen Wirbelbogengelenke, haben einen größeren Reibungswiderstand als inkongruente Flächen, wie beispielsweise die der Kniegelenke, in denen eine rollende Bewegung überwiegt.

Ob Einzelkomponente oder ein Komplex die mechanische Blockierung bei verstärkter Adhäsionskomponente verursacht, ist schwer zu bestimmen. Mit Sicherheit spielt die Grenzflächenschmierung eine entscheidende Rolle, denn ein unterbrochener Synovialfilm erhöht die Vereinigungstendenz der sich anziehenden und festhaltenden chondralen Moleküle, womit auch ein Einreißen der chondralen Membran bei passiver Bewegung erklärbar wird. Eine plötzliche mechanische Blockierung, hervorgerufen durch eine überraschende passive Gelenkbewegung ohne stabilisierende Führung (z. B. Verheben), könnte einerseits mehr auf ein Einklemmen der meniskoiden Anteile hinweisen, denen sich der Knorpel in der Form auf Kosten der Kinematik anpaßt, andererseits ist zu berücksichtigen, daß der physiologische Dehnungswiderstand innerhalb der Weichteilstrukturen 100mal so groß ist wie derjenige zur Überwindung der Gelenkreibung.

Hypothesis des Verlaufes einer Blockierung:

Aktive Blockierung:

Eine muskuläre Hypertonizität erhöht die Kompression der artikulären (Gelenk-)Flächen, wobei kongruente Flächen großflächiger betroffen sind, als inkongruente. Hierdurch verringert sich neben der Funktion, die Ausbreitung der synovialen Flüssigkeit, wodurch der Flüssigkeitsfilm unterbrochen wird, bei gleichzeitiger Mangelversorgung des Knorpels, parallelem Absinken des pH-Wertes und progressiv zunehmender Reibungserhöhung der Gelenkflächen.

Mechanische Blockierung:

Unphysiologische Bewegungsverläufe, statische Belastungen, degenerative Prozesse u. a. m. fördern Ernährungsprobleme des Knorpels mit simultaner Verringerung seiner Plastizität. Korrelierend sind „Faltenbildungen" unter der Mechanik, Einrisse der chondralen Membran mit Austritt von Knorpelsubstanz und Freilegen von Knorpelzellen. Die fortschreitende Reibungserhöhung bedingt eine mechano- und nozizeptive Reizmeldung, die wiederum eine muskuläre Hypertonizität induziert.

Begleitblockierung

Hierunter sind Blockierungen der Bewegungssegmente der Wirbelsäule zu verstehen, die gleichzeitig oder im Zusammenhang mit Organerkrankungen (-veränderungen) auftreten **(vertebro-viszerale Wechselwirkung).** Eine innere Erkrankung kann eine reflektorische segmentale Reaktion verursachen, wie z. B. eine Begleitblockierung im entsprechenden Bewegungssegment, mit den hieraus resultierenden Konsequenzen.

Hatte eine innere Erkrankung eine Begleitblokkierung hervorgerufen und heilte zwischenzeitlich aus, kann die weiterbestehende Blockierung erneut diese innere Erkrankung vortäuschen.

Symptome der artikulären Hypomobilität sind:

- Verminderte Beweglichkeit in einem oder mehreren Gelenken.
- Schmerzbeeinflussung durch Distration (Separation) oder Kompression des Gelenkes.

- Lokale ligamentäre Irritation (Empfindlichkeit).
- Muskuläre Hypertonizität (akut), später Muskelspasmus (-Verkürzung) bzw. Hypotonizität, später Pseudoparese.
- Fehlstellung.

5.3 Artikuläre Hypermobilität

Die schmerzhafte, vergrößerte Beweglichkeit eines Gelenkes steht einerseits im Gegensatz zur konstitutionellen Hypermobilität (s. S. 6 ff) und andererseits zur Instabilität, bei der die stark vermehrte Beweglichkeit außerhalb physiologischer Achsen einer pathomorphologischen Fehlfunktion entspricht.

Insbesondere Schwerkraft, Form und Aufgabe des Skelettes, Ligamente und Faserringe mit den dynamisch variablen Komponenten wie Muskelbalance, Knorpel und Disci wirken auf die Stabilität der Gelenke ein.

Es sind im Entstehungsprozeß drei Arten der Hypermobilität zu differenzieren:

1. **Die primären,** „planmäßig" erworbenen Hypermobilitäten durch einseitiges Training einer Sportart, auch repetierende Funktionen eines Arbeitsprozesses.
2. **Die sekundären** oder kompensatorisch erworbenen Hypermobilitäten bei
   - antalgischer Schonfunktion,
   - neuroorthopädischer Erkrankungen,
   - statischer Fehlbelastung,
   - Muskeldysbalance,
   - hormonellen Faktoren.
3. **Die traumatischen** Hypermobilitäten, erworben durch erzwungene Fehlbewegungen, z. B. Schleudertrauma.

Symptome der artikulären Hypermobilität sind:

- vergrößertes Bewegungsausmaß,
- generelle Vergrößerung der Bewegungsfreiheit,
- ligamentäre Empfindlichkeit,
- Schmerzprovokation bei Dehnung in endgradiger Stellung,
- Nachlassen des Schmerzes bei Stellungsänderung und Bewegung,
- Schmerz und Steifheit nach statischer Belastung,
- Neigung zu Gelenkblockierungen.

Im passiven Bewegungstest des Gelenkspieles zeigt sich deutlich die vermehrte (wie ungebremste), translatorische Überbeweglichkeit. Nicht selten sind alle Freiheitsgrade gleichzeitig im Bewegungsausmaß vergrößert. Die Muskulatur muß vermehrt arbeiten, um die Stabilität zu gewährleisten. Umgekehrt können Muskeldysbalancen oder untrainierte Muskeln ursächlich eine Hypermobilität unterhalten.

Als erstes röntgenologisches Zeichen bei den häufigen **Diskusdegenerationen in den kaudalen Wirbelsäulensegmenten** findet sich ein vergrößertes Bewegungsausmaß in der Funktionsaufnahme. Der Organismus begegnet dieser abnormen Beweglichkeit, indem er mit Exostosen (Randzacken) das Lig. longum anterius segmental zu straffen versucht. Die dorsalen Ligamente werden vermehrter Zugbelastung ausgesetzt, so daß ihre Insertionsstellen schmerzhaft gereizt sind. Insbesondere hier sind oberflächenvergrößernde knöcherne Auswüchse festzustellen, die sich an allen betroffenen Gelenken auffinden lassen. Beim Dehnungstest gibt der Patient einen stetig sich verstärkenden Schmerz an, der nach einigen Sekunden einsetzt. Unterschwellige ligamentäre Reizungen lassen sich darstellen, wenn nach Ablauf von etwa 10 Sekunden Dehnung eine kurze, schnelle lineare Distraktion in die verstärkte Dehnung hineinprovoziert wird.

Als **Kompensation auf Hypomobilitäten** finden sich kranial und/oder kaudal überbewegliche Segmente in der Wirbelsäule. Sind die Muskeln nicht in der Lage, endgradige Stellungen oder Bewegungen zu stabilisieren, klagen die Patienten reaktiv über Schmerzen und muskuläre Steifigkeit. Besonders hypermobile Segmente sind prädestiniert für wiederholte Blockierungen („Verhakungen").

5.4 Veränderungen durch Immobilisation

Ein herausragender Faktor in der Ernährung der Gewebe ist die Be- bzw. Entlastung durch Druck und Zug. Ohne diese mechanische Komponente wäre ein der Belastung angepaßter Stoffwechsel nicht möglich. Daher summieren sich unter der Immobilisation, einer dauernden Kompression oder

Distraktion, die markantesten Veränderungen. Die Feststellung, daß z. B. zur Ernährung des Gelenkknorpels eines Hüftgelenkes eine täglich zweistündige harmonische Funktion erforderlich ist, weist auf die Signifikanz dieser Zusammenhänge.

Die **Grundsubstanz der kollagenen Bindegewebe (Matrix)** ist ein straff organisiertes Gewebe, das aufgrund seines elektrisch-chemischen Potentials die kollagene Faser (Proteoglykane) in einem Wellenmuster hält und somit die ersten Zugkräfte aufnimmt. Das Wellenmuster wird ab $^1/_6$ der maximalen Belastung gestrafft, wobei ab $^1/_3$ der maximalen Belastung bereits Mikrotraumen im kollagenen Gewebe entstehen, mit Lösen der Crosslinks und plastischen Veränderungen. Da es unwahrscheinlich ist, daß physiologische Belastungen bereits Mikrotraumen verursachen, ergibt sich hieraus, daß die physiologischen Belastungen des Kapsel-Band-Apparates im täglichen Leben kleiner sein müssen, bzw. um oder weitergeleitet werden. Wodurch die Steuerfunktion der Kapsel und der Bänder erklärbar wird, da die Mechanorezeptoren Bewegung registrieren und sofort an die Muskulatur und ihren Bindegewebsapparat umleiten.

Durch die Immobilisation nimmt der Stoffwechsel der Matrix ab. Die Kapsel wird unelastischer unter Abnahme der kollagenen Fasern. Der Mangel an Funktion verhindert, daß sich sowohl die neuaufgebauten als auch die übrigen Fasern in Funktionsrichtung legen, wodurch das straff organisierte Muster verschwindet und sich afunktionelle Crosslinks bilden.

Daraus resultieren eine geringere Festigkeit von Kapsel und Ligamenten und ein direktes Über tragen von Zugbeanspruchungen auf die unordentlich liegenden kollagenen Fasern.

Als Konsequenz zeigt sich, daß alle Bindegewebe mit hohem Matrixanteil empfindlicher auf Immobilisation reagieren, wie z. B. die Kapsel und im gewissen Grade der Knorpel, wogegen Sehnen sich weniger verändern.

Allgemeine Folgen von Immobilisation sind:

- Stoffwechselveränderungen innerhalb von Muskulatur und Gelenken,
- Bewegungseinschränkung im Kapsel-Band-Apparat,
- Verlust von Muskelkraft und Ausdauer,
- Koordinationsstörungen innerhalb der Muskelgruppen,
- Zunahme von Körpergewicht.

Als **muskuläre Veränderungen durch Immobilisation** lassen sich festhalten:

- Die Abnahme der Metaboliten durch die fehlende Bewegungsbelastung beeinträchtigt die Funktion der scherengitterartig angelegten kollagenen Fasern der umhüllenden Muskelfaszie.
- Der Muskel wird unelastisch, da die Adhärenzen (molekulare H-Brückenbildung) ein Ausrichten der kollagenen Fasern behindert (es entstehen afunktionelle Crosslinks).
- Es stellt sich ein Verlust der anaeroben Kraft (Fast-twitch-Fasern), schließlich der aeroben Ausdauer (Slow-twitch-Fasern) ein, ferner ein Verlust der neuromuskulären Koordination wie Schnellkraft, Schnelligkeit und Ausdauer von 30% pro Woche sowie ein Kraftverlust von 20 bis 25% in zwei Wochen.
- Bereits zwei Wochen nach Ruhigstellung sind alle Muskelfasern verändert, teils degeneriert (Beginn der Muskelatrophie).
- Die Kontraktionsbereitschaft der Muskelzelle wird mit vermehrter Relaxation und Verlängerung der Refraktärphase verändert.
- Die Unelastizität mit Verklebungen und Verringerung der Hämodynamik verstärkt das Stoffwechselproblem, dem der Organismus mit einwachsendem Narbengewebe (Bindegewebe, Kapillaren und Nervenendigungen) begegnet. Folge ist die narbige Organisation des Muskels.

An **Gelenkveränderungen durch Immobilisation** sind aufzuzählen:

- Behinderung der Aufnahme von Nährstoffen und die Abgabe von Stoffwechselprodukten.
- Mangeldurchblutung aller Strukturen.
- Abnahme der Matrix (Wasser und Proteoglykane) und der Elastizität von Kapsel und Knorpel.
- Ablagerung von Stoffwechselendprodukten.
- Änderung des pH-Wertes der Synovialflüssigkeit ins Saure.
- Verklebung von Kapselfalten (Bildung von Lipidbrücken).
- Veränderung des osmotischen Druckes durch sinkenden Wasserhaushalt des Knorpels.
- Abnahme der Knorpeldicke.
- Absterben von Knorpelzellen.
- Freilegen von oberflächlichen Knorpelfibrillen.
- Schrumpfung der Kapsel.
- Behinderung von Kapillareinsprossung.

5.5 Folgen von Kompression und Adhäsion

Adhäsion und Kompression als mögliche Ursachen von Veränderungen der Gelenke variieren in Abhängigkeit von Kurvatur (Kongruenz), Muskeltonus, Belastung und Ernährungszustand der Gewebe. Während z. B. im Humeroglenoidalgelenk aufgrund der ungleichen Form der artikulierenden Gelenkpartner Veränderungen überwiegend von der überlaufenden Muskulatur initiiert werden (Kompression), ohne daß die Adhäsion sich deutlich erhöht, wird diese im Hüftgelenk schon bei statischer Belastung (z. B. im Stehen) gesteigert, ohne daß die Muskulatur hyperton sein muß.

Als Folgen der veränderten Gelenkbeweglichkeit zeigen sich:

- Im Schultergelenk Verklebungen der Kapselfalten, je nach der Ansammlung von synovialer Flüssigkeit (der Schwerkraft folgend) zuerst im Rezessus mit schmerzvermeidendem Kapsel- oder Muskelmuster bei geringgradigen Knorpelveränderungen.
- In der Articulatio coxae dagegen korreliert schon eine alleinig erhöhte Adhäsion mit simultaner Stoffwechselverminderung der Knorpelzellen und frühzeitiger Degeneration bei begleitendem Kapsel- und Muskelmuster.

Ein vergleichbarer Gegensatz findet sich zwischen dem atlantoaxialen Gelenk und den lumbosakralen Gelenkfacettenpaaren, woraus sich auch hier unterschiedliche Behandlungsschwerpunkte ergeben.

5.6 Muskeldysbalance im tonisch-phasischen System

Das für den aufrechten Gang und Stand so wichtige kosynergistische Zusammenspiel der Muskeln setzt einen harmonischen Gleichklang aller Systeme voraus. Auf diesen Gleichklang wirken gleichfalls äußere Gegebenheiten, z. B. das Antrainieren bestimmter berufsbedingter Bewegungsabläufe, ebenso innere, z. B. physiologische, pathologische, wie morphologische Reize, ein. Die bekanntesten Reaktionen sind der Hartspann, die Myogelose mit Trigger-point (s. S. 146 f) und die Beeinflussung der Gamma-Motorik. Durch sie verändern sich ebenso dynamische Bewegungsmuster (movement pattern) als auch statische Haltemuster, die sich zentral oder peripher darstellen.

Die tonischen Muskeln reagieren bereits auf Impulse mit einer Frequenz von 3 – 6 pro Sekunde, die phasischen Muskeln dagegen erst auf 10 – 100 Impulse pro Sekunde, mit willkürlicher Kontraktion. Daher steigert ein leichtes Anheben der Erregungsfrequenz bereits den Spannungszustand der tonischen Muskeln, wogegen die phasischen keine Tonuserhöhung zeigen. Umgekehrt kann ein leichtes Absenken des Impulsniveaus dazu füh-

Oberes gekreuztes Syndrom:

Verkürzte, verspannte tonische Muskeln	Gehemmte, abgeschwächte phasische Muskeln
– Kurze Kopfextensoren M. rectus capitis posterior major M. rectus capitis posterior minor M. obliquus capitis superior M. obliquus capitis inferior – M. levator scapulae – M. trapezius descendens – M. sternocleidomastoideus – M. pectoralis minor – M. pectoralis pars abdominalis	– Ventrale kurze Kopf-Flexoren M. rectus capitis lateralis und M. rectus capitis anterior – Mm. scaleni – M. longus capitis – M. longus colli – Mm. infrahyoidei – M. trapezius pars transversalis und pars ascendens – M. serratus anterior – Mm. rhomboidei

ren, daß die tonischen Muskeln unverändert, die phasischen dagegen vermindert reagieren werden. Diese Dysbalance führt in eine Hypertonizität und als Folge zu einer Verkürzung der tonischen (posturalen) Muskeln und über die Inhibition zur Abschwächung (Pseudoparese) der phasischen Antagonisten. Hieraus lassen sich generell zwei Bilder ableiten: das obere und untere gekreuzte Syndrom.

Das obere gekreuzte Syndrom: Abhängig von der Ursache sind variierende antagonistische Muskeln betroffen. Grundsätzlich entsteht eine Ungleichheit zwischen:

- den Halsextensoren und -flexoren,
- den Schultergürtelhebern und -senkern,
- den Schultergürtelvorhebern und -rückziehern.

Diese Patienten sitzen und stehen in verstärkter Halslordose, mit kyphosiertem oberen Rücken und Schultergürtelprotraktion. Sie klagen über Kopf-, Schulter- und Armaffektionen mit irradiierender Symptomatik und unterschiedlichen Manifestationen.

Das untere gekreuzte Syndrom: Grundsätzlich besteht ein Ungleichgewicht zwischen:

- der lumbalen Flexion und Extension,
- der Hüftflexion und -extension (von kranial),
- der Hüftadduktion und -abduktion,
- der Hüftaußenrotation und -innenrotation.

Als Kompensationsmechanismus zur Vermeidung einer stärkeren Hüftflexion findet sich eine verkürzte ischiokrurale Gruppe (Hüftextension von kaudal), die jedoch gleichzeitig eine vermehrte Knieflexion bedeutet, welche wiederum mit einer vermehrten Plantarflexion (Verkürzung des M. gastrocnemius und M. soleus) ausgeglichen wird. Diese Patienten stehen in Lordose, mit vorgewölbtem Bauch, außenrotierten Beinen, bei leichter Hüftflexion und -adduktion. Sie klagen über variierende, ausstrahlende Schmerzen im lumbalen Hüft- und Beinbereich (auch ventral), wobei die irradiierenden Beschwerden gewöhnlich nicht tiefer als das Knie empfunden werden.

Das sterno-symphysale Syndrom (Abb. 144): Hierbei handelt es sich um die Folgen einer unphysiologischen passiven Belastungshaltung, bei total kyphosierter Wirbelsäule und Annäherung des Brustkorbes an das Becken.

Unteres gekreuztes Syndrom:

Verkürzte, verspannte tonische Muskeln	Gehemmte, abgeschwächte phasische Muskeln
– M. iliopsoas	– M. rectus abdominis
– M. quadratus lumborum	– Mm. obliquii abdominis
– M. erector spinae (lumbaler Anteil)	– M. transversus abdominis
– M. piriformis	– Mm. glutaei (maximus, minimus, medius)
– M. adductores	
– M. pectineus	
– M. tensor fasciae latae	
Nicht selten mitbeteiligt, abhängig vom Zeitfaktor	
– M. biceps femoris	– M. vastus lateralis
– M. semitendinosus	– M. vastus medialis
– M. semimembranosus (ischokrurale Gruppe)	– M. tibialis anterior
– M. rectus femoris	– Mm. peronei
– M. triceps surae	

Auch bei diesem Syndrom variiert die Anzahl der betroffenen Muskeln.

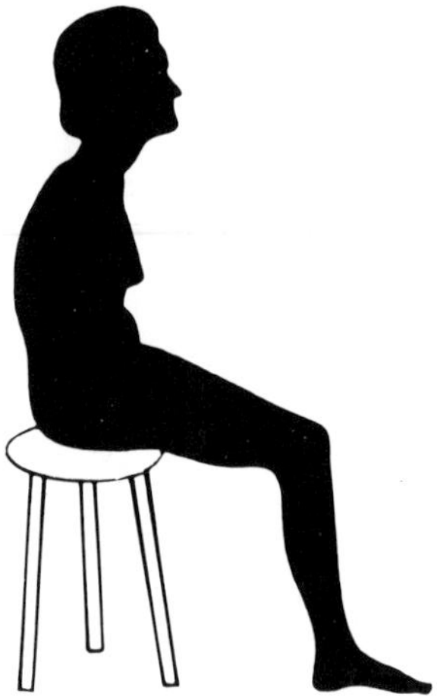

Abb. 144 Das sterno-symphysale Syndrom resultiert aus einer passiven unphysiologischen Haltung beim Sitzen. Hierdurch kommt es zu einer Muskeldysbalance und Irritation der komprimierten Gelenke. Entsprechend setzt die Behandlung ein Muskeltraining zum Aufbau einer Muskelbalance und eine Gelenktherapie voraus.
(*Dvořák, J., V. Dvořák:* Manuelle Medizin: Diagnostik. Thieme, Stuttgart–New York 1991.)

Die Irritation der komprimierten belasteten Gelenke bewirkt eine irradiierende Symptomatik, die sich, je nach Manifestation, mehr im oberen Quadranten (kostosternales Syndrom) oder im unteren (symphysales Syndrom) zeigen.

Symptomatik und Pathogenese entsprechen in Variationen dem oberen und unteren gekreuzten Syndrom bzw. einer kosynergistischen Muskeldysbalance.

5.7 Auswirkungen der sympathischen Reflexaktivität auf Muskulatur und Bindegewebe

Ob auf Emotion, Streß, Schmerz, Überbelastung, zu hartes Training u. a., immer reagiert der Organismus mit einer Erhöhung der sympathischen Reflexaktivität, die eine Vielzahl von Reaktionen innerhalb der Gewebe auslöst. Sie ist erkenntlich durch den begleitenden verstärkten Antrieb und die Steigerung von Erregungsprozessen, die in der Behandlung unbedingt zu berücksichtigen sind.

Der Patient fühlt sich krank, ihn kennzeichnen mehr oder weniger folgende Auffälligkeiten:

- leichte Ermüdbarkeit,
- Erregung,
- Schlafstörungen,
- herabgesetzter Appetit,
- Körpergewichtsabnahme,
- Neigung zum Schwitzen,
- Nachtschweiß, feuchte Hände,
- Halonierte Augen, Blässe,
- Neigung zu Kopfschmerz,
- Herzklopfen, Herzdruck, Herzstiche,
- Ruhepuls beschleunigt,
- Grundumsatz gesteigert,
- Körpertemperatur leicht erhöht,
- ausgeprägter roter Dermographismus,
- verzögerte Einstellung der Herzfrequenz auf Ruhewerte nach Belastung,
- uncharakteristischer Blutdruck,
- abnorme Hyperpnoe unter Belastung,
- Überempfindlichkeit gegenüber Sinnesreizen (besonders akustischer Art),
- Bewegungsablauf wenig koordiniert, oft überschießend,
- Reaktionszeit verkürzt, allerdings viele Fehlreaktionen,
- Tremor,
- Erholung verzögert,
- innere Unruhe, leichte Erregbarkeit, Gereiztheit, Depression.

Auswirkungen auf die Muskulatur:

Die sympathikotone Aktivität bewirkt u. a. eine Vasokonstriktion in allen Geweben (mit Ausnahme in den Arteriolen), eingeleitet über eine Konzentrationserhöhung des Adrenalins, während das ebenfalls vermehrt freigesetzte Noradrenalin die Alpha-Rezeptoren aktiviert, woraus eine Steigerung der Kontraktionsbereitschaft des Muskels, bei simultaner Vasokonstriktion im Bereich der Kapillaren, resultiert. Ergänzend wird vermehrt Azetylcholin freigesetzt und die Empfindlichkeit des Muskels auf diese Substanz der Erregungsübertragung an den motorischen Endplatten gesteigert. Auch die Aktivität der Gamma-Motoneurone ist erhöht. Hieraus ergibt sich in der Summation eine muskuläre Hypertonizität, bei verbesserter Reaktionsbereitschaft und Verkürzung des Sarkomers, aber gedrosselter kapillarer Blutversorgung. Da insbesondere die Konzentrationserhöhung von Metaboliten (z.B. Milchsäure) die Dilatation im Bereich der Kapillaren anregt, müßte der Muskel unter Sympathikusaktivität erst aktiv arbeiten (Stoffwechselprodukte produzieren), damit eine kapillare Durchblutung einsetzt.

Auswirkungen im kollagenen Bindegewebe:

Die Erhöhung des Reflextonus in der Muskulatur mit begleitender Vasokonstriktion im Bereich der Bindegewebe verändert den Anteil der Matrix im Gewebe, so daß die einwirkende Kraft vermehrt auf die kollagene Faser übertragen wird. Als Schutzreaktion kommt es möglicherweise zur Kontraktion der Myofibroblasten, mit Spannungserhöhung, aber gleichzeitigem Mobilitätsverlust des Bindegewebes. Darüber hinaus bilden sich, ausgelöst über die Immobilisation bzw. über die Konstriktion der Vasomotoren und vielleicht der Myofibroblasten, kompensatorisch zusätzliche H-Brücken innerhalb der molekularen Ketten des Bindegewebes, gefolgt von afunktionellen Crosslinks.

Hieraus ergibt sich eine anfangs aktive, später passive Verkürzung der Bindegewebe.

Auswirkungen der Hypoxie im Muskel:

Ein Muskel, der dauernd arbeitet, wie z.B. im Hartspann, gewährleistet kein Gleichgewicht zwischen Energieverbrauch und -anlieferung. Obwohl genügend Metaboliten zur Verfügung stehen, die eine Kapillarisierung mit Dilatation der Vasomotoren anregen, drosselt bereits beim untrainierten Muskel eine geringe Dauerkontraktion von 15% der Maximalkraft den Blutfluß ganz durch Abklemmen der kleinen Gefäße (Arteriolen). (Hieraus erklärt sich die rasche Ermüdung bei Haltearbeit). Ein reflektorisch tonisierter Muskel dagegen zeigt eine Weitstellung der Vasomotoren in den größeren Gefäßen, aber eine Konstriktion im Kapillarbereich, da durch die fehlenden Metaboliten keine Dilatation eingeleitet werden kann.

In beiden Fällen gehen die Muskeln eine Sauerstoffschuld ein mit der Veränderung des pH-Wertes, dem Ansteigen des CO_2-Gehaltes und der Konzentration von Schmerzmediatoren. Elastizität und Dehnfähigkeit nehmen bei schnellerer Ermüdung und erhöhter Reibung ab.

Obwohl der Organismus reflektorische Tonisierung und Hartspann als Schutzreaktion aktiviert, induziert die daraus resultierende Hypoxie eine Nozizeption.

Dieses Schmerzhaftwerden der Weichteile erhöht wiederum die sympathische Reflexaktivität, die zunächst das eigene Segment, später auch die Nachbarsegmente einbezieht, so daß die sich hieraus entwickelnden Veränderungen häufig mehr imponieren als die eigentliche Ursache.

6 Allgemeine manuelle Untersuchung

6.1 Einleitung

6.1.1 Störungen der Körperfunktionen als komplexe Abläufe

Auf der einen Seite imponiert die unglaubliche Fähigkeit des gesunden Organismus, Fehlbelastungen zu verzeihen, auf der anderen Seite nehmen die wirbelsäulenbedingten Pathologien rasant zu. Aus der Sicht der Manuellen Therapie steht die Untersuchung des aufrechten Ganges und Standes als autogenetisches Endziel zwar im Vordergrund; doch dürfen bei dieser orthopädisch gefärbten Sichtweise nicht die viszero-somatischen oder somato-viszeralen Reflexe unberücksichtigt bleiben, da sich sonst leicht Fehlinterpretationen einschleichen.

Funktionelle Störungen der Halswirbelsäule beispielsweise, insbesondere C 4–7, können durch die Reizung der Spinalwurzeln, Irritationen am Herzen auslösen, die sich über den N. vertebralis, das Ganglion stellatum zum Plexus cardiacus fortpflanzt. Dieser radikulär-sympathisch-viszerale Nervenweg läßt sich aber auch über die Reizung der spinalen Herzversorgung Th. 1–5 über die Grenzstrangganglien I–IV, vor allem über das Ganglion stellatum, zum Plexus cardiacus verfolgen (s. S. 137).

Ferner wirkt sich eine Insuffizienz des Brustkorbes und der thorakalen Wirbelsäule auf den Venen- und Lymphstrom aus. Das Zwerchfell hängt zwar im wesentlichen von der Funktion des Thorax ab, wird aber andererseits aus der IV. Spinalnervenwurzel der Halswirbelsäule radikulär versorgt. Mit jedem Atemzug entwickelt sich ein Überdruck im Brust-, und ein Unterdruck im Bauchraum, womit der wichtige venöse Rückfluß gewährleistet wird (Venenpumpe). Der Lymphstrom ist neben der Atmung insbesondere von der Funktion des Sympathikus, der die peristaltischen Wellen steuert, abhängig.

Mehr als die Hälfte ($^2/_3$ bis $^3/_4$) aller Proteine und Elektrolyte werden aus den Geweben über die Lymphbahnen zurücktransportiert. Somit führt eine Verminderung des Lymphflusses zum Absinken der Elektrolyte und des Proteinspiegels im Blut.

Auch myofasziale Zusammenhänge zeigen die Notwendigkeit der Betrachtung des gesamten Körpers.

Die äußere Muskelfaszie, gebildet aus einem scherengitterförmigen kollagenen Netzwerk, die den einzelnen Muskel umhüllt, steht in Verbindung mit der Gruppenfaszie, die Muskelgruppen, Stabilität und Kraftübertragung gewährleistet. Die Gruppenfaszie wiederum geht über in die Extremitätenfaszie, die alle Muskelgruppen umschließt, und steht in direktem Verbund mit der Stammfaszie des Rumpfes. Somit übertragen sich mechanische Einwirkungen von Muskeln und Faszien zu einer umfassenden Komplexität.

Schließlich weisen kinetische und energetische Überlegungen auf komplexe Zusammenhänge des Organismus hin, wie z. B. die biodynamischen Schwingungen des menschlichen Körpers zwischen 0,7 und 2,7 Hz, die u. a. auch den Stoffwechsel initiieren, der aber wiederum von elektrisch-chemischen Potentialen abhängt und auch neuronal gesteuert wird.

Eine isolierte Betrachtungsweise wird dem Zusammenspiel eines Organismus nicht gerecht werden können. Demgegenüber ist es nur wenigen gegeben, das gesamte Spektrum der variierenden Möglichkeiten von nachgewiesenen Zusammenhängen und Einflüssen zu überblicken.

Als herausragende Hilfe für eine anamnestische Befragung, Funktionsuntersuchungen und resultierendem Befund, hat sich das Modell der **somatischen Dysfunktion** bewährt. Hierdurch lassen sich Zusammenhänge verdeutlichen und verifizieren, die eine klare Übersicht ermöglichen und Ursache von Wirkung trennen.

6.1.2 Objektivierung von Störungen als somatische Dysfunktion

Die Schwächung oder Veränderung der Funktion von miteinander in Verbindung stehenden Komponenten des Haltungs- und Bewegungsapparates objektiviert sich als **somatische Dysfunktion**, die mit dem Skelett- und Gelenksystem, den myofaszialen Strukturen und hierdurch auch mit vaskulären, lymphatischen und neuronalen Elementen korreliert.

Eine Klassifikation der somatischen Dysfunktion ist nach verschiedenen Gesichtspunkten möglich:

1. Zeit:

	akut	chronisch
Kreislauf	Dilatation	Konstriktion
Nervensystem	Schmerz	Empfindlichkeit
Muskeln und Faszien	Kontraktion Inhibition	Fibrosis (Adherenzen) Pseudoparese
Beweglichkeit	träge	begrenzt
Eingeweide	Minimale Veränderung	heimtückische (schleichende) Veränderungen

Charakteristika einer somatischen Dysfunktion sind:

1. Verminderte Beweglichkeit mit oder ohne Stellungsänderung.
   Der Bewegungsverlust wird aufrechterhalten durch:
   - veränderte Kapseln, Bänder und Faszien,
   - verkürzte Muskeln (Hypertonie, Spasmus, Fibrose),
   - passive (mechanische) Gelenkblockierungen,
   - aktive (dynamische) Gelenkblockierungen durch Erregung des Gammasystems,
   - Schmerz- und fokale Punkte.
2. Veränderungen in angrenzenden Geweben:
   - Kreislauf:
     Dilatation der Vasomotoren mit Ödem und Wärmevermehrung, bzw. Konstriktion mit Wärmeverminderung
   - Nervensystem und Sinnesorgane:
     Schmerzen, Hyperästhesie, Juckreiz
   - Muskulatur:
     Kontraktion, Inhibition oder Fibrosis
3. Veränderungen in den segmentbezogenen Geweben (Strukturen):
   - Kreislauf:
     Allgemeine Vasokonstriktion
   - Nervensystem:
     Efferente und afferente Impulse

Klassifikation

1. Zeit (s. oben, Klassifizierung)
2. Ätiologie, primär:
   Im allgemeinen traumatisch, plötzlich, durch äußere Kraft; durch innere Ursache, heimtückisch, schleichend, anhaltend.
   Ätiologie, sekundär:
   Kompensation auf primäre Defekte, Reflexantwort auf viszerale Erkrankungen oder emotionalen Streß.
3. Bewegung, einfach:
   Veränderungen in nur einer Ebene
   - in der Wirbelsäule im allgemeinen in der sagittalen,
   - in den Extremitäten gewöhnlich in der horizontalen Ebene.

   Bewegung, komplex:
   zwei oder drei Ebenen (dreidimensional) in gleicher Reihenfolge.
4. Anzahl der befallenen Komponenten:
   - einfach: ein Segment oder Gelenk, z. B. eine Rippe, ein Ilium, ein Fibulagelenk, ein Wirbel etc.,
   - multipel: mehrere Wirbel, Beckenring, Kopfgelenke, Handwurzel etc.

Der Schlüssel zur Befunderhebung bzw. Objektivierung der somatischen Dysfunktion ist die Kenntnis:

- der anatomisch-physiologischen Grundlagen,
- der Funktion und Körperbewegung,
- der nicht physiologischen Möglichkeiten.

6.1.3 Prinzipien der Befunderhebung

Die Funktion formt die Struktur und die Struktur leitet die Funktion.

Unter dieser Prämisse sind isolierte pathologische und pathomorphologische Veränderungen im komplexen Organsystem, prozentual gesehen, sehr gering vertreten. Ihr Anteil rekrutiert sich aus den externen, plötzlichen Einwirkungen einer mehr traumatischen Genese.

Unter allen Umständen ist die Steuerung des Organismus bestrebt, Schmerz zu vermeiden (Leben zu ermöglichen) und den aufrechten Gang und Stand zu erhalten, da nur so die Freiheit des Menschen in seiner Umgebung gewährleistet werden kann. Sie rechtfertigt zwingend die holistische Untersuchung von Statik – Dynamik und Steuerung, wie sie die Praxis bestätigt.

Da nicht bei jedem kranken Menschen vorausgesetzt werden kann, daß er sequenziert und schlußfolgernd berichtet, stellt sich dem Untersucher die Frage nach der tatsächlichen treibenden Kraft des dem Patienten auffälligen Ungleichgewichts.

Seltener wird eine primäre alleinige Causa das Agens sein; häufiger setzt sie sich aus verschiedenen Verursachern zusammen.

Je mehr Informationen entsprechend gesammelt und eingeordnet werden, desto leichter fällt es dann zu bestimmen, ob es sich bei den einzelnen Aussagen um:

Summanden, mehrere hinzuzuzählende –,
Faktoren, wenige mitbestimmende – oder
Exponenten, einzelne, herausragende Verursacher handelt.

6.1.4 Der pragmatische Untersuchungsgang

Die Charakteristika der somatischen Dysfunktion, insbesondere neuronale Verursachung, Gelenkdysfunktion, oder Gewebsveränderungen müssen im Untersuchungsgang voneinander getrennt werden. Dies ist sicherlich, zumal im akuten Stadium, nicht immer leicht, da sie oft gemeinsam imponieren. Hier bewährt sich zu abstrahieren und einzugrenzen. Im wesentlichen reduziert sich dadurch der Untersuchungsgang auf drei Hauptgesichtspunkte:

1. isolierte lokale Veränderungen,
2. biomechanische Veränderungen und/oder
3. segmentale (neuronale) Veränderungen,

die nacheinander mit Hilfe des Befunderhebungsschemas überprüft werden.

Unter **lokalen Ursachen** sind die mehr traumatischen Gewebszerstörungen, aber auch z. B. isolierte Organveränderungen, einzuordnen; wobei allerdings geklärt werden muß, ob sie nicht in einer Beziehung zu biomechanischer- oder segmentaler Verursachung stehen.

Die **biomechanischen Veränderungen** beziehen sich auf das Arthron: also auf alle Strukturen, die direkt und indirekt die Funktion gewährleisten. Im besonderen sind dies (Abb. 145):

1. Haut und Bindegewebe,
2. Muskeln mit Sehnen, ihre Insertion und Innervation,
3. Kapsel-Ligamente mit Innervation,
4. knöcherne und knorpelige Gelenkanteile mit intraartikulärem Gewebe.

Unter **segmentalen Ursachen** sind vegetative, irradiierte, primär und sekundär segmentale Veränderungen, deren direkte und indirekte Auswirkungen in den Geweben (Steuerung und Ernährung) zu verstehen.

Erfahrungsgemäß stehen die Größe der Veränderung und die Lokalisation der Reaktionen in einer bestimmten Korrelation zueinander.

Die Reaktion zeigt sich:

- am Ort der Entstehung und
- in den mit ihm in Verbindung stehenden Gebieten.

Je länger der Reiz besteht, um so mehr Reaktionen summieren sich.

Die komplexe Befunderhebung setzt sich zusammen aus:

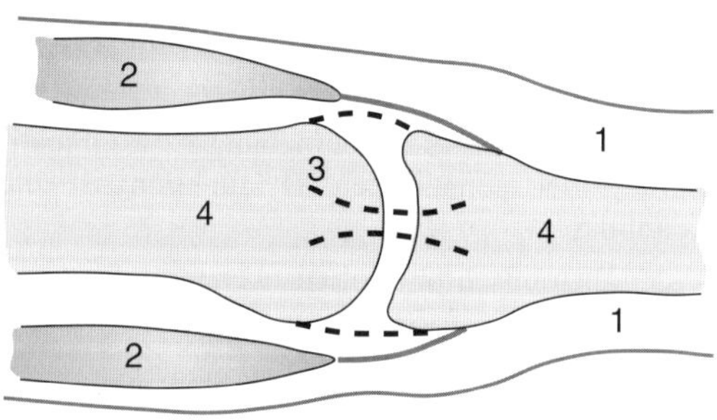

1 = Haut+ Bindegewebe
2 = Muskeln mit Sehnen, Ansätzen + Innervation
3 = Kapsel, Ligamente + Innervation
4 = knöcherne + knorpelige Gelenkteile mit intraarticulärem Gewebe

Abb. 145 Die komplexe Befunderhebung reduziert sich im wesentlichen auf fünf Hauptgebiete (1–4). Hier nicht dargestellt: (5) innere Organe mit vegetativer Regulation.

1. **Fragen:**

   Anamnestische Orientierung:

   - Lokalisation: Ort des Geschehens, Ort der Auswirkung.
   - Zeitablauf: akute, subakute, chronische oder stumme (adaptierte, kompensierte) Veränderung.

- **Verursachung:**
  Primär: plötzlich durch äußere Kraft und/oder durch innere Ursache (langsam, anhaltend).
  sekundär: Kompensation auf primäre Defekte und/oder Reflexantwort auf andere Erkrankungen oder emotionalen Streß.
- Statisches oder dynamisches Problem:
  statisch: Problemvermehrung (-verminderung).
  dynamisch: Problemvermehrung (-verminderung).
- Neurale Symptome: Schmerz, Empfindlichkeit, Juckreiz, Hyperästhesie (afferent und efferent).
- Hilfsmittel: Orthesen, Prothesen (Mieder, Schuhausgleich, Einlagen, Gürtel, Stützen, Manschetten, u. a. m.).

2. **Sehen:**

   Inspektorische Orientierung:

   - Aufrechter Gang und Stand (Körperfunktion, Haltung – Bewegung), statisch, dynamisch und provoziert.
   - Lokalisation von Etagen, Abschnitten, Funktionen.
   - Äußere Form und Veränderungen.
   - Hilfsmittel.

3. **Tasten:**

   Palpatorische Orientierung (s. Abschnitt 6.2) (in Ruhe, auch bei passiver und aktiver Bewegung):

   - Haut, Bindegewebe, Muskel, Sehne, Insertion, Knochen, Knorpel, Periost, Kapsel, Ligament

fixiert – nicht fixiert	tief – oberflächig
weich – hart	verformbar – fest
quetschbar – fest	glatt – rauh
dick – dünn	feucht – trocken
umschrieben – diffus	heiß – kalt
(schmerzhaft – nicht schmerzhaft	
rot – weiß)	akut – chronisch

4. **Prüfen:**

   Neurologische Orientierung: (s. Abschnitt 6.3):

   - Periphere Störung (primär segmental): Myotom, Dermatom, Sklerotom (Reflexe, Kennmuskeln, Sensibilität).
   - Zentrale Störung: Koordination, Reflexe.
   - Sekundär segmentale Störung: Enterotom, (Myotom, Dermatom, Sklerotom) (Nachbar-Etagen!).
   - Irradiation (pseudoradikulär): Muskel, Gelenk, Haut (Kraft, Länge, Hyperästhesie, Gelenkprovokation, Parästhesie).

5. **Testen:**

   Spezifische Orientierung (s. Abschnitt 6.4–6.8):

   Veränderungen im Gelenk, in angrenzenden und segmentbezogenen Geweben, bei Be- und Entlastung:

   - aktive und passive Beweglichkeit, Widerstand, Separation, Kompression, parallele Translation,
   - Kapsel, Bänder, Faszien,
   - Muskeln (Parese, Hypertonizität, Spasmus),
   - Bindegewebe (Schwellung, Einziehung, Fibrose, Fibrositis),
   - mechanische (passive) Gelenkblockierung,
   - dynamische (aktive) Gelenkblockierung,
   - Schmerz, fokale Punkte.

   Hypomobilität:
   - einfach (in nur einer Ebene),
   - komplex, in zwei oder drei (3D) Ebenen.

   Anzahl:
   - ein einzelnes Gelenk (Einzelwirbelverhalten),
   - mehrere Gelenke (verschiedene Wirbel und/oder Wirbelgruppenverhalten).

   Zeitverlauf (s. S. 159 oben).

6.2 Palpation

Insbesondere das Fühlen, das Empfinden einer Bewegung und die Lokalisation einer Veränderung, ist ein herausragender Schwerpunkt der Manuellen Therapie. Es lassen sich mit dem entwickelten Tastsinn schnell und sicher Befunde erheben.

Voraussetzungen sind:

- Ständiges Üben und gute Handpflege.
- Die Entwicklung der Fähigkeit, Veränderungen in der Gewebestruktur zu ertasten.
- Die Entwicklung der Fähigkeit, Stellungsasymmetrien zu entdecken, sowohl mit dem Auge, als auch mit dem Tastsinn.

- Entwicklung der Fähigkeit, Unterschiede in Qualität und Ausmaß der Gelenkbewegung zu spüren.
- Entwicklung der Fähigkeit, das Stellungsgefühl im Raum (statisch und dynamisch) zu empfinden.
- Entwicklung der Fähigkeit, nach der Behandlung Veränderungen (Besserungen) zu entdekken.

Die Entwicklung der palpatorischen Empfindung:

Zur Entwicklung des Tastsinnes werden die sensiblen Rezeptoren der Finger und die Mechanorezeptoren der Gelenkkapseln trainiert, kinästhetische Informationen und Strukturdifferenzen aufzunehmen und dem Hirn bewußt zu machen. Dazu ist eine vorurteilslose Konzentration bei Entspannung notwendig.

Der häufigste Fehler der Schüler liegt darin, daß sie angespannt etwas Bestimmtes finden wollen.

Der zweite Fehler beim Üben zeigt sich darin, daß mit großem Druck die Fingerspitzen (-beeren) aufgesetzt werden, obwohl eine Kompression der Tastrezeptoren doch eine Rezeption verhindert.

Der dritte Fehler besteht darin, nur einen lokalen Punkt abzutasten, ohne vergleichende Informationen aus den umgebenden, höheren und tieferen Geweben heranzuziehen.

Der vierte Fehler liegt in der mangelnden Vorstellungsfähigkeit, in welcher Gewebeschicht sich der palpierende Finger gerade bewegt und empfindet.

Formen der Palpation:

Die oberflächliche Palpation beurteilt die Haut, und mit leichtem Druck, die subkutanen Gewebe in Bezug auf Temperatur, Feuchtigkeit, Hautqualität, Ödem.

Die tiefe Palpation gibt Auskunft über Faszien, Muskeln, Knochen, Ligamente in Beziehung zur Reaktion des Gewebes bei Querdehnung und Druck.

Beurteilt werden auch Konsistenz, Veränderung und Widerstand.

Palpationsbegriffe:

Da Empfindungen schwer beschreibbar sind, einigte man sich auf folgende Gegensatzpaare von Palpationsbegriffen, um eine Verständnisproblematik zu umgehen.

– fixiert	– nicht fixiert
– tief	– oberflächig
– weich	– hart
– verformbar	– fest
– quetschbar	– fest
– glatt	– rauh
– dick	– dünn
– feucht	– trocken
– umschrieben	– diffus
– schmerzhaft	– nicht schmerzhaft
– heiß	– kalt
– rot	– weiß
– akut	– chronisch

6.3 Neurologische Untersuchung

Obwohl, prozentual gesehen, die echten radikulären (primär segmentalen) Ausfälle relativ wenig im Vordergrund stehen, bilden sie, insbesondere für die Manuelle Therapie, eine akute Gefahr, wenn sie in der Untersuchung übersehen werden.

Aus diesem Grunde stehen sie, nach Anamnese, Sichtbefund und Palpation, bereits an vierter Stelle im Untersuchungsgang. Sie werden jedoch als eine relative Kontraindikation betrachtet, nach Diagnosesicherung und Ausschluß direkter mechanischer Beeinträchtigung nervaler Strukturen. Zudem kann gerade die Manuelle Therapie mit der segmentalen Funktionsuntersuchung einen guten Hinweis auch zur Lokalisation von somato-somatischen, viszero-somatischen bzw. somato-viszeralen Auswirkungen erbringen.

6.3.1 Untersuchte Qualitäten

Motorik:

Eine Unterbrechung der Nervenwurzel bewirkt eine Denervation bzw. Paralyse im entsprechenden Myotom. Ein Druck auf Nerv oder Wurzel führt zu einer Schwäche des betroffenen Muskels. Da die motorischen Impulse insbesondere über den Tractus corticospinalis fortgeleitet werden, bewirkt die Unterbrechung in diesem Gebiet eine Spastik.

Sensibilität (Abb. 146a–d):

Berührungs- und Schmerzempfindlichkeit werden über den Tractus spinothalamicus fortgeleitet. Da die ästhetischen Reize über den ventralen und die algetischen über den lateralen Traktus aufsteigen, geht bei radikulären Ausfällen als erstes die Berührungsempfindlichkeit verloren und kommt als letztes zurück. Dagegen verliert sich die Schmerzempfindung später, kommt aber früher wieder.

Reflexe:

Bei allen Pathologien, die eine spinale Etage beeinflussen, finden sich sensible-, motorische- vegetative und Reflexveränderungen im segmentalen Niveau der Peripherie.

Einwirkungen auf periphere Nerven bewirken dagegen Veränderungen nur in den Geweben und Muskeln, die speziell von diesen Nerven versorgt werden.

- Wird die spinale Etage (basaler Reflexbogen) **unterbrochen,** führt dies zum Reflexverlust.
- Druck auf die Nervenwurzel **schwächt** den Reflex ab (Hyporeflexie).
- Manifestiert sich die Unterbrechung in den ansteigenden Rückenmarksbahnen (erstes motorisches Neuron), bewirkt dies eine **Steigerung** des Reflexes (Hyperreflexie).

Aus diesen Gründen beurteilen wir im Seitenvergleich:

- erloschen = -,-
- abgeschwächt = –
- normal = +
- gesteigert = +,+
  (bis zu klonischen Zuckungen).

6.3.2 Kennmuskeln, Kennfunktionen, Kennreflexe

6.3.2.1 Kennmuskeln, Kennreflexe

Die Mehrzahl aller Skelettmuskeln wird polyradikulär innerviert. Kommt es zur Unterbrechung einer einzelnen Wurzel, können die verbleibenden diesen Schaden kompensieren.

Nur einzelne, jeweils im Myotom liegende Muskeln, werden monosegmental innerviert. Sie zeigen daher beim Ausfall dieser Wurzel Lähmungen vom peripheren Typ mit Neigung zur Muskelatrophie und Störung der elektrischen Erregbarkeit (Tabellen 8 und 9).

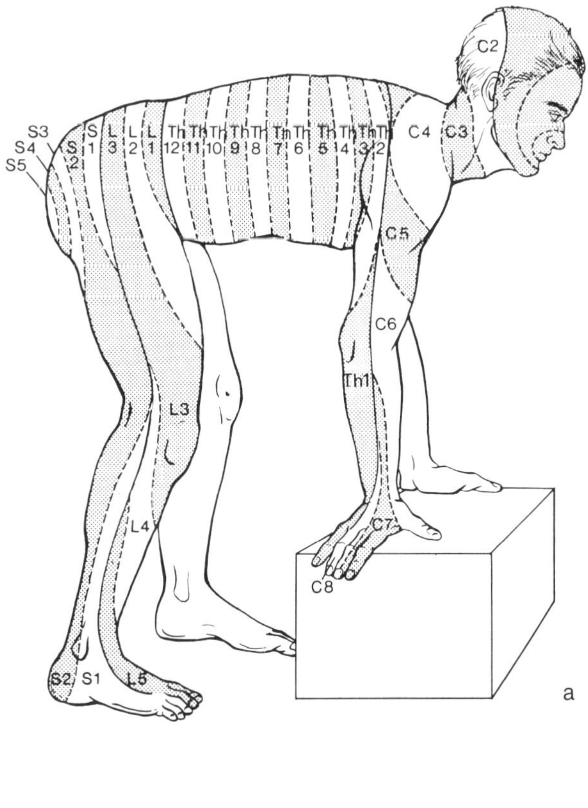

Abb. 146a–c Bei den Handgrifftechniken im Bereich der Wirbelsäule, bilden die radikulären (primär segmentalen) neurologischen Störungen, wenn sie nicht erkannt werden, u. U. eine Gefahr. Insbesondere die Überprüfung der Ästhesie (segmentale sensible Versorgung der Haut und die sensible Versorgung durch peripheren Nerven) bringt hier eine gewisse Sicherheit. In den Abbildungen a–c werden die Hautareale peripherer Nerven und die radikulär segmentalen Dermatome dargestellt.
(Aus: *Chusid, J. G.:* Funktionelle Neurologie. Springer, Berlin–Heidelberg–New York 1978.)

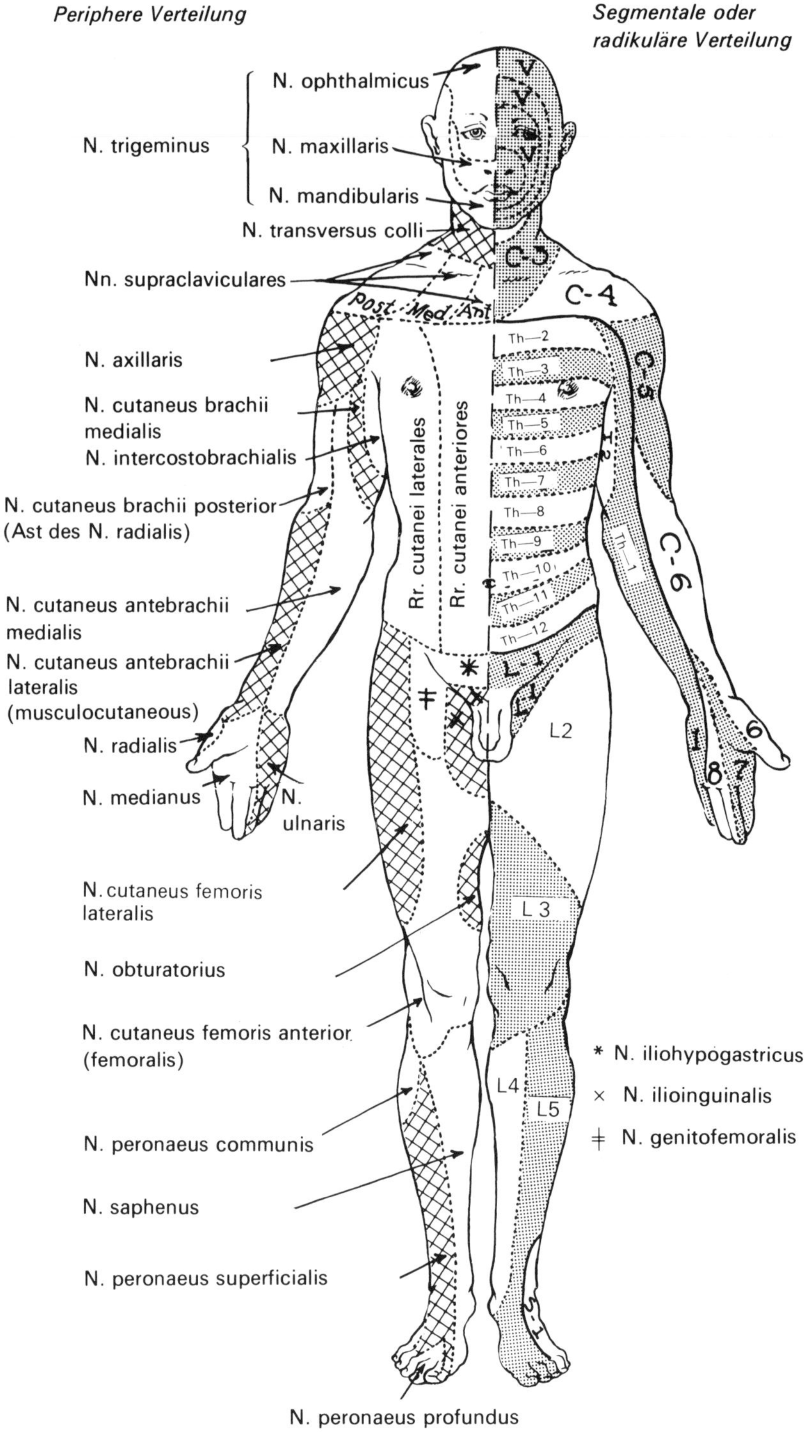

Periphere Verteilung
Segmentale oder radikuläre Verteilung
N. trigeminus
N. ophthalmicus
N. maxillaris
N. mandibularis
N. transversus colli
Nn. supraclaviculares
Post. Med. Ant.
N. axillaris
N. cutaneus brachii medialis
N. intercostobrachialis
N. cutaneus brachii posterior (Ast des N. radialis)
N. cutaneus antebrachii medialis
N. cutaneus antebrachii lateralis (musculocutaneous)
N. radialis
N. medianus
N. ulnaris
Rr. cutanei laterales
Rr. cutanei anteriores
N. cutaneus femoris lateralis
N. obturatorius
N. cutaneus femoris anterior (femoralis)
N. peronaeus communis
N. saphenus
N. peronaeus superficialis
N. peronaeus profundus
V
C-3
C-4
C-5
C-6
T-2
Th—1
Th—2
Th—3
Th—4
Th—5
Th—6
Th—7
Th—8
Th—9
Th—10
Th—11
Th—12
L1
L2
L3
L4
L5
S-1
6
7
8
1
* N. iliohypogastricus
× N. ilioinguinalis
ǂ N. genitofemoralis

Abb. 146b

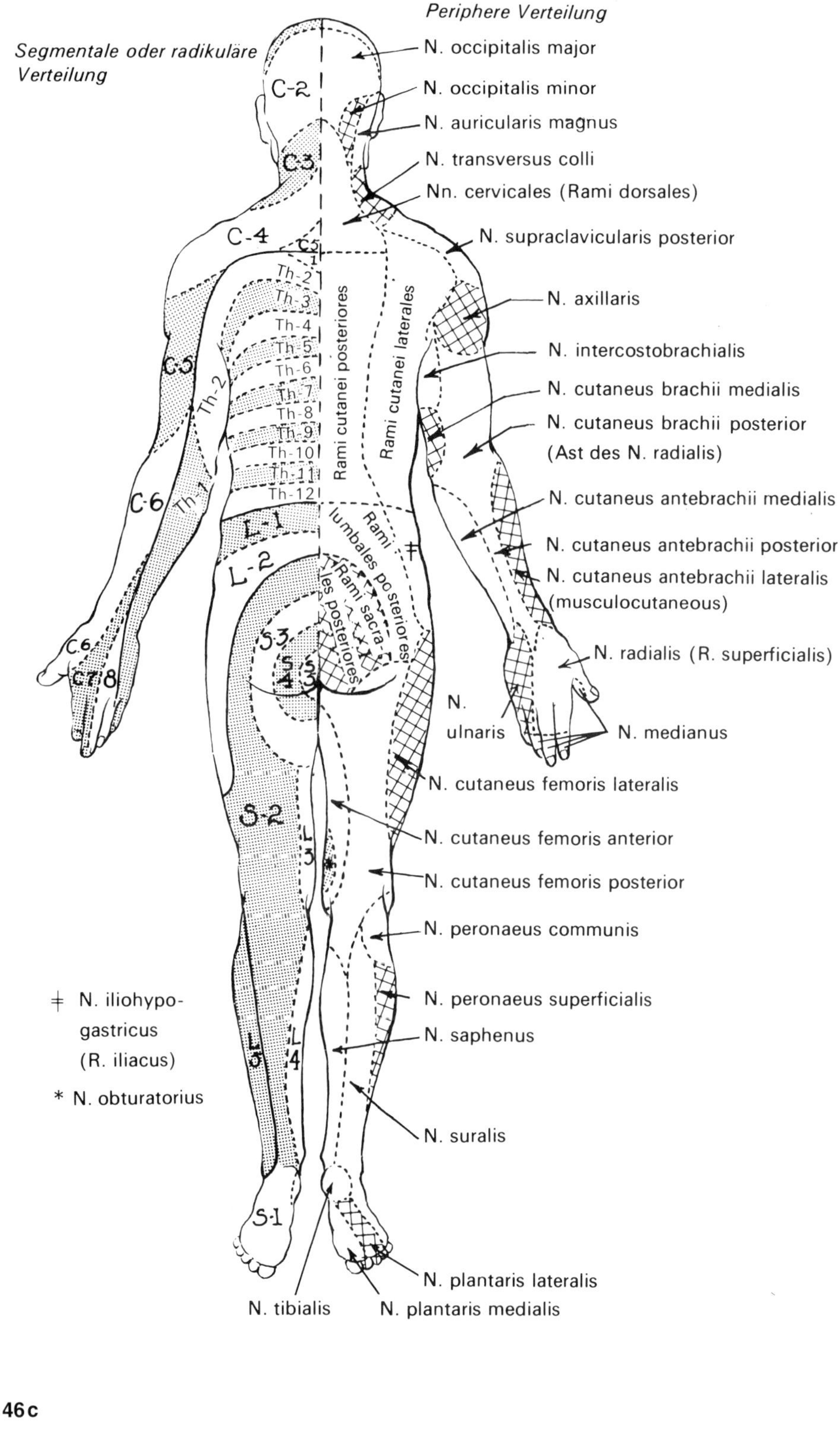
Periphere Verteilung
Segmentale oder radikuläre Verteilung
N. occipitalis major
N. occipitalis minor
N. auricularis magnus
N. transversus colli
Nn. cervicales (Rami dorsales)
N. supraclavicularis posterior
N. axillaris
N. intercostobrachialis
N. cutaneus brachii medialis
N. cutaneus brachii posterior (Ast des N. radialis)
N. cutaneus antebrachii medialis
N. cutaneus antebrachii posterior
N. cutaneus antebrachii lateralis (musculocutaneous)
N. radialis (R. superficialis)
N. ulnaris
N. medianus
N. cutaneus femoris lateralis
N. cutaneus femoris anterior
N. cutaneus femoris posterior
N. peronaeus communis
N. peronaeus superficialis
N. saphenus
N. suralis
N. plantaris lateralis
N. tibialis
N. plantaris medialis
Rami cutanei posteriores
Rami cutanei laterales
Rami lumbales posteriores
Rami sacrales posteriores
C-2
C-3
C-4
C-5
C-6
C7 8
Th-1
Th-2
Th-3
Th-4
Th-5
Th-6
Th-7
Th-8
Th-9
Th-10
Th-11
Th-12
L-1
L-2
L 3
L 4
L 5
S-1
S-2
S-3
S 4
S 5
ǂ N. iliohypogastricus (R. iliacus)
* N. obturatorius

Abb. 146 c

Tabelle 8 Die wichtigsten Kennmuskeln.

C3–4	Lähmung des Zwerchfells
C5	Innervationsstörung im Bereich des M. deltoideus und M. biceps brachii, der Autonomzone (C5) des N. axillaris im ventralen Bereich des M. deltoideus
C6	Parese der Beugung des Armes im Ellenbogen (M. biceps, M. brachioradialis)
C7	Parese des M. triceps und der Daumenopposition mit Atrophie des Daumenballens, M. pronator teres und M. pectoralis major Autonomzone des N. radialis (C5–C8) im 1. Spatium interosseum (dorsal)
C8	Parese im Bereich der kleinen Handmuskeln Atrophie im Kleinfingerballen
L3	Parese des M. quadriceps femoris (besonders M. vastus lateralis)
L4	Parese des M. quadriceps femoris (besonders M. vastus medialis) und deutlich im M. tibialis anterior
L5	Parese und Atrophie des M. extensor hallucis longus, oft auch M. extensor digitorum brevis
S1	Parese der Mm. perinei (gelegentlich auch M. triceps surae und Glutealmuskeln)

Tabelle 9 Die wichtigsten Kennreflexe.

C5/6	Veränderung des Bicepssehnenreflexes
C6/(5)	Veränderung des Periostreflexes des M. brachioradialis
C7	Veränderung des Tricepssehnenreflexes
L3/4	Veränderung des Patellarsehnenreflexes
L5	Veränderung des M. tibialis posterior-Reflexes (Nur verwertbar, wenn der Reflex auf der Gegenseite eindeutig ausgelöst werden kann)
S1	Veränderung des Achillessehnen- und des Fußsohlenreflexes

6.3.2.2 Groborientierung über die segmentale Muskelzuordnung

Neben den monosegmental versorgten Kennmuskeln lassen sich unterschiedliche Muskeln, die gemeinsam an einer Funktion beteiligt sind, schwerpunktmäßig einer segmentbezogenen Versorgung zuordnen (Tabelle 10). Ein wiederholter Test auf Kraft informiert darüber, ob es sich um eine Abschwächung und rasche Ermüdbarkeit aufgrund einer neurologischen Störung oder um die Schwäche mangels Training handelt.

Als wesentliches Hilfsmittel, die tatsächliche Kraft kontrollierend zu empfinden, gilt der Versuch, den maximal entwickelten Widerstand des zu untersuchenden Muskels durch die Kraft des Untersuchers zu „brechen“, wobei die Seitendifferenz wieder zu beachten ist.

6.3.2.3 Zentrale pathologische Reflexe

Bei Störungen im ersten motorischen Neuron kommt es zu sogenannten pathologischen Reflexen.

Die bekanntesten sind:

- Babinski-Reflex (Abb. 147)
- Oppenheim-Reflex
- Hoffmann-Zeichen,

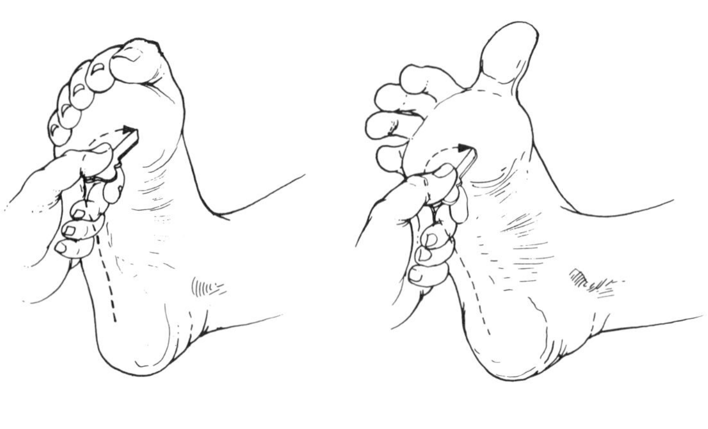

Abb. 147 Insbesondere der positive Babinski-Reflex, der durch das Bestreichen des Fußaußenrandes zum Ballen der Großzehe ausgelöst wird, weist auf eine Läsion (zentrale Störung) im ersten motorischen Neuron hin. (Aus: *Hoppenfeld, S.:* Orthopädische Neurologie. Enke, Stuttgart 1980.)

Tabelle 10 Übersicht schwerpunktmäßig segmental zuzuordnender Muskelinervation.

C1	Nicken in den Kopfgelenken	(bei stabilisierter Halswirbelsäule) mit den kurzen ventralen Halsflexoren (M. longus colli, M. longus capitis, M. rectus capitis anterior und lateralis)
C2	Rotation der Halswirbelsäule um die longitudinale Achse	M. platysma, M. sternocleidomastoideus, Nackenrosette
C3	Schultergürtel-Elevation	M. trapezius
C4	Einatmung	M. diaphragma
C5	Armabduktion	M. deltoideus, M. supraspinatus
C6	Ellenbogenflexion Handgelenkextension	M. biceps, M. brachialis, M. brachioradialis M. supinator, M. extensor carpi radialis longus und brevis
C7	Ellenbogenextension Handgelenkflexion Fingerextension	M. triceps brachii (monosegmentale Versorgung des langen Kopfes) (M. extensor digitorum communis) M. flexor carpi ulnaris und radialis
C8	Fingerflexion V.-Fingerabduktion	M. flexor digitorum superficialis M. flexor digitorum profundus, Mm. lumbricales M. abductor digiti minimi
Th1	Fingerab- und adduktion	Mm. interossei dorsales und palmares
Th5–12	Bauchmuskelkontraktion	*oberhalb* des Nabels Th5 –10 *unterhalb* des Nabels Th11–12 (die Linea alba begrenzt linke und rechte Innervation)
L1, 2	Hüftbeugung	M. iliopsoas
L2, 3	Hüftadduktion	Adduktorengruppe
L3, 4	Kniestreckung	M. quadriceps M. vastus lateralis (L3) von 45°–20° M. vastus medialis (L4) von 20°–0°
L4	Fußsupination	M. tibialis anterior
L5	Fußextension	M. extensor hallucis longus M. extensor digitorum longus und brevis M. glutaeus medius
L5	Hüftabduktion	M. glutaeus medius
S1	Fußpronation Fußplantarflexion	Mm. peronaei M. triceps surae M. flexor digitorum longus M. flexor hallucis longus M. tibialis posterior
S1	Hüftextension	M. glutaeus maximus

wobei insbesondere der positive Babinski-Reflex für eine Störung im Tractus corticospinalis spricht. Bei Säuglingen ist dieser Reflex noch normal und auslösbar bis etwa zum 12.–18. Lebensmonat.

6.3.3 Nervendehnungstests

Die beiden wichtigsten Nerven, deren Untersuchung eventuell eine Aussage über den Plexus sacralis zuläßt, sind:

Nervus femoralis, als stärkster Ast aus dem Plexus sacralis, wird innerviert aus den Etagen L1–L4 und versorgt die Haut über dem M. quadriceps und den M. quadriceps.

Nervus ischiadicus, als längster Nerv aus dem Plexus sacralis, wird innerviert aus den Etagen L5 bis S3 und teilt sich distal in den N. tibialis (L4–S3) und den N. peronaeus communis (L4–S2).

Dehnungstest des N. ischiadicus:
Das **Lasègue-Zeichen** basiert auf dem Dehnungsschmerz des Nerven bei (Abb. 148 a–e).

- Beugung der Hüfte bei flektiertem Unterschenkel auf 60° und
- Streckung des Unterschenkels im Kniegelenk.

Dieser Test steht im Unterschied zum **„straight leg raise“,** bei dem das gestreckte Bein angehoben wird. Hierbei sind schon Schmerzen ab 10° Hüftflexion auslösbar, geben aber eine ungenaue Auskunft.

Beim Lasègue-Zeichen dagegen werden erst alle Nervenwurzeln auf maximale Dehnung gebracht, da sich die Wurzeln unter Spannung mehr als 1 cm im Foramen bewegen. Bei 60° hat der Nerv im lumbalen Bereich seine stärkste Dehnung, die bei weiterer Flexion nicht mehr zunimmt. Es sollte unbedingt berücksichtigt werden, daß die Zugfestigkeit der Wurzeln bei 3,2 kp liegt. Ein schnelles Hochheben des gestreckten Beines kann die einwirkende Zugkraft von 3 kp leicht erreichen, wodurch es zu Einrissen im Axon der Wurzel und damit zur Paralyse mit allerdings „guter“ Prognose kommt.

Bei geringeren Läsionen oder Unsicherheit läßt sich die Dehnung über die zusätzliche passive Dorsalextension im Fuß und/oder durch Anheben des Kopfes mit einsetzender Spannung des Duralsackes und Zug auf das Rückenmark verstärken (*Bragad*).

Noch wesentlich genauer und aussagekräftiger als das Anheben des gestreckten Beines und des Lasègue-Tests ist im Vergleich der **Crane-Test**. Hierbei wird:

1. vorsichtig das gestreckte Bein angehoben, bis der Schmerz einsetzt;
2. das Knie allein wieder flektiert, bis der Schmerz nachläßt;
3. die Hüfte weiter gebeugt, bis der Schmerz einsetzt (und wieder das Knie flektiert);
4. die Hüfte in Adduktion und Innenrotation gebracht (Flektion in der Hüfte etwa 30°, im Knie etwa 20°);
5. mit den Fingern in der Fossa poplitea jetzt Druck auf den N. tibialis ausgeübt;
6. während des Druckes auf den Nerv im Knie weiter gestreckt.

Dehnungstest des N. femoralis:

Dieser erfolgt in verschiedenen Ausgangsstellungen u. a. in Bauchlage mit Extension der Hüfte bei flektiertem Knie.

Dehnungstest des Plexus brachialis:

1. Der Patient liegt entspannt auf dem Rücken mit der Halswirbelsäule in Neutralstellung;
   - der Arm des Patienten wird passiv in mittlerer Abduktion und Außenrotation gehalten;
   - danach erfolgt die passive Depression des gleichen Schultergürtels:
     Über die obere Extremität wird Spannung auf das zervikoneuromeningeale Gewebe gebracht. Mit der Depression kommt es zur Dehnung des neurovaskulären Bündels. Die Zugeinwirkung pflanzt sich fort auf die Nervenwurzeln **C4 bis Th1** und auf Vena und Arteria subclavia. Vermehrt gedehnt wird die Nervenwurzel **C4 über N. supraclavicularis**.
2. Der Patient liegt auf dem Rücken;
   - der Arm des Patienten liegt in mittlerer Abduktion, Außenrotation und Ellenbogen-Flexion;
   - es erfolgt die passive Depression des Schultergürtels und zusätzlich eine aktive Lateralflektion der Halswirbelsäule zur Gegenseite: Hierbei kommt es zu einer vermehrten Zugbelastung auf die Nervenwurzeln **C4 bis C7** (C8), die mit einer Bewegung der Nervenwurzeln (nicht der Arteria und Vena subclavia) korreliert.
3. Der Patient liegt in Rückenlage mit lateral flektierter Halswirbelsäule zur Gegenseite;
   - der Arm liegt in mittlerer Abduktion, Außenrotation und Ellenbogenflexion;

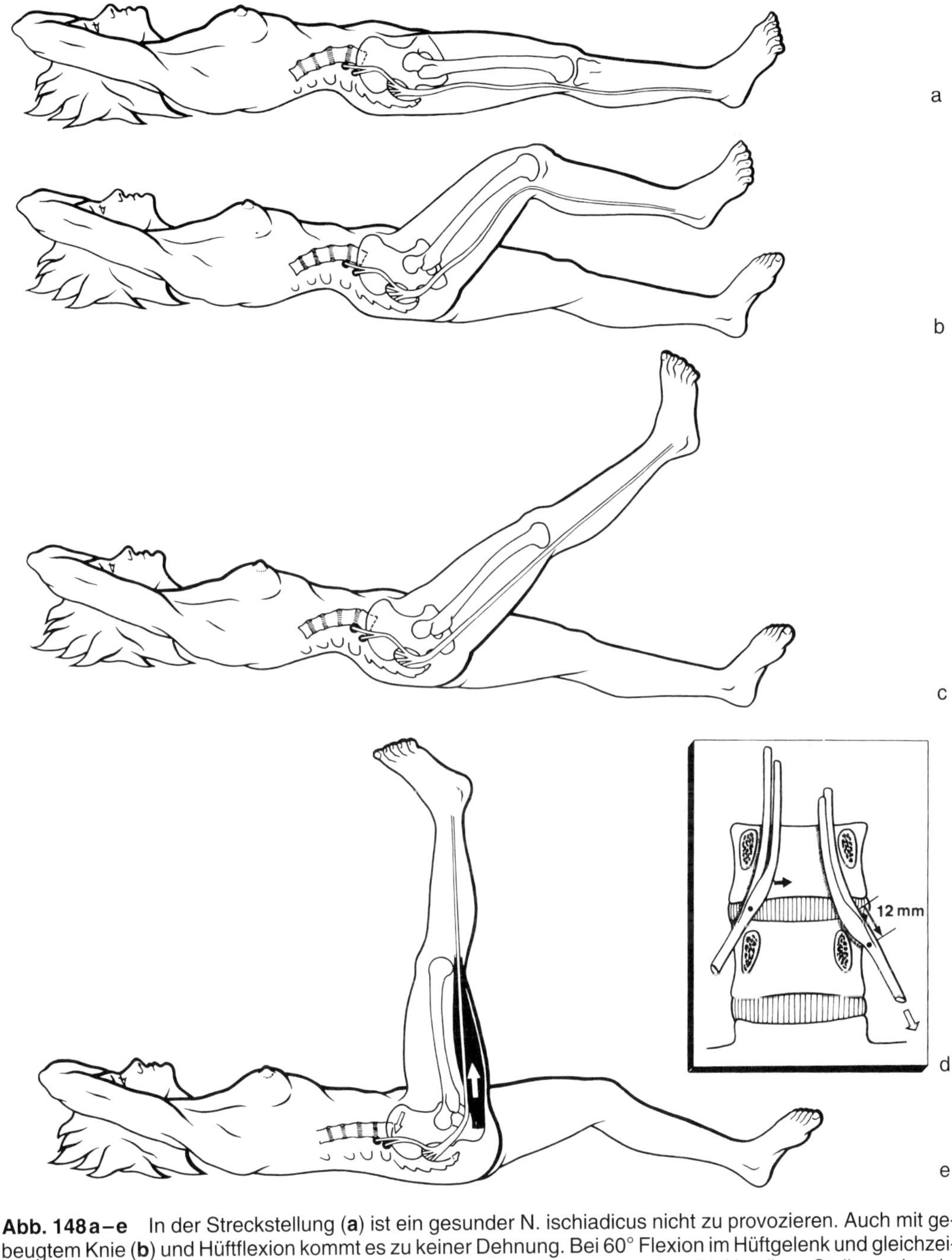

Abb. 148a–e In der Streckstellung (**a**) ist ein gesunder N. ischiadicus nicht zu provozieren. Auch mit gebeugtem Knie (**b**) und Hüftflexion kommt es zu keiner Dehnung. Bei 60° Flexion im Hüftgelenk und gleichzeitig gestrecktem Knie (**c**) wird der N. ischiadicus auf stärkste Spannung gebracht. Um diese Stellung einnehmen zu können, bewegt sich der Nerv um etwa 12 mm im Foramen intervertebrale (**d**). Eine weitere Flexion in der Hüfte bei gestrecktem Bein hat keine zusätzliche Dehnkomponente auf Nerv und Plexus. Lediglich die einsetzende Spannung der ischiokruralen Muskulatur (**e**) provoziert einen muskulären Dehnungsschmerz, der bei aktiver Kontraktion augenblicklich unterbrochen werden kann.
(Aus: *Kapandji, I. A.:* Funktionelle Anatomie der Gelenke, Bd. 3 Rumpf und Wirbelsäule. Enke, Stuttgart 1992).

- es erfolgt die passive Depression des Schultergürtels und zusätzlich die passive Vergrößerung der Abduktion im Schultergelenk und Außenrotation:
  Hierdurch kommt es zu einer Bewegung der Nervenwurzeln **C5 bis C7**, nachfolgend auch **C8 bis Th1** und der Arteria und Vena subclavia.
  Insbesondere verschiebt sich der N. medianus auf Schultergelenkhöhe um etwa 1 cm, und der laterale Plexus brachialis im Bereich **C4 und C5** um 0,5 cm.

Dehnungstest des N. medianus:

- Der Patient liegt auf dem Rücken mit zur Gegenseite flektierter Halswirbelsäule;
- der Arm der gleichen Seite liegt in mittlerer Abduktion, Außenrotation und Ellenbogengelenkflexion (passiv gehalten), das Handgelenk in Extension;
- es erfolgt die passive Depression des Schultergürtels, zusätzlich die passive Vergrößerung der Abduktion im Schultergelenk, danach die passive Extension im Ellenbogengelenk bei fixierter Abduktion im Schultergelenk.

Dehnungstest des N. radialis:

- Der Patient liegt auf dem Rücken mit zur Gegenseite flektierter Halswirbelsäule;
- der Arm liegt in passiver endgradiger Abduktion, auch Außenrotation und Ellenbogengelenkflexion, das Handgelenk in Flexion, der Unterarm in Pronation (passiv);
- es erfolgt die passive Depression des Schultergürtels, zusätzlich die passive Extension im Ellenbogengelenk.

Dehnungstest des N. ulnaris:

- Der Patient liegt auf dem Rücken mit zur Gegenseite flektierter Halswirbelsäule;
- der Arm liegt in passiver endgradiger Abduktion, Außenrotation im Schultergelenk, Streckung im Ellenbogengelenk, das Handgelenk in Extension-Radialduktion, der Unterarm in Pronation (passiv);
- es erfolgt die passive Depression des Schultergürtels und zusätzlich: Flexion im Ellenbogengelenk.

6.3.4 Übersicht über die wichtigsten Irritationen und Läsionen peripherer Nerven und Plexus

Von der Bedrängung einer Nervenwurzel über Engpaßsyndrome und externe Schädigungen zeigen sich Ursachen und Wirkungen der mannigfaltigsten Art. Insbesondere die genügende Ausbildung in Manueller Therapie befähigt, über das Trainieren von Tastsinn und räumlicher Vorstellung den Anwender zu begründeten differentialdiagnostischen Eingrenzungen.
Bei den peripheren Nervenkompressionssyndromen (**Entrapmentneuropathie**), handelt es sich um mechanische Beeinträchtigungen (Druck- und Zugbelastungen, die auf den R. ventralis, den Plexus oder auf den peripheren Nerv einwirken. Da vom R. ventralis bereits motorische, sensible und vegetative Fasern geführt werden, zeigen sich korrelativ in der Peripherie Veränderungen in allen drei Qualitäten. Diese Veränderungen stehen im Gegensatz zu denen irradiierter (pseudoradikulärer) Symptomatik.
Mögliche Ausfälle bzw. Reizsymptomatiken zeigen sich bei Irritationen der:

a) motorischen Fasern:

- Schwäche, Parese, Atrophie in der von ihnen versorgten Muskulatur;

b) sensiblen Fasern:

- Schmerz, Parästhesien (Kribbeln, Ameisenlaufen, Eingeschlafen sein),
  Hypästhesie bis Anästhesie,
  Hypalgesie bis Analgesie;

c) vegetative Fasern:

- trophische Störungen von Haut- und Hautanhangsgebilden (z. B.: Atrophie der Fingerbeeren, Querwülste der Fingernägel, Hyperkeratosen, verlangsamte Wundheilung.
- Vasomotorische Störungen
  primär: Hyperämie mit Rötung und Temperatursteigerung
  sekundär: venöse Stauung, Zyanose, Piloarrektion und Schweißsekretion herabgesetzt bis erloschen.

Obwohl sich immer gleichzeitig in allen drei Bereichen Veränderungen finden, ist eine komplette Symptomatik seltener.

6.3.4.1 Läsionen der Zervikalwurzeln

1. **Oberes Zervikalsyndrom, C1 – C2:**
   - **Trigeminusneuralgie**
     Die Afferenzen aus den oberen Zervikalsegmenten konvergieren auf das gleiche zentral weiterleitende Neuron wie die des Trigeminusbereiches. Dabei werden insbesondere der obere und mittlere Ast betroffen, ohne nachweisbare neurologische Veränderungen des Trigeminus. Auch die afferente Innervation vom Kiefergelenk (auch Zähne) kann heftigste Gesichtsneuralgien auslösen.
   - **Okzipitalneuralgie**
     Auch im Hinterhauptsbereich können sich rezidivierende bzw. chronische Schmerzen manifestieren, die variierende Ursachen aufweisen. Im Gegensatz zum Gesicht ist hier, neben dem übertragenen Schmerz aus dem kranio-zervikalen Übergang, zusätzlich eine direkte Irritation von N. occipitalis major und/ oder N. occipitalis minor in der Membrana atlantoaxialis und atlantooccipitalis bzw. beim Durchtritt durch die Nackenmuskelansätze zu unterscheiden.

2. **Mittleres Zervikalsyndrom, C3 – C5:**
   Klinisch zeigen sich Innervationsstörungen von Mund, Rachen, Schlund, äußerem Ohr, Herz und Zwerchfell.
   Insbesondere die oberen, aber auch die mittleren Zervikalsegmente, haben übertragende Auswirkungen in den kranialen Bereich, die sich, einhergehend mit vasomotorisch- und vegetativer Symptomatik darstellen als:
   Wärme- und Hitzegefühl, Brennen, Augentränen, Schleiersehen, Nasenlaufen, Tinnitus, Hörsturz, Schwindel, Kopfschmerz unterschiedlicher Lokalisation, Parästhesien, Ober- und Unterkieferschmerzen, Glomusgefühl u. a.

   Beachte:

   Eine Zervikalmigräne durch Einengung der A. vertebralis im Wirbelkanal oder beim Eintritt ins Foramen des 6. (5.) HWK und durch die Mm. scaleni führt zu ähnlicher Symptomatik.

3. **Unteres Zervikalsyndrom, C6 – Th1:**
   Neben der nachfolgend beschriebenen Schulter- und Arm-Symptomatik peripherer Nervenläsionen imponiert eine Gelenkblockierung in diesem Bereich mit überaus heftigen Merkmalen des akuten steifen Halses. Charakteristisch ist das Nicht-Anhebenkönnen des Kopfes aus der Rückenlage.

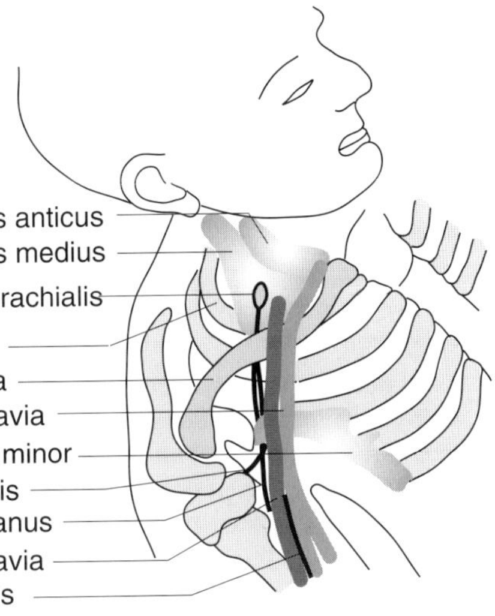

Abb. 149 Das „thoracic outlet syndrom" beschreibt die Beeinträchtigung des abgebildeten neurovaskulären Bündels im Bereich der Scalenuslükke, der ersten Rippe und der Clavicula, sowie des M. pectoralis minor.

6.3.4.2 Läsionen des Armplexus

1. **Thoracic outlet syndrome** (Abb. 149)
   - **Scalenus anterior-Syndrom:**
     Ursache: Verengung der Scalenuslücke (Hypertonizität, Fehlstellung, auch Blockierungen der Halswirbelsäule und der oberen beiden Rippen, Halsrippe), durch die das neurovaskuläre Bündel zieht.
     Symptom: Brachialgie mit Parästhesien der ulnaren Seite, verstärkt durch Tragen oder Arbeiten über dem Kopf (Schultergürtelelevation); Schwäche, später Atrophie der Handmuskulatur (untere Armplexusparese (C8 – Th1). Eventuell Durchblutungsstörungen der Finger.
     Diagnose: Adson-Test: Kopfextension, Rotation zur a) gleichen und b) entgegengesetzten Seite, tiefe Inspiration; dabei wird der Radialispuls nach 20 – 30 Sekunden schwächer bis nicht tastbar (kleine Beeinträchtigungen zeigen sich nur, wenn der Kopf zur Gegenseite gedreht wird).
   - **Kostoklavikularsyndrom:**
     Ursache: Beeinträchtigung des neurovaskulären Bündels zwischen Klavikula und 1. Rippe. Besonders bei Depression und Retraktion des Schultergürtels über längere Zeit,

auch traumatische Ursachen wie Fraktur, vermehrte Kallusbildung usw.
Symptom: Wie bei Scalenus-Syndrom mit zusätzlich venöser Rückflußbehinderung (Handödem).

Diagnose:
Test: Schultergrütel nach hinten und unten spannen lassen, verstärken durch passives Nachdrücken, etwa 30 Sekunden halten. Es kommt zu Parästhesien.

- **Hyperelevationssyndrom:**
(Syn.: Hyperabduktionssyndrom)
Ursache: Bei Elevation des Armes (im Schlaf häufig) engt der gedehnte M. pectoralis minor das neurovaskuläre Bündel gegen die oberen Rippen ein (keine neurologischen Ausfälle).
Symptom: Einschlafen des Armes und Verschwinden des Radialispulses in Elevation.
Diagnose:
Test: a) Patient mit eleviertem Arm längere Zeit stehen lassen. Es treten Schmerzen auf.
b) Patient in Rückenlage mit Armelevation - abduktion, hierbei verschwindet der Radialispuls.
- **Das Costa I-Syndrom:**
Ursache: In Inspirationsstellung blockierende Rippe I (mit Tonisierung der Scaleni).
Symptom: Irritationen im Bereich des Karpaltunnels, sonst wie Scalenus-Syndrom.
Test: Mobilitätstest der I. Rippe.

2. **Brachialgia paraesthetica nocturna:**
   - Variante a): Längere mechanische Beeinträchtigung des Plexus brachialis. Da der Plexus noch von der Dura ummantelt ist, schmerzt ein kontinuierlicher gleichmäßiger Druck nicht.
   Symptom: Nach Lösen des Druckes heftige Kribbelparästhesien („eingeschlafen") im Arm. Je länger der Druck ausgeübt wurde, desto später tritt der Schmerz auf. (**Syn.:** Release reaction)
   - Variante b: Ein gereiztes Sterno- oder Akromioklavikulargelenk, auch Mobilitätsveränderungen im zerviko-thorakalen Übergang. Eine Verspannung des M. serratus anterior, um die schmerzhafte Kompression der Schultergürtelgelenke zu vermindern, behindert die Rippenfunktion. Hierdurch Erregung der Nn. intercostales, die über die Anastomosen Nn. costobrachiales den Plexus irritieren.
   Symptom: Parästhesien im Oberarm dorsal bis in die Finger III–V. Besonders nachts, beim Tragen eines Wintermantels, Handtasche, Halten des Lenkrades oder Lenkers beim Auto-, Fahrrad- oder Motorradfahren.
   Diagnose: Provokationstest auf Schmerz der Schultergürtel-Gelenke und Mobilitätsteste insbesondere der Rippen und Brustwirbel 2–4.

6.3.4.3 Läsionen peripherer Nerven der oberen Extremität

Die Versorgungsgebiete der großen Nerven der oberen Extremität sind in Abb. 150a–d zusammengefaßt.

1. **Radialis Läsion durch Supinatorengpaß:**
Ursache: Der N. radialis durchtritt den M. supinator. Beeinträchtigung durch Hypertonizität, Verkürzung, narbige Veränderungen, unsachgemäße Injektion, Überlastung.
Symptom: Läsion des peripheren Typs, keine Sensibilitätsstörungen. Erst Schwäche des M. extensor digiti minimi, später aller vom N. radialis versorgten Extensoren (Nicht: M. extensor carpi radialis longus!)
Diagnose:
Test: Dehnung des M. supinator mit Ellenbogenflexion, Unterarmpronation, Widerstand gegen die Supination.
2. **Medianusläsion bei Pronator teres- Engpaßsyndrom:**
Ursache: Der N. medianus zieht durch die beiden Anteile des M. pronator teres.
(Verkürzung, Hypertonizität und Überbelastung des Muskels.)
Symptom: Lähmung aller vom N. medianus versorgten Muskeln. Ähnlich wie Karpaltunnelsyndrom.
Diagnose:
Test: Dehnung des M. pronator teres mit Ellenbogenextension, Unterarmsupination, Widerstand gegen die Pronation.
3. **Karpaltunnelsyndrom:**
Ursache: Mechanische Beeinträchtigung des N. medianus im Karpaltunnel. (Neben dem Nerven laufen auch die Gefäße und Sehnen der langen Flexoren durch den Kanal.)
Blockierungen und Fehlbelastungen der Handwurzel, Veränderungen der Sehnen der langen Fingerflexoren bzw. des Lig. carpi transversum, Gicht (Stoffwechselstörungen).
Symptom: Bei Belastung und nachts Kribbelästhesien, Schwellungsgefühl der Hand.

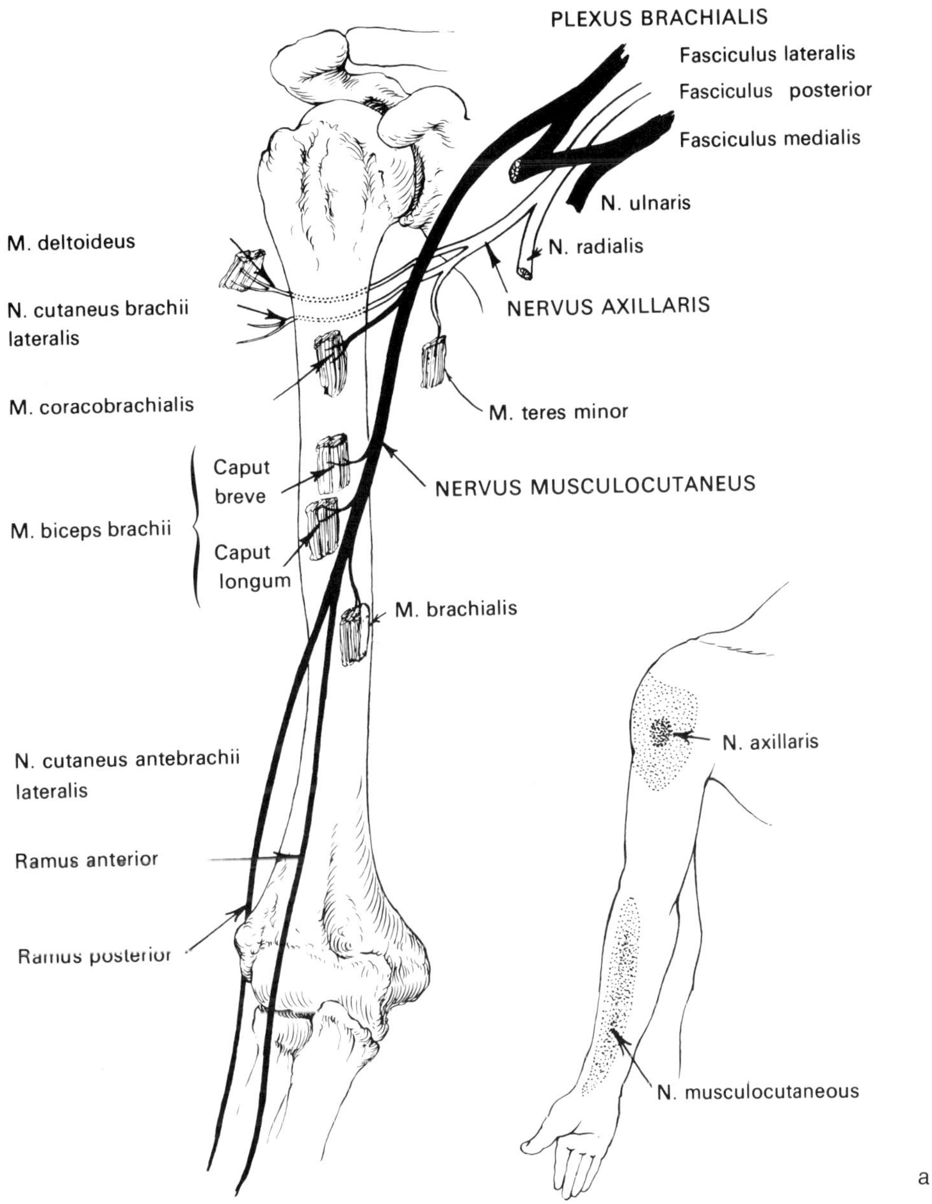

Abb. 150 a–d Läsionen peripherer Nerven. Dargestellt sind Verlauf, innervierte Muskulatur und autonome Zone der großen Nerven der oberen Extremität.
a N. musculocutaneus (C5, 6), N. axillaris (C5, 6)
b N. radialis (C6–8 und Th1)
c N. medianus (C6–8 und Th1)
d N. ulnaris (C8, Th1)
(Aus: *Chusid, J. G.:* Funktionelle Neurologie. Springer, Berlin–Heidelberg–New York 1978.)

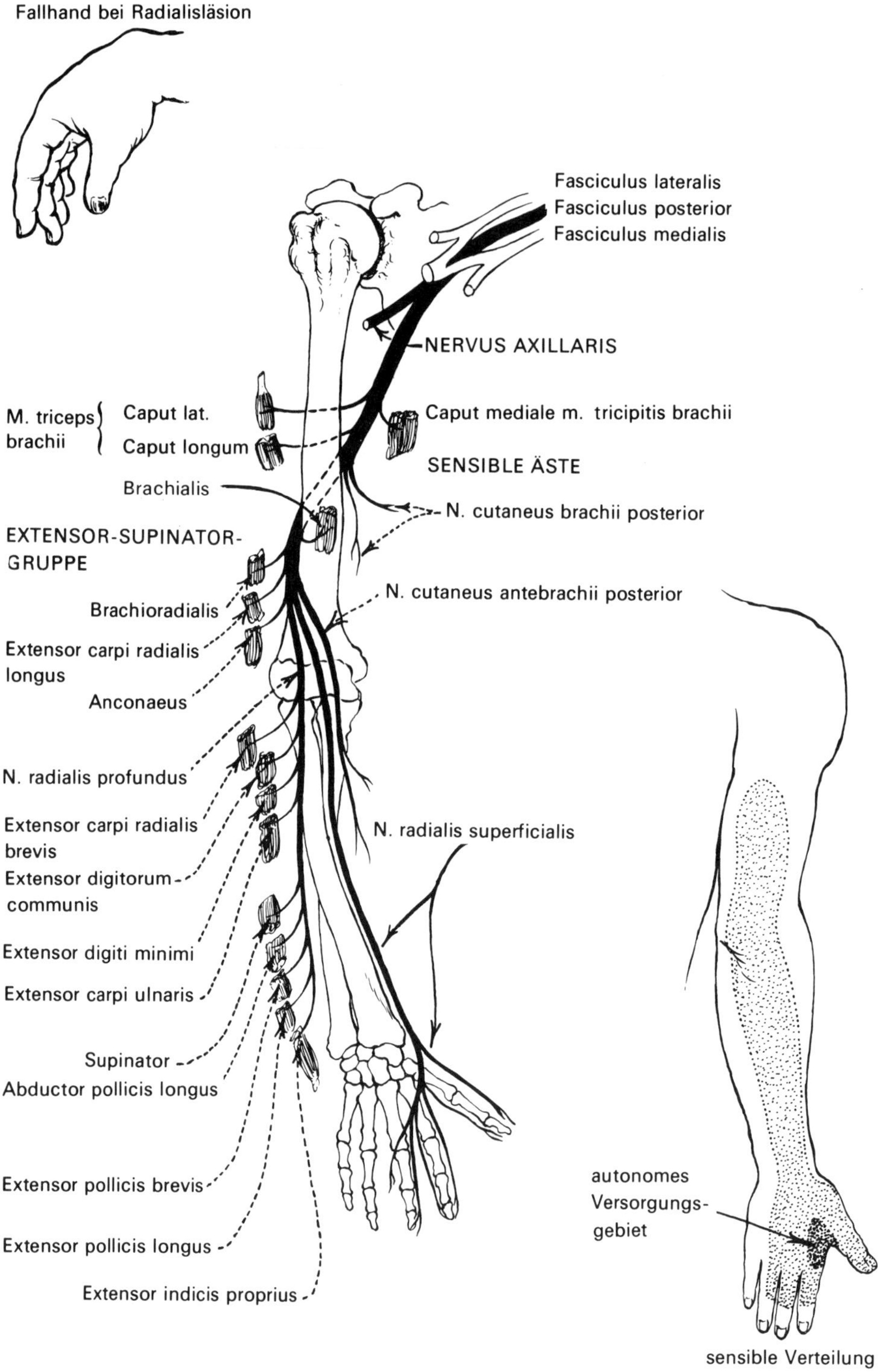
Fallhand bei Radialisläsion
Fasciculus lateralis
Fasciculus posterior
Fasciculus medialis
NERVUS AXILLARIS
M. triceps brachii
Caput lat.
Caput longum
Caput mediale m. tricipitis brachii
SENSIBLE ÄSTE
Brachialis
N. cutaneus brachii posterior
EXTENSOR-SUPINATOR-GRUPPE
Brachioradialis
N. cutaneus antebrachii posterior
Extensor carpi radialis longus
Anconaeus
N. radialis profundus
Extensor carpi radialis brevis
N. radialis superficialis
Extensor digitorum communis
Extensor digiti minimi
Extensor carpi ulnaris
Supinator
Abductor pollicis longus
Extensor pollicis brevis
autonomes Versorgungsgebiet
Extensor pollicis longus
Extensor indicis proprius
sensible Verteilung

Abb. 150 b

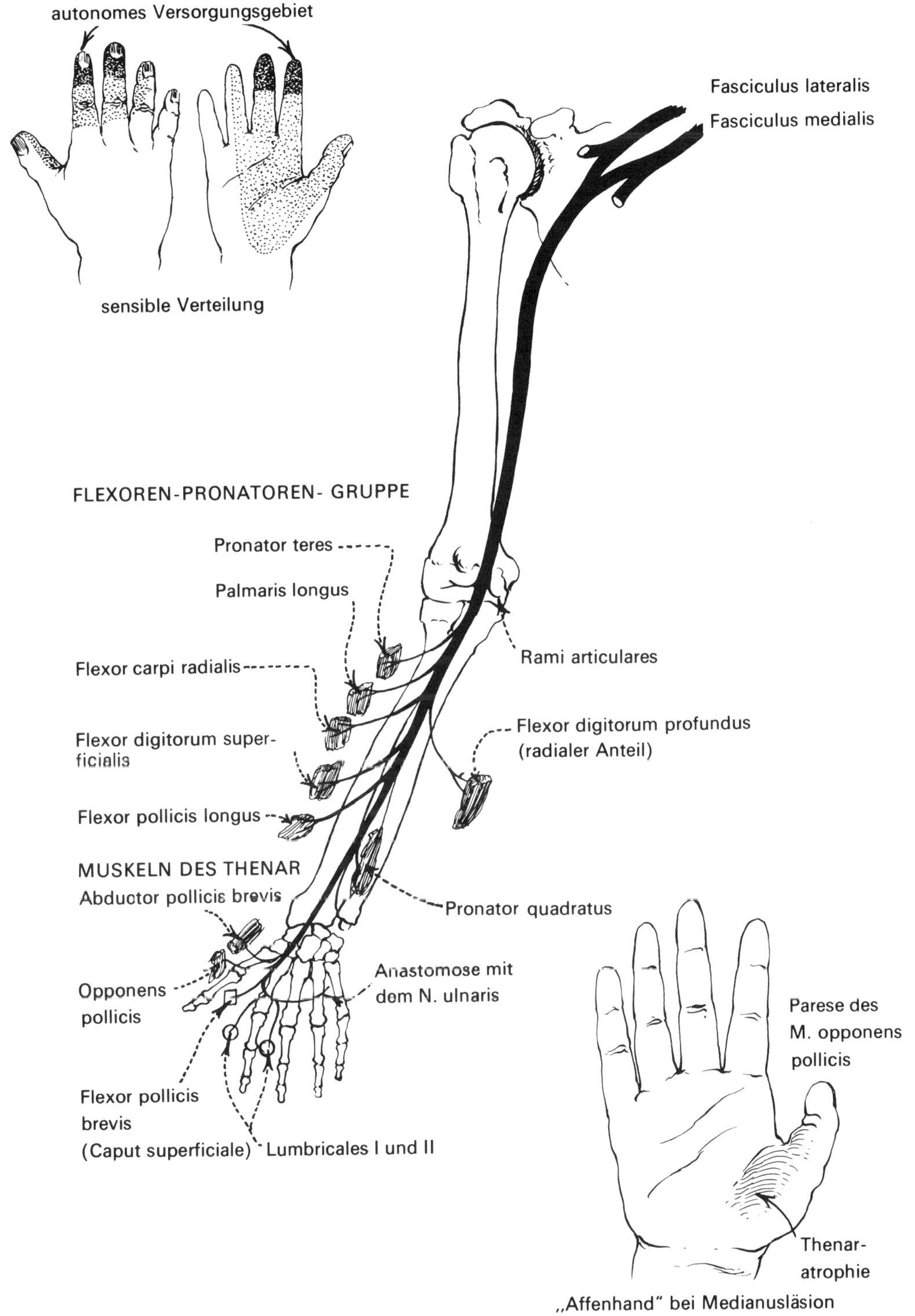
autonomes Versorgungsgebiet
sensible Verteilung
Fasciculus lateralis
Fasciculus medialis
FLEXOREN-PRONATOREN- GRUPPE
Pronator teres
Palmaris longus
Flexor carpi radialis
Flexor digitorum superficialis
Flexor pollicis longus
Rami articulares
Flexor digitorum profundus (radialer Anteil)
MUSKELN DES THENAR
Abductor pollicis brevis
Pronator quadratus
Opponens pollicis
Anastomose mit dem N. ulnaris
Flexor pollicis brevis (Caput superficiale)
Lumbricales I und II
Parese des M. opponens pollicis
Thenar-atrophie
„Affenhand" bei Medianusläsion

Abb. 150c

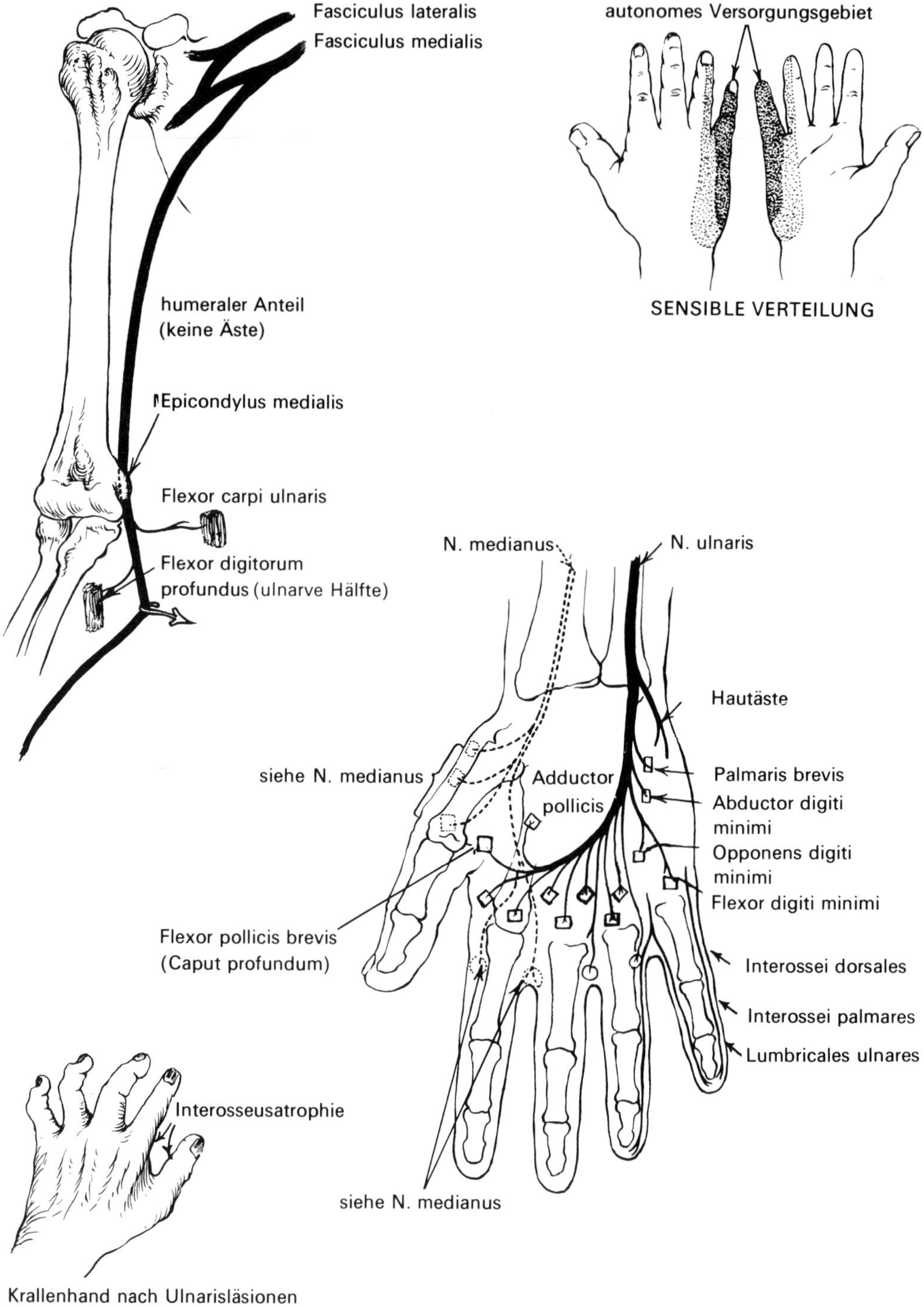
Fasciculus lateralis
Fasciculus medialis
humeraler Anteil
(keine Äste)
Epicondylus medialis
Flexor carpi ulnaris
Flexor digitorum
profundus (ulnarve Hälfte)
autonomes Versorgungsgebiet
SENSIBLE VERTEILUNG
N. medianus
N. ulnaris
Hautäste
siehe N. medianus
Adductor
pollicis
Palmaris brevis
Abductor digiti
minimi
Opponens digiti
minimi
Flexor digiti minimi
Flexor pollicis brevis
(Caput profundum)
Interossei dorsales
Interossei palmares
Lumbricales ulnares
Interosseusatrophie
siehe N. medianus
Krallenhand nach Ulnarisläsionen

Abb. 150d

Daumenballenatrophie mit Parese des M. abductor, Mm. flexor und oponens pollicis (Atrophie unterschiedlich, da Mitinnervation des N. ulnaris).
Diagnose:
Test: Im EMG ist die Nervenleitgeschwindigkeit herabgesetzt.
Schmerzprovokation durch:
- Stauung des venösen Rückflusses mit Blutdruckmanschette 1 – 2 Minuten,
- Klopfen proximal des Lig. transversum carpi,
- Widerstand gegen die Finger- und Handgelenk-Flexion.

4. **Sulcus ulnaris-Syndrom:**
Ursache: Luxierter N. ulnaris, knöcherne Veränderungen auch nach Traumafolge, bindegewebige Veränderungen (Narben).
Symptom: Sensibilitätsstörungen der Finger IV und V (IV. Finger nur ulnare Seite), atrophische Lähmung der Mm. interossei und des M. adductor pollicis.
Diagnose:
Test: Schmerzprovokation im Sulkusbereich, Nervendehnung durch Elevation, Innenrotation im Schultergelenk, Flexion im Ellenbogen und Pronation im Unterarm mit Extension im Handgelenk.

5. **Ulnarisläsion bei Syndrom de la loge Guyon:**
Ursache: Druckläsion des N. ulnaris im Handgelenksbereich (Handwurzelknochen-Fehlstellung, Fahrradlähmung, Krückenlähmung).
Symptom: Wie Sulcus ulnaris-Syndrom.
Aber: keine Sensibilitätsstörung.

6.3.4.4 Läsionen des Plexus lumbosacralis und peripherer Nerven (Abb. 151 a – d)

1. **Psoas-Syndrom:**
Ursache: Kompression des N. genitofemoralis bei seinem Durchtritt durch den M. psoas ins Becken.
- Verkürzung bzw. Hypertonizität des M. psoas, reversible Hypomobilitäten in den Iliosakralgelenken und dem lumbosakralen Übergang.

Symptom: Schmerzen im medialen Leistenbereich, Parästhesien, Innervationsstörungen im lateralen Skrotum bzw. der Labia majora, Abschwächung des Cremaster-Reflexes.
Diagnose:
Test: Widerstand gegen die Kontraktion des M. iliopsoas aus Rückenlage bei Hyperextension im Hüftgelenk.

2. **Piriformis-Syndrom** (Abb. 152 a – d):
Ursache: Mechanische Beeinträchtigung des N. ischiadicus beim Durchtritt durch den M. piriformis
- Hypertonizität, Verkürzung, Beinlängendifferenz (funktionell und anatomisch), Trauma.

Symptom: Ischialgie, bei längerer Kompression Abschwächung des Patellar- und Achillessehnenreflexes, Parese bis Paralyse der vom N. ischiadicus versorgten Muskulatur. Schmerzverstärkung bei Bücken und Laufen.
Diagnose:
Test: Bei 60° Flexion in der Hüfte, Adduktion und Innenrotation. Widerstand gegen Abduktion und Außenrotation.

3. **Meralgia paraesthetica:**
Ursache: Beeinträchtigung des N. cutaneus femoris lateralis zwischen Lig. inguinale und M. sartorius (Männer sind mehr betroffen als Frauen). Ausgelöst durch Trauma (Stoß auf die Spina oder Kompression des M. tensor fasciae latae).
Symptom: Schmerzen, Hyperästhesie, Kältegefühl antero-lateral am Oberschenkel (handflächengroß). (Beim Liegen mit in der Hüfte gebeugten Beinen lassen die Schmerzen nach).
Diagnose:
Test: Hüftextension in Bauchlage.

4. **Ilioinguinalissyndrom:**
Ursache: Kompression des N. ilioinguinalis und/oder N. iliohypogastricus am Durchtritt durch den M. transversus abdominis und M. obliquus internus. Häufiger bei Sportlern nach plötzlicher ruckartiger Rumpfbewegung.
Symptom: Heftige, halbseitige Schmerzen im oberen Lendenwirbelsäulenabschnitt mit Bewegungseinschränkung und Ausstrahlung in den Leisten-Hüft-Bereich.
Diagnose:
Test: Kontraktion der Bauchmuskulatur mit Extension und Innenrotation in der Hüfte.
Ähnliche Beschwerden treten auch auf bei akuten Blockierungen im thoraco-lumbalen Übergang, jedoch ohne Affektionen zur Bauchmuskulatur.

5. **Thorako-lumbales Syndrom (Abb. 153 a, b):**
(Syn.: Maigne-Syndrom)
Ursache:
   1. Irritation des medialen Astes des Ramus cutaneus lateralis in Höhe Th 11, Th 12 oder L 1
   2. Zusätzlich kann dieser Ast aus L 1 über dem Beckenkamm in einem fibrösen Kanal beim

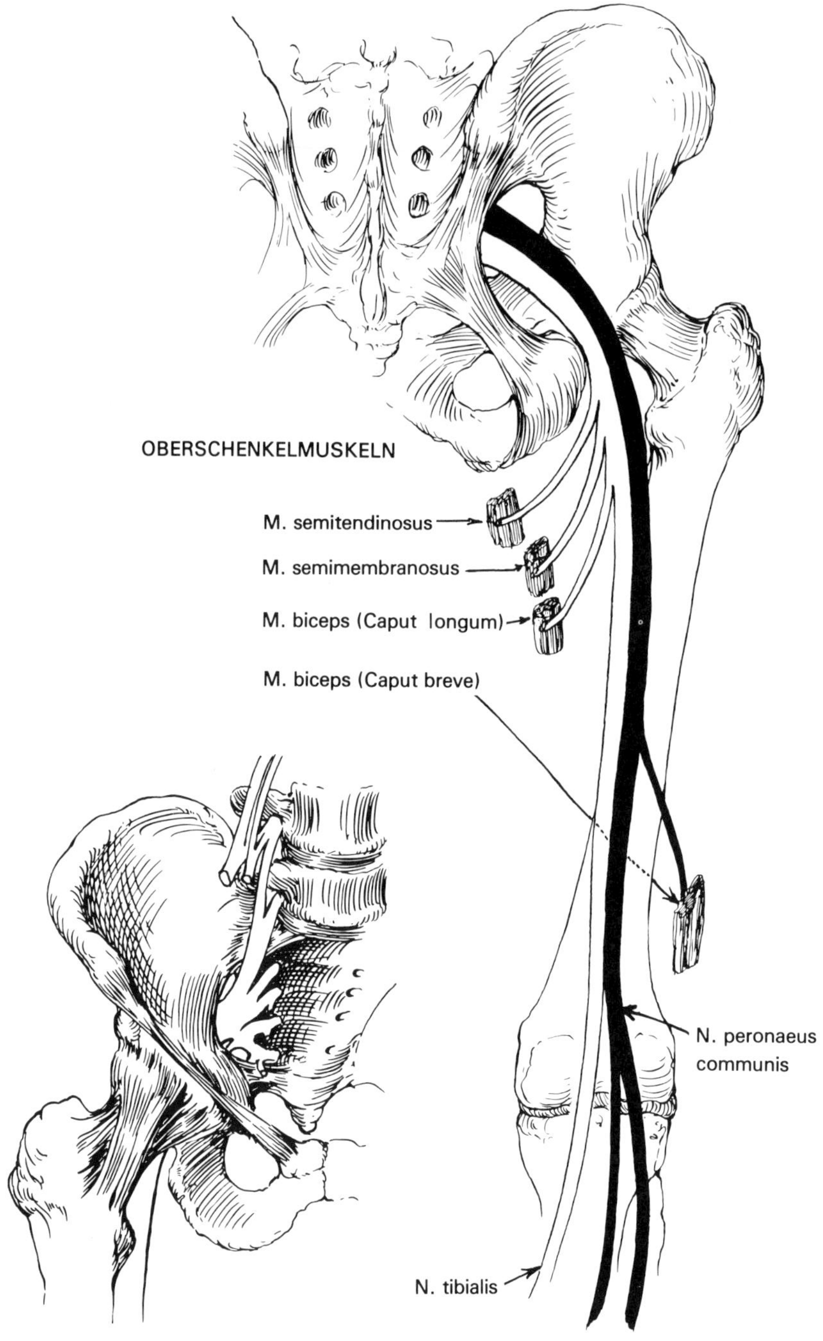

a

Abb. 151 a–d Läsionen peripherer Nerven. Dargestellt sind Verlauf, innervierte Muskulatur und autonome Zone kaudaler Nerven:
a N. ischiadicus (L4, 5 und S1–3)
b N. femoralis (L2–4), N. obturatorius (L2 –4)
c N. peroneus communis (L4, 5 und S1, 2)
d N. tibialis (L4, 5 und S1–3)
(Aus: *Chusid, J. G.:* Funktionelle Neurologie. Springer, Berlin-Heidelberg-New York 1978.)

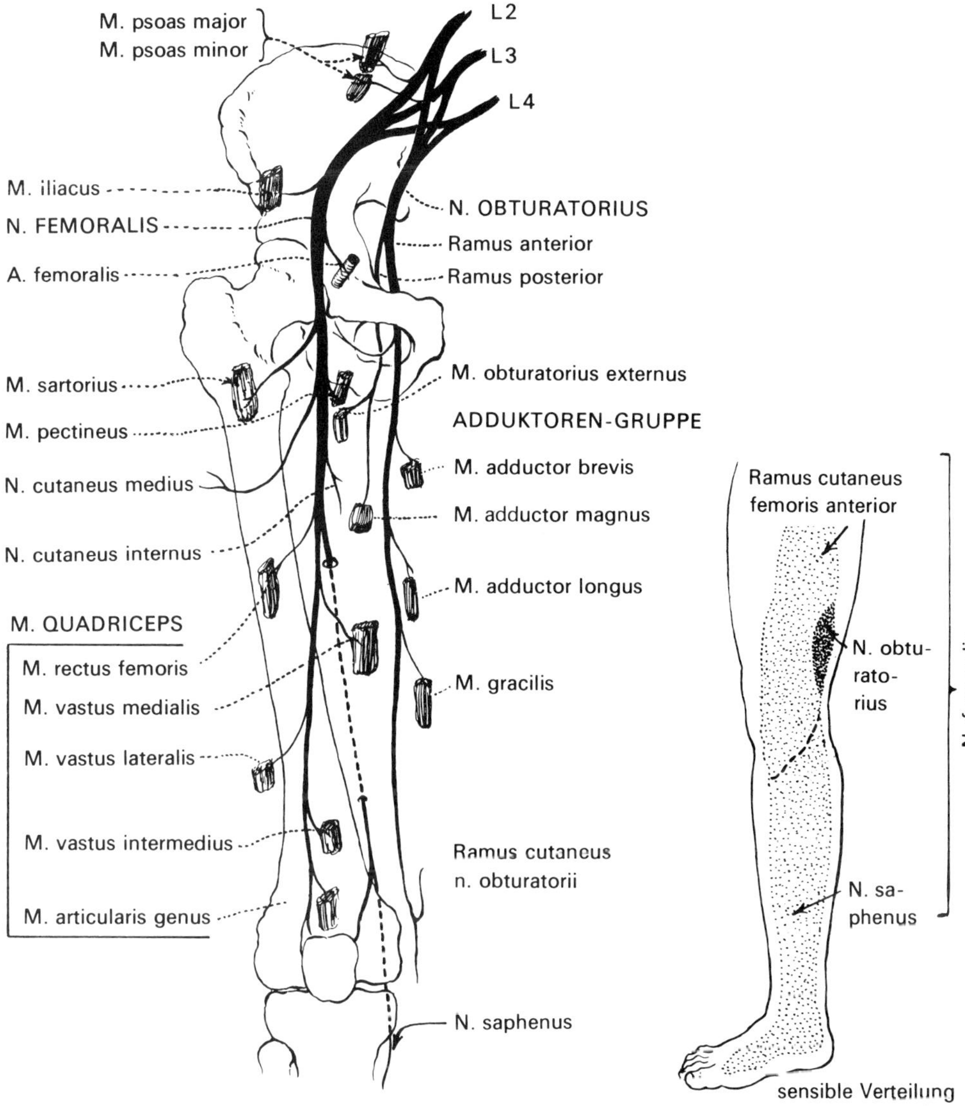
M. psoas major
M. psoas minor
L2
L3
L4
M. iliacus
N. FEMORALIS
A. femoralis
N. OBTURATORIUS
Ramus anterior
Ramus posterior
M. sartorius
M. pectineus
N. cutaneus medius
N. cutaneus internus
M. obturatorius externus
ADDUKTOREN-GRUPPE
M. adductor brevis
M. adductor magnus
M. adductor longus
M. gracilis
M. QUADRICEPS
M. rectus femoris
M. vastus medialis
M. vastus lateralis
M. vastus intermedius
M. articularis genus
Ramus cutaneus
n. obturatorii
N. saphenus
Ramus cutaneus
femoris anterior
N. obtu-
rato-
rius
N. femoralis
N. sa-
phenus
sensible Verteilung

Abb. 151b

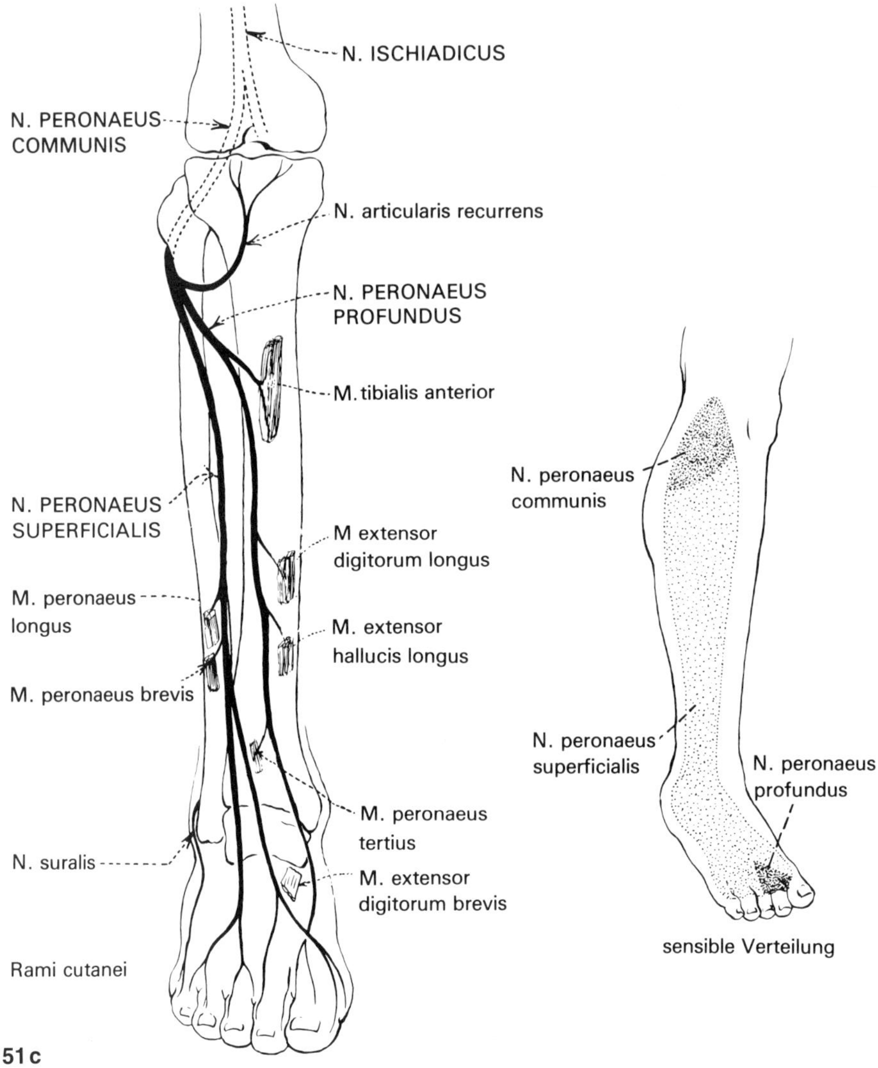

Abb. 151 c

Durchtritt durch die Fascia thoracolumbalis komprimiert werden.

Symptom:

1. a) Die **ventralen** Äste der Nn. spinales Th 11, Th 12 oder L 1 initiieren pseudoviszerale Schmerzen und/oder eine vertebragene Pubalgie mit Überempfindlichkeit der Haut und des Periostes, der einen Pubishälfte, bei Spontanschmerz unter Zugbeanspruchung durch die Adduktoren.
1. b) Die **dorsalen** Äste der Nn. spinales Th 11, Th 12 oder L 1 verursachen eine tiefe Lumbalgie, mit lumbosakraler und lumboglutealer Topographie bis in die Gegend des Trochanter major mit Hyperästhesie.
2. Wie 1 b), jedoch mit Parästhesien und scharfem Schmerz im Bereich der mechanischen Reizung des Nerven aus L 1, an der Stelle, an der die Crista iliaca von dorsal nach kranial aufsteigend in einen horizontalen Verlauf

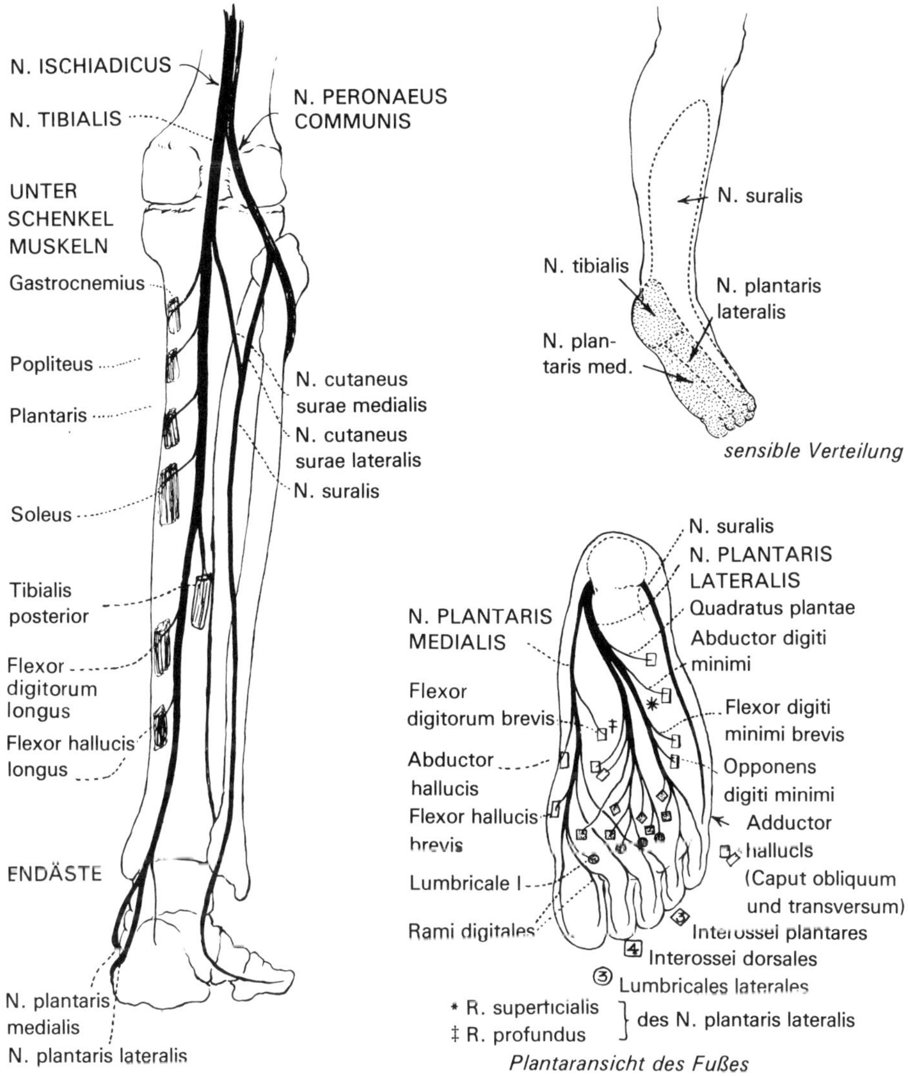

Abb. 151 d

übergeht (7–8 cm lateral vom Dornfortsatz L 5).

Diagnose:

Test: Überprüfung der apophysealen Gelenke im thorako-lumbalen Übergang (Th 11, Th 12 und L 1) auf Beweglichkeit und Kompressionsprovokation.

Zusätzlich: Palpation an der Durchtrittsstelle des medialen Astes des Ramus cutaneus lateralis in Verbindung mit Kontraktion des M. quadratus lumborum und Iliosakralgelenk-Blockierung auf gleicher Seite.

6.3.4.5 Läsionen peripherer Nerven der unteren Extremität

Die Versorgungsgebiete der großen Nerven der unteren Extremität sind in Abb. 151 a–d zusammengefaßt.

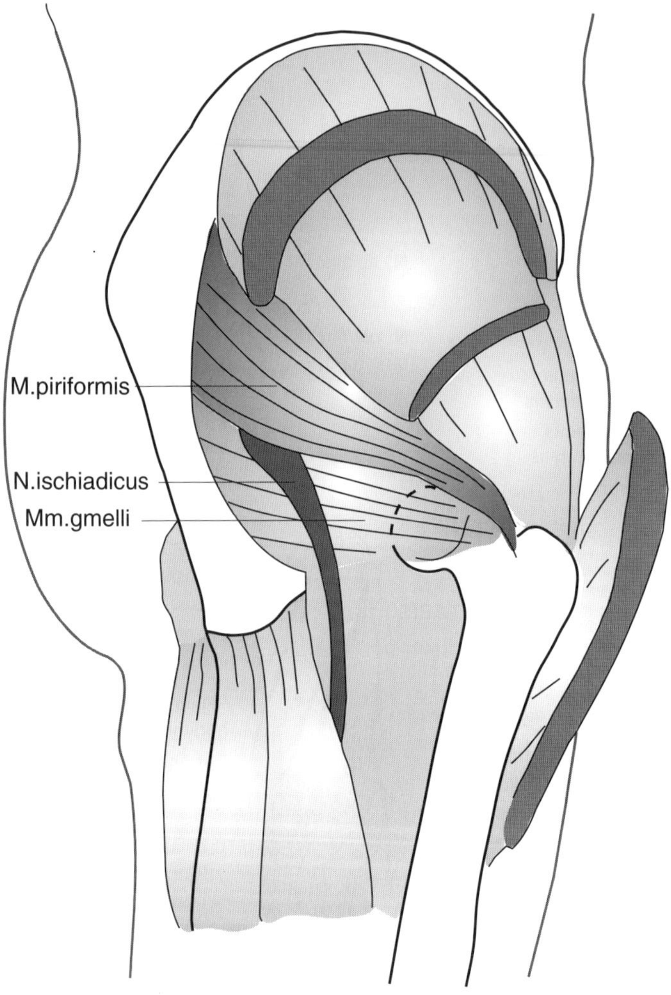

Abb. 152 Das Piriformis-Syndrom; kommt relativ selten vor und wird leicht übersehen (s. Text).

1. **Peroneus communis-Syndrom:**
   Ursache: Dehnung des N. peroneus am Fibulaköpfchen durch langes Sitzen in der Hocke, proximale Fibulafrakturen, harte Lagerung durch Schienen u. ä.
   Symptom: Schwäche der Pronation und Dorsalextension (Mm. peronaei und M. tibialis anterior). Heftige Schmerzen im Unterschenkel- und Kniekehlenbereich.
   Diagnose:
   Test: Plantarflexion und Supination bei gestrecktem Knie provoziert Schmerz durch Dehnung des Nerven.

2. **Close compartment Syndrome:**
   (Syn.: Tibialis anterior-Syndrom)
   Ursache: Überanstrengung der ventralen Schienenbeinmuskulatur (nach langem Marschieren).
   Akute Traumen, Übertraining, mit Eingehen einer Sauerstoffschuld und anaerobem Metabolismus. Die Anhäufung der Metaboliten und Säure läßt den Muskel anschwellen.
   Mechanische Kompression der Strukturen in der Tibiasloge: M. tibialis anterior, N. extensor digitorum longus, M. extensor hallucis longus, Vasa tibialis anterior, N. peroneus profundus.

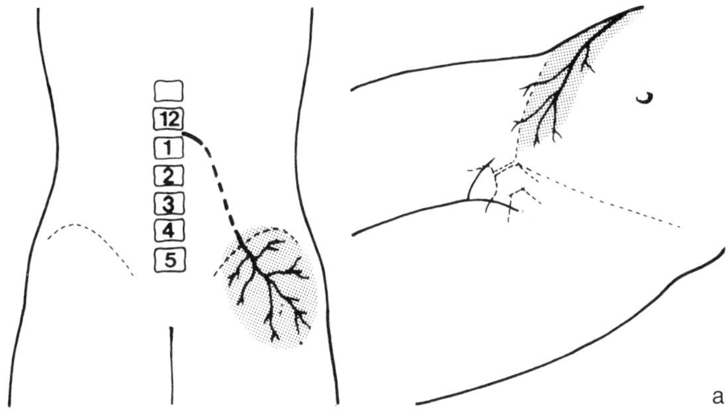

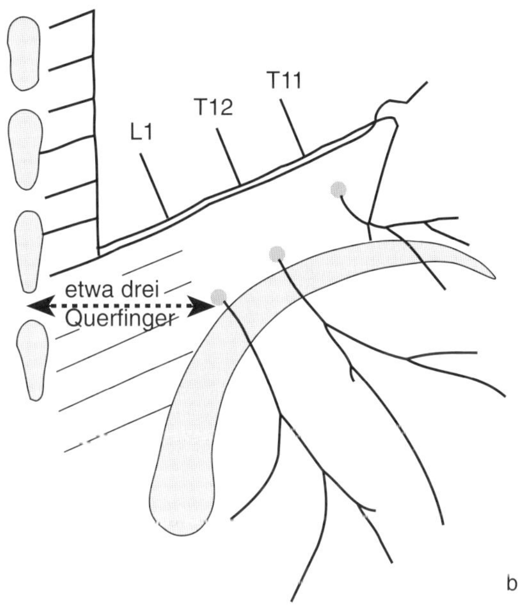

Abb. 153 a, b Die Irritation des Ramus dorsalis lumbalis, in seinem Ursprungsgebiet Th11, Th12 und auch L1, verursacht Schmerzen im Bereich der oberen Beckenschaufel bzw. in der Leistengegend. (Aus: *Maigne, R.*: Pubischmerzen und Tendinitiden der Adduktoren vertebralen Ursprungs. Manuelle Medizin 24 (1986) 109–113.)

Symptom: Parese der Fußextensoren, heftige Schmerzen im ventralen Schienenbeinbereich, Schwellung, Rötung, Paralyse des M. extensor digitorum longus und brevis.
Diagnose: Fehlender Puls der A. dorsalis pedis Sensibilitätsstörung im 1. Spatium interosseum
Test: Dorsalextension gegen Widerstand.

3. **Tarsaltunnelsyndrom:** (Abb. 154)
   Ursache: Narbenbildung und Schrumpfung nach Operationen, Frakturen im Sprunggelenk (Kalkaneus).
   Kompression des N. tibialis an der Teilungsstelle mit Auswirkung auf die Nn. plantaris medialis, plantaris lateralis und Rr. calcanei zwischen dem Lig. retinaculum flexorum und Malleolus medialis.
   Symptom: Schmerzen unter der Fußsohle, erst Hyper-, später Hyposensibilität an der medialen Seite. Parese der kleinen Fußmuskeln, brennende Füße.
   Diagnose:
   Test: Druckdolenz des N. tibialis hinter dem Malleolus medialis, besonders bei Dorsalextension und Eversion des Fußes.
4. Morton-Neuralgie (Metatarsalgie)
   Ursache: Chronische Reizung des R. digitalis

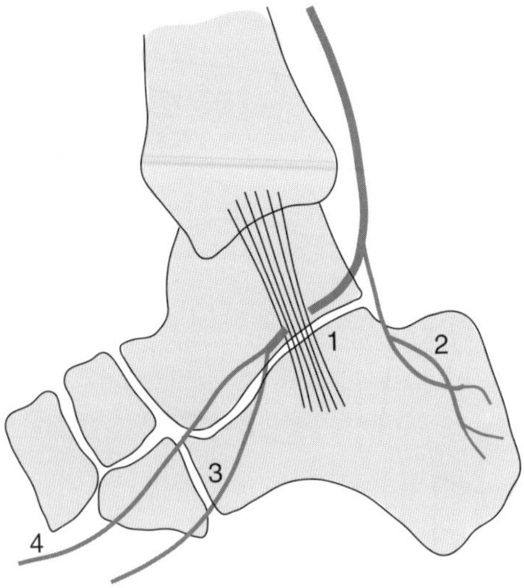

Abb. 154 Durch den Tarsaltunnel ziehen: „**To**m, **D**ick a**n**d **Ha**rry". (M. **t**ibialis p**os**terius, M. flexor **dig**itorum, longus **N.** tibialis, M. flexor **ha**llucis longus).
1 = N. tibialis
2 = Rr. Calcanei
3 = N. plantaris lateralis
4 = N. plantaris medialis

plantaris aus dem N. tibialis zwischen III. und IV. Strahl bei Spreizfuß oder Hypermobilität, als Folge des Tragens von zu schmalen Schuhen.
Symptom: Heftige Schmerzen im Vorfuß lateral, anfallsweise durch Reizung. Schmerzhafte Gangbehinderung.
Diagnose:
Test: Medio-laterale Kompression der Metatarsal-Knochen.

6.4 Untersuchung der aktiven und passiven Gelenkbeweglichkeit

Vereinfacht dargestellt lassen sich im Bereich der Gelenke 1. aktive, 2. passive, 3. steuernde und 4. ausfüllende Strukturen unterscheiden.

In der manuellen Untersuchung stehen uns Palpations-, Mobilisations-, Stabilisations-, Provokations- und Reaktionsteste zur Verfügung, die, sinnvoll eingesetzt unter Auswertung und Vergleich der Testaussagen, ausgehend vom Normalen, eine Trennung und Beurteilung der Strukturen ermöglicht.

6.4.1 Aktiver Bewegungstest

Die Bewegung führt der zu Untersuchende selbst aus, und zwar durch alle dem Gelenk möglichen Bewegungsbahnen. Neben der Bereitschaft des Patienten, sich untersuchen zu lassen, wird die Funktionsfähigkeit aller Strukturen in Ausmaß und Qualität der Bewegung begutachtet.

6.4.2 Passiver Bewegungstest

Auch die passive Bewegung, geführt durch den Behandler, provoziert alle Strukturen in den ganzen möglichen Bewegungsbahnen. Der Behandler führt die Bewegung mit seiner einen Hand aktiv und benutzt die andere passiv, dem Gelenk aufgelegt, als „fühlendes Kontrollorgan", um eine Antwort der Gewebe (Strukturen) zu erhalten. Über seine Propriozeptoren wird ihm ebenfalls ein Gefühl für die Stellung im Raum und ein Endgefühl am Stop der Bewegung vermittelt. Beurteilt wird:

- normales Bewegungsausmaß,
- Zunahme der allgemeinen Bewegungsfreiheit,
- Zunahme des speziellen Bewegungsausmaßes,
- Veränderung der Qualität,
- Einschränkung des Bewegungsausmaßes,
- Verlagerung des Bewegungsausmaßes,
- keine Bewegung,
- Endgefühl.

Die passive Gelenkbewegung wird aus einer endgradigen Stellung durch die ganze mögliche Bewegungsbahn geführt, also aus einer endgradigen Flexion in die Extension, Linksrotation in die Rotation nach rechts usw.; auch in die entgegengesetzten dreidimensionalen Kombinationsbewegungen, um hierbei auch kleine Veränderungen objektivieren zu können. Sie erlaubt eine Aussage über den Unterschied zwischen dem aktiven physiologischen und dem anatomisch größeren passiven Gelenkausschlag (im Verhältnis zum aktiven Test). Abhängig von der Geschwindigkeit zeigen sich qualitativ ferner eventuelle zentrale (extrapyramidale) Störungen, die die Nachgiebigkeit der Muskulatur beeinflussen, ebenso wie Adherenzen im myofaszialen Gewebe, Verklebungen der Gelenkkapsel und Veränderungen des Rollgleitens bei Verlust des Joint play. Neben Qualität und Quantität des Bewegungsablaufes und -ausmaßes werden Schmerzprovokation und physiologisches bzw. pathologisches Endgefühl beurteilt.

- Agonisten und Antagonisten sind gleich stark unter Berücksichtigung von deren Winkeln und Hebeln.
- Die aktive Gelenkstabilität muß unter maximaler Belastung statisch und dynamisch (exzentrisch und konzentrisch) gewährleistet bleiben.

6.7.2 Schmerzempfindungen

Schmerzen weisen auf pathologische Veränderungen im sich kontrahierenden Muskel hin. Da der Schmerz jedoch nur eine ungenaue Auskunft über die Art der Pathologie geben kann, bewährte sich folgende Grobeinteilung:

a) schmerzhaft und viel Kraft = kleine Muskel-Sehnenläsion, schmerzhaft und wenig Kraft = große Muskel-Sehnenläsion,

b) Schmerz im Bereich des Muskelbauches = Muskelmyos(e)/itis, Schmerz im Bereich der Sehnenteile = Tendinose, Tendoperiostose, Myotendinos(e)/itis.

6.7.3 Messung der Muskelkraft

Dort, wo eine objektive isolierte Kraftmessung mittels Meßgerät oder Gewichten nicht zu erreichen ist, richten wir uns nach folgendem Schema:

a) **Stufe 0** keine Kontraktion, keine Bewegung = 0% Kraft
Stufe 1 fühlbare Kontraktion, keine Bewegung = 10% Kraft
Stufe 2 Bewegung unter Abnahme der Eigenschwere = 25% Kraft
Stufe 3 Bewegung gegen Schwerkraft (Widerstand) = 50% Kraft
Stufe 4 Bewegung gegen starken Widerstand = 75% Kraft
Stufe 5 Bewegung gegen maximalen Widerstand = 100% Kraft.

b) Schmerzlos und wenig Kraft = neurologische Läsion (Parese),
Schmerzlos und verminderte Kraft (Muskelzittern nach 10 Sekunden Anspannung gegen die Schwerkraft) = Pseudoparese, z. B. auf Grund spinaler Hemmung,
schmerzlos und verminderte bis wenig Kraft = Muskelabriß.

6.7.4 Messung der Muskellänge

Der in seiner Länge normale Muskel läßt endgradige Gelenkausschläge schmerzfrei und ohne Erhöhung seiner Spannung zu.

Die mehrgelenkigen Muskeln müssen entsprechend eine gleichzeitige endgradige Stellung in allen von ihnen überlaufenen Gelenken ermöglichen.

Untersuchungsbeispiele verkürzter Muskeln:

a) **Schmerzfrei verkürzter Agonist**
Aktiver Bewegungstest: In die gleiche Richtung (Kontraktion) = Keine Sensation.
In die entgegengesetzte Richtung (Kontraktion des Antagonisten) = Eingeschränkter Bewegungsausschlag.
Passiver Bewegungstest:
Die passive Bewegungsführung in die gleiche Richtung (Annäherung) ist ohne Veränderungen.
In die entgegengesetzte Richtung = Verkürzter Ausschlag. Endgefühl: (weich) elastisch.
Widerstandstest:
In die gleiche Richtung = Viel Kraft, kein Schmerz.
In die entgegengesetzte Richtung = Kein Schmerz, viel Kraft bis zur äußeren Bahn, in die Dehnung des Agonisten: Nachlassen der Kraft des Antagonisten.

b) **Schmerzhaft verkürzter Agonist**
Aktiver Bewegungstest:
In die gleiche Richtung (Kontraktion) = Schmerzhaft (abhängig von kleiner bzw. großer Läsion).
In die entgegengesetzte Richtung (Kontraktion des Antagonisten) = Eingeschränktes Bewegungsausmaß ab Schmerzgrenze.
Passiver Bewegungstest:
In die gleiche Richtung (Annäherung) = Schmerzfrei, normaler Bewegungsausschlag.
In die entgegengesetzte Richtung = Schmerzfrei bis zur Dehnung des Agonisten. Schmerz auf betroffener Seite (Muskelbauch/Sehnenteile).
Widerstandstest:
In die gleiche Richtung = Schmerzhaft, weniger Kraft.
In die entgegengesetzte Richtung = Schmerzfrei, viel Kraft bis zur Dehnung des Agonisten. Danach: Schmerz auf der betroffenen Seite, keine Kraft auf der Seite des Antagonisten.

6.8 Muskelselektionstests

Um Veränderungen eines Muskels beurteilen zu können, muß er möglichst isoliert getestet werden. Obwohl die Muskeln gewöhnlich mehrere Gelen-

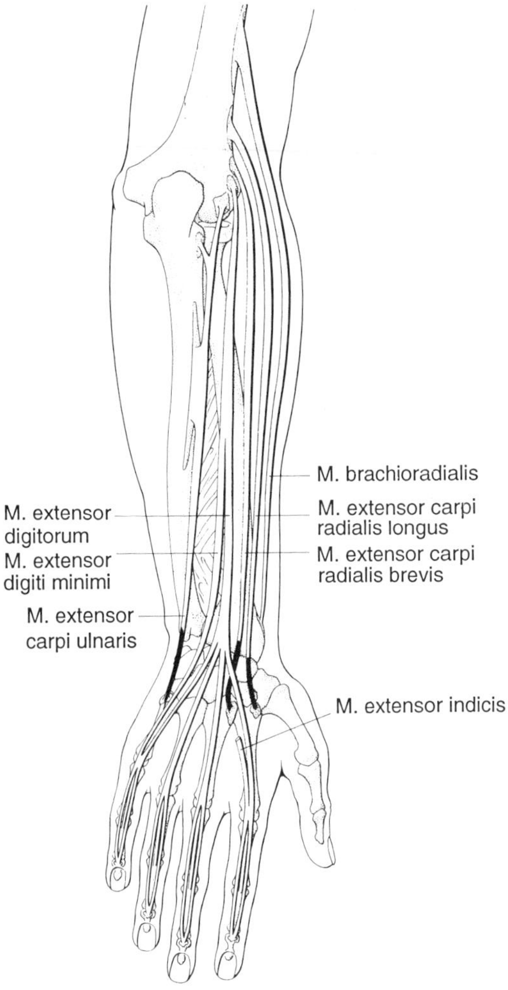

Abb. 156 Innervationstest der Extensorengruppe: Der M. extensor carpi radialis longus ist mit seiner radialen Abduktion ein Antagonist, im Handgelenk, zum M. extensor carpi ulnaris, der die ulnare Abduktion aktiviert.
M. extensor digitorum communis kann leicht selektiv aktiviert werden, wenn ein aktiver Widerstand für die Flexion im Handgelenk, die jetzt antagonistischen Handextensoren inhibiert. Eine gleichzeitige aktiven Extension (nur) der Finger II–V wird nun nicht von den verbleibenden Handextensoren begleitet werden können.

(Nach: *Frick, H., H. Leonhardt, D. Starck:* Allgemeine Anatomie. Spezielle Anatomie I: Extremitäten, Rumpfwand, Kopf, Hals. Thieme, Stuttgart–New York 1992.)

ke überlaufen und auf sie in unterschiedlichen Haupt- und Teilfunktionen einwirken, gilt es, aus einer Muskelgruppe heraus

- den verursachenden Muskel und
- die Art seiner Veränderung

herauszufinden. Neben den Möglichkeiten der Palpation und der spezifischen dreidimensionalen Funktion lassen sich insbesondere neuromuskuläre Grundlagen nutzen, wie die

- antagonistische Bahnung/Hemmung und die
- autogenetische Bahnung/Hemmung.

Mit diesem Wissen der reziproken Fazilitation bzw. Inhibition und den Einwirkungen auf die Kontraktionsbereitschaft durch Dehnung bzw. Annäherung, verbunden mit der Kenntnis von Muskelverlauf und -funktion, kann aus einer Muskelgruppe heraus ein Muskel selektiv getestet werden; entweder

- über ein Gelenk und/oder
- über zwei Gelenke.

Somit lassen sich folgende Muskelselektionsteste unterscheiden:

- Die **Innervationsteste**,
- die **Verlaufsteste**,
- die **Palpationsteste**.

Differenzierung der Muskelselektionstests am Beispiel (Abb. 156):

Schmerzhaft ist die aktive Handgelenksextension gegen Widerstand im Bereich der Muskelbäuche der Extensorengruppe. Zu klären sind vorab die Fragen:

1. Aus welchen Einzelmuskeln besteht die Gruppe?
2. Wie unterscheiden sie sich in Verlauf und Funktion?
3. Welche antagonistischen Funktionen sind in welchem Gelenk und welcher Gelenkstellung differenzierbar?

Allen Extensoren ist im Ellenbogengelenk die Flexion, und im Handgelenk die Extension gemeinsam, wobei:

- der M. extensor carpi radialis longus zusätzlich eine **radiale** Abduktion,
- der M. extensor carpi ulnaris zusätzlich eine **ulnare** Abduktion,

- der M. extensor carpi radialis brevis eine **reine** Extension ohne Abduktion bewirkt, da er an der Ab- und Adduktionsachse ansetzt und
- der M. extensor digitorum communis zusätzlich die Finger II–V in allen Fingergelenken extendiert.

6.8.1 Innervationstests

Nach Vordehnung der Extensoren durch Streckung im Ellenbogengelenk wird aus der „weichen" Flexion im Handgelenk (Inhibition der Flexoren durch Annäherung) dieses Gelenk zusätzlich in eine ulnare Abduktion gebracht, und jetzt ein Widerstand gegen die aktive Radialduktion gegeben. Hierbei wird der M. extensor carpi radialis longus durch seinen vorgedehnten Verlauf eher anspringen als der in dieser Stellung angenäherte M. extensor carpi ulnaris mit seiner in dieser Ebene antagonistischen Funktion. Läßt sich hierdurch der zu provozierende Schmerz nicht auslösen, gilt der nächste Test dem M. extensor carpi ulnaris aus der umgekehrten Ausgangsstellung. Wird auch mit diesem Widerstandstest gegen die ulnare Abduktion der zu findende Schmerz nicht erkennbar, bleiben noch M. extensor digitorum communis und M. extensor carpi radialis brevis übrig.

Zur notwendigen Differenzierung der letzteren, bewirkt der aktive Widerstand gegen die Handgelenkflexion eine antagonistische Hemmung der Extensorengruppe. Darüber hinaus kann mit der passiven Handgelenkextension als Ausgangsstellung, eine Fazilitation durch Annäherung erschwert werden. Der zusätzliche Widerstand gegen die Fingerextension aus der Beugung gibt demnach eine relativ isolierte Aussage über den M. extensor digitorum communis.

Wird auch mit diesem Test kein Schmerz ausgelöst, bleibt als Verursacher der M. extensor carpi radialis brevis übrig.

Bei diesem Beispiel wurde zur besseren Verdeutlichung lediglich ein Teil der Unterarmmuskulatur beschrieben. Tatsächlich werden alle Muskeln einschließlich die der Finger, überprüft.

Getestet wird zur Vermeidung der gleichzeitigen Kontraktion der Kosynergisten, im offenen System.

Die Selektion von *nicht* schmerzhaften Muskeln wird als **Negativtest** bezeichnet.

Die bewußte Provokation von *schmerzhaften* Muskeln, notwendig beispielsweise, wenn zwei oder drei gleichzeitig betroffen sind, (auch Antagonisten in einer, aber Synergisten in einer zweiten Ebene,) bezeichnen wir als **Positivtest**.

6.8.2 Verlaufstests

- Zur besseren Fazilitierung der Extensionsgruppe werden das Humeroulnargelenk in die Extension, und der Unterarm in Pronation gebracht.
- Dehnung des M. extensor carpi radialis longus durch vorsichtige endgradige Flexion und Ulnarduktion im Radiokarpal-Gelenk.
- Eine leichte Dehnung des M. extensor carpi radialis brevis ist nicht auszuschließen, während der M. extensor carpi ulnaris angenähert liegt und der M. extensor digitorum communis durch gleichzeitige passive Extension der Finger II–V ebenfalls zwischen Ursprung und Ansatz angenähert wurde.
- Zu beurteilen ist der jetzt eventuell einsetzende Dehnungsschmerz, der einen Hinweis auf verkürzte bindegewebige Anteile im Muskel liefert. Dieser Dehnungsschmerz läßt augenblicklich mit der Kontraktion des gleichen Muskels nach. Löst dagegen die Innervation Schmerz aus, weist dies auf eine Veränderung in den aktiven Strukturen des Muskels hin, wie beispielsweise ein traumatisches Geschehen Dehnungs- und Kontraktionsschmerz auslösen würde.
- Unabhängig vom Auftreten eines Schmerzes wird anschließend der M. extensor carpi ulnaris in seine dreidimensionale endgradig gedehnte Stellung gebracht und auf Kontraktions- bzw. Dehnungsschmerz beurteilt, wobei der M. extensor carpi radialis brevis weniger als vorher mitgedehnt wird.
- Eine Differenzierung des M. extensor digitorum communis gegen den M. extensor carpi radialis brevis ist möglich durch Flexion im Handgelenk bei zuerst endgradig extendierten und danach flektierten Fingern II–V.
- Eine beruhigende Sicherheit bei der Muskelselektierung und Bestimmung des veränderten Muskels stellt sich erst ein, wenn man mehrere Male die zu untersuchenden Muskeln wiederholt und variierend in die endgradigen dreidimensionalen Stellungen gedehnt hat. Doch eine letzte Unsicherheit bleibt oft zurück, weil die Verlaufsteste überwiegend mehrere, aber nur selten einzelne bestimmte Muskeln isoliert provozieren.

6.8.3 Palpationstests

Diese Art der Muskeluntersuchung läßt sich erfolgreich im offenen System darstellen.

Bei unserem Beispiel liegt der Unterarm entspannt auf. Ein aktives Trommeln der Fingerspitzen auf der Unterlage zeigt deutlich sicht- und palpierbar die Aktivität des Muskelbauches des M. extensor digitorum communis. Werden jetzt, mit Ausnahme des Kleinfingers, die Finger ruhig gehalten, läßt sich die isolierte rhythmische Kontraktion des M. extensor digiti minimi darstellen, dessen kleiner Muskelbauch sich weit lateral bewegt. Die aktive Radialduktion und Extension aktiviert den M. extensor carpi radialis longus, dessen Muskelbauch jetzt medial und kräftig relativ isoliert arbeitet.

Mit weichem fließendem Führungswiderstand des Untersuchers, bei gleichzeitiger Palpation, können so Muskelbauch, Übergang von Muskel und Sehne sowie der Verlauf des Muskels auspalpiert und bestimmt werden.

Bei dem Testbeispiel der Extensorengruppe blieben Variationen und die Besprechung noch zusätzlich vorhandener Muskeln aus Gründen der besseren Veranschaulichung unberücksichtigt.

Mit den hier beschriebenen Arten der Muskelselektionstests sind, mit wenigen Ausnahmen der Rumpfmuskulatur, einzelne Muskeln sicher zu bestimmen, wobei nicht nur einer Testart der Vorzug gegeben werden kann.

7 Funktionsstörungen einzelner Körperabschnitte

7.1 Wirbelsäule

7.1.1 Das pathologische Einzelwirbelverhalten

Wird eine artikuläre Hypomobilität erläutert, so muß differenziert werden, ob wir eine Stellungsdiagnose beschreiben (in welcher **statischen** [Fehl-]Stellung der kraniale zum kaudalen Wirbel steht) oder ob eine **dynamische** Bewegungseinschränkung beschrieben werden soll (welche Funktion behindert wird).

Flexionsblockierung (Abb. 157)

Stellungsdiagnose:

Der kraniale Wirbel steht blockiert in einer Flexionsstellung, beide Facettenpaare somit in einer Öffnungs- oder Divergenzstellung.

Funktionsdiagnose:

Die Facettenpaare schließen links und rechts nicht. Oder: Der kraniale Wirbel kann nicht extendieren.

Extensionsblockierung (Abb. 158)

Stellungsdiagnose:

Der kraniale Wirbel steht blockiert in einer Extensionsstellung, beide Facettenpaare in einer Schließungs- oder Konvergenzstellung.

Funktionsdiagnose:

Der Wirbel kann nicht flektieren. Oder: Die Facettenpaare öffnen rechts und links nicht.

Bei diesen Beispielen fällt auf, wie ungenau eine Stellungsbeschreibung Auskunft über das tatsächliche funktionelle Geschehen gibt. Nehmen wir jetzt eine Blockierung in Neutralstellung an, dann beschreibt die Stellungsdiagnose eben keine **Fehlstellung,** während die Beschreibung der Funktion auch hier eine präzise Aussage der eingeschränkten Richtung ermöglicht.

Schließungsblockierung rechts

Das Unvermögen zu öffnen (divergieren) bezieht sich auf das rechte Facettenpaar des kranialen Wir-

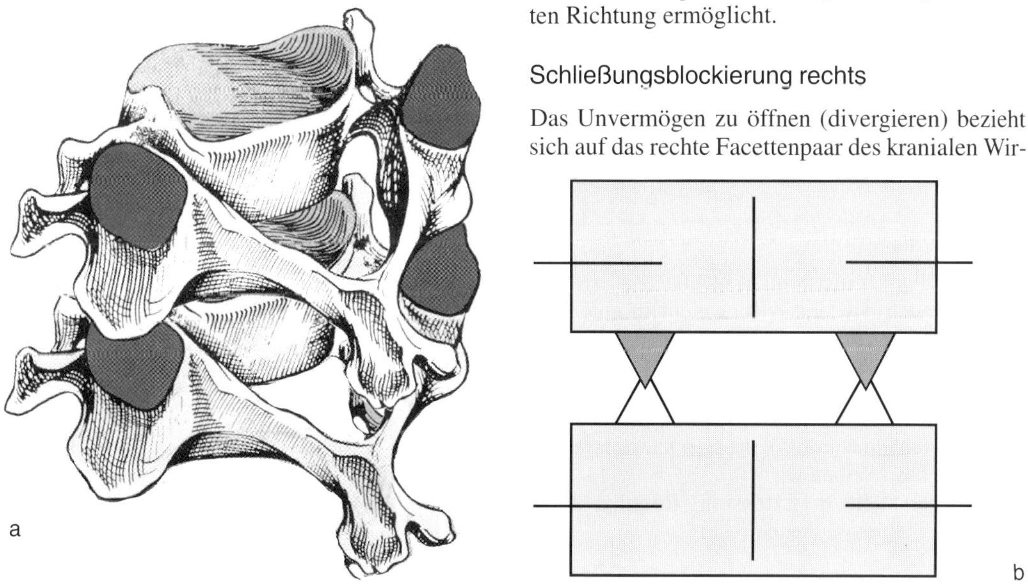

Abb. 157 Flexionsblockierung.
Funktionsdiagnose: Der obere Wirbel kann in beiden Facettenpaaren gegen den unteren nicht extendieren.
Stellungsdiagnose: Der obere Wirbel steht in einer Flexionsstellung. Die Facettenpaare stehen in Divergenz- oder Öffnungsstellung zum unteren Wirbel.
(Nach: *Forte, M.:* Das Nacken- und Schulter-Arm-Syndrom bei C_2/C_3-Blockierung. Manuelle Medizin 20 [1982] 16–20.)

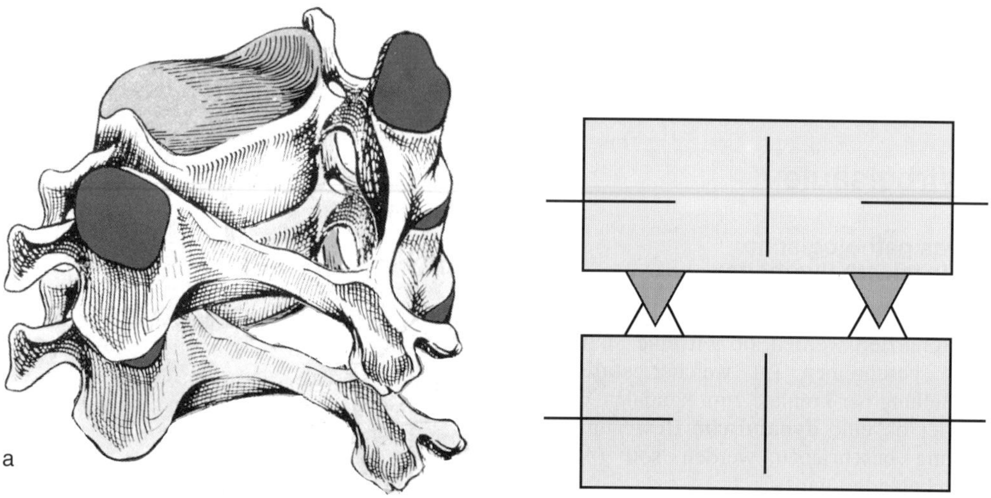

a b

Abb. 158 Extensionsblockierung.
Funktionsdiagnose: Der obere Wirbel kann gegen den unteren nicht extendieren bzw. die Facettenpaare (links und rechts) schließen nicht.
Stellungsdiagnose: Der obere Wirbel steht in Extensionsstellung. Die Facettenpaare stehen in Konvergenz oder Schließungsstellung zum unteren Wirbel.
(Nach: *Forte, M.:* Das Nacken- und Schulter-Arm-Syndrom bei C_2/C_3-Blockierung. Manuelle Medizin 20 [1982] 16–20.)

bels. Das linke ist in der Bewegung frei. Damit wandert die Achse zur Seite der Barriere (Blockierung). Bei der Ventralflexion wird sich also das linke Facettenpaar öffnen können und der Wirbel gleichzeitig, weil rechts gehemmt, in eine Rotation nach rechts gezwungen werden (Abb. 159).

Insgesamt bewegt sich der Wirbel in eine Flexion, Rotation nach rechts mit Seitneigung nach rechts.

Funktionsdiagnose:

Das Facettenpaar öffnet nicht rechts.
Dies bedeutet, daß der Wirbel nicht in eine Flexion, Rotation nach links mit Seitneigung nach links, zu gleiten vermag.

Stellungsdiagnose:

Da das Facettenpaar auf der rechten Seite nicht öffnen kann, beschreiben wir:
Der Wirbel **steht** in Extension, Rotation nach rechts mit Seitneigung nach rechts.

Öffnungsblockierung links (Abb. 160)

Funktionsdiagnose:

Das Facettenpaar schließt nicht links.
Die Blockierung (Barriere) liegt auf der linken Seite in der Divergenz. Mit der **Extension** muß sich der Wirbel um seine nach links gewanderte Achse bewegen. Da das rechte Facettenpaar nicht behindert ist, gleitet der Wirbel in die Extension, Seitneigung nach rechts mit Rotation nach rechts.

Der Wirbel kann somit nicht: Extendieren, Seitneigen nach links mit Rotation nach links.

Frei ist die Flexion in der sagittalen Ebene: Da die Bewegungseinschränkung auf der linken Seite in der Öffnungsstellung liegt, ist das rechte Facettenpaar in der Lage, zu divergieren. Somit kommt es in endgradiger Flexion zu keiner Fehlstellung.

Stellungsdiagnose:

Der Wirbel steht in Flexion, Seitneigung nach rechts mit Rotation nach rechts.

Eine nicht verantwortbare, weil unpräzise Beschreibung, wäre die Diagnose: Der Wirbel steht rechts- oder linksrotiert.

Diese veralterte statische Aussage beschreibt nicht die für eine korrekte Behandlung so wichtige Funktionseinschränkung, denn eine Rotationsstellung nach rechts ist ebenso möglich durch eine Öffnungsblockierung links (schließt nicht links) wie auch durch eine Schließungsblockierung rechts (öffnet nicht rechts) bzw. durch entsprechende beidseitige Hypomobilität.

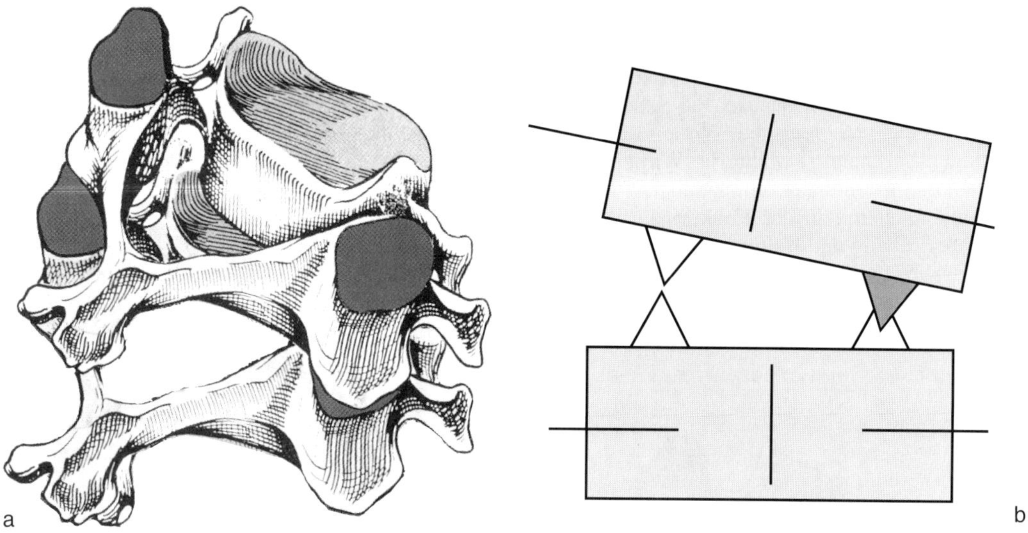

Abb. 159 Schließungsblockierung rechts.
Funktionsdiagnose: Das rechte Facettenpaar öffnet nicht, im Verhältnis zum unteren Wirbel.
Stellungsdiagnose: Der obere Wirbel steht in Extension Seitneigung und Rotation nach rechts. Das rechte Facettenpaar steht in Konvergenz- oder Schließungsstellung rechts.
(Nach: *Forte, M.:* Das Nacken- und Schulter-Arm-Syndrom bei C_2/C_3-Blockierung. Manuelle Medizin 20 [1982] 16–20.)

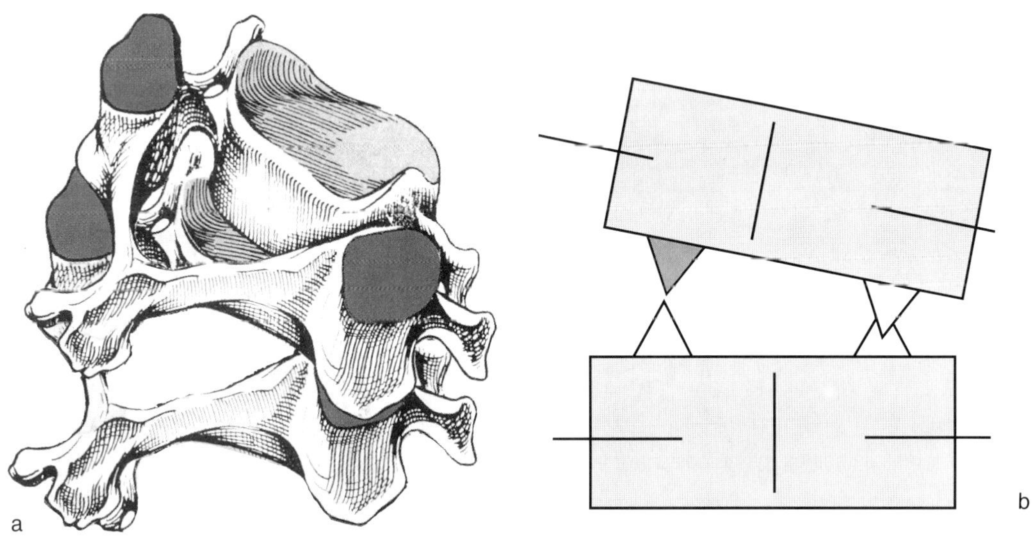

Abb. 160 Öffnungsblockierung links.
Funktionsdiagnose: Das linke Facettenpaar schließt nicht im Verhältnis zum unteren Wirbel.
Stellungsdiagnose: Der obere Wirbel steht in Flexion Seitneigung- und Rotation nach rechts. Das linke Facettenpaar steht in Divergenz- oder Öffnungsstellung links.
(Nach: *Forte, M.:* Das Nacken- und Schulter-Arm-Syndrom bei C_2/C_3-Blockierung. Manuelle Medizin 20 [1982] 16–20.)

7.1.2 Das pathologische Wirbelgruppenverhalten

Als typisches Beispiel seien hier, ob nozizeptiver oder mechanozeptiver Genese, die Skoliose oder auch einzelne pathologische Wirbelsäulen-„Verbiegungen" genannt. Mehrere Wirbel stehen gleichzeitig in einer dreidimensionalen Fehlstellung und reagieren in der Funktion als Ganzes, ohne ihre Stellung und Haltung zueinander zu verändern (Abb. 161).

Beispiel:

Ein Wirbelabschnitt in der Brustwirbelsäule steht in Neutralstellung, Seitneigung nach rechts mit Rotation nach links. Bei Einnahme der entgegengesetzten Seitneigung nach links oder der endgradigen Extension (in die Ligamentstraffung) müßten sich nach dem Gesetz der physiologischen Bewegung die Wirbel in eine gegenläufige Rotation bewegen lassen.

Ein pathologisches Wirbelgruppenverhalten läßt weder die Aufhebung der Seitneigung noch die Aufhebung von Rotation und sagittaler Fehlstellung zu.

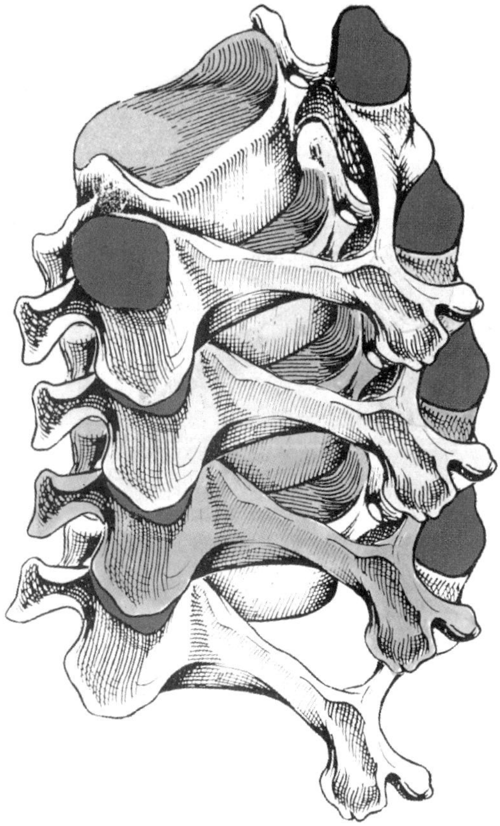

Abb. 161 Beispiel eines pathologischen Wirbelgruppenverhaltens.
Funktionsdiagnose: Wirbel 1–4 der hier dargestellten Wirbelgruppe können nicht extendieren, mit Seitneigung und Rotation nach rechts.
Stellungsdiagnose: Wirbel 1–4 stehen in Flexion, Seitneigung und Rotation nach links.
(Aus: *Forte, M.:* Das Nacken- und Schulter-Arm-Syndrom bei C_2/C_3-Blockierung. Manuelle Medizin 20 [1982] 16–20.)

7.1.3 Verifizierung einer Wirbelblockierung

Eine reversible artikuläre Hypomobilität beeinflußt das segmentbezogene Afferenzenmuster in allen dazugehörigen Strukturen. Somit lassen sich Veränderungen in den reaktionsaktiven Geweben finden, die sich, abhängig von Intensität und zeitlicher Einwirkung, variabel manifestieren.

7.1.3.1 Indirekte Verifizierung

Vegetative Hautreaktion

Bei gleichmäßiger mechanischer Reizung der Haut (Radiergummi, Stift, elektrische Punktelektrode) paravertebral links und rechts, entlang der Wirbelsäulenabschnitte, reagiert der Körper mit einer die Reizung markierenden Hautrötung. Im Bereich einer segmentalen Erregung zeigt sich eine flächig verbreiterte (ausgeweitete) und vermehrte Durchblutungsreaktion (Dermographia rubra).

Pelzkappe

Insbesondere im Ansatzbereich der Ligamente und Muskulatur an den Processus spinosi lassen sich bei einer Funktionsstörung „Verquellungen" palpieren, die dem Dornfortsatz übergestülpt scheinen.

Silberdraht

Zwischen Dornfortsatz und in gleicher Höhe liegendem Querfortsatz werden bei kranio-kaudal gerichteter Palpation transversale draht- bis bleistiftdicke hypertone Muskelanteile fühlbar, die häufig im Ansatzbereich, am lateralen Processus spinosus, druckdolent sind.

Schmerzhafte Insertionspunkte

Sie finden sich vermehrt in der

HWS:	an den Gelenk- und Dornfortsätzen,
BWS:	im Bereich des Rippenwinkels (M. levator costarius),
LWS, BWS:	an den Quer- und Dornfortsätzen.

Da die Muskeln, die in Richtung Schmerz ziehen, inhibiert und die Muskeln die in Richtung Schmerzverminderung ziehen, fazilitiert werden, ergibt sich folgendes Bild:

- Bei mechanischen (passiven) Blockierungen kontrahieren in der Akutphase alle zuständigen Muskeln, um die Irritation zu beruhigen.

Nach der Akutphase findet sich ein Palpationsschmerz am Ansatz der Muskeln (auch Ligamente), die mit der Wirbelfehlstellung **gedehnt** werden.

- Bei aktiven (muskulär bedingten) Blockierungen zeigen sich schmerzhafte Insertionen an den Ansätzen der Muskeln, die in Richtung der Hypomobilität **ziehen**, wenn die Fehlstellung schmerzvermeidend ist.
- Die Druckdolenz links und rechts lateral des Processus spinosus weist ebenso auf eine Kombination von passiver und aktiver „Rotations"-Blockierung, wie auf eine Flexions- oder Extensionsstellung, hin.

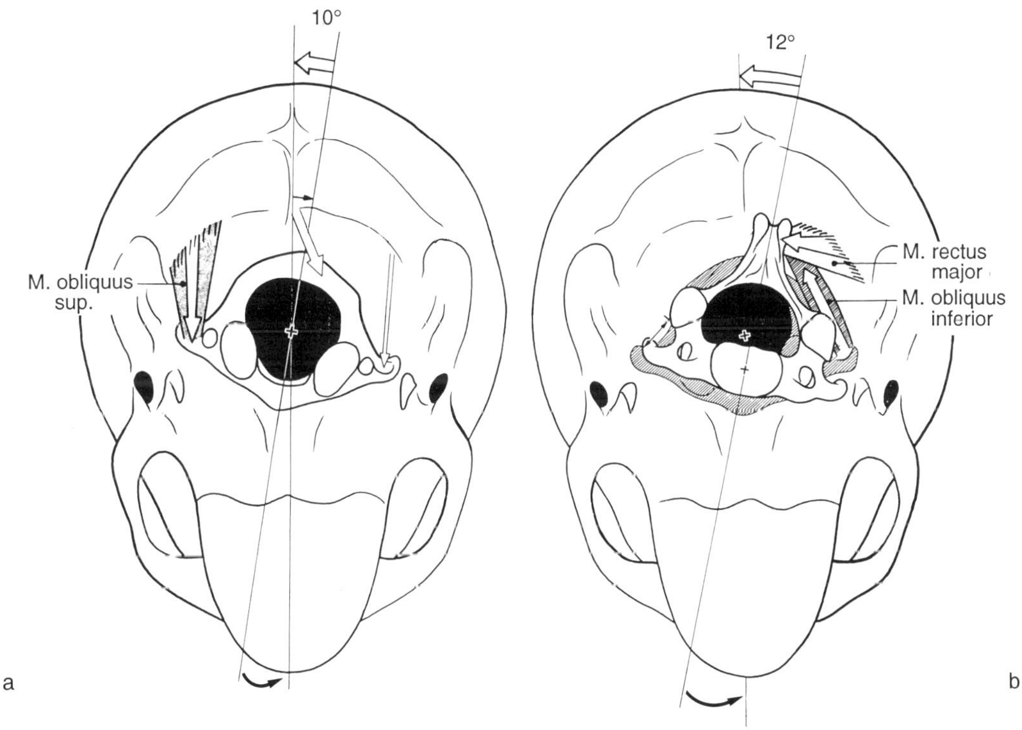

Abb. 162 a, b **a** Eine schmerzhafte Insertion am Atlasquerfortsatz links, im Bereich des Ansatzes des M. obliquus superior, weist auf eine Rotationsstellung des Atlas nach links, bzw. die Haltung des Kopfs in einer Rotation nach rechts hin.
b Die Druckdolenz am Axisdorn rechts, deutet auf eine Screw-down-Stellung zwischen Atlas und Axis hin. Während der M. rectus major die Axis in eine Rotation nach rechts gegen das Okziput zieht, bewegt der M. obliquus inferior den Atlas gegen Axis in eine Rotation nach rechts mit simultaner Rotation nach links vom 2. Halswirbel.
(Nach: *Kapandji, I. A.:* Funktionelle Anatomie der Gelenke, Bd. 3 Rumpf und Wirbelsäule. Enke, Stuttgart 1992.)

Beispiele dolenter Insertionen

BWS, LWS: Zwischen den Processus spinosi im Bereich der Ligg. supraspinale und interspinale und des M. interspinalis.
Untersuchung mit einer Münze. Die deutliche Schmerzhaftigkeit ist ein Hinweis z. B. für Überbelastung bei Hypermobilität des Segmentes.

Kopfgelenke: Am Axisdorn im Bereich des M. obliquus capitis inferior (lateral kaudal) und M. rectus majus (lateral kranial).
Ein Druckschmerz rechts kann auf eine Rotation des Atlas nach rechts und/oder der Axis nach links hinweisen (Abb. 162a, b). (Bei einseitiger maximaler Kontraktion des M. obliquus capitis inferior rotiert die Axis zur Gegenseite um ca. 12° bei fixiertem Okziput). Gleichseitiger Insertionsschmerz an beiden Seiten des Dornes links und rechts kann auf eine Extensionsstellung des Atlas bzw. Flexionsblockierung der Axis hinweisen.

Cave! Das Auffinden von einseitig schmerzhaften Insertionen scheint auf die Rotationsfehlstellung des Wirbels hinzuweisen: er sagt aber nichts darüber aus, ob es sich dabei um eine Konvergenz- und/oder Divergenzblockierung handelt (Abb. 163).

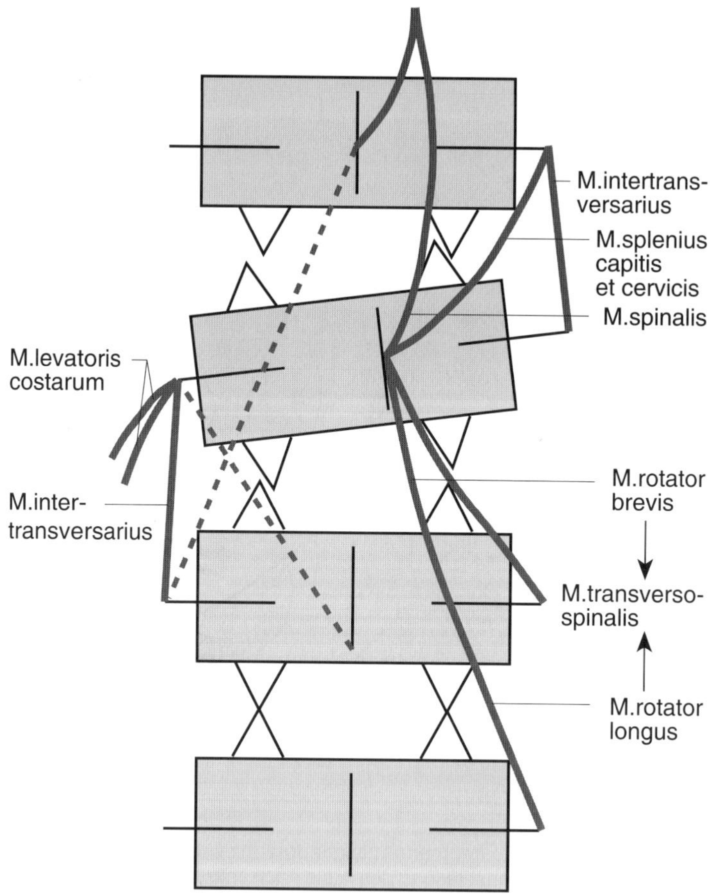

Abb. 163 Beispiel einer Blockierung – hier Wirbel 2 – im zerviko-thorakalen Übergang mit Korrelation resultierender schmerzhafter Insertion am Dornfortsatz.
Die eingezeichneten Muskeln halten den Wirbel 2 in einer „Rotationsstellung" nach links mit Seitneigung nach links. Diese Stellungsdiagnose gibt keinerlei Aussage darüber, ob es sich funktionell um eine Schließungsblockierung links, eine Öffnungsblockierung rechts oder um eine gleichzeitige Blockierung links **und** rechts, handelt.

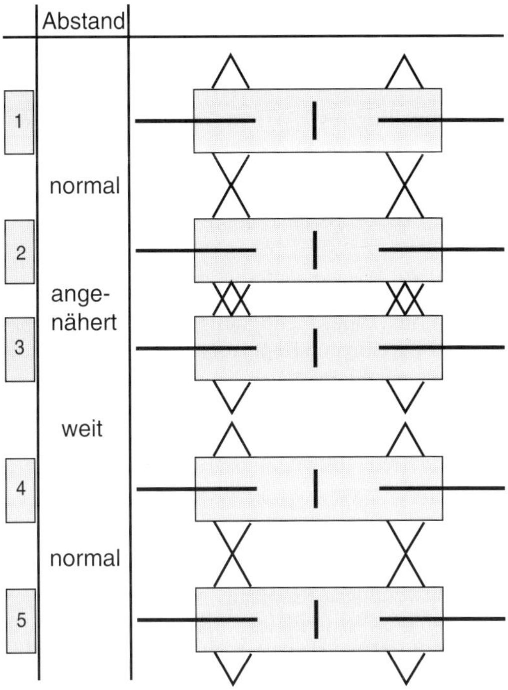

Abb. 164 Stellungspalpation: Flexionsstellung (Näheres s. Text)

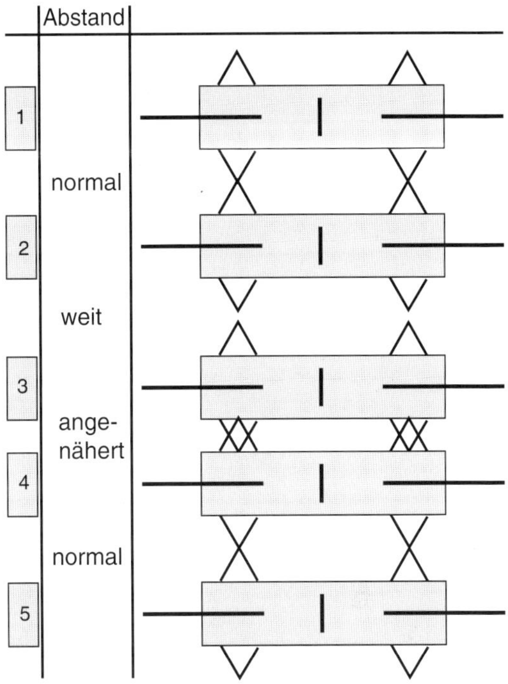

Abb. 165 Stellungspalpation: Extensionsstellung (Näheres s. Text)

Kiblersche Hautfalte

Zur segmentalen Reaktion gehört ebenfalls eine Beeinflussung des Bindegewebes; ersichtlich durch lokale Einziehungen bzw. Verquellungen. Bei Abheben einer Hautfalte lassen sich diese Veränderungen als Verklebungen (Verschwartung) oder als verdickte Hautfalte, im Gegensatz zum nicht betroffenen Hautareal, differenzieren.

Stellungspalpation

Ausgehend von der Erfahrung der Stellungspalpation im Raum lassen sich an den Dornfortsätzen veränderte Abstände verifizieren. Allerdings muß berücksichtigt werden, daß morphologische Variationen hier häufig sind.

Ausgangsstellung: Der Patient liegt entspannt in neutraler Wirbelsäulenhaltung (unterstützt mit Kissen?) in entlasteter Stellung auf dem Bauch.

Beispiel: **Flexionsstellung** (Abb. 164)

Die Palpation verdeutlicht einen vergrößerten Abstand von Wirbel 3 gegen 4 und eine Annäherung von 3 gegen 2. Diese Situation weist auf eine Flexionsstellung des Wirbels 3 hin.

Beispiel: **Extensionsstellung** (Abb. 165)

Die Annäherung von Wirbel 3 gegen 4 spricht für eine Extensionsstellung, da Wirbel 1 gegen 2 und 4 gegen 3 einen normalen, Wirbel 2 gegen 3 aber einen erweiterten Abstand aufweist.

Beispiel: **Extensions- und Flexionsstellung** (Abb. 166)

Die Abstände 1 gegen 2 und 5 gegen 6 stimmen mit der Norm überein. Damit kann es sich nur um eine Fehlstellung von Wirbel 3 und 4 handeln. Die weiten Abstände von Wirbel 2 gegen 3 bzw. 4 gegen 5 bei gleichzeitiger Annäherung 3 gegen 4 weisen auf eine Extensionsstellung des 3. und eine Flexionsstellung des 4. Wirbels hin.

Wie die Beispiele zeigen, sagt die Stellungsdiagnostik nichts aus über die tatsächliche Blockierung mit der daraus resultierenden Funktionseinschränkung.

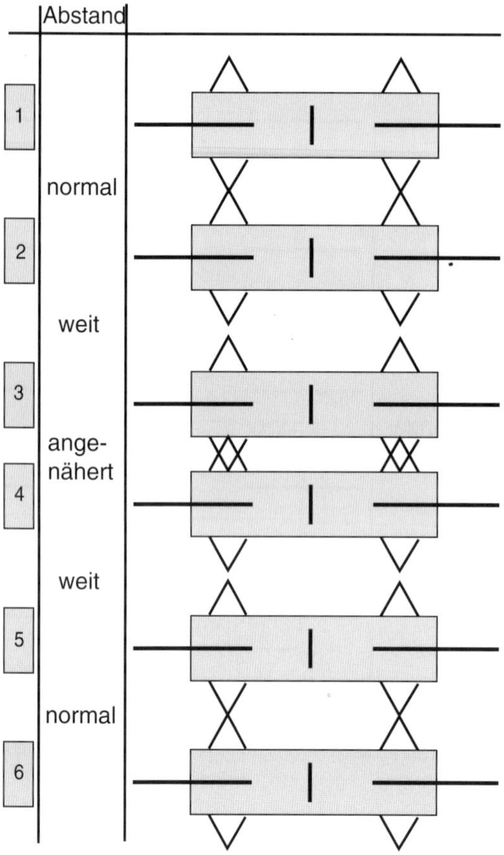

Abb. 166 Stellungspalpation: Extensions- und Flexionsstellung (Näheres s. Text)

7.1.3.2 Direkte Verifizierung

Die sichere Darstellung einer Funktionseinschränkung beruht auf der Überprüfbarkeit des tatsächlichen Bewegungsausschlages. Solange es sich um eine Flexions- oder Extensionsblockierung in jeweils beiden Facettenpaaren handelt, läßt sich die Einschränkung auch röntgenologisch darstellen. Schwieriger wird der Nachweis im Röntgenbild, wenn es sich nur um eine einseitige Blockierung handelt.

7.1.3.2.1 Translatorische Tests

Sie ermöglichen die Bestimmung des Bewegungsausschlages innerhalb einer Ebene. Getestet werden die sechs Freiheitsgrade des Einzelwirbelverhaltens.

Beispiel 1:

Flexionsstellung, blockiert in beiden Facettenpaaren (Abb. 167).

Stellungsdiagnose: Wirbel 3 steht in Flexion oder Öffnungsstellung.

Funktionsdiagnose: Wirbel 3 schließt nicht (doesn't shut) links und rechts.

1. Test: Flexion–Extension

Bereits die isolierte endgradige Bewegungspalpation der Flexion und Extension von der Neutralstellung in einer Ebene kann die signifikante Aussage ermöglichen, ob es sich grundsätzlich um eine Öffnungs- oder Schließungsblockierung handelt, da der erwartete Bewegungsausschlag als kleiner, größer oder normal empfunden werden kann.

Cave! Beim Vergleichen mit den Nachbaretagen vermutet der Ungeübte beim Auffinden des großen Bewegungsausschlages zwischen Wirbel 2 und 3 in die Flexion leicht eine pathologische Hypermobilität!

In Wirklichkeit haben sich die beiden kranialen Facetten des Wirbels 3 aufgrund seiner Flexionsstellung bzw. weil er gegen Wirbel 4 nicht schließen kann, unter die des oberen Wirbels geschoben, so daß beim Test des Wirbels 2 die ganze Bahn (von der Schließung bis in die Öffnung) physiologisch durchlaufen wird. Bei der Extension zeigt sich synonym keine Bewegung, wenn der Patient weiter im Lot sitzt, da die Neutralstellung des Wirbel 2 im Raum nicht beeinträchtigt wurde.

2. Test: Seitneigung links und rechts

Da beide Facettenpaare blockiert sind, zeigt sich kein Bewegungsausschlag.

Cave! Auch Wirbel 2 zeigt keine Seitneigung, da er ja auch nicht aus einer Neutralstellung getestet wird.

3. Test: Rotation nach links und rechts

Auch in diesem Falle korreliert die Hypomobilität in Divergenzstellung mit mangelnder linearer Bewegungsfreiheit.

Cave! Wirbel 2 zeigt keine (translatorische) Rotation, wenn er nicht in seiner Neutralstellung getestet wird.

Beispiel 2:

Stellungsdiagnose Wirbelkörper (Abb. 168):

– Th 3 steht in Flexion,

	Stellung		Funktions-Ausschlag					
	Abstand	Flexion	Extension	Seit-neigung L	Seit-neigung R	Rotation L	Rotation R
1							
	normal	normal	normal	normal	normal	normal	normal
2							
	angenähert	groß	keine	keine	keine	keine	keine
3							
	weit	keine	keine	keine	keine	keine	keine
4							
	normal	normal	normal	normal	normal	normal	normal
5							

Abb. 167 Translatorische Tests, Beispiel 1.: Flexionsstellung blockiert in beiden Fazettenpaaren

- Seitneigung nach rechts,
- Rotation nach rechts.

Stellungsdiagnose Facetten:

- Divergenzstellung links.

Stellung der Processus spinosi:

- Der Abstand ist weiter als normal,
- Processus spinosus Th 3 steht etwas nach links aus der Ebene.

Bei der segmentalen translatorischen Untersuchung zeigt sich jeweils folgender Bewegungsausschlag am Dornfortsatz:

1. Test: Flexion = klein (Bewegung auf der rechten Seite),
Extension = nicht möglich.

2. Test: Seitneigung nach rechts = nicht möglich,
Seitneigung nach links = klein (Separation auf der Gegenseite).

3. Test: Rotation nach rechts = klein (Separation rechts),
Rotation nach links = nicht möglich.

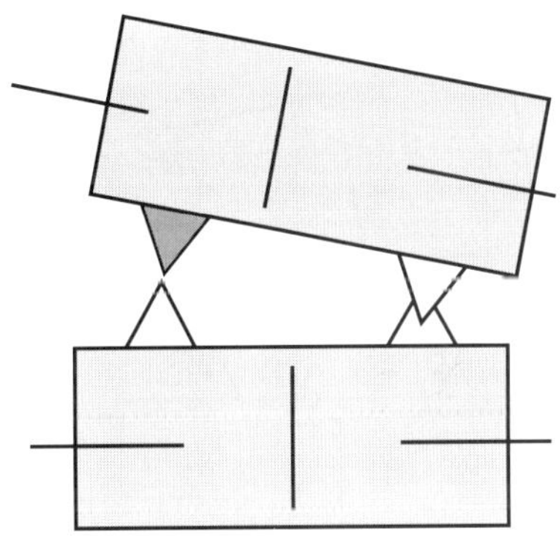

Beispiel 2

Stellungsdiagnose Wirbelkörper

- 3 steht in Flexion
- Seitneigung nach rechts,
- Rotation nach rechts

Stellungsdiagnose Fazetten:

- Divergenzstellung links

Stellung der Processus spinosi:

- Der Abstand ist weiter als normal,
- Processus spinosus Th3 steht etwas nach links aus der Ebene

Abb. 168 Translatorische Tests, Beispiel 2

Funktionsdiagnose:

Th 3 schließt nicht links (doesn't shut left).

Mit der Blockierung auf der linken Seite wanderte auch die Bewegungsachse zu diesem Facettenpaar. Sie bestimmt das veränderte Funktionsverhalten.

Beim **Flexionstest** zeigt sich am Processus spinosus ein geringer Bewegungsausschlag, indem das rechte Facettenpaar hierbei in die Öffnung gleitet. Da bei der Divergenzblockierung die pathologische Achse nicht im Zentrum des Facettenpaares, sondern anterior liegt, ist ein reines lineares Gleiten der rechten Facette nur bedingt möglich, indem die Bewegung mit einer Rotation nach links, bei zunehmender Kompression rechts, korreliert.

Beim **Extensionstest** wird, um in der Ebene zu bleiben, der Wirbel (mit dem Patienten) in eine relative Neutralstellung gebracht, wodurch auch das rechte Facettenpaar in eine Vorspannung kommt und keinen Bewegungsausschlag mehr zuläßt, ohne die Ebene zu verlassen.

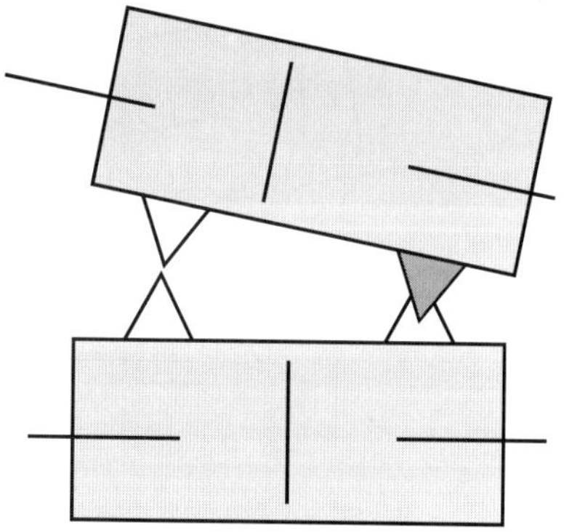

Beispiel 3

Stellungsdiagnose Wirbelkörper

- 3 steht in Extension
- Seitneigung nach rechts,
- Rotation nach rechts

Stellungsdiagnose Fazetten:

- Konvergenzstellung rechts

Stellung der Processus spinosi:

- Der Abstand ist weiter als normal,
- Processus spinosus Th3 steht etwas nach links aus der Ebene

Abb. 169 Translatorische Tests, Beispiel 3

Der **Seitneigungstest** in einer Ebene bedingt simultan eine Separation der Facetten auf der kontralateralen Seite und eine Kompression auf der der Neigungsrichtung. Mit der Achsverschiebung verläuft diese Bewegung angulär, wobei die vermehrte Separation rechts, bei Seitneigung nach links gut zu palpieren ist. Die Kompression rechts bei Neigung nach rechts ist dagegen am Dorn nicht fühlbar, denn eine Trennung der Gelenkflächen links wird durch die Blockierung verhindert.

Der **Rotationstest** nach rechts (von kranial eingeleitet), um eine vertikale (longitudinale) Achse, zeigt am Dorn einen geringen Bewegungsausschlag mit der Separationsfähigkeit des rechten Facettenpaares. Bei der Rotation nach links dagegen kommt es zu keiner Translation des linken Facettenpaares, wodurch kein Bewegungsausschlag am Processus spinosus fühlbar wird.

Beispiel 3:

Stellungsdiagnose Wirbelkörper (Abb. 169):

- Th 3 steht in Extension,
- Seitneigung nach rechts,
- Rotation nach rechts.

Stellungsdiagnose Facetten:

- Konvergenzstellung rechts.

Stellung der Processus spinosi:

- Der Abstand ist weiter als normal,
- Processus spinosus Th 3 steht etwas nach links aus der Ebene.

Bei der segmentalen translatorischen Untersuchung zeigt sich jeweils folgender Bewegungsausschlag am Processus spinosus:

1. Test: Flexion = nicht möglich,
Extension = klein (Bewegung auf linker Seite).

2. Test: Seitneigung nach rechts = kleiner Bewegungsausschlag, Separation links
Seitneigung nach links = kein Bewegungsausschlag.

3. Test: Rotation nach rechts = kein Bewegungsausschlag.
Rotation nach links = geringer Bewegungsausschlag (Separation des linken Facettenpaares).

Funktionsdiagnose:

Th 3 öffnet nicht rechts (doesn't open right).

7.1.3.2.2 Sphäroidische Tests (Syn.: Dreidimensionale Tests)

Wie bei den Extremitätengelenken werden auch bei der Untersuchung des Einzelwirbelverhaltens aufgrund der geometrischen Gelenkformen und umgebender Strukturen dreidimensionale Funktionsabläufe getestet (Bewegungen außerhalb einer Achse). Im Gegensatz zu den translatorischen (um eine Achse) Tests geben sie:

1. auch dann noch eine klare Auskunft, wenn nur Teile der Bewegungsfreiheit eingeschränkt sind, und
2. es ist mit ihnen darüber hinaus möglich, Gelenke in einer akuten Phase (aktuelle Ruhestellung) zu untersuchen.

Die passiven sphäroidischen (dreidimensionalen) Tests

Der Untersucher stabilisiert den unteren Wirbel in seiner Neutralstellung und palpiert gleichzeitig den Bewegungsausschlag des darüberliegenden in seiner zu untersuchenden Funktion. Mit der anderen Hand, möglichst nahe am zu testenden Gelenk, wird der dazugehörige Wirbelsäulenabschnitt des Patienten in die gewünschte Kombinationsbewegung geführt.

Beispiel 1:

Bei der Abschnittsuntersuchung (Brustwirbelsäule) zeigt sich Th 9 in die Extension auffällig. In den anschließenden spezifischen segmentalen sphäroidischen Tests läßt sich folgendes Funktionsbild verifizieren:

1. Test: Flexion = unauffällig, normal,
Extension = eingeschränkt und schmerzhaft (Abb. 170).

2. Test: Seitneigung in Flexion (Rotation)
nach links = unauffällig, normal,
nach rechts = unauffällig, normal? (Abb. 171)

3. Test: Seitneigung in Extension (Rotation)
nach links = unauffällig, normal,
nach rechts = stark eingeschränkt und sehr schmerzhaft (Abb. 172).

Dieser Befund läßt sich während der Tests ins Koordinatensystem exakt eintragen:

Flexion
Extension

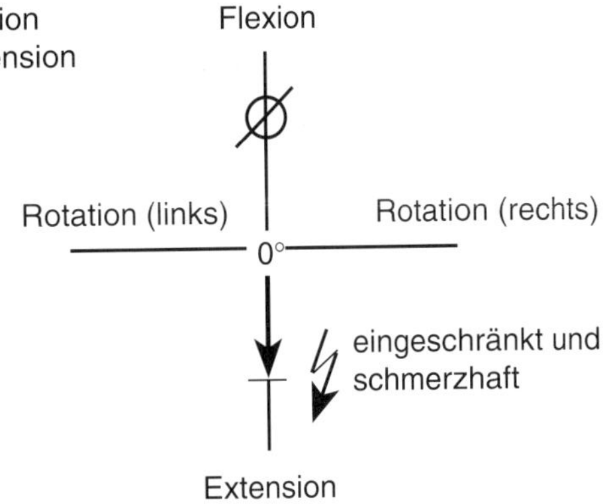

Abb. 170 Passive sphäroidische Tests: 1. Test

Seitneigung in Flexion (Rotation)

nach rechts = unauffällig, normal
nach links = unauffällig, normal

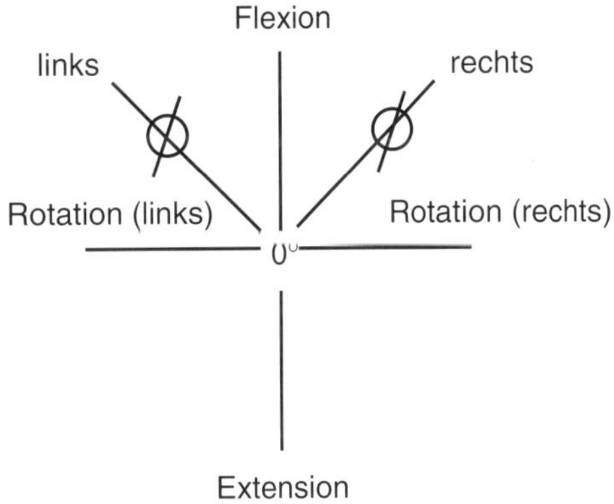

Abb. 171 Passive sphäroidische Tests: 2. Test

Abhängig vom Wirbelsäulenabschnitt und der vorliegenden Pathologie läßt sich die Kombinationsbewegung Seitneigung und Rotation tendenziell mehr in die eine oder andere Bewegungsrichtung testen. Somit sähe die vollständige Dokumentation im Untersuchungskreuz (Abb. 173) wie folgt aus:

Stellungsdiagnose (Wirbelkörper):

- Th 9 steht in Flexion,
- Seitneigung nach links,
- Rotation nach links.

Seitneigung in Extension (Rotation)

nach rechts = stark eingeschränkt,
sehr schmerzhaft
nach links = unauffällig, normal

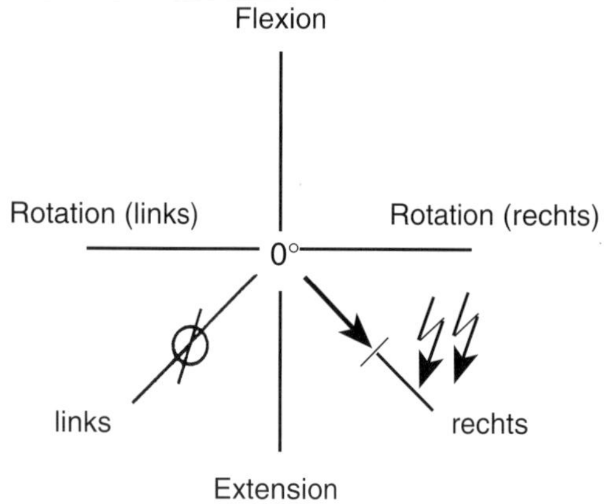

Abb. 172 Passive sphäroidische Tests: 3. Test

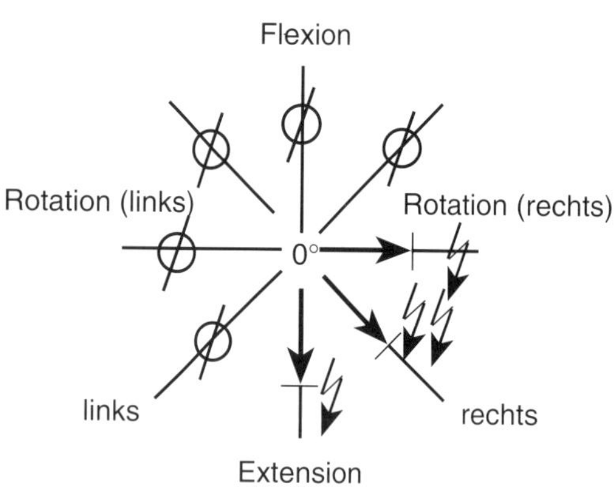

Stellungsdiagnose (Wirbelkörper)
- Th9 steht in Flexion
- Seitneigung nach links
- Rotation nach links

Stellungsdiagnose: (Fazetten):
- Th9 steht in Divergenz rechts

Funktionsdiagnose:
- Th9 schließt nicht rechts

Abb. 173 Passive sphäroidische Tests: Beispiel 1

Stellungsdiagnose (Facetten):

– Th 9 steht in Divergenz rechts.

Funktionsdiagnose:

– Th 9 schließt nicht rechts (doesn't shut right).

Die Besonderheit der dreidimensionalen Tests liegt in der Möglichkeit, die Translation der ganzen Bewegungsbahn eines Facettenpaares zu überprüfen.

Bei der Flexion mit gleichzeitiger Seitneigung und Begleitrotation zu einer Seite transferiert hauptsächlich das kontralaterale Facettenpaar in die Öffnung, wobei das gleichseitige ohne nennenswerten Bewegungsausschlag stehen bleibt und so das momentane Drehzentrum bildet. Entsprechend läßt sich das isolierte Schließen eines Facettenpaares mit der Bewegung in die Extension simulieren. Seitneigung und Rotation zur gleichen Seite. Soll die ganze Bahn des Facettenpaares in die Extensionsfähigkeit links überprüft werden, beginnt der Test in der Ausgangsstellung: Flexion, Seitneigung und Rotation rechts, wonach das Segment in die Extension, Seitneigung und Rotation nach links bis in die Endstellung geführt wird.

Beispiel 2:

Auffällig in der Abschnittsuntersuchung ist Th 7 in die Flexion. Der dreidimensionale passive segmentspezifische Test zeigt folgendes Bild:

1. Test: Flexion = klein (eingeschränkt),
Extension = normal.

2. Test: Seitneigung und Rotation in Flexion
nach links = unauffällig,
nach rechts = stark eingeschränkt.

3. Test: Seitneigung und Rotation in Extension
nach links = unauffällig,
nach rechts = unauffällig.

Diese Befunde werden im Untersuchungskreuz dokumentiert (Abb. 174):

Stellungsdiagnose (Wirbelkörper):

– Th 7 steht in Extension,

– Seitneigung nach links,

– Rotation nach links.

Stellungsdiagnose:

– Th 7 steht in Konvergenz links.

Funktionsdiagnose:

– Th 7 öffnet nicht links (doesn't open left).

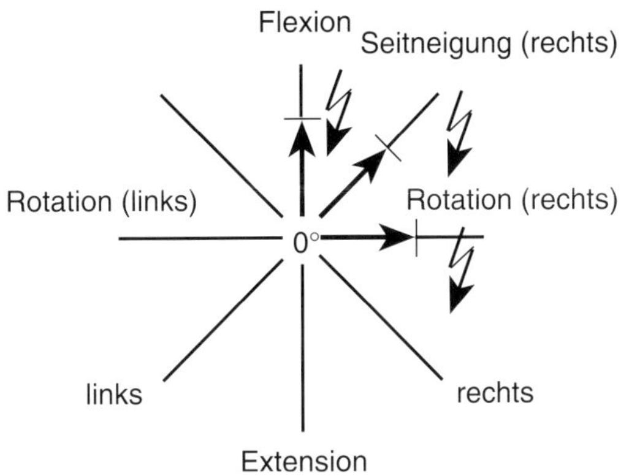

Auffällig in der Abschnittsuntersuchung ist Th7 in die Flexion Der dreidimensionale passive segmentspezifische Test zeigt folgendes Bild:

1. Test:
Flexion = klein (eingeschränkt)
Extension = normal

2. Test:
Seitneigung und Rotation in Flexion
nach links = unauffällig
nach rechts = stark eingeschränkt

3. Test:
Seitneigung und Rotation in Extension
nach links = unauffällig
nach rechts = unauffällig

Abb. 174 Passive sphäroidische Tests: Beispiel 2

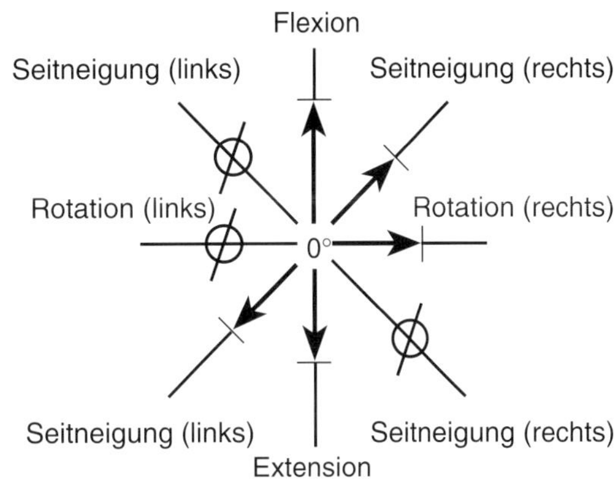

Auffällig beim Flexions- und Extensionstest zeigte sich Th8. Der segmentale dreidimensionale spezifische Befund zeigt folgende Bewegungen:

1. Test:
Flexion = eingeschränkt (klein)
Extension = eingeschränkt (klein)

2. Test:
Seitneigung und Rotation in Flexion
nach links = etwas behindert?
nach rechts = stark eingeschränkt

3. Test:
Seitneigung und Rotation in Extension
nach links = stark eingeschränkt
nach rechts = etwas behindert?

Abb. 175 Passive sphäroidische Tests: Beispiel 3

Beispiel 3:

Auffällig beim Flexions- und Extensionstest zeigte sich Th 8. Der segmentale dreidimensionale spezifische Befund zeigt folgende Bewegungen:

1. Test: Flexion = eingeschränkt (klein),
Extension = eingeschränkt (klein).

2. Test: Seitneigung und Rotation in Flexion
nach links = etwas behindert?
nach rechts = stark eingeschränkt.

3. Test: Seitneigung und Rotation in Extension
nach links = stark eingeschränkt,
nach rechts = etwas behindert?

Die Dokumentation im Untersuchungskreuz sieht wie folgt aus (Abb. 175):

Stellungsdiagnose (Wirbelkörper):

Th 8 steht in Neutralstellung.

Stellungsdiagnose:

Th 8 steht in mittlerer Stellung links blockiert.

Funktionsdiagnose:
Th 8 öffnet und schließt nicht links (doesn't open, doesn't shut left).

In diesem Falle klemmt das linke Facettenpaar in einer mittleren (neutralen) Stellung und kann weder öffnen noch schließen. Ebensogut könnte der Wirbel aber auch in Flexion oder Extension stehen, wobei wieder die Abstandspalpation am Dorn und die veränderten Bewegungsausschläge der gesunden Seite eine klare Diagnose zulassen.

Die aktiven sphäroidischen (dreidimensionalen) Tests

Hierbei beobachtet der Behandler – indem er die aktive Bewegung des Patienten passiv kontrolliert – Bewegungsausmaß, -freiheit und abweichende Veränderungen innerhalb der zu testenden Bewegungsbahn.

Beispiel 1 (Abb. 176a–d):

- Öffnungsblockierung links (Divergenzblockierung),
- schließt nicht links.

Flexion (Abb. 176a):

Der Patient flektiert in der a.-p.-Ebene eingeleitet von der Augenbewegung, von kranial nach kaudal, indem darauf zu achten ist, daß ein Wirbel nach dem andern in die Divergenz gleitet. Um Ausweichbewegungen zu vermeiden, wird der Patient aufgefordert, mit lose gestreckten Armen, die gefalteten Hände über die Knie zu den Füßen zu bringen.

- Die Öffnungsblockierung behindert nicht die Flexion.

Extension (Abb. 176b):

Wiederum eingeleitet von den Augen über die Kopfextension bewegt der Patient seine Wirbelsäule in die Rückstreckung. Der Behandler stabilisiert dabei von hinten, mit beiden Händen links und rechts das Becken fassend, während der Patient mit zusammengehaltenen Händen (die Arme zwischen denen des Behandlers) in Richtung Kniekehlen zieht. Mit dieser Technik werden Unsicherheiten im Bewegungsablauf vermieden.

- Das Unvermögen des Facettenpaares zu schließen behindert die fortgesetzte Extension auf der linken Seite, so daß die Wirbelsäule im betroffenen Segment nach rechts ausweicht (Deviation nach rechts), in dieser Stellung bleibt und so weiter extendieren kann. Die Deviation simultiert in Korrelation zur Fehlstellung des Wirbels.
- Besteht dagegen die Fehlstellung des Wirbels schon über längere Zeit und ist keine akute Situation gegenwärtig, kompensierte das darunter- bzw. auch das darüberliegende Segment den dysharmonischen Bewegungsablauf mit vermehrter (hypermobiler) Funktion, so daß in die Extension, beim Überlaufen der Öffnungsblockierung, eine kurze Deviation zwar mehr oder weniger erfolgt, diese sich aber im nächsten Moment wieder ausrichtet.
  Durch die Deviation nach rechts in Extension läßt sich bestimmen, daß das betroffene Facettenpaar links nicht schließen kann.

Daraus ergibt sich eine Bewegungseinschränkung für Extension, Seitneigung und Rotation nach links.

Ebenfalls eingeschränkt in diesem Segment ist damit eine reine aktive Seitneigung und Rotation nach links. Freie Bewegungsausschläge ergeben sich in die Flexion Seitneigung und Rotation nach rechts und ebenfalls – da hierbei das linke Facet-

Abb. 176a–d Die aktiven dreidimensionalen Tests am Beispiel einer Öffnungsblockierung links. Stellungsdiagnose des Wirbel (2): Flexion, Seitneigung und Rotation nach rechts. ▶
a Flexion (in einer Ebene): Da es sich um eine Divergenzblockierung handelt, wird die aktive Flexion nicht behindert. Die Gelenkfacettenpaare öffnen physiologisch links und rechts.
b Extension (in einer Ebene): Das Facettenpaar des Wirbel 2 links ist nicht in der Lage zu schließen. Daher weicht die Wirbelsäule, bei ankommender Bewegung am blockierten Facettenpaar, zur entgegengesetzten Seite aus (Deviation nach rechts um eine im blockierten Gelenk liegende Achse).
c Extension (dreidimensional) mit Seitneigung und Rotation nach rechts: Hierbei werden die Facettenpaare der linken Seite geöffnet und die der rechten Seite geschlossen. Dieser Bewegungsablauf korreliert mit der Fehlstellung des Wirbels 2 und ist entsprechend ohne Einschränkung möglich.
d Flexion (dreidimensional) mit Seitneigung und Rotation nach links: Dieser Bewegungsablauf zwingt die Facettenpaare links in eine endgradige Schließung und die der rechten Seite in eine Öffnung. Es ist genau die Funktion, die der Organismus vermeidet, denn sie löst eine Nozireaktion aus. Somit ist eine Schließung links nicht möglich.
(Nach *Forte, M.:* Das Nacken- und Schulter-Arm-Syndrom bei C_2/C_3-Blockierung. Manuelle Medizin 20 [1982] 16–20.)

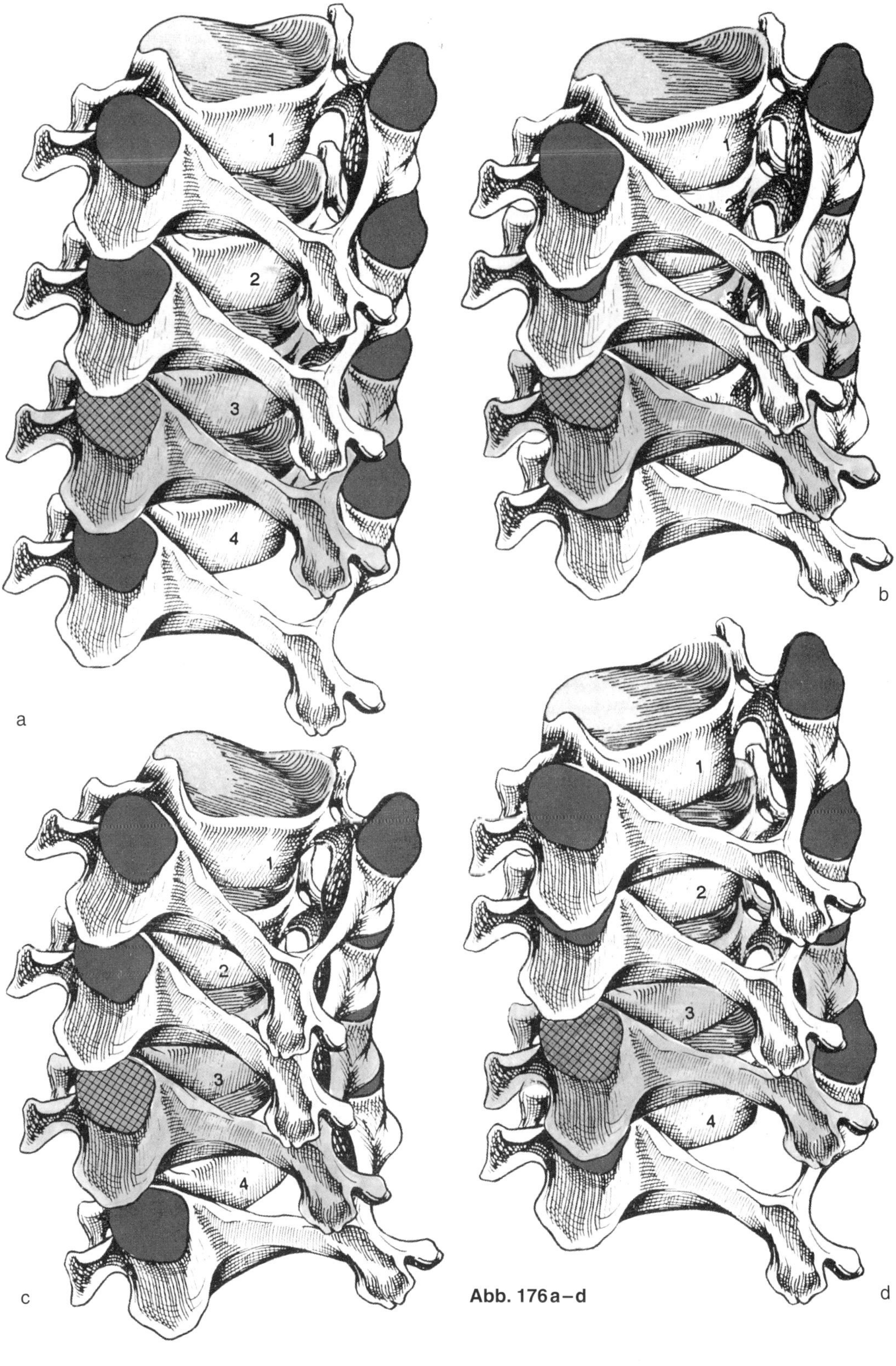

Abb. 176a–d

tenpaar in die Divergenz gleitet (gezwungen wird) – die Extension mit Seitneigung und Rotation nach rechts (s. S. 67).

Zur Kontrolle und Diagnosesicherung werden die dreidimensionalen (sphäroiden) Funktionen überprüft, wobei unbedingt zu beachten ist, daß kein Wirbelgruppenverhalten ausgelöst wird. Sonst besteht die Gefahr, das Ergebnis durch die entgegengesetzten komplementären Rotationsrichtungen zu verfälschen (s. S. 67).

Extension mit Seitneigung und Rotation nach rechts (Abb. 176c):

Der Behandler stabilisiert das Becken links und rechts haltend, und fordert den Patienten auf, in Rückstreckung mit der rechten Hand zur linken Kniekehle zu ziehen. Ein Wirbelgruppenverhalten kann vermieden werden, indem die Exkursion möglichst isoliert segmentspezifisch eingeleitet wird, ohne daß es zu einer zeitlich früheren Mitbewegung der Nachbarwirbel kommt.

Flexion mit Seitneigung und Rotation nach links (Abb. 176d):

Der Patient wird aufgefordert, in die Vorbeugung zu gehen und gleichzeitig die rechte Hand über das linke Knie zu ziehen.

Beispiel 2 (Abb. 177a–d):

- Schließungsblockierung links (Konvergenzblockierung),
- öffnet nicht links.

Flexion (Abb. 177a):

Die aktive Flexion des Patienten in der anterior-posterioren Ebene bleibt harmonisch, bis die Bewegung die Einschränkung (öffnet links nicht) erreicht. Im gleichen Moment weicht der Patient nach links aus. Abhängig von einer erfolgten Kompensation verbleibt die sich über der Bewegungseinschränkung aufbauende Wirbelsäule entweder bei fortschreitender Flexion in der Deviation nach links, oder sie richtet sich in den nachfolgenden Segmenten wieder auf, und zwar bedingt durch Hypermobilität und Anpassung der aktiven (muskulären) Bewegungsmuster.

Da die Extension frei beweglich ist (Abb. 177b), ergibt sich folgende Bewegungseinschränkung:

- Der Wirbel kann nicht flektieren, Seitneigen und Rotieren nach rechts.
- Zusätzlich behindert (oder schmerzhaft), zeigt sich die Extension mit Seitneigung und Rotation nach rechts (Abb. 177c).
- Frei im Bewegungsablauf sind demnach Flexion, Seitneigung mit Rotation nach links und die Extension, Seitneigung mit Rotation nach links (Abb. 177d).

Abb. 177a–d Die aktiven dreidimensionalen Tests am Beispiel einer Schließungsblockierung links. Stellungsdiagnose des Wirbels 2: Extension, Seitneigung und Rotation nach links. ▶
a Flexion: Das Unvermögen des linken Facettenpaares zu öffnen, behindert die fortlaufende harmonische Flexion. Indem die Beugung das blockierte Facettenpaar erreicht, weicht die Wirbelsäule nach links aus, um eine Bewegungsachse im blockierten Facettenpaar (Deviation nach links).
b Extension: Da das Facettenpaar in Konvergenzstellung steht, wird es die Schließung nicht behindern. Somit ist eine physiologische Extension möglich.
c Dagegen ist das blockierte Gelenk nicht in der Lage zu öffnen, wenn die dreidimensionale Bewegung in die Extension mit Seitneigung und Rotation nach rechts die linken Facettenpaare öffnet und die rechten schließt. Mit dieser Funktionseinleitung wird die Schmerzreaktion aktiviert.
d Flexion mit Seitneigung und Rotation nach links (dreidimensional). Hierbei werden die Facettgelenke links in eine Schließung und rechts in die Öffnung gezwungen. Diese Funktion wird von dem in Schließung blockierten Gelenk zugelassen.
(Nach: *Forte, M.:* Das Nacken- und Schulter-Arm-Syndrom bei C_2/C_3-Blockierung. Manuelle Medizin 20 [1982] 16 –20.)

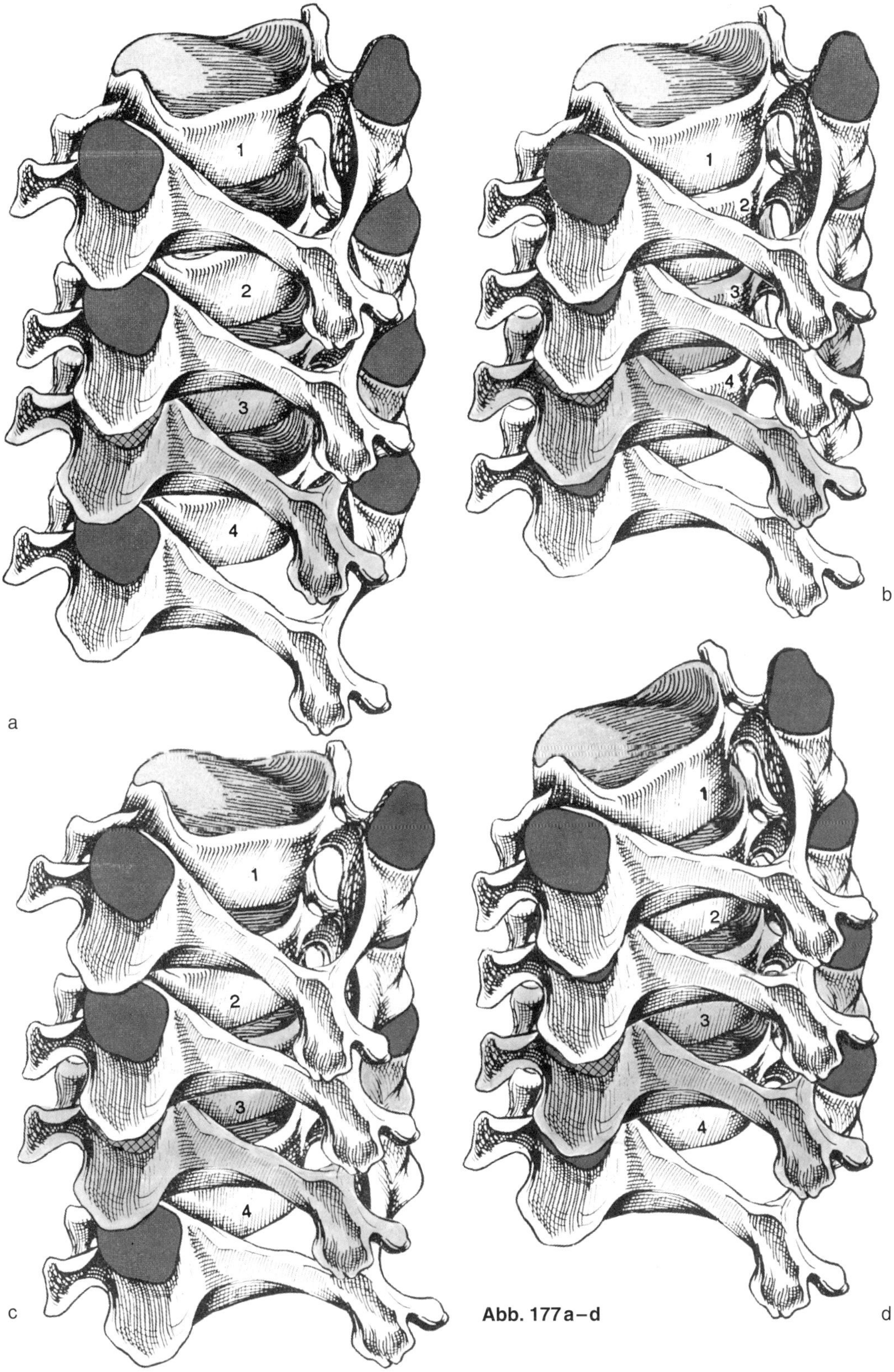

Abb. 177 a–d

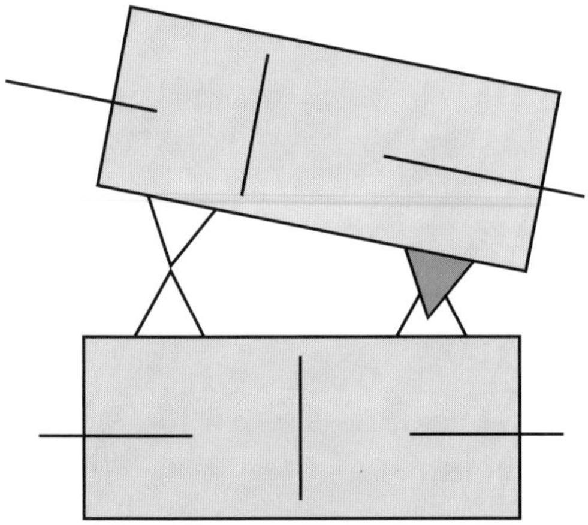

Abb. 178 Konvergenzblockierung rechts.
Das rechte Facettenpaar öffnet nicht.
Bei der Flexion aus der Neutralstellung:
1. bewegt sich der linke Querfortsatz weg. (Es entsteht ein „Loch"),
2. bleibt der rechte Querfortsatz stehen (fühlt sich prominenter an).
Bei der Extension zurück zur Neutralstellung:
1. bewegt sich der linke Querfortsatz zurück, wird prominenter,
2. bleibt der rechte Querfortsatz stehen.
Die Bewegung des Wirbels transferierte in die Flexion, Seitneigung nach rechts mit Rotation nach rechts.
Eingeschränkt ist demnach die Funktion für Flexion mit Seitneigung und Rotation nach links.

7.1.3.2.3 Segmentale Funktionspalpation

Von allen Untersuchungsarten zur direkten Überprüfbarkeit der Funktionen in den einzelnen Facettenpaaren eines Segmentes gehört die segmentale Funktionspalpation zu den leichtesten, schnellsten und sichersten Möglichkeiten. Sie setzt allerdings ein längeres Training der Palpationsfähigkeit für Stellung und Bewegung im Raum voraus. Grundlage ist die Kenntnis von der zu erwartenden Bewegung in Qualität und Quantität.

Mit dieser Methode wird das symmetrische Bewegungsverhalten der beiden Querfortsätze eines Wirbels in die Flexion und Extension palpiert, wobei der Patient sich aktiv in die gewünschte Richtung bewegt. Ist das Öffnen oder Schließen eines Gelenkfacettenpaares behindert, können die apophysealen Gelenke in ihrer Exkursion nach ventral und kranial bzw. dorsal und kaudal nicht synchron gleiten.

Beispiel 1 (Abb. 178):

- Das rechte Facettenpaar öffnet nicht (Konvergenzblockierung rechts).

Werden die Palpationsfinger links und rechts auf die Querfortsätze aufgelegt, fühlen wir aus der Neutralstellung in die Flexion, wie der linke Processus transversus in der „Tiefe verschwindet", nach ventral und kranial gleitet, während gleichzeitig der rechte deutlich palpabel (stehen) bleibt. Im gleichen Verhältnis wie der linke Querfortsatz „weniger" wird, meint man, den rechten prominenter zu spüren.

- Das linke Facettenpaar gleitet in die Öffnung, während das rechte für diese Bewegung behindert wird.

Bei der aktiven Funktion, aus der Flexion zurück in die Neutralstellung, fühlen wir, mit zunehmender Rückbewegung, beide Querfortsätze sich wieder symmetrisch annähern.

- Das linke Facettenpaar transferiert nach dorsal und kaudal (in Richtung Neutralstellung) und gleicht sich der Stellung des rechten fortschreitend an.

Hieraus wird ersichtlich, daß die Flexion nur möglich ist bei gleichzeitiger Seitneigung und Rotation nach rechts. Die Einschränkung verhindert daher eine Flexion, Seitneigung mit Rotation nach links.

Beispiel 2 (Abb. 179):

- Das linke Facettenpaar schließt nicht (Divergenzblockierung links).

Mit der Palpation der Querfortsätze in der Neutralstellung des Wirbelsäulenabschnittes empfindet der Untersucher bereits, daß der linke Processus transversus des betroffenen Wirbels sich nicht so deutlich darstellt (loch-ähnlich) wie der rechte.

Bei der Bewegung in die Flexion spürt man die Ortsveränderung des rechten Querfortsatzes nach kranial-anterior und mit zunehmendem Bewegungsausschlag die symmetrische Angleichung der beiden Processus transversi.

Aus der Flexion zurück in die Neutralstellung, empfinden wir immer deutlicher den uns entgegenkommenden rechten Processus transversus und das simultierende „Wenigerwerden" des linken (die sich verstärkende Asymmetrie).

- Da das linke Facettenpaar nicht in der Lage ist zu schließen, **steht** der Wirbel in einer Flexions-

stellung mit Seitneigung und Rotation nach rechts.
In die Flexion öffnet sich das rechte nicht betroffene Paar, wodurch mit zunehmender Vorbeuge sich beide Querfortsätze symmetrisch angleichen können.

- Das Unvermögen, sich zu schließen, bremst in die Extension das Gleiten des linken Facettenpaares. Es bleibt in der Fehlstellung stehen, während das rechte Paar schließen kann, wodurch sich das Prominenterwerden des rechten Querfortsatzes erklärt.

Hieraus ergibt sich eine Bewegungseinschränkung in die Extension mit Seitneigung und Rotation nach links.

Beispiel 3:

- Die beidseitige Blockierung: Das Facettenpaar links schließt nicht und das rechte öffnet nicht. (Divergenzblockierung links mit Konvergenzblockierung rechts).

Weder in die Flexion noch in die Extension ändert sich die Asymmetrie in der Palpation der Querfortsätze zueinander.

Auch ergibt die Palpation zwischen den Dornfortsätzen keinen fühlbaren Bewegungsausschlag und deutlich zeigt sich die Funktionseinschränkung des betroffenen Segmentes in der sagittalen Ebene, beim Beobachten der Bewegungsfreiheit. (Eine Hilfe für den Ungeübten zur sicheren Beschreibung der statischen Fehlstellung dieses Segmentes ergibt sich aus den Bewegungsausschlägen beim aktiven sphäroidischen Test.)

Beispiel 4:

- Die morphologische Asymmetrie: Die asymmetrische Entwicklung eines Wirbels und insbesondere seiner Fortsätze ist nichts ungewöhnliches. Obwohl Formvarianten und Asymmetrien, die die apophysealen Gelenke, auch Quer- und Dornfortsätze betreffen, prozentual häufiger im Lendenwirbelsäulenabschnitt nachweisbar sind, verteilen sie sich doch über die ganze Columna vertebralis.

Bei der Palpation eines auffälligen Segments ist es daher möglich, einen deutlich prominenteren Querfortsatz auf einer Seite zu fühlen.

Wie aus den vorhergehenden Beispielen ersichtlich, ändert sich gewöhnlich diese Asymmetrie entweder in die Flexion oder Extension, und das um so mehr, als eine Bewegungsfreiheit des Segmentes erkennbar ist.

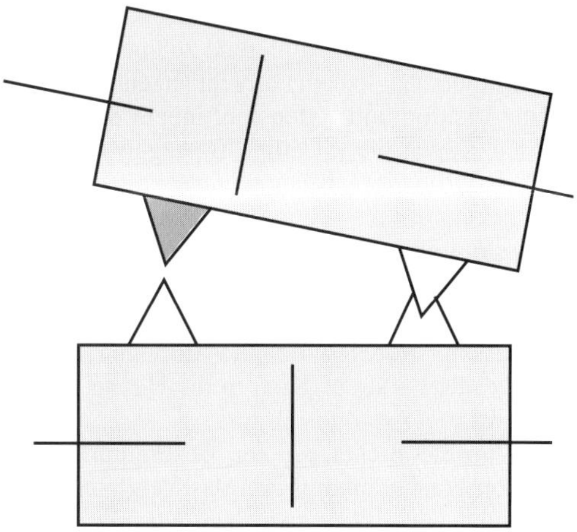

Abb. 179 Divergenzblockierung links.
Das linke Facettenpaar schließt nicht.
Bei der Flexion aus der Neutralstellung:
1. fühlt sich der linke Querfortsatz an, wie in einem „Loch“,
2. bewegt sich der rechte Querfortsatz weg (die Querfortsätze werden symmetrisch).
Bei der Extension zurück zur Neutralstellung:
1. bewegt sich der rechte Querfortsatz zurück (wird prominenter),
2. bleibt der linke Querfortsatz ein „Loch“ stehen.
Die Bewegung des Wirbels transferierte in die physiologische Flexionsstellung. Er konnte links nicht extendieren.
Eingeschränkt ist demnach die Funktion für Extension mit Seitneigung und Rotation nach links.

- Bei einer morphologischen Formvariante dagegen spüren wir die Funktion der Gelenkfacetten, ohne daß sich die Querfortsätze symmetrisch einstellen (auch in diesem Falle empfiehlt sich für den Ungeübten die Kontrolle mittels der aktiven dreidimensionalen Tests).

Ausgangsstellungen

Im allgemeinen reicht zur sicheren Bestimmung von Funktionseinschränkungen in den apophysealen Gelenken der Bewegungsausschlag von der Neutralstellung (des dazugehörenden WS-Wirbelsäulenabschnittes) in die endgradige Flexion und zurück in die Ausgangsstellung. Abhängig von der Stellung des blockierten Facettenpaares (mittel- bis endgradig) und dem verbleibenden Bewegungsausmaß kann es notwendig sein, auch die Extensionsbewegung vermehrt zu testen. Darüber hinaus bleibt immer die Möglichkeit, die dreidimensionale Funktion palpierend zu überprüfen.

Wir unterscheiden am aufrecht sitzenden Patienten die Flexion und Extension, indem der Patient mit den Augen die jeweilige Bewegung einleitet. Bedingt durch die Anspannung der kräftigen Rükkenmuskulatur läßt sich in den unteren Wirbelsäulenabschnitten nur noch die Flexion testen. Eine Extension überprüfen wir im kaudalen Teil, indem wir den Patienten einen Vierfüßlerstand einnehmen lassen, wobei Knie und Ellbogen auf die Bank gestützt und das Kinn in die Hände genommen wird.

Die größte Sicherheit zur Bestimmung einer Funktionseinschränkung gibt das Vergleichen der Bewegungsausschläge zwischen den drei Stellungen: der Neutralstellung (im Sitz oder der Bauchlage), der endgradigen Flexion und der endgradigen Extension.

7.1.3.3 Test des Wirbelgruppenverhaltens

Das aktive und passive Untersuchen des physiologischen Wirbelgruppenverhaltens differenziert ein pathologisches Einzelwirbelverhalten ebenso wie eine fixierte von einer nicht mehr aktiv ausgleichbaren Skoliose und gibt Hinweise über Zusammenhänge von Fehlhaltungen und -stellungen.

Während beim aktiven Testen der Patient selber die Bewegungen nach dem dominanten und nichtdominanten Wirbelgruppenverhalten ausführt, empfiehlt es sich beim passiven Kontrollieren, den Patienten nicht endgradig einzustellen, sondern mit der freien Hand flächig von lateral die Seitneigung (mit entsprechender Rotation) zu verstärken. Hierbei ist die Bewegungsfreiheit und das harmonische Nachgeben des Wirbelsäulenabschnittes in die verstärkte Kurvatur visuell und über die Bewegungsempfindung deutlicher zu beobachten.

7.2 Kopfgelenke

7.2.1 Ausschluß nicht gelenkbedingter Ursachen von Beschwerden

Das Sinnesorgan Kopfgelenke mit seinen Verbindungen zu den Vestibulariskerngebieten und dem sympathischen N. vertebralis bewirkt bei Funktionsstörungen eine überaus vielschichtige Beeinträchtigung.

Neben Veränderungen des aufrechten Ganges und Standes über die Nacken-, Stell- und Haltereflexe zeigen sich Auswirkungen, die durch die Störungen des Afferenzenmusters des Hirnstammes entstehen; u. a. Dysregulation der Vasomotorik und Thermoregulation sowie Beeinträchtigung der visuellen und akustischen Perzeption.

Kopfschmerzen, insbesondere halbseitig aufsteigend, auch frontaler und/oder temporaler Manifestation, mit oder ohne Augenbeteiligung, Ohrgeräusche (Tinnitus) hoch- und niederfrequent, eine bestimmte Form von Hörsturz und Schallempfindungsschwerhörigkeit, Fremdkörpergefühl im Auge, Schleier- oder Unscharfsehen („müde“ Augen, deren Leistung durch Konzentration beeinflußbar ist), trigeminusschmerzartige Gesichtsschmerzirritationen, Ober- bzw. Unterkieferschmerzen, Globusgefühl beim Schlucken, Schwindel (Dreh- und Schwankschwindel), oft in Verbindung bei Lageänderung des Halses oder Kopfes, der generalisierte Kopfschmerz (vaskuläre Komponente), auch subokzipital, mit oder ohne Übelkeit, weist zusätzlich auf einen funktionell veränderten zervikothorakalen Übergang hin. Möglich sind ferner vegetative Dysregulationen, wie Schlafstörungen, Kältegefühl in Händen und Füßen, destabilisierter Kreislauf, Veränderung des Miktionsverhaltens, und psychische Beeinflussung zur depressiven Verstimmung hin mit Antriebsminderung und Konzentrationsschwäche.

Alle diese Begleiterscheinungen können durch äußere oder innere Faktoren ausgelöst oder verschlechtert werden.

Da ein Großteil der hier genannten Symptome auch andere Pathologien begleitet, sei auf die Notwendigkeit einer interdisziplinären Abklärung hingewiesen. Insbesondere die manchmal schwer diagnostizierbaren Hirntumoren und die Arteria-vertebralis-basilaris-Insuffizienz, bei denen sich eine sekundäre Begleitblockierung im Kopfgelenkbereich zeigt, fällt in den Bereich der Kontraindikationen für Handgrifftechniken, wogegen die Muscle-energy-technic relativ gefahrlos ist und sogar zur endgültigen Diagnose verhelfen kann.

Durchgängigkeitstests für den Gefäßbereich der A. vertebralis und basilaris

Die Arterie vertebralis verläuft nach ihrem Eintritt ins Foramen transversarium C 6 (seltener C 5), nach kranial durch die Querfortsätze der darüberliegenden Wirbel bis zu ihrem Austritt aus der Axis, biegt nach lateral (dorsal) ab, tritt durch das Foramen transversarium atlantis und verläuft jetzt nach medial (dorsal) ins Foramen occipitale magnum, wobei sie durch die Membrana atlantooccipitale und

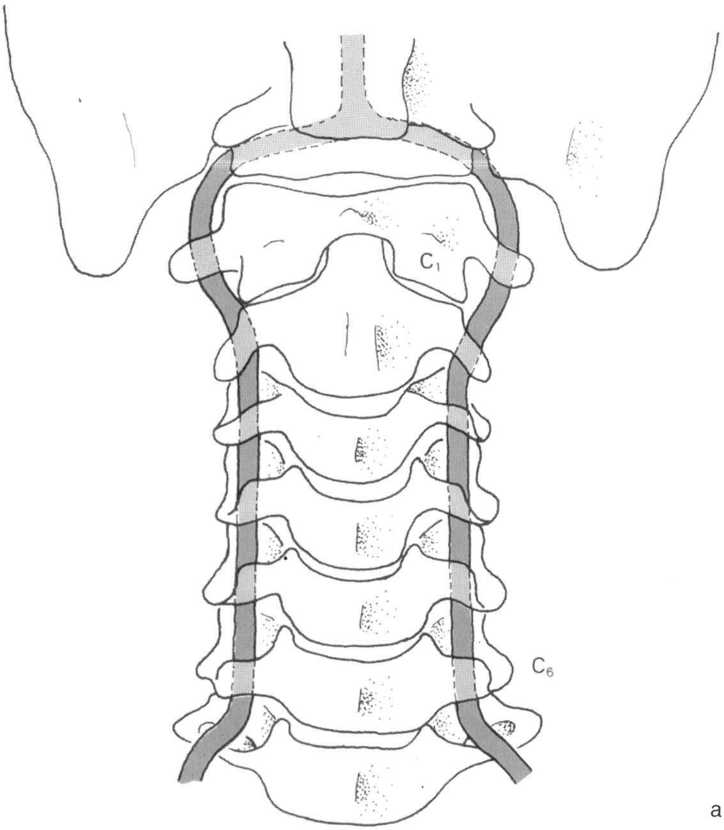

a

Abb. 180a–d Der Verlauf und die Lageveränderung der Arteria vertebralis auf der linken Seite.
a Die Arterie tritt in das Foramen transversarium C6 ein und aus dem Foramen transversarium des Atlas aus, um sich dann im Foramen magnum mit der Arteria basilaris zu vereinen.

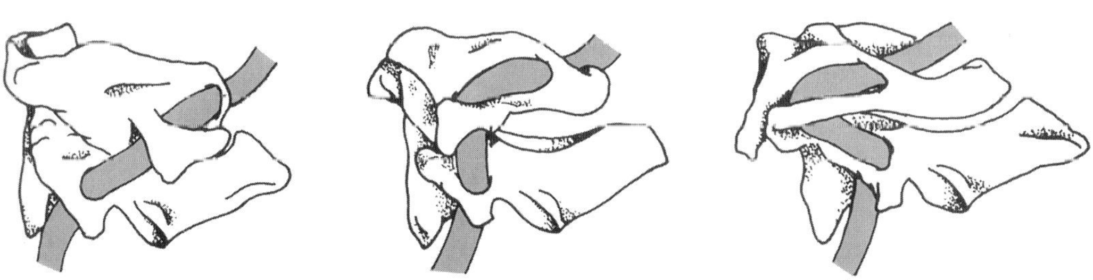

b c d

b Bei einer Rotation nach links, des 1. Halswirbels, wird der Verlauf harmonisch begradigt.
c In der Normal-(Neutral-)stellung der oberen beiden Halswirbel weist der Verlauf drei Krümmungen auf:
1. Vom Foramen transversarium C2 nach lateral in das Foramen transversarium C1,
2. weiter nach dorsal (medial) durch die Membrana atlantooccipitale,
3. von hier nach kranial (medial) in die A. basilaris.
d Mit der Rotation nach rechts werden die Krümmungen des Verlaufes auf der linken Seite, insbesondere im Bereich des Foramen transversarium C1, erheblich verstärkt.
(Aus: *Dvořák, J., V. Dvořák:* Manuelle Medizin: Diagnostik. Thieme, Stuttgart–New York 1991.)

die Dura mater hindurchtritt und in die A. basilaris einmündet. Insbesondere knöcherne Pathomorphologien, Fehlfunktionen der Halswirbel und Verkürzungen bzw. Verspannungen der (muskulären) Nackenrosette können die Hämodynamik gefährden. Eine endgradige Rotation im atlantoaxialen Gelenk drosselt den Blutstrom der A. vertebralis auf der gegenüberliegenden Seite (Abb. 180a–d).

De Kleijnsche Hängeprobe (Abb. 181)

Der Patient liegt auf dem Rücken bei überhängendem Kopf, so daß die Halswirbelsäule endgradig rekliniert (extendiert), gleichsinnig seitgeneigt und rotiert werden kann.

Diese Stellung muß etwa 30–40 Sekunden gehalten werden, da eine verdächtige Symptomatik erst mit Verzögerung eintritt. Zu beobachten ist, ob ein Nystagmus oder eine Sprachstörung auftreten. Der Patient wird nach Schwindel und Ohrrauschen befragt.

Da vermutlich die Flexion, Seitneigung und Rotation eine stärkere Beeinträchtigung des Vertebralisblutstromes bewirken – da hier der artikuläre Bewegungsausschlag im Gegensatz zur Extension zunimmt – sollte auf diese zusätzliche Variante aus Sicherheitsgründen nicht verzichtet werden.

Bei einer Rotation nach rechts wird die linke A. vertebralis bedrängt. Somit gilt die Testaussage der rechten Arterie auf Durchgängigkeit.

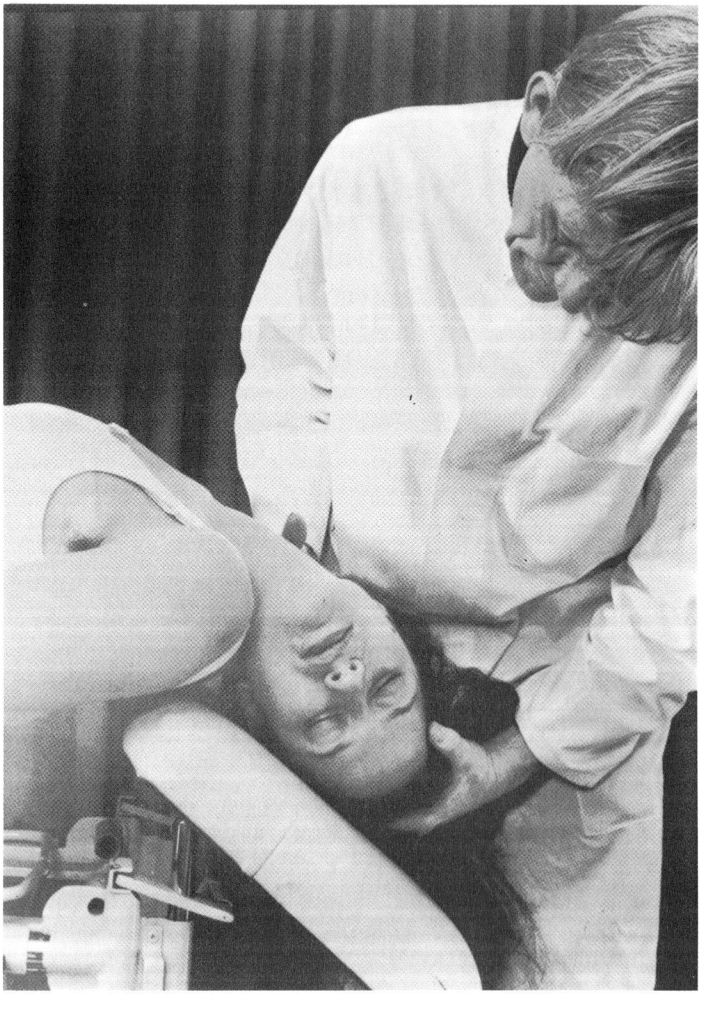

Abb. 181 Die de Kleijnsche Hängeprobe. (*Deutsche Gesellschaft für Manuelle Medizin e. V.:* Memorandum zur Verhütung von Zwischenfällen bei gezielter Handgriff-Therapie an der Halswirbelsäule, 1979).

Hautandsche Probe (Abb. 182a, b)

Der Patient sitzt und hält beide Arme vor sich gestreckt auf gleicher Höhe, bei supinierten Unterarmen und geschlossenen Augen.

Der Behandler bewegt den Kopf in Reklination, Seitneigung und Rotation links, und nach Ablauf einer halben Minute nach rechts. Eine hierdurch ausgelöste Durchblutungsminderung im Basilarisgebiet bewirkt das Absinken (mit Pronation) oder ein seitliches Ausweichen eines Armes.

Wie beim de Kleijnschen-Test sollte auch hier die passive Bewegung in Flexion, Seitneigung, Rotation aus Sicherheit zusätzlich getestet werden.

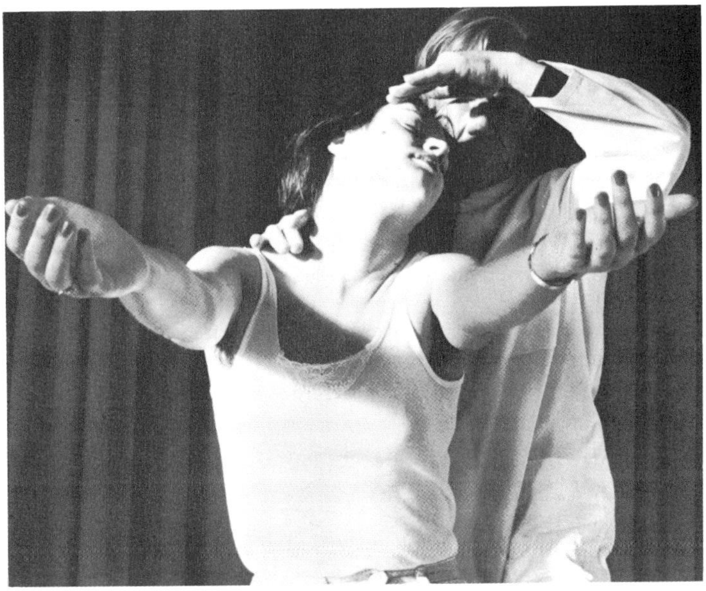

a

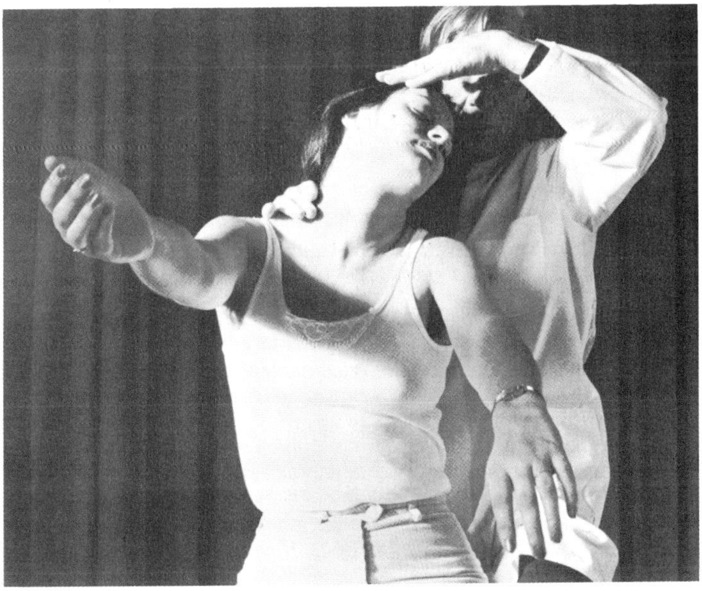

b

Abb. 182a, b **a** Die Hautandsche Probe.
b Die Hautandsche Probe positiv mit Absinken des linken Armes und Bewegung in die Pronation.
(*Deutsche Gesellschaft für Medizin e. V.:* Memorandum zur Verhütung von Zwischenfällen bei gezielter Handgriff-Therapie an der Halswirbelsäule, 1979.)

7.2.2 Blockierungen in den Kopfgelenken

Da die Kopfgelenke in die Nacken-, Stell- und Haltereflexe integriert sind und als Sinnesorgan einen wesentlichen Beitrag für den aufrechten Gang und Stand erfüllen (s. S. 52), führen alle Varianten von Steuerungsproblemen zu Störungen in diesem Bereich. Ob veränderte Okklusion, Stressoren, Organschädigungen, Fehlfunktionen in entfernten Gelenken, Entzündungen u. v. a. m., immer lassen sich simultan oder zeitlich versetzt Funktionsbeeinträchtigungen im zervikookzipitalen Übergang auffinden. Eine ätiologische Beschreibung der Pathogenese, die zu artikulären reversiblen Hypomobilitäten im Kopfgelenkbereich führen, ist somit schwer möglich.

Übersichtstest des Gegenlaufphänomens

Der Übersichtstest, ob die Blockierung im Funktionsbereich von Atlas oder Axis liegt, nutzt das reziproke Rotationsverhalten der beiden oberen Halswirbel.

Der Behandler bewegt den Kopf des Patienten in der frontalen Ebene unter leichtem Zug um eine sagittale Achse (Nasenspitze, harter Gaumen) nach links und rechts. Die Seitneigung begleitet die Axis mit einer gleichseitigen Drehung, und der Atlas mit einer entgegengesetzten Zwangsrotation (s. S. 74 f) (Abb. 183 a). Zeigt sich hierbei ein unterschiedlicher Seitneigungsausschlag, ist weiter zu verifizieren, welcher Wirbel im Drehverhalten gebremst wird.

Der anschließende Rotationstest um die longitudinale Achse der Halswirbelsäule gibt darüber Auskunft (Abb. 183 b). Findet sich eine eingeschränkte Drehung entgegengesetzt zur behinderten Seitneigung, liegt das Problem in der Atlasfunktion. Sind Seitneigung und Rotation gleichseitig eingeschränkt, spricht dies für eine Behinderung der Bewegungsfreiheit von Axis. Da sich aber das Gegenlaufphänomen als Produkt vieler korrelativer Funktionen versteht, bleibt im abschließenden spezifischen Test zu klären, welche Bewegungsfreiheit in welchem Gelenk das Rotationsverhalten bremst.

Der Übersichtstest des Gegenlaufphänomens gibt relativ genaue Auskunft, wenn es sich um Blockierungen handelt, die nur das Funktionsverhalten von Atlas oder Axis betreffen. Bei kombinierten Fehlleistungen ist dieser Test nur für Geübte eine Hilfe.

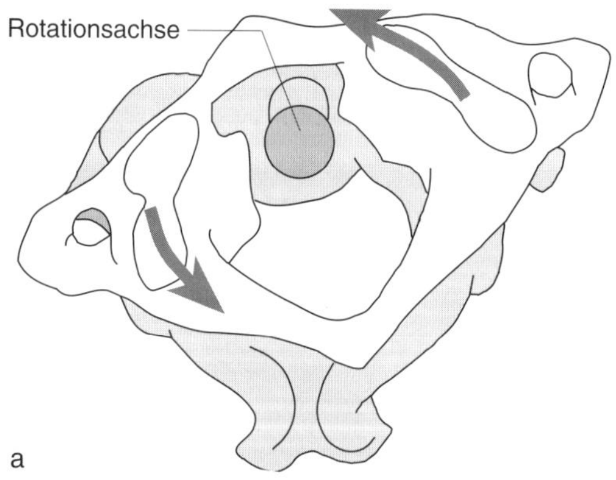

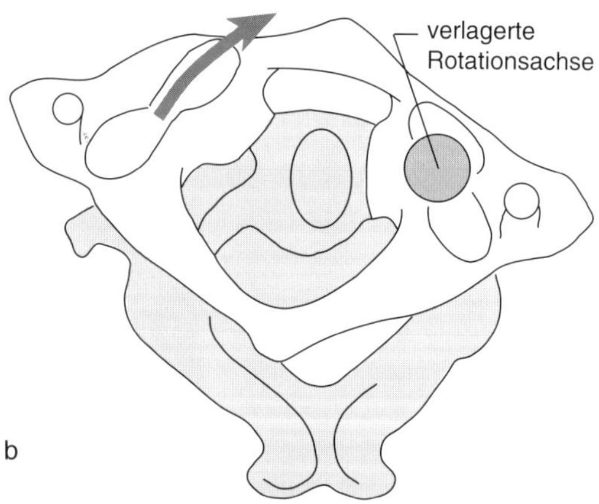

Abb. 183 a, b **a** Bei uneingeschränkter Bewegungsfreiheit ist der Dens axis die Rotationsachse für die Bewegung Atlas gegen Axis.
Die hier dargestellte Rotation des Atlas nach links, entspricht einer Rotation der Axis nach rechts, wie sie z. B. ausgelöst wird, wenn vom Okziput eine Seitneigung nach rechts eingeleitet wird.
b Bei eingeschränkter Bewegungsfreiheit wandert die Bewegungsachse zur blockierten Seite, aufgrund der erhöhten Reibung durch die verstärkte Adhäsions-Kompressionskomponente.
Die hier dargestellte Situation zeigt eine Blockierung Okziput gegen Atlas rechts mit einer Screw-down-Stellung von Atlas gegen Axis. (Rotation nach rechts). Dies entspricht einer Rotationsstellung der Axis nach links. Bei einer Seitneigung, passiv eingeleitet von Okziput, nach links, ist der Atlas nur auf der linken Seite in der Lage gering nach anterior zu transferieren (Rotation nach rechts) wogegen die Axis frei gegen Atlas und C3 nach links rotieren kann.

Reziproktest zur Prüfung des Gegenlaufphänomens

Beispiel 1:

Blockierung innerhalb des physiologischen Bewegungsablaufes einer Rotation nach rechts (s. S. 77):

1. Okziputrotation über 3° nach rechts. Atlas folgte verzögert mit Rotation und Lateralisation nach rechts.
2. Blockierung im Atlantookzipitalgelenk rechts.
3. **Osteokinematisch** steht das Okziput mit Rotation und Seitneigung nach rechts im Raum: **Arthrokinematisch** steht der Atlas gegen das Okziput in Rotation nach links und Lateralisation nach rechts.
4. Atlas steht gegen die Axis in Rotation nach rechts, hierdurch im eingeleiteten Screwdown, mit Lateralisation nach rechts (Abb. 184).

Der Reziproktest wird aus einer für das Okziput neutralen Stellung eingeleitet. Dieser Einstellung im Raum folgt der Atlas. Hiermit korreliert osteokinematisch eine Rotation und Seitneigung nach links von Axis gegen C 3 (Abb. 185).

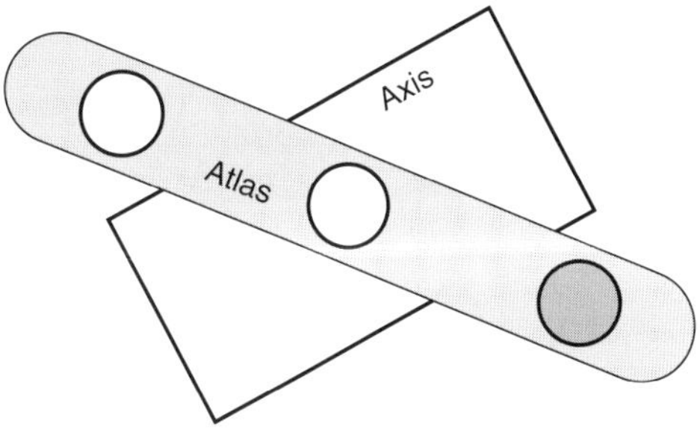

Abb. 184 Blockierung im Atlantookzipitalgelenk rechts.

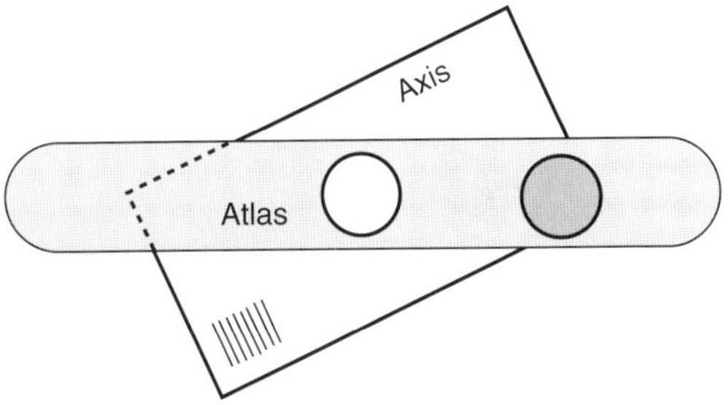

Abb. 185 Blockierung im Atlantookzipitalgelenk rechts. Indem das Okziput in einer Neutralstellung steht, resultiert eine Rotation der Axis nach links.

Passive Seitneigung nach links: eingeschränkt.

Da die Axis bereits in Rotation nach links (gegen C3) steht, ist eine weitere gleiche Rotation behindert. Eine Rotation nach rechts zwischen Okziput und Atlas läßt nur die Pufferfunktion auf der linken Seite zu. Die Funktion zwischen Atlas und Axis ist auf ein Minimum eingeschränkt, behindert durch die „Verwringung" der Bänder zwischen Axis und basioccipitalis.

Passive Seitneigung nach rechts: möglich.

Die Axis kann dem Zug der Ligg. alaria folgen und dreht sich gegen C 3 durch die ganze Bahn, wobei das linke Facettenpaar aus der Schließung in die Neutralstellung und von hier weiter in die Öffnung gleiten kann (simultan das rechte Paar in die Konvergenz). Mit der Rotation von Axis entspannen sich die Bänder und lassen somit auch eine Rotation von Atlas gegen Axis zu.

Passive Rotation nach links: möglich.

Die vom Okziput eingeleitete Rotation „entwringt" (nähert an) die ligamentären Strukturen zwischen Okziput und Axis. Hierdurch wird nahezu das gesamte Bewegungsausmaß durchlaufen und im Raum sichtbar, zumal Axis bereits in Rotation nach links steht.

Passive Rotation nach rechts: eingeschränkt.

Während die Axis der Bewegung durch die ganze Bahn gegen C 3 über den Zug der Ligamente folgen kann, behindern gerade diese Strukturen die Funktionsfreiheit zwischen Atlas und Axis; sie werden durch die zunehmende Straffung der Bänder aufeinandergepreßt.

Beispiel 2:

1. Die Axis steht in Seitneigung und Rotation nach links, blockiert in beiden Apophysealgelenken gegen C 3
   - linkes Facettenpaar in Konvergenz,
   - rechtes Facettenpaar in Divergenz.
2. Der Atlas steht gegen die Axis in Rotation nach rechts mit Lateralisation nach links, im Screwdown.
3. Der Atlas steht gegen das Okziput in Rotation nach rechts und Lateralisation nach links.
4. Das Okziput steht im Raum in Seitneigung und Rotation nach links (Abb. 186).

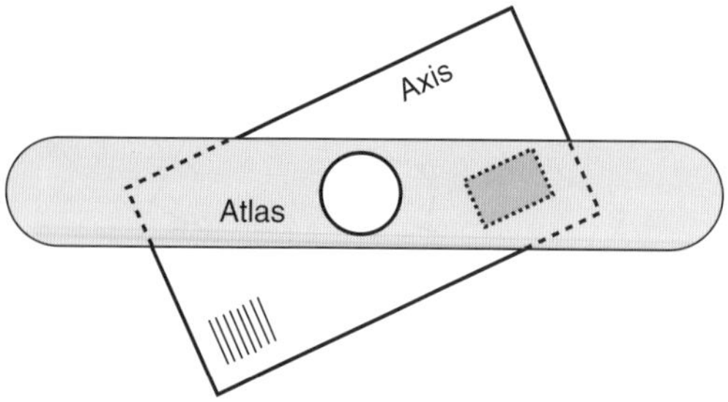

Abb. 186 Blockierung der Axis gegen C 3 in beiden Facettgelenken. Links in Schließungs-, rechts in Öffnungsstellung.

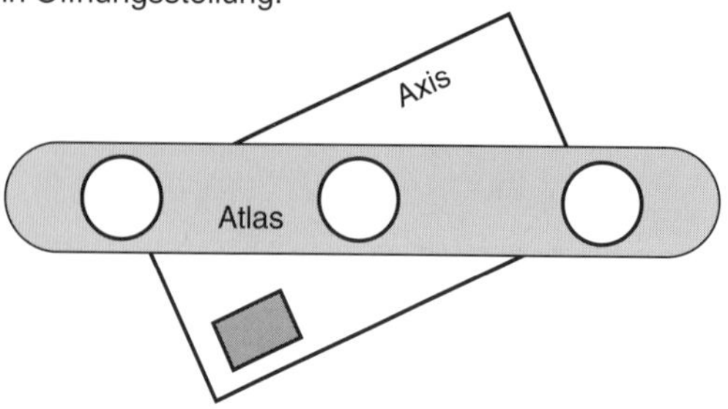

Abb. 187 Blockierung der Axis gegen C 3 links in Konvergenz.

Passive Seitneigung nach links: möglich.

Die Annäherung der ligamentären Strukturen ermöglicht einen größeren Bewegungsspielraum und damit eine Rotation nach rechts von Atlas gegen Axis und Okziput. Darüber hinaus steht die Axis bereits in Rotation nach links, woraus ein größerer Bewegungsausschlag simultiert.

Passive Seitneigung nach rechts: eingeschränkt.

Da die Axis dem einsetzenden Zug der Bänder nicht folgen kann, erhöht sich zwangsläufig die Kompression zwischen Okziput und Axis mit korrelativer Rotationshemmung des Atlas nach rechts.

Passive Rotation nach links: möglich.

Das Okziput nimmt den Atlas in die Rotation um die longitudinale Achse mit: dies wird ermöglicht durch die Annäherung bzw. Entwringung der Bänder. In Verbindung mit der Linksrotationsstellung der Axis wird nahezu das vollständige Bewegungsausmaß erreicht.

Passive Rotation nach rechts: eingeschränkt.

Obwohl sich das Okziput gegen den Atlas bewegen kann, werden auch diese Freiheitsgrade mit dem Ineinanderschrauben von Okziput und Axis, durch das fortschreitende Verwringen der Ligamente, verhindert, da die Axis der Bewegung nicht folgen kann.

Beispiel 3:

1. Die Axis steht in Extension, Seitneigung und Rotation nach links, blockiert im linken Facettenpaar in Schließungsstellung gegen C3.
2. Der Atlas steht gegen die Axis in Rotation nach rechts und Lateralisation nach links.
3. Der Atlas steht gegen das Okziput in Rotation nach rechts und Lateralisation nach links.
4. Das Okziput steht im Raum in Seitneigung und Rotation nach links (Abb. 187).

Passive Seitneigung nach links: eingeschränkt möglich.

Diese Bewegung wird begünstigt durch die Stellung der Linksrotation von Axis und Okziput, so daß im Raum eine geringgradige Seitneigung zu erkennen ist, da der Kopf zuvor in Neutralstellung passiv gebracht wurde. Unter Umständen verringert die eingeleitete Funktion die Bandspannung, so daß eine zusätzliche Rotation zwischen Atlas und Axis frei wird.

Passive Seitneigung nach rechts: stark eingeschränkt.

Bereits die Einnahme der Neutralstellung verwringt die ligamentären Strukturen derartig, daß die resultierende progressive Kompression eine Rotation verhindert. Es kommt lediglich zu einer Schließung des rechten Facettenpaares gegen C 3.

Passive Rotation nach links: (eingeschränkt) möglich.

Mit der relativen „Entspannung" der Bänder kann eine Rotation Atlas gegen Axis möglich werden, die mit der Linksrotationsstellung von Axis und Okziput korreliert.

Passive Rotation nach rechts: stark eingeschränkt.

Insbesondere die Verwringung und Straffung der ligamentären Strukturen in der passiven Neutralstellung ziehen die Basis des Okziput an die Axis und erhöhen hierdurch die Reibung in den artikulierenden Gelenkflächen. Die mit der Neutralstellung eingeleitete Rotation nach rechts verwringt die Bänder zunehmend, wodurch eine weitere Bewegung verhindert wird.

Die Atlas-Schnelltests

Gezwungen durch die Gelenkformen und -stellungen, in Zusammenhang mit den Bändern, auch aktiver Strukturen, bewegt sich der Atlas immer entgegengesetzt zu den Okzipitalkondylen.

Dieser physiologische Bewegungsablauf läßt sich passiv leicht überprüfen:

Seitneigungstest:
Die Rotation der Halswirbelsäule nach rechts um eine longitudinale Achse, eingeleitet vom Okziput, zwingt den Atlas in die gegenläufige Rotation nach links. Mit Straffung des linken Lig. alare wird korrelativ die Seitneigungsfähigkeit des Okziput nach links frei, während sie nach rechts verhindert wird. (Okziputkondylen nach rechts mit Translation von Atlas nach links.)

Rotationstest:
Die Seitneigung der Halswirbelsäule nach rechts, in der frontalen Ebene, zwingt den Atlas in eine Translation nach rechts, wodurch simultan die Rotation des Okziput nach links möglich, nach rechts aber eingeschränkt ist.

Seitneigungs-Rotationstest:
Die Flexion der Halswirbelsäule bis einschließlich Axis (Ligamentverriegelung), läßt zwischen Okziput und Atlas noch Bewegungsspielraum zu. Mit einer dann vom Kopf eingeleiteten Seitneigung nach rechts, wird der Atlas in die Translation nach rechts gezwungen, wodurch über die Straffung der Bänder links, das Okziput gleichzeitig in die Rotation nach links ausweichen muß (bei simultaner Seitneigung nach rechts).

Beispiel:
Behindert ist die Translationsfähigkeit des Atlas nach rechts mit Rotation nach links.
Atlas **steht**: – Lateralisiert nach links.
– Rotiert nach rechts.

Osteokinematisch zeigen sich die passiv vom Okziput eingeleitete Seitneigung nach rechts (in der frontalen Ebene) und die Rotation nach links (um die longitudinale Achse) eingeschränkt.

Seitneigungstest:

Möglich:	endgradige Rotation der Halswirbelsäule nach rechts mit Seitneigung des Okziput nach links.
Nicht möglich:	endgradige Rotation der Halswirbelsäule nach links mit Seitneigung des Okziput nach rechts.

Rotationstest:

Möglich:	endgradige Seitneigung der Halswirbelsäule nach links mit Rotation des Okziput nach rechts.
Nicht möglich:	endgradige Seitneigung der Halswirbelsäule nach rechts mit Rotation des Okziput nach links.

Seitneigungs-Rotationstest:

Möglich:	aus der Flexion der Halswirbelsäule die Rotation nach rechts mit Seitneigung nach links von Okziput.
Nicht möglich:	aus der Flexion der Halswirbelsäule die Rotation nach links mit Seitneigung nach rechts, von Okziput.

7.3 Becken

7.3.1 Bewegungseinschränkungen im Beckenring

Entsprechend den variierenden Bewegungsmöglichkeiten im Beckenring zeigt sich eine Vielzahl reversibler Funktionseinschränkungen in diesem Bereich. Selbst bei genauer Untersuchung fällt es nicht immer leicht, die Art der Kombination und den Ort der Hypomobilität zu bestimmen, bzw. zwischen echten artikulären Blockierungen und muskulär bedingten „Verschiebungen“ zu differenzieren.

Somatoviszerale bzw. viszerosomatische Reflexe, mechano- und nozizeptorische Reflexmechanismen spielen hier in Folge der Schlüsselposition der Statik eine entscheidende Rolle. Nicht selten verschwinden Blasen- und Bauchorganirritationen, Mensesregulationsstörungen, Pseudoischialgien, Leistenschmerzen, Hüftbeschwerden im Trochanterbereich, Waden- und Zehenkrämpfe u. a. nach der Behandlung des Beckenringes.

Aufgrund der Mannigfaltigkeit der Ursachen und der Auswirkungen im ganzen Körper ist die Entstehung unterschiedlichster, konkurrierender Denkmodelle verständlich.

Mögliche Ursachen für Bewegungseinschränkungen im Beckenring:

- Reflektorische Begleitblockierungen.
- Hyper- und Hypotonizität einwirkender Muskeln.
- Funktionelle Veränderungen in Nachbargelenken, insbesondere der unteren Extremitäten, Kopfgelenke und des thorako-lumbalen Überganges.
- Traumatische Einwirkungen:
  - der Fall auf den Glutealbereich (v. a. auf einen Tuber ischiadicus),
  - das Verpassen einer Treppenstufe,

- – das Verheben bei etwa 45° zur sagittalen Ebene,
- bei Frauen häufig: a) durch Rückenlage bei flektierten und abduzierten Hüften (bearing position), b) nach einer Schwangerschaft,
- Skilaufen,
- Golf.

7.3.2 Beckenfehlstellungen

Die mechanischen Funktionen und mögliche Krankheitserscheinungen von Iliosakralgelenken, Hüften und von der Lendenwirbelsäule stehen in einer korrelativen Reaktion zueinander. Fehlfunktionen im Beckenring verändern die Bewegungsabläufe in den benachbarten Gelenken wie auch die der gesamten Statik.

Damit beeinflußt das Becken in entscheidender Weise die Haltungs-und Bewegungsorgane. Funktionelle Beinlängendifferenzen von bis zu 2 cm bei einer Beckenverwringung mit Beteiligung der Lendenwirbelsäule sind keine Seltenheit.

Als häufigste Fehlstellung findet sich zweifelsohne die isolierte Dorsalrotation mit kranialer Translation eines Os coxae; dicht gefolgt von einer isolierten Torsion des Sakrum um die diagonale Achse.

Im einzelnen kommen in Frage

Iliosakralgelenke:

- Dorsal-kranial-Rotation eines Os coxae,
- Ventral-kaudal-Rotation eines Os coxae,
- Rotation nach lateral (out flare),
- Rotation nach medial (in flare),
- kraniale Translation (up slip),
- kaudale Translation (down slip).

Symphysis pubica:

- kraniale Stufe,
- kaudale Stufe.

Schon beim längeren Einbeinstand kommt es zu einer Stufenbildung (kraniale Stufe der belasteten Seite), die beim anschließenden Gehen sich rasch wieder ausgleicht.

Sakroiliakalgelenke:

- beidseitige ventrale Nutation (Flexion),
- beidseitige dorsale Nutation (Extension),
- Torsion nach ventral:
  Rechtsrotation um die rechte diagonale Achse,
  Linksrotation um die linke diagonale Achse,
- Torsion nach dorsal:
  Rechtsrotation um die linke diagonale Achse,
  Linksrotation um die rechte diagonale Achse,
- einseitige Dorsal-Nutation,
- einseitige Ventral-Nutation,

Vor- und Rücklaufphänomen (Test nach *Derbolowsky*)

Für die schnelle Übersicht, ob eine Problematik im Beckenring oder im lumbosakralen Übergang vorliegt, eignet sich der Test nach *Derbolowsky* (Abb. 188 a–d). Der Patient richtet sich aus der entspannten symmetrischen Rückenlage zum Sitzen auf, wobei der Behandler unter leichtem Zug an den Beinen das Verhalten der beiden inneren Malleoli zueinander beobachtet.

Ein dorsal stehendes Os coxae rechts bewirkt ein um etwa 1 cm kürzeres Bein auf der gleichen Seite, da sich um die Rotationsachse (Nutationsachse) des Iliosakralgelenkes das gesamte Os coxae bewegt. Entsprechend des langen Hebels von der Achse zum Acetabulum liegt das Verhältnis etwa bei 10 : 1.

Setzt sich der Patient auf, schiebt sich nun das in Rückenlage kürzere Bein (der blockierten Seite) an dem anderen vorbei. Es zeigt, im aufrechten Langsitz, eine funktionelle Beinverlängerung. Dieses **Vorlaufphänomen** erklärt sich, da mit Verlust des Joint play des blockierten Gelenkes ein synchroner Bewegungsablauf zwischen LWK 4 und 5 (über Lig. iliolumbale) und dem rechten Ilium erzwungen wird, während im linken Iliosakralgelenke die freie Nutation (Joint play) einen verzögerten Gleichlauf gewährt.

Beim Hinlegen zieht die Wirbelsäule (L4 + 5) das Acetabulum simultan zeitlich früher zurück, wodurch das sogenannte **Rücklaufphänomen** aus der Beinverlängerung in die Beinverkürzung ersichtlich wird.

Fehlermöglichkeiten bei der Beurteilung des Derbolowsk-Tests

Beim Derbolowsky-Test handelt es sich nur um einen Übersichtstest, nicht um eine spezifische Diagnostik, wie unter anderem folgende Beispiele zeigen:

Eine Muskeldysbalance zwischen dem linken und rechten M. iliopsoas bewirkt, daß der verkürzte (verspannte) Muskel aufgrund seines Verlaufes die mechanische Stellungsdiagnose eines **rückwärts** rotierten Beckens vortäuscht. Ein gleiches

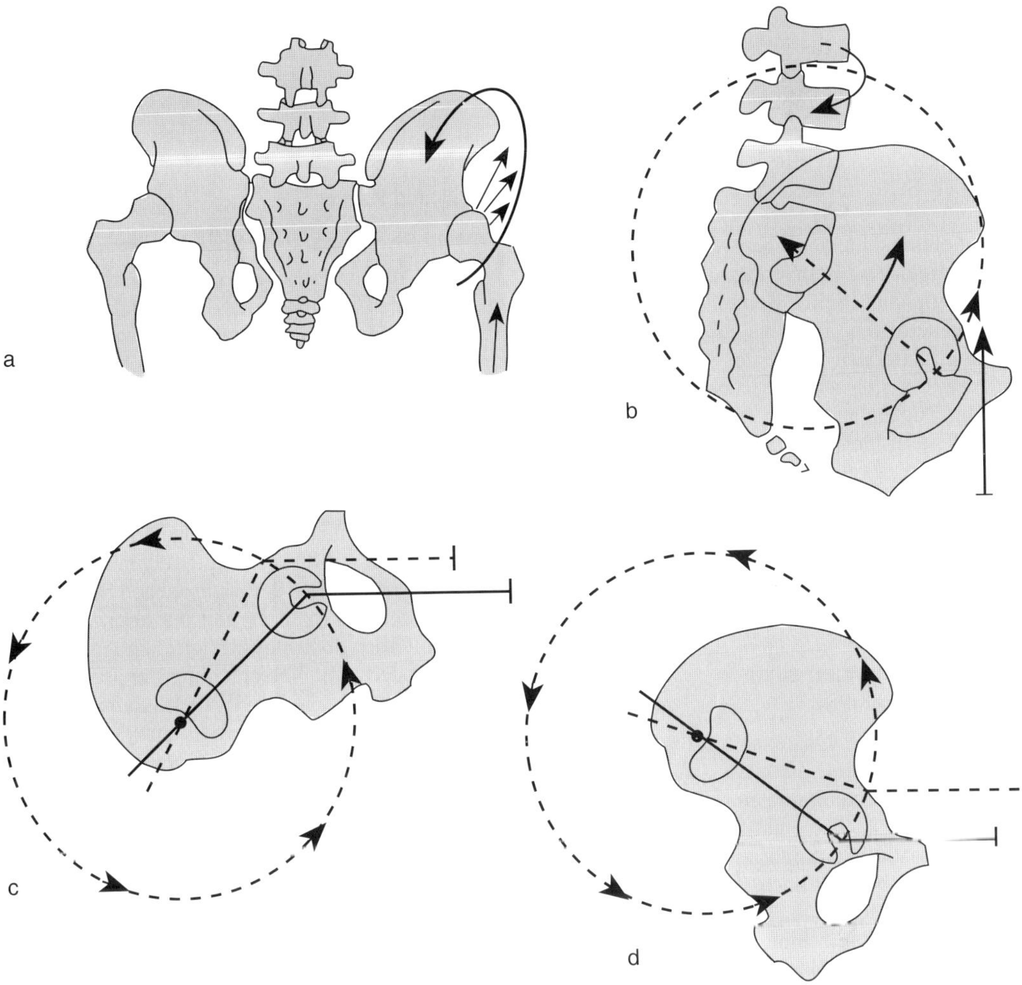

Abb. 188 a–d Die Rückwärtsrotation eines Os coxae (rechts).
a Zu den wohl häufigsten Fehlstellungen zählt die Dorsal-Rotation eines Os coxae.
b Dabei bewegt sich das Ilium gegen das Sakrum etwa um eine (um 45° nach hinten geneigte) frontale Achse, nach dorsal. Obwohl die tatsächliche Bewegung im Gelenk sehr gering ist, vervielfacht sie sich am Ende des Hebels, wodurch das Acetabulum um etwa 1 cm nach kranial (auch nach lateral) bewegt wird. Entsprechend hebt sich die rechte Extremität (im Stand).
c In Rückenlage ergibt dies ein „kürzeres" rechtes Bein von etwa 1 cm.
d Beim Aufrichten in den Sitz nehmen die Wirbelsäule und das Sakrum durch die Blockierung das Ilium auf der rechten Seite zeitlich früher mit, wodurch das Bein „vorläuft" und im Verhältnis zum anderen Bein, im Sitz, etwa 1 cm länger zu sein scheint.

Bild entsteht auch bei verkürzten Mm. ischiocrurales und des M. glutaeus maximus.

Ein verspannter M. piriformis läßt einen Verlauf von etwa $^1/_2$ cm aus dem Gleichstand der Malleoli und einen Rücklauf wieder bis zur gleichen Höhe erkennen.

Ein ähnliches Verhalten offenbart sich bei einseitigen Torsionsblockierungen des Sakrums ohne Fehlstellung der Ilii. Bei einer Öffnungsblockierung von L4 oder L5 zeigt sich ein Vorlauf um etwa $^1/_2$ cm beim Aufrichten und ein Rücklauf um die gleiche Länge beim Hinlegen.

Ein verkürzter M. tensor fasciae latae läßt dagegen ein **ventral** rotiertes Ilium erkennen. In diesem Fall zeigt sich eine Beinverlängerung in Rükkenlage von etwa ½ cm, die sich beim Aufrichten in den Langsitz wieder ausgleicht. Dem Ungeübten erscheint dies als Blockierung der gegenüberliegenden Seite mit dem anscheinend verkürzten Bein.

Schließungsblockierungen von L4 und L5 wiederum zeigen eine Beinverkürzung von etwa ½ cm auf der gleichen Seite. Beim Aufrichten schiebt sich das betroffene Bein bis auf die gleiche Höhe des kontralateralen Malleolus (Gleichstand) vor und verkürzt sich wieder (Rücklauf) mit Einnehmen der Rückenlage.

Bei beidseitigen Blockierungen der Iliosakralgelenke oder des lumbosakralen Übergangs bleibt die Fehlstellung erhalten, unabhängig von Stand, Rückenlage oder Langsitz, und täuscht so, mit dem Beckenschiefstand und den ungleichen Beinlängen, eine anatomische Beinlängendifferenz vor.

Folgeerscheinungen einer Beckenfehlstellung

Die Funktion eines Os coxae wird von der Facies auricularis bestimmt, die etwa 45° zur sagittalen Ebene von ventrolateral nach dorsomedial und in der vertikalen nach medial-kaudal geneigt steht. Die dorsalisatio et cranialisatio per rotationem eines Os coxae bewirkt auch eine in der vertikalen Achse zu beschreibende Außenrotation (out flare) der Beckenschaufel. Simultan bewegt sich das Acetabulum entsprechend nach außen, hinten und oben. Die Folge ist eine Beinlängenverkürzung bei gleichzeitiger Außenrotationsstellung im Raum (s. S. 89).

Im Stand ist (bei Rückwärtsrotationsblockierung des rechten Ilium) die rechte Sakralbasis abgesunken. Kompensatorisch steht die Lendenwirbelsäule einschließlich LWK 4 in Seitneigung nach links bei Rotation nach rechts. Hüft- und Kniegelenk werden in Überstreckung gehalten, im Bestreben, die Verkürzung bei außenrotiertem Bein auszugleichen. Statisch und funktionell sind u. a. folgende Strukturen progressiv belastet:

- knöcherne Kompression der Facetten L4 und L5 links,
- Kapsel-Band-Apparat der Facetten L4 und L5 rechts,
- die Disci intervertebralis L4 und L5,
- das Lig. iliolumbale rechts,
- die Lig. sacrotuberale und sacrospinale rechts,
- das Lig. sacrococcygeum laterale rechts,
- das Os coccygis (Deviation nach rechts),
- das Lig. iliofemorale ventralis,
- das Lig. collaterale medialis im Knie mit Meniscus und Kapsel,
- das Lig. calcaneonaviculare plantare.

Mit der Außenrotation der ganzen unteren Extremität werden insbesondere die medialen Strukturen überbelastet. So arbeiten die am Pes anserinus ansetzenden Muskeln nicht als seitliche (mediale), sondern als anteriore Stabilisatoren zur Kniestrekkung. Als Folge finden sich mediale Veränderungen im Kapsel-Band-Apparat, Gelenkspalt und im Bereich des Pes anserinus (wie auch als Frühzeichen einer Koxarthrose bekannt), mit schmerzhaften Fehlfunktionen in den Fußgelenken und den entsprechenden Muskeln. Aufsteigend wird die Statik einschließlich der arthrogenen Kinematik der Kopfgelenke (häufiger auf der kontralateralen Seite) mit allen neurophysiologischen Auswirkungen verändert. Mit Verschiebung der Belastungsachse in den unteren Wirbelsäulensegmenten kommt es zur Straffung und unphysiologischer Dauerbelastung der untersten beiden Disci, die eine „Materialermüdung" mit partiellen zentrifugalen Bandscheibenrupturierungen als Prognose zur Folge hat.

Ergänzend sei erwähnt, daß diese Patienten sich vermehrt den Absatz des gleichseitigen Schuhes auf der Außenseite ablaufen.

7.3.3 Beinlängendifferenz

Leider hat es sich im medizinischen Sprachgebrauch eingebürgert, die Beinlängendifferenz mit einer gleichzeitigen statischen Veränderung gleichzusetzen. Hierdurch entstehen viele Irrtümer, denn eine anatomische Beinlängendifferenz kann beispielsweise kranial durch dynamische, auch anatomische (morphologische) Kompensation im Beckenbereich ausgeglichen sein (Abb. 189a–d) oder auch distal mit veränderten Winkeln oder Funktionen der unteren Extremität.

Entscheidend ist nicht allein die Beinlänge für die Statik, sondern die Stellung und freie Beweglichkeit des lumbosakralen Überganges, wobei das Promontorium die Basis für die Wirbelsäule bildet.

Aus diesem Grunde muß ein einseitiger Schuhausgleich bei frei beweglicher und normal stehen-

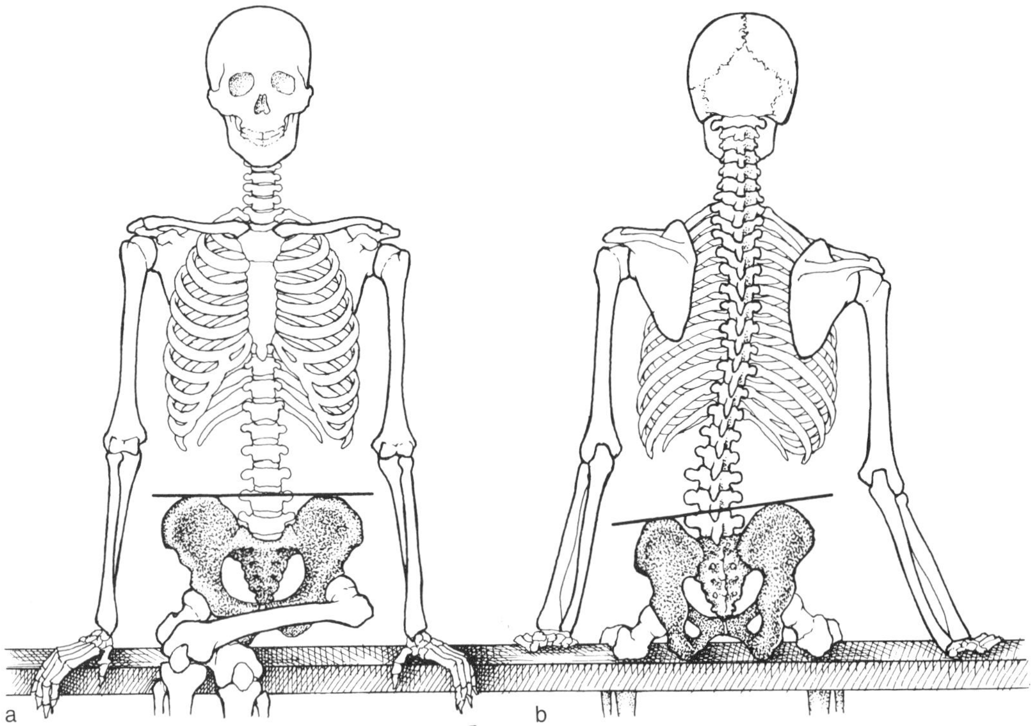

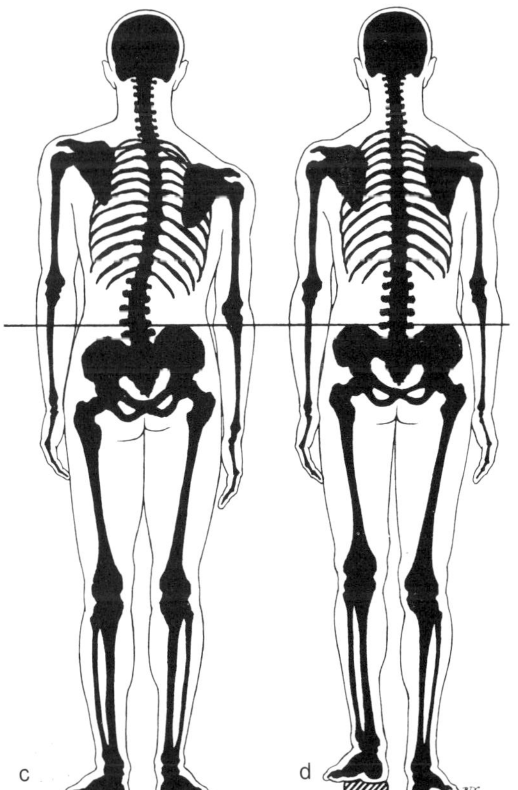

Abb. 189 a–d **a–b** Selbst eine anatomische Beinlängendifferenz gibt keine Aussage darüber, ob im Bewegungsablauf unphysiologische Funktionen auftreten.
Die hier dargestellte Fehlstatik im Sitzen, bedingt durch eine anatomisch-morphologische Veränderung im Beckenbereich, kann im Stand beispielsweise durch ein längeres Bein links (kürzeres rechts) ausgeglichen sein.
c Eine Beckenverwringung mit lumbosakraler Beteiligung, kann eine Beinlängendifferenz von etwa 2 cm verursachen, mit entsprechender Skoliosierung der Wirbelsäule im Stand.
d Der Schuhausgleich, nach der im Röntgenbild an den Beckenkämmen vermessenen Differenz, stellt zwar das Becken gerade, verstärkt aber progressiv die pathologische Ausgangssituation.
(Aus: *Travell, J., D. Simons:* Myofascial Pain and Dysfunction. Williams & Wilkins, Baltimore 1983.)

der Sakralbasis von mehr als 5 mm ein großer Eingriff sein.

Wie unter Beckenfehlstellungen beschrieben, können kleine Veränderungen, abhängig von Winkel und Hebel, größere statische Störungen auslösen und unterhalten.

Beispielsweise wird bei einer Dorsal-Rotationsblockierung eines Os coxae ein deutlicher Beckenschiefstand mit funktioneller Beinlängendifferenz im Röntgenbild ersichtlich. Der Schuhausgleich, exakt im Bild vermessen, bringt die Beckenkämme auf gleiche Höhe, verstärkt aber die Rotation in die Fehlstellung (Abb. 189d). Interessanterweise geht es diesen Patienten durch die Schuherhöhung anfangs erheblich besser, da die Verschiebung der Bewegungsachsen in der Lendenwirbelsäule die vorher belasteten Funktionen jetzt entlastet. Später klagen diese Patienten erneut über Probleme, dann aber in den Nachbargelenken und -strukturen.

Da heutzutage ein sitzender Beruf die Norm ist, sei auf anatomische und funktionelle Veränderungen, die die Statik nur im Sitz beeinflussen, hingewiesen. Um ein Urteil über Veränderungen der Statik fällen zu können, bedarf es der umfassenden Untersuchung aller zugehörigen Strukturen und Funktionen, vom Fuß bis zu den Kopfgelenken.

Das Röntgenbild ermöglicht im Nachhinein zwar keine Objektivierung, aber eine Verifizierung.

7.4 Kiefergelenke

Wie bei allen anderen Gelenken des Organismus liegt auch hier der Schwerpunkt in einer mobilen Stabilität, die erst die Funktion gewährleistet.

Die Kau- und Schlundmuskulatur ist nicht nur in die Funktionen der Halswirbelsäule, des Schultergürtels mit der oberen Brustwirbelsäule integriert, sondern insbesondere in die Bewegungen des zervikookzipitalen Überganges, dessen Reflexgeschehen die statisch-dynamische Steuerung des aufrechten Ganges und Standes beeinflußt.

Unter dieser Prämisse wird erkennbar, daß funktionelle Veränderungen der kaudalen Abschnitte der Wirbelsäule sich ebenso im Kiefergelenkbereich manifestieren können wie Störungen aus dem Bereich der Halswirbelsäule; wobei sich auch der umgekehrte Weg nachweisen läßt.

Die Suche nach einer kausalen Ätiologie, Pathogenese und Symptomatik der Kiefergelenkdysfunktion muß wegen dieser komplexen Zusammenhänge mit den Auswirkungen veränderter Nachbargelenke schwierig sein.

Als **typische Begleitsymptome einer Kiefergelenkstörung** sind zu nennen:

Kopfschmerzen, Gesichts- und Nackenschmerzen, Schulterschmerzen, besonders im Bereich des 3. und 4. Zervikalsegmentes.

Ohraffektionen (Schmerzen, Hypakusis, Tinnitus, Schwindel).

Zahnschmerzen, Brennen der Zunge, Brennen im Rachen und in der Nase.

Vermehrter Speichel- und Tränenfluß, Rhinorrhoe, Metallgeschmack, Schluckbeschwerden und Globusgefühl.

Diffuse orofaziale Schmerzen mit Wärme- oder Hitzegefühl.

Werden die Begleitsymptome mit denen der Störungen im Kopfgelenk verglichen, so zeigen sich große Übereinstimmungen, wodurch zervikal-vertebragene Veränderungen in die Pathogenese einzubeziehen sind, insbesondere die Segmente C0–C4, deren Nerven, zusammen mit einigen Hirnnerven, den ganzen Hals versorgen. Neben der segmentalen und radikulären Irritation spielen hier die Beeinträchtigung der A. vertebralis mit dem N. vertebralis und dem Halssympathikus eine zusätzliche Rolle, ebenso die Wahrscheinlichkeit, daß die Afferenzen aus den Segmenten C2 und C3 auf das gleiche, zentral weiterleitende Neuron konvergieren, wie die aus dem Trigeminusbereich.

Unter Einbeziehung der überdurchschnittlichen Rezeptorendichte nozizeptiver Nervenfasern in den Zähnen (Pulpa und Desmodontium) projizieren sich bei schmerzhaften Zahnprozessen Ausstrahlungen in die Schläfen, Ohr und den oberen Nackenbereich, in die Unterkieferwinkelregion und das Kinn. Unterschwellige afferente Innervationen aus dem Zahnbereich können durch Summierung simultaner Funktionsstörungen in den Segmenten C1 bis C3 einen Übertragungsschmerz initiieren, besonders in den oberen peripheren Trigeminusast, wie auch in die zentralen zwiebelscheibenartigen Innervationsareale des sensorischen Trigeminuskerngebietes (innerhalb der Sölderschen Linien); obwohl bei beiden Projektionsformen keinerlei neurologische Veränderungen im N. trigeminus nachweisbar sind.

Neben den Sympathalgien, den primär und sekundär-segmentalen, auch vaskulär bedingten Beeinträchtigungen, sind die der pseudoradikulären (muskulären) Schmerzprojektionsmuster zu berücksichtigen.

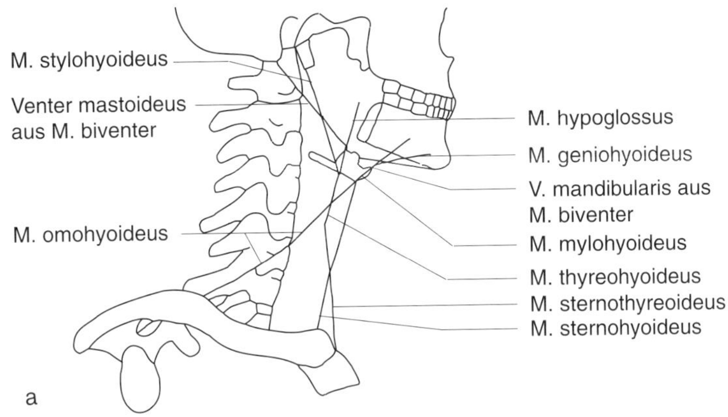

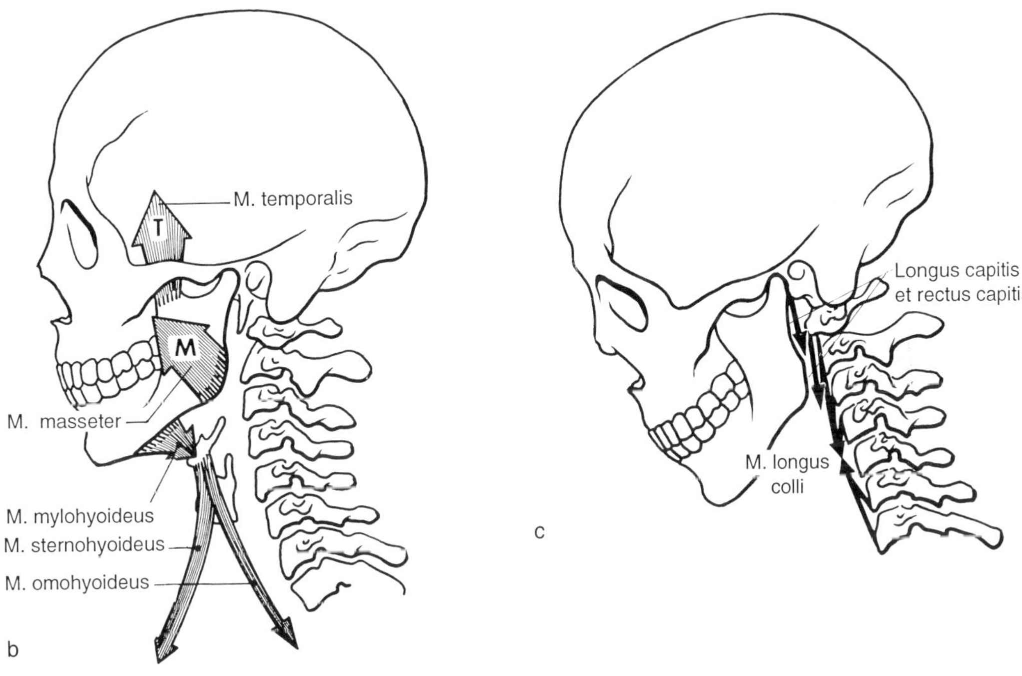

Abb. 190 a–c Die hyoidale Muskulatur.
a Überwiegend innerviert aus C2 und C3, ist sie ebenso in den Kau- und Schluckvorgang integriert, wie in die Stimm- und Sprachmotorik.
b Bei synchroner Kontraktion von M. masseter und M. temporalis weist sie eine kräftige Flexionskomponente für den Kopf und die Halswirbelsäule auf.
c Sie hat eine bessere Hebelwirkung als die ventralen Halsflexoren.
Damit wirkt sie antagonistisch zu den dorsalen Extensoren einschließlich der kurzen Hinterhauptmuskulatur und des M. sternocleidomastoideus, wodurch in Korrelation zur Hypertonizität der Extensoren, Okklusions-, Sprach- und Schluckstörungen erklärbar sind.
(**b** und **c** aus: *Kapandji, I. A.:* Funktionelle Anatomie der Gelenke, Bd. 3 Rumpf und Wirbelsäule. Enke, Stuttgart 1992.)

Da jeder Muskel über einen Trigger-point Schmerz in eine bestimmte Referenzzone überträgt, sind neben den Kau- und Schluckmuskeln auch diejenigen zu befunden, die in ihrer Funktion kosynergistische Aufgaben in Korrelation zum Kiefergelenk übernehmen.

Neben den direkten Kiefergelenkbewegern übernimmt eine Schlüsselposition die **hyoidale Muskulatur,** die in die Bewegung von Kopf- und Halswirbelsäule ebenso einbezogen ist wie in den Schluck- und Kauvorgang, in die Funktion des Diaphragma oris und besonders in die Stimm- und Sprachmotorik. Unter Anspannung des M. temporalis und des M. masseter ist sie, mit dem besseren Hebel (im Gegensatz zum M. longus colli) kräftiger Beuger von Kopf und Halswirbelsäule und somit Antagonist der dorsalen Halsmuskeln und der kurzen Hinterhauptmuskulatur (Nackenrosette)(Abb. 190a–c; Tabellen 11 und 12).

Untersuchung der Funktionsstörungen

Unter Einbeziehung der Auswirkungen und Zusammenhänge ist die isolierte Befundung des Temporomandibulargelenkes allein nicht aussagekräftig, da ebenso eine multifaktorelle Ätiologie zugrunde liegen kann, die beispielsweise sich letztendlich in einer gestörten Okklusion darstellt. Zielsetzung der notwendig vielseitigen Untersuchung ist zu differenzieren, ob es sich um eine mögliche symptomatische oder kausale Dysfunktion handelt; mit der Fragestellung nach myogener und/oder arthrogener Beteiligung des Kiefergelenkes.

Beim Testen der Funktion gilt als normal:

- Öffnen des Mundes etwa 4 cm
- Protrusion etwa 0,7 cm
- Retrusion etwa 0,7 cm
- Laterotrusion etwa 0,7 cm

Eine Deviation des Unterkiefers nach links oder rechts in die Öffnung, Schließung oder den Vorschub von mehr als 2 mm ist als pathologisch zu beurteilen.

Das Kiefergelenkknacken

Das Kiefergelenkknacken entsteht durch ein Überspringen des Kondylus (Caput mandibulae) am posterioren Wulst (Leiste) des Discus articularis, wobei erst von einer Diskusdislokation gesprochen wird, wenn ein reziprokes, also Öffnungs- **und-** Schließungsknacken ausgelöst werden kann. Hierbei ist zu berücksichtigen, daß das Schließungsgeräusch variiert und manchmal nur ausgelöst wird, wenn der Untersucher in die aktive Schließung auf den gleichseitigen Kieferwinkel drückt.

- Für einen dislozierten Diskus spricht ein zeitlich und örtlich nicht gleiches Knackgeräusch, in Öffnung und Schließung,
- für eine strukturelle Ursache (Arthrose, fibröse Adhäranzen), ein reziprokes Geräusch bei immer gleicher Mundposition.

In der Ruhestellung (Ruheschwebe) des Kiefergelenkes (bei leicht geöffnetem Mund) liegt das Caput mandibulae normalerweise in der Mulde zwischen den Wülsten des Diskus, während in der Schließstellung (Schlußbiß) das Köpfchen bereits im Bereich der hinteren Leiste (Wulst) steht.

Bei einem Öffnungsknacken durch einen dislozierten Diskus steht die posteriore Leiste anterior des Köpfchens. Mit eingeleiteter Mundöffnung „springt" es aus dem hinteren Wulst, um dann mit dem Diskuks nach anterior-kaudal zu transferieren. In die Schließung gleitet das Caput noch, wenn der Diskus bereits in der Bewegung gehemmt wird. Daraus ergibt sich, daß beim Öffnungsknack eine normale Position zwischen Caput und Diskus wieder hergestellt wird (Reposi-

Tabelle 11 Zusammensetzung der suprahyoidalen Muskulatur.

Muskel	Motorische Versorgung
M. stylohyoideus Venter mastoideus (des M. biventer)	N. facialis
M. mylohyoideus Venter mandibularis (aus M. biventer)	N. trigeminus
M. hypoglossus	N. hypoglossus
M. geniohyoideus	direkt aus C1 und C2 über N. hypoglossus

Tabelle 12 Zusammensetzung der infrahyoidalen Muskulatur.

Muskel	Motorische Versorgung
M. omohyoideus M. sternohyoideus M. thyreohyoideus M. sternothyreoideus	überwiegend aus C2 und C3 weniger aus C1 und C4

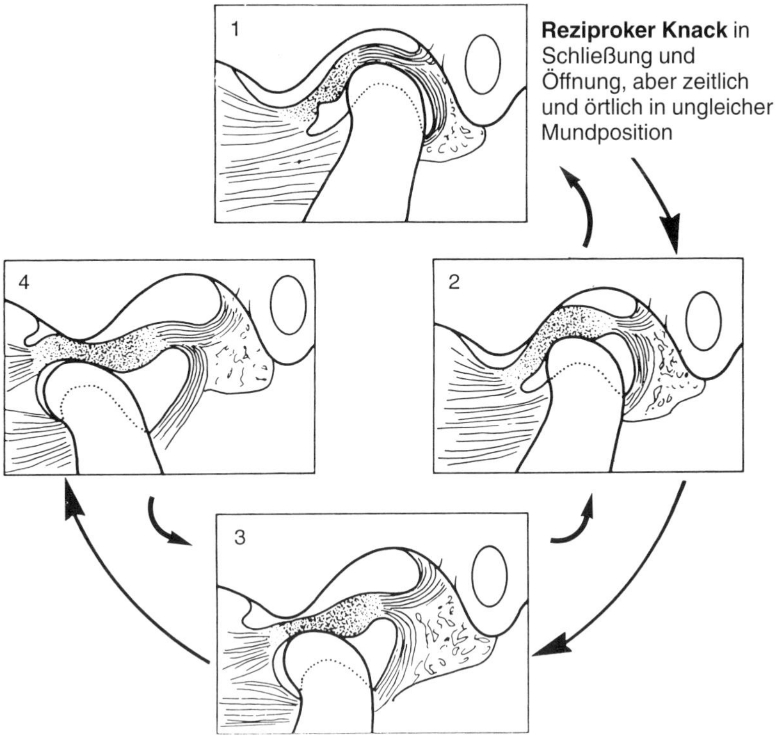

Abb. 191 Das Kiefergelenkknacken entsteht (1), indem das Caput mandibulae den Diskus anfänglich vor sich herschiebt. Ein Überspringen in die normale Position (2) löst den Öffnungsknack aus. Die weitere Öffnung verläuft physiologisch (3+4).
Beim Schließungsknack (2) springt das Kiefergelenkköpfchen wieder in die Fehlstellung, hinter den Diskus, da dieser sich nicht mit dem Caput gemeinsam in die endgradige Stellung bewegt.
(Nach: *Travell, J., D. Simons:* Myofascial Pain and Dysfunction. Williams & Wilkins, Baltimore 1983.)

tion), während der Schließungsknack eine Dislokation anzeigt (Abb. 191).

Prognostisch ungünstiger ist ein Geräusch aus der Ruheschwebe, da es sich um eine umfangreichere Dislokation handeln muß als bei Auslösen im Bereich des Schlußbisses.

Im Raum wird die beeinträchtigte harmonische Bewegung sichtbar, mit einer Deviation des Kinnes in Richtung der Diskopathie.

Als Ursachen des Kiefergelenkknackens sind Dysgnathien (Fehlbiß) wie auch Okklusionsfehler (Schließ- und Öffnungsfunktion) zu berücksichtigen, so daß entweder das Köpfchen in eine posteriore Bißstellung gebracht oder der Diskus in einer anterioren gehalten wird. Fehlstellungen (Fehlfunktionen) der oberen Halswirbelsäule sind ebenso hervorzuheben wie Traumata (bereits leichter Genese).

Die Kiefergelenksperre

Bei der Kiefergelenksperre schiebt ein Caput mandibulae den Diskus in die Öffnung vor sich her, so lange die Kapsel und elastische Befestigungsfasern Spielraum haben (Abb. 192). Hierbei wird eine weitere Translation des Köpfchens verhindert, es bleibt zwangsläufig stehen. Im Raum weicht der Unterkiefer zur pathologischen Seite aus. Die Deviation wird ermöglicht indem das betroffene Caput um seine longitudinale (vertikale) Achse rotiert.

Trotz mangelnder Reposition nimmt die Mundöffnung simultan zur Kapseldehnung im weiteren Verlauf leicht zu, erreicht aber auch später nie das volle Ausmaß.

Die weitere Folge ist nicht selten eine habituelle Gelenkluxation.

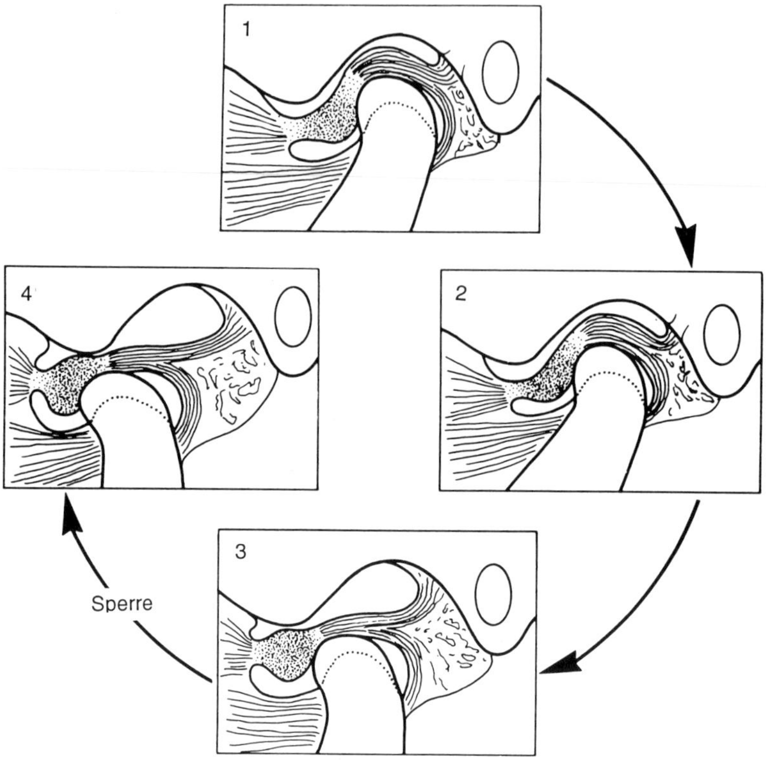

Abb. 192 Die Kiefergelenksperre bedeutet, daß das Caput mandibulae den Discus articularis unphysiologisch vor sich herschiebt (1+2+3). Die Mundöffnung wird endgültig gebremst, wenn die posterioren elastischen (kranialen) und kollagenen (kaudalen) Fasern ein weiteres Transferieren des Diskus nicht mehr zulassen (4) bzw. es dem Köpfchen nicht gelingt, über den Wulst zu springen.
(Nach: *Travell, J., D. Simons:* Myofacial Pain and Dysfunction. Williams & Wilkins, Baltimore 1983.)

8 Therapieprinzipien

8.1 Allgemeine Gesichtspunkte

Für Planung, Durchführung und Kontrolle einer Manuellen Therapie kann ein allgemeines Behandlungsschema zugrundegelegt werden:

1. Befunderhebung und Sequenzierung der gefundenen Informationen.
2. Festlegen des generellen Behandlungszieles.
3. Bestimmen der Behandlungszwischenziele, nach medizinischem und ökonomischem Rang.
4. Bestimmungen der Behandlungsabläufe,
   a) Methoden und Verfahren,
   b) zeitlicher Ablauf.
5. Durchführung, unter Kontrolle der Zwischenziele.
6. Kontrolle des generellen Behandlungszieles.

Voraussetzung einer jeden Behandlung ist die Information über das Geschehen selbst und insbesondere seiner Ursachen (Anamnese). Hier bietet die Manuelle Therapie ein breites differenziertes Spektrum von Untersuchungsmöglichkeiten, die sich mit zunehmendem Verständnis der funktionellen Zusammenhänge rasch potenzieren, so daß ein Einordnen der Wichtigkeit nach immer leichter fällt. Erfahrung und Vertrauen gewähren einen Überblick, was zu erreichen möglich sein wird, wodurch die Art und Weise des Ablaufes geplant

Tabelle 13 Behandlung veränderter Gelenkbeweglichkeit.

0 = Ankylose	– Chirurgie, keine PT.-Behandlung
1 = stark eingeschränkte Beweglichkeit	– Schmerzbehandlung (u. a. T.H.E.-Therapie, Akupunktur, Ultraschall, Mechanozeption) – passive artikuläre Translationen – kontrollierte aktive mobilisierende Übungen, auch Automobilisation – Dehnungen aktiv/passiv
2 = wenig eingeschränkte Beweglichkeit	– repetierende/intermittierende artikuläre Translationen – Automobilisation – Dehnungen (aktiv)
3 = normale Beweglichkeit	– Behandlung nicht notwendig
4 – etwas hypermobil ohne Schmerz	– statisch-dynamisches Training (Kosynergie, Synergie, isoliert) – Test der Nachbargelenke auf Hypomobilität – medizinische Trainingstherapie und Autostabilisation – Stabilisierung der Aktivitäten des täglichen Lebens – Tape-Verbände (temporär)
5 = hypermobil mit Schmerz	– Schmerzbehandlung (alle Variationen) – statisch-dynamisches Training (isoliert, Synergie, Kosynergie) – Untersuchung auf benachbarte Hypomobilitäten oder anderer kausaler Faktoren (Arbeitsplatz!) – Stabilisierung der Aktivitäten im täglichen Leben – mittelfristige passive Immobilisierung (Manschetten, Bandagen, Korsett u. ä.) – Autostabilisation – medizinische Trainingstherapie
6 = völlig instabil	– Chirurgie, keine PT.-Behandlung

und als Ziel beschrieben werden kann. Mit dem Einleiten und Durchführen variierender Therapieformen werden unterschiedliche Erfolge sichtbar, deren Summation zum Endziel führt und deren Auftreten es zulassen, den geplanten Ablauf zu kontrollieren und zu kennzeichnen.

Speziell für die Behandlung von Funktionsstörungen der Gelenke gilt die Reihenfolge:

1. Schmerzsedierung (auch vegetativer und emotionaler Auffälligkeiten).
2. Behandlung der Arthrokinematik und passiver Strukturen.
3. Behandlung der Muskulatur und neuromuskulärer Veränderungen:
   Muskelbalance am betroffenen Gelenk,
   Muskelbalance der Extremität,
   zerebrospinale Muskelbalance.

Je nach Art und Schweregrad der Störung werden unterschiedliche Behandlungsmethoden eingesetzt, die im Überblick in Tabelle 13 zusammengefaßt sind.

8.2 Schmerztherapie

Die Bedeutung einer Schmerzsedierung für die erfolgreiche Behandlung einer Funktionsstörung kann nicht genug betont werden. Es ist einfach sinnlos, Ballett zu üben mit einem Nagel im Fuß; oder Muskeln detonisieren zu wollen, die eine akute antalgische Schonhaltung gewährleisten (nimmt der Organismus doch die aktuelle Ruhestellung ein, um Schmerz zu vermeiden).

Eine Empfindung, wie z. B. Schmerz, ist unter sachlichen Gesichtspunkten nicht einzuordnen. Selbst bei gleicher emotionaler Ausgangslage und Kenntnis der Situation reagiert ein konstitutionell sensibler Mensch anders als ein insensibler. Daher ist eine Schmerzsedierung nur möglich, wenn der vom Therapeuten eingesetzte Reiz mit den Kräften (Reaktionen) des Patienten harmonisch korrespondiert. Allerdings gelingt es auch (bis zu einem bestimmten Schwellenbereich), mit einem heftigen Gegenschmerz (Hyperstimulation) den ersteren zu überdecken, wodurch dieser nicht mehr (im Sinne der Gate control) so deutlich bewußt empfunden wird. Daraus resultierend können entgegengesetzte Reizformen schmerzlindernde Reaktion hervorrufen. Neben der konstituionellen Empfindlichkeit entscheiden die momentane Ausgangslage und die Art des Gewebes, in dem die therapeutisch nutzbare Reaktion wirken kann und soll.

Grundsätzlich wirkt jeder **neue Reiz** aktivierend. Um eine Adaptation zu verhindern, muß dem Organismus daher eine ausreichende Reizerholungspause gewährt und/oder die Intensität des Reizes erhöht werden. **Gleichmäßige** oder **langanhaltende Reize** wirken sedierend und können mit einer Senkung der Intensität und Verminderung der Erholungspause besser adaptieren und somit die notwendige Inaktivität verstärken.

8.2.1 Immobilisierende Maßnahmen

In Frage kommen Ruhigstellung, Manschetten, Einlagen, Verbände, Tape, Orthesen u.a.m.

Bei allen immobilisierenden Möglichkeiten stellt sich die Frage nach der Verhältnismäßigkeit der Mittel, da die negativen Folgen einer Ruhigstellung größer sein können als der erwartete positive therapeutische Zweck (s. S. 152 f). Grundsätzlich ist die Trägheit (Immobilisation) der größte Feind der Funktion (Lebensvorgänge). Wird der Körper möglichst wenig bewegt, stets gleicher Temperatur ausgesetzt und alles Unangenehme vermieden, so werden bald die Kräfte (Reaktionen) verfallen, die nicht beübt werden!

8.2.2 Thermotherapie, Elektrotherapie und Ultraschallanwendung

Die quantitativen und qualitativen Reaktionen auf einen Reiz sind abhängig von der

- Reizfläche,
- Intensität,
- Anstiegsteilheit,
- Dauer der Einwirkung.

8.2.2.1 Thermotherapie

Die thermischen Reize (Eis, Hitze) bewirken örtlich eine Beeinflussung der Durchblutung durch Aktivierung der Vasomotoren.

- Ein Anstieg der Gewebetemperatur aktiviert den lokalen Stoffwechsel und erhöht die Permeabilität der Zellmembranen. Darüber hinaus steigert sich die lokale Nervenleitgeschwindigkeit.
- Ein Abfall der Gewebetemperatur dämpft den extra- und intrazellulären Stoffwechsel und setzt die Leitungsgeschwindigkeit der lokalen Nerven herab.

Kryotherapie versus Wärmeanwendung

Wärme- und Kältereize sprechen primär die Kälte- und Wärmerezeptoren an, deren Zweck es ist, Wärmeproduktion und Wärmeabgabe zu koordinieren. Auf den einwirkenden Reiz reagieren zuerst die Hautgefäße und über die nervöse Weiterleitung die der tieferliegenden Gewebe und Organe.

Ein **kurzzeitiger Kältereiz** führt primär zu einer Konstriktion und sekundär zu einer Dilatation (aktive Hyperämie) der Vasomotoren.

Ein **langzeitiger Kältereiz** bewirkt der Reihe nach

- Konstriktion,
- Dilatation,
- Konstriktion.

Der **Kältereiz** spricht vorwiegend den Sympathikus an (im Muskel wird anfänglich die motorische Einheit aktiviert). Erst im **späteren** Verlauf, mit Absinken der Gewebstemperatur, kommt es zur Hemmung der Entladung von Schmerzrezeptoren und Verminderung der afferenten Nervenleitgeschwindigkeit mit Vasodilatation und Detonisierung der Muskelfasern.

Ein **kurzzeitiger Wärmereiz** führt primär zu einer Konstriktion und sekundär zu einer Dilatation (aktive Hyperämie) der Vasomotoren.

Ein **langzeitiger Wärmereiz** bewirkt der Reihe nach

- Konstriktion,
- Dilatation,
- Dilatation (lang anhaltend)

Der **Wärmereiz** spricht vorwiegend den Parasympathikus (N. vagus) an (im Muskel kommt es zur Detonisierung der Myofibrillen). Durch die Sedierung wird sekundär das interstitielle Gewebe aufnahmebereit für Gewebsflüssigkeiten.

Einflußfaktoren auf die Wirkungsintensität

Die Reizfläche bestimmt die örtlichen Reaktionen.

Bei einer **Ganzkörperanwendung** kommt es:

primär zu einer Gefäßverengung in der Peripherie (Schale) mit Gefäßweitstellung im Körperinneren (Kern),

sekundär zu einer Vasodilatation in der Schale und Vasokonstriktion im Kern, deren Folge als eine Durchströmungsverbesserung in der gesamten Peripherie auftritt.

Bei einer **Teilanwendung:**
(Heiße Kompresse, cool pack) im Segment reagieren die segmentalen Gewebe von Schale und Kern gleichzeitig (kutiviszeraler Reflexbogen), und zwar

primär mit einer Gefäßverengung,
sekundär mit einer Vasodilatation (aktive Hyperämie),

in allen Geweben der gleichen Segmentzugehörigkeit.

Intensität und Anstiegsteilheit des thermischen Reizes sind abhängig von dem Temperaturgefälle und der Übertragungsfähigkeit. Je größer das Temperaturgefälle, desto größer ist der Wärmestrom oder die Intensität der Einwirkung, wobei die Anstiegsteilheit verbessert werden kann durch Optimierung der Konvektion (Wärmeleitfähigkeit) zwischen der Haut und dem Wärmeträger.

Eine aktive arterielle Hyperämie wird ausgelöst durch eine hohe Intensität bei hohem Temperaturgefälle (Kälte oder Hitze) und kurzzeitiger Anwendung. Feuchtigkeit (feuchte Kälte oder feuchte Hitze) trägt zur Verbesserung der thermischen Übertragung und Gewährleistung der schnellen Anstiegsteilheit bei.

Eine passive venöse (periphere) Durchströmungsverbesserung ist die Folge, wenn Intensität und Anstiegsteilheit geringer sind (langsame Übertragung und geringeres Temperaturgefälle). Es kommt zu einer Erwärmung der Gewebsflüssigkeiten, die über die venösen Bahnen Richtung Kern abtransportiert werden und damit eine primäre venöse Vasodilatation hervorrufen (Sonnenbäder, Heißluft, Rotlicht u. ä.)

Die paradoxe Gefäßreaktion

Bei einer insuffizienten Durchblutung (typisches Beispiel: Sudecksche Dystrophie, Arteriosklerosen, aber auch andere Formen eines akuten und chronischen Geschehens) reagieren die Vasomotoren auf einen Reiz zwar auch mit Konstriktion, sind aber sekundär nicht mehr in der Lage zu dilatieren bzw. reagieren dann mit Spasmus. Da ein venöser Abtransport nicht eintritt, sinkt oder steigt die Temperatur im betroffenen Gewebe, abhängig von dem einwirkenden Reiz, wodurch primär eine Aktivitätssteigerung eingeleitet wird, die die Problematik verstärkt.

8.2.2.2 Elektrotherapie

Eine generelle Reizwirkung des niederfrequenten Stromes ist auf die Ionenwanderung zurückzuführen, durch die es zu Veränderungen der elektrochemischen Konzentration in den Gewebsflüssigkeiten kommt. Bei Schließen des Stromkreises reagieren die Vasomotoren mit einer Konstriktion und sekundärer lang anhaltender Hyperämie, die auch tiefere Gefäßbezirke einbezieht. Die antalgische Wirkung resultiert aus der aktiven Hyperämie und einer Herabsetzung der sensiblen Reizschwelle sowie einer Herabsetzung der Nervenleitgeschwindigkeit der sympathischen Nervenfasern. Gesteigert werden die motorische Erregbarkeit, der Stoffwechsel und die Resorptionsfähigkeit der Gewebe, wodurch Hämatome oder Ödeme beschleunigt abgebaut werden. Gleichzeitig resultiert eine bakterizide und antiphlogistische Wirkung.

Der konstant fließende galvanische Gleichstrom löst keine Muskelkontraktion aus, obwohl es **im Bereich der Kathode** zum Absinken der Reizschwelle kommt. Der Katelektrotonus wirkt kräftigend, tonisierend und erregbarkeitssteigernd.

Im Bereich der Anode kommt es mit Ansammlung der Anionen ebenfalls zum intra- und extrazellulären Spannungsunterschied, der zu einer Erhöhung der Reizschwelle führt. Der Anelektrotonus wirkt antalgisch, detonisierend und erregbarkeitsdämpfend.

> Die stärkste antalgische und detonisierende Reaktion bewirkt eine **absteigende Galvanisation,** bei der eine kleinere Anode nahe dem Zentralnervensystem und im Schmerzgebiet (different) liegt, mit einer wesentlich größeren Kathode distal und weit entfernt (indifferent).
> Die **aufsteigende Galvanisation** (Kathode different und Anode vom Zentralnervensystem entfernt) wird bei Durchblutungsstörungen und zum Ödemabbau eingesetzt.

8.2.2.3 Ultraschallanwendung

Im Gegensatz zur Elektrotherapie kommt es hier zu einer mechanischen Reizung (Zug und Druckbeanspruchung) der beschallten Strukturen. Sie löst eine Erhöhung der Durchlässigkeit der Zellmembran mit simultierender Stoffwechselsteigerung aus. Die Absorption von Ultraschallenergie führt zu einer lokalen Hyperämie und einer Trennung chemischer Substanzen in wässrigen Lösungen mit starker Ionisation, woraus eine Erhöhung der Nervenleitfähigkeit resultiert. Die mechanische Bewegung (Auslenkung) der Gewebe durch die Schallwellen erzeugt eine Wärmeentwicklung in diesen Strukturen. Grundsätzlich bewirkt Ultraschall eine Verschiebung der vegetativen Lage zur parasympathischen Seite. Abhängig von Frequenz, Intensität und der Schallempfindlichkeit (feste und weiche Gewebe) lassen sich die Wirkungen variieren: Eine geringe Intensität (0,5 W/cm^3) verstärkt die Aktivität eines Muskels und fördert eine aktive Hyperämie, wogegen eine höhere Intensität die muskuläre Erregbarkeit senkt, eine Hyperämie behindert, aber die bindegewebigen Strukturen in ihrer elastischen Konsistenz verbessert und die Reizschwelle der peripheren Nerven erhöht.

8.2.3 Akupunktur

Die großen Wirkungen, die durch den kleinen Reiz des Akupunkturpunktes ausgelöst werden, sind vergleichbar mit der Einwirkung der Hormone, die ebenfalls mit kleinsten Reizen die Steuerung beeinflussen. Da eine Akupunktur nur möglich ist, wenn die vegetativen Rückenmarksbahnen im Seitenstrang nicht unterbrochen sind, liegt die Wirkung wahrscheinlich in der Reizung der übergeordneten vegetativen sympathischen Steuerungszentren. Hieraus erklärt sich als therapeutisch nutzbar: eine regulierende Funktionsbeeinflussung auf das Nervensystem, eine Erhöhung der Konzentration der Nebennierenrindenhormone und eine entzündungshemmende und schmerzstillende Wirkung. Unter der Akupunkturbehandlung findet sich eine deutliche Erhöhung des Endorphinspiegels im Liquor cerebrospinalis, woraus die Aufhebung der Mißempfindung und die des Schmerzes erklärbar wird. Die Endorphine überwachen nämlich nicht nur die Körpertemperatur, sondern sind wahrscheinlich auch an der Kontrolle des Gefühlslebens in Verbindung mit der Funktion des limbischen Systems beteiligt. Für die Anwendung der Akupunktur muß man Reizort, Reizstärke und Reizart beachten. Theoretische Grundlegung ist die Ganzheitsmedizin, die die Krankheit als ein Abweichen von der Harmonie betrachtet.

Im Rahmen der klassischen Akupunktur bewährt sich in der Physiotherapie insbesondere die Behandlung mit dem **Therapie-Laser,** der ein breites, ungefährliches Behandlungsspektrum (in der Regel ohne irgendwelche Nebeneffekte) bietet. Neben der Auslösung übergeordneter Regulationsvorgänge im Zentralnervensystem mit hormoneller Reaktion wirkt er auf die elektrische Leitfähigkeit der Haut, auf die Zellresonanz (über die vom Laserstrahl abgegebenen Schwingungsinformationen) und bildet aus dem Adenosindiphosphat-Pool vermehrt das energiereiche Adenosintriphosphat, welches der Zelle wieder Energiereserven zur Verfügung stellt und so eine Regenerierung des gesamten Gewebes aktiviert. Daraus ergeben sich die Haupteffekte:

- analgetische Wirkung,
- antiinflammatorische Wirkung, Normalisierung der Zirkulation (durchblutungssteigernd), anti-ödematös,
- Biostimulation.

8.2.4 Translatorische Separation

Die schnellsten Reizleitungen finden sich in der Schmerzübermittlung und der Bewegungsempfindung, wobei die Nozizeption von einer Reizschwelle abhängig ist, die mechanozeptorische Afferenz dagegen nicht. Die physiologische Bedeutung liegt darin, daß die Schaltzentren ununterbrochen die graduellen Bewegungen bzw. statischen Stellungen der Gelenkkapseln, verstärkt durch Informationen aus Muskeln und Haut, registrieren, beurteilen und mit erlernten (adaptierten) Bewegungsmustern vergleichen, so daß der Organismus kontinuierlich in der Lage ist, seine Stellung und Bewegung im Raum zu überwachen. Vermehrte mechanische Reizung des Gewebes hebt die Schmerzschwelle. Sie hat eine schmerzinhibierende Wirkung mit präsynaptischer Hemmung im Bereich der Hinterhörner. Afferente Entladungen der Mechanorezeptoren bewirken bei mechanischer Belastung der Gelenkkapsel und ihrer Bänder darüber hinaus eine große Reflexhemmtätigkeit in den Muskeln, die auf das Gelenk einwirken. Hieraus erklärt sich die normalisierende Reaktion auf die Muskulatur und die Schmerzsedierung der passiven Translationen, die über die mechanische Einwirkung auf den Kapsel-Band-Apparat ausgelöst werden.

Mechanozeptorische Reize rhythmischer Translationen neigen dazu, leichter adaptiert zu werden.
Arhythmisches lineares gleiten (Veränderung von Intensität und Reizerholungspause) verhindern eine Adaption.

Grundsätzlich gilt:
- auch bei der Translation keinen Schmerz auszulösen (kennzeichnet er doch das Gegenteil des gewollten Effektes),
- sollte eine Distraktion schmerzhaft sein, bleiben alle anderen translatorischen Bewegungen als Möglichkeit der mechanozeptiven Reizung.

8.2.5 Vibrationen, Klopfungen, Oszillationen

Diese mechanischen Behandlungsformen beeinflussen über das Gammasystem und die Mechanozeption, die Istwerteinstellungen der Muskulatur, die vegetative Ausgangslage und eine Erhöhung der Schmerzreizschwelle. Bereits in den frühen Aufzeichnungen der Akupunktur werden tonisierende und detonisierende Reizgrifftechniken beschrieben, mit einer Frequenz von über oder unter 180 Einwirkungen pro Minute: anregend bei mehr als drei, sedierend bei weniger als drei Schwingungen in der Sekunde. Diese Werte decken sich mit den biodynamischen Ruheschwingungen des menschlichen Körpers und sind von alters her bekannt, um z. B. ein Baby in den Schlaf zu schaukeln, wobei es mit dem gleichmäßigen Schwingen (Oszillieren) der inneren Organe um 2,7 Hz zur parasympathikotonen Umschaltung kommt. Diese Behandlungsform wirkt im Bereich der Extremitäten mehr auf den Reflextonus der Muskulatur, im Thorax- und Bauchbereich, aber ebenfalls auf die Innervation der Organe. Bei der Vibration behalten die Finger (II – V) immer Kontakt mit dem Gewebe, wobei die Stellung der Finger die Eindringtiefe bestimmen (steil aufgestellt: tiefer, flach aufgestellt: oberflächiger).

Die Vibration kommt aus dem Handgelenk bei abduziertem Oberarm und gebeugtem Ellenbogen. Die Bewegung im Radiokarpalgelenk entspricht der Flexion und Extension der Hand, indem der Unterarm volar und dorsal schwingt und die distalen Phalangen aufliegen (durch diese Stellung und Bewegung kann auch der Ungeübte ohne zu ermüden lange vibrierend einwirken).

8.3 Arthrotherapie

8.3.1 Passive Gelenkmobilisation

Unter Gelenkmobilisation ist eine mechanische, passive, lineare Bewegungsführung zu verstehen, die repetierend oder intermittiernd am jeweiligen pathologischen Bewegungsstop (am Slack oder der Barriere) mit unterschiedlicher Schnelligkeit, durch Schub oder Zug (Bewegungsimpuls) ausgeführt wird. Sie wirkt mechanisch auf die Gelenkgewebe, die Adhäsions-Kompressionskomponente, und bewirkt einen mechanozeptiven Afferenzenstrom, der die artikuläre Durchblutung ebenso anregt wie die reflektorische Beeinflussung der überlaufenden Gelenkbeweger und darüber hinaus, alle reaktionsaktiven Strukturen gleicher segmentaler Zugehörigkeit. Im Bereich der Wirbelsäule wirkt sie darüberhinaus reflektorisch auf die sekundär segmental versorgten Gewebe. Das Ziel der passiven Mobilisation ist eine Schmerzinhibition und/oder die Verbesserung des Bewegungsausmaßes. Behandlungsrichtungen sind:

- in den Bewegungsstop (Barriere),
- weg von der Barriere,
- in die Separation.

8.3.1.1 Langsame repetierende Mobilisation

1. Mit der Separation der Gelenkflächen durch die Distraktion aus der Ruhestellung überträgt sich eine gleichmäßige Zugkraft auf alle Kapselanteile. Daher ist sie schonend und eignet sich besonders zur Schmerzsedierung, vorausgesetzt, daß die nächste Stufe (Straffen) nicht überschritten bzw. nicht über den Slack hinaus trahiert wird. Gleichzeitig verbessert sie das Bewegungsausmaß unabhängig von der Funktionseinschränkung.
2. In allen Gelenken, in denen eine Separation nicht möglich oder die Distraktion auch aus der aktuellen Ruhestellung heraus schmerzhaft ist, erreicht ein translatorisches paralleles Gleiten (über die Reizung der Mechanozeptoren) einen vergleichbaren Effekt. Steht die Schmerzsedierung im Vordergrund, spielt die Richtung der Translation keine Rolle. Zur Behandlung einer eingeschränkten Beweglichkeit der Kapsel wird eine Verbesserung des Bewegungsausmaßes mit dem Transferieren in die erforderliche Richtung (in die Barriere) erreicht. Während der parallelen Translationen muß erst die Adhäsions-Kompressionskraft überwunden werden, mit einer Distraktion einschließlich der 1. Stufe (Lösen oder Picolotraktion), da sonst die erhöhte Reibung das Gewebe provozieren würde.
3. Die dreidimensionale Mobilisation (Separation oder Gleiten) behandelt nur einen umschriebenen Kapselanteil (an der Barriere), der präzise eingestellt wird. Zur Vermeidung einer Gewebetraumatisierung sind die ausübende Kraft und der Bewegungsausschlag vorsichtig zu dosieren.

Für alle langsam repetierenden Mobilisationen gelten die Grundregeln:

- keinen Schmerz provozieren,
- kurzfristig den endgradigen Bewegungsausschlag halten, um der Steuerung Gelegenheit zur Adaption zu geben,
- etwa fünfmal den Prozeß wiederholen, die die Steuerung braucht, um alle reaktionsaktiven Gewebe auf die neue Situation einstellen zu können.

8.3.1.2 Schnelle intermittierende Mobilisation

Sie ist verwandt mit der Sonderform Manipulation (einmalige Mobilisation bei hoher Geschwindigkeit mit kurzer Amplitude), ohne jedoch deren Technik und Gefährlichkeit zu übernehmen. Im Gegensatz zur harten kurzen, direkten Einwirkung der Manipulation nutzt sie die federnden Eigenschaften der Adhäsions-Unterdruckkomponente innerhalb der Gelenkkapsel und bewirkt durch die schnellen Reize die nur hierdurch auslösbare unmittelbare reflektorische Reaktion. Dazu gehören: Verbesserung der Durchblutung der umgebenden Strukturen, Detonisieren eines Muskelhartspannes, Verbesserung der Kraft im abgeschwächten Muskel, Normalisierung des Eigenreflexes und des Bindegewebes, Abklingen einer hyperalgetischen Hautzone und einer pseudoradikulären Schmerzausstrahlung u. a. Die intermittierende Mobilisation wird ebenfalls eingesetzt zum Lösen (auch Einreißen) von Verklebungen der Kapselfalten und zum Befreien von zwischen den Gelenkpartnern im Knorpel eingeklemmten Menisci oder Gelenkkörpern.

Während bei der translatorischen intermittierenden Gleit-Mobilisation seltener die Unterdruckblase zum Zerplatzen gebracht wird, das mit einem Knackgeräusch verbunden ist, geschieht dies bei intermittierenden Separations-Mobilisationen wesentlich häufiger.

Der Adhäsionsknack gibt keine therapeutische Antwort. Abhängig von der Gelenksituation ist ein unterschiedliches Geräusch hörbar: bei hoher Spannung (z. B. akutes Gelenk) ein hellerer Ton, bei geringem Unterdruck ein tieferer. Das Zerplatzen der Unterdruckblase kann schon beim Test des Joint play ausgelöst oder auch bei weichen repetierenden Mobilisationen unhörbar überwunden werden.

8.3.1.3 Seitneigungsmobilisation

Eine Besonderheit stellt die intermittierende Latero-Rotations-(Separations-)Mobilisation dar. Gemeint ist das einseitige Klaffen nur eines (lateralen) Teiles des Gelenkes, wobei die Seitneigungsebene zugunsten der endgradig zusätzlich eingeleiteten Rotation verlassen wird. Eine reine Seitneigung provoziert die kollateralen Ligament- und Kapselanteile. Um hier eine Traumatisierung zu vermeiden, wird in die endgradige Bewegung hinein, in eine Rotation umgelenkt. Diese Mobilisation hat ihre größten Erfolge im Kniegelenk (Separation zwischen Facies articularis superior tibiae und des Condylus femoris links oder rechts) sowie in den ähnlich aufgebauten Finger- und Zehengelenken. Sie ist bei allen anderen Gelenken möglich, wenn der konkave Partner bewegt wird und auch indiziert zur Separation der Facettenpaare.

8.1.3.4 HIO-Technik

Diese, aus dem Golfspiel entlehnte Bezeichnung (hole in one), beschreibt eine Mobilisationstechnik, in der verschiedene Bewegungseinschränkungen mit einer Mobilisationstechnik gleichzeitig verbessert werden.

Beispiel 1:

Eingeschränkt sind die Rotation des Atlas gegen das Okziput nach links und die Seitneigung (Lateralisation) nach rechts in linken atlantookzipitalen Gelenk.

- Eine Traktion links aus der Neutralstellung wirkt auf die Verbesserung der Separation ein.
- Mit zusätzlicher Seitneigung nach rechts bekommt der Atlas die Tendenz in die Rotation nach links.
- Gleichzeitig mit der Traktion mobilisiert die andere Hand den Atlas in die Lateralisation nach rechts.

Beispiel 2:

Eingeschränkt ist die horizontale Adduktion im Schultergelenk und die Protraktion in den Schultergürtelgelenken. Folgende Schritte werden durchgeführt:

- Schultergürtel in Retraktion,
- Oberarm in der sagittalen Ebene, horizontal (Anteflexion),
- (intermittierende) Mobilisation des Humerus entlang seiner longitudinalen Achse, nach dorsal.

Das Dorsalgleiten des Humerus in der Cavitas glenoidalis verbessert die horizontale Adduktion. Gleichzeitig wirkt diese Mobilisation als Separation (über die Distraktion) auf beide Schultergürtelgelenke (ACG und SCG) ein, wenn dorsal die Scapula nicht fixiert wurde und somit die Krafteinwirkung auf den Oberarm sich auch auf den Schultergürtel, der in endgradiger Retraktion steht, überträgt.

8.3.2 Verriegelungen

Die wichtigste Voraussetzung für alle Mobilisationstechniken ist die Fixierung des antagonistischen Gelenkpartners. Je spezifischer dieser immobilisiert werden kann, desto präziser wird die Einwirkung auf das Gelenk, die zu behandelnde Struktur oder auf einen umgrenzten Gelenkanteil. Darüber hinaus lassen sich Verriegelungen nutzen, um Gewebe vor mechanischer Einwirkung unter der Behandlung zu schützen. Hier gilt es demnach zu variieren und die Verriegelungstechniken der Behandlungsart und dem -ziel anzupassen.

Mit Hilfe der Verriegelung werden passive arthrogene Strukturen auf Spannung gebracht, wodurch sich u. a. auch die Gelenkflächen annähern mit simultaner Begrenzung von Bewegungsfreiheit und -ausschlag.

Alle nachfolgend dargestellten Verriegelungstechniken lassen sich miteinander kombinieren.

8.3.2.1 Passive Fixation

Die einfachste Möglichkeit, einen Gelenkpartner ruhig zu stellen, ist durch die Handfassung des Behandlers gegeben. Dies kann unterstützt werden mit Hilfsmitteln wie Keil, Sandsack, Polster, Lagerung des Patienten, Gurt u. a.

8.3.2.2 Aktive Fixation

Hierbei hält der Patient aktiv über die Muskelspannung den betreffenden Wirbelsäulenabschnitt in entgegengesetzter Kurvatur zur zu behandelnden Mobilisationsrichtung, die entweder vom Behandler passiv oder aber auch vom Patienten selber (aktiv) eingeleitet werden kann (Automobilisation).

8.3.2.3 Ligamentverriegelung an den Extremitäten (Gelenkstellungstechnik)

Diese Variation läßt sich zur Behandlung der Extremitätengelenke nutzen, indem das distale Gelenk in die physiologische veriegelte Stellung passiv gebracht und so, ohne Bewegung zuzulassen, in die Kraftübertragung auf das proximale Gelenk integriert wird.

Beispiel:

Bei verriegeltem humeroglenoidalem Gelenk überträgt sich der laterale Zug am Oberarm auf die Schultergürtelgelenke als Separation.

8.3.2.4 Ligamentverriegelung an der Wirbelsäule: (Kurvatur – Gegenkurvatur)

Im Bereich der Wirbelsäule gehört diese Technik der Verriegelung zweifelsfrei zu den am häufigsten angewandten. Sie nutzt die aus dem Wirbelgruppenverhalten resultierende Einschränkung der Bewegungsfreiheit und erlaubt in Verbindung mit aktiver und passiver Fixation alle Möglichkeiten der Behandlungsverfahren.

8.3.2.5 Ligamentverriegelung in einer Ebene

***Beispiel:* Gleiten**

Eingeschränkt ist die Flexion in der mittleren Brustwirbelsäule und soll verbessert werden. Von **kaudal** wird bis zur mobilisierenden Etage in die Extension eingestellt und von **kranial** einschließlich des zu behandelnden Segmentes in die Flexion, mit Mobilisation von kranial (Mitnehmertechnik).

Obwohl eine endgradige Bewegung alle anderen Bewegungen der Wirbelgruppe hemmt, sollte, bei passiver Mobilisation, der Processus spinosus des Wirbels unter der zu bewegenden Etage passiv (von kranial) fixiert werden, um eine Mitbewegung in die Flexion zu vermeiden.

Soll der kraniale Wirbel in die Extension mobilisiert werden, muß der kaudale ligamentär in Flexion fixiert, und kann mit zusätzlicher Fixation am Processus spinosus von kaudal (gegen die Extension) ruhig gestellt werden.

***Beispiel:* Separation**

Eingeschränkt sind Flexion und Extension in der mittleren thorakalen Columna. Behandlungsziel ist die Separation.

In den Facettenpaaren bewirkt die Rotation von kranial (in einer Ebene, um eine Achse) nach links, im linken Facettenpaar eine Separation und im rechten eine Kompression. Um zu verhindern, daß die Rotation in eine Seitneigung übergeht, woraus ein Gleiten in den Facettgelenken resultiert, werden die kaudalen Wirbel in eine Gegendrehung eingestellt und der Dorn des unteren Wirbels zusätzlich entgegen der zu erwartenden Rotation fixiert.

Die Ligamentverriegelung in einer Ebene läßt aus sich heraus keine präzise, segmentbegrenzte Fixierung erwarten. Sie ist auf etwa zwei Etagen genau, da es in den Nachbarsegmenten zu einer unterschiedlichen Mitbewegung kommt. Solange die benachbarten Gelenke oder bestimmte Gelenkanteile

- normal gesund sind,
- nicht geschützt werden müssen bzw.
- eine Mitbewegung keine negative Provokation bewirkt,

ist diese einfache Technik indiziert, zumal die Haupteinwirkung im mobilisierten Segment liegt.

8.3.2.6 Ligamentverriegelung außerhalb der Ebene

Dieser Verriegelungsart liegt das dominante Wirbelgruppenverhalten als auch das Fryettesche Gesetz (s. S. 67) zugrunde, nach dem in einer endgradigen Anterior-Posteriorbewegung die Seitneigung von einer gleichseitigen Rotation begleitet wird. In der Praxis liegt die Bedeutung darin, daß oberhalb und unterhalb der zu mobilisierenden Etage die benachbarten Wirbelgruppen zuerst in entgegengesetzte a.-p.-Kurvatur (Flexion-Extension) zu bringen sind. Soll von kranial in die Rotation behandelt werden, muß dann zusätzlich die kaudale Wirbelgruppe in eine entgegengesetzte Rotation (bei gleicher Seitneigung) eingestellt sein. Soll die Seitneigung als Behandlungsart gewählt werden, sind die Wirbelgruppen entsprechend zusätzlich in dieser Ebene in die antagonistische Seitneigung zu bringen (bei gleicher Rotation).

Die Behandlungsrichtungen, Seitneigung **und** bzw. **oder** Rotation werden gewählt, abhängig von der Mobilisationsart und davon, ob in dem Facettenpaar Separation oder paralleles Gleiten eine Besserung induziert.

Beispiel: **Separation**

a) Ein linkes Facettenpaar in der HWS oder der BWS soll von kranial im Sitzen behandelt werden:

- **Oberhalb** des zu behandelnden Facettenpaares Einstellung einer Wirbelgruppe in Flexion, mit Seitneigung nach links.
- **Unterhalb** davon in Extension mit Rotation und Seitneigung nach rechts.
- Das zu behandelnde Facettenpaar steht in relativer Neutralstellung (im Schnittpunkt der entgegengesetzten Kurvaturen).
- Einleitung der Separation links über die Rotation der Wirbelgruppe von kranial nach links. (Soll die Separation von kranial in Extension mobilisiert werden, ist von kaudal entsprechend Flexion einzustellen.)

b) Ein linkes Facettenpaar in der LWS soll von kranial behandelt werden, im Liegen auf der rechten Seite:

- **Oberhalb** des zu behandelnden Facettenpaares Einstellung einer Wirbelgruppe in Extension mit Seitneigung nach links.
- **Unterhalb** davon in Flexion mit Rotation und Seitneigung nach rechts.
- Das zu behandelnde Facettenpaar steht in relativer Neutralstellung (im Schnittpunkt der entgegengesetzten Kurvaturen).
- Einleitung der Separation über die Wirbelgruppe von kranial durch die Rotation nach links. (Sollte die Rotation von kranial in Flexion eingeleitet werden, muß die LWS in Extension.)

Beispiel: **Paralleles Gleiten**

a) Ein linkes Facettenpaar soll von kranial in die Öffnung gebracht werden, beim sitzenden Patienten:

- **Unterhalb** des zu behandelnden Facettenpaares Einstellung einer Wirbelgruppe in Extension, Seitneigung nach links mit Rotation nach links.
- **Oberhalb** davon in Flexion, Seitneigung nach rechts mit Rotation nach rechts.
- Mobilisation der oberen Wirbelgruppe einschließlich des zu behandelnden Facettenpaares in die Flexion, mit Seitneigung (und Rotation) nach rechts.

b) Ein linkes Facettenpaar soll von kranial in die Schließung gebracht werden, beim sitzenden Patienten:

- **Unterhalb** des zu behandelnden Facettenpaares Einstellung einer Wirbelgruppe in Flexion, Seitneigung und Rotation nach rechts.
- **Oberhalb** davon in Extension, Seitneigung und Rotation nach links.
- Mobilisation in die Extension, Seitneigung (und Rotation) nach links.

Beim Einstellen und während der Behandlung ist darauf zu achten, daß das zu behandelnde Segment nicht übersprungen wird.

8.3.2.7 Facettenverriegelung (Verriegelung nach dem nicht dominanten Wirbelgruppenverhalten)

Insbesondere fehlende Komplementärbewegungen haben den größten Einfluß auf die physiologische dreidimensionale Funktion der apophysealen Gelenke. Abhängig von der Bewegungs**ein**leitung korreliert die Rotation mit der Seitneigung oder umgekehrt. Somit ist keine von der anderen zu trennen. Hieraus leitet sich der Ansatz einer dreidimensionalen Verriegelungsart ab, die es möglich macht, die Mobilisation ganz präzise auf ein Facettenpaar zu begrenzen. Sie nutzt das nicht dominante Wirbelgruppenverhalten, die Lovettsche Regel und das Fryettesche Gesetz, indem bei einer Gruppe von Wirbeln zuerst das dominante Rotationsverhalten bei gleicher Seitneigung einzustellen ist. Danach dreht der Behandler diese Wirbelgruppe in die entgegengesetzte (nicht dominante) Rotation, ohne die Seitneigung zu verändern. Die Folge ist eine künstliche Verwringung der Segmente, so daß die Facetten aufeinandergepreßt werden und eine Bewegung zuverlässig verhindert wird. Diese Art der Verriegelung eignet sich besonders für die intermittierenden Mobilisationen und hat eine herausragende Bedeutung bei der Immobilisation von gefährdeten Segmenten, auf die sich unter der Behandlung keine Kraft übertragen darf (z. B. bei neurologischen segmental-radikulären Prozessen, traumatischen Veränderungen, Hypermobilität u. ä.).

Beispiel: **Paralleles Gleiten**

Eingeschränkt ist die Divergenz eines Facettenpaares in der mittleren BWS auf der linken Seite. Die Behandlung erfolgt von kranial im Sitzen.
Mobilisation durch paralleles Gleiten in die Öffnung:

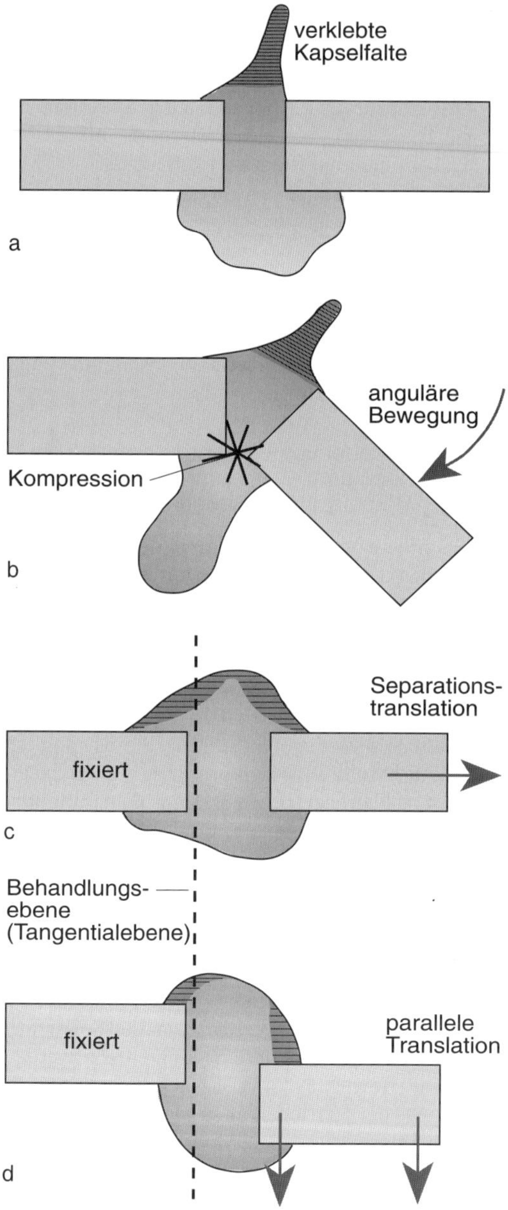

Abb. 193a–d Bei der Behandlung von verklebten Kapselfalten (**a**) sind anguläre Bewegungen zu vermeiden (**b**), da diese seinerseits zu Traumatisierungen des kollagenen Netzwerkes führen und andererseits zu Gelenkkompressionen. Die Folgen wären Muskelmuster, Synovialerguß und eine Verlängerung des Krankheitsgeschehens.
Insbesondere die translatorischen Bewegungen (**c** und **d**) vermeiden Schädigungen im Bereich der passiven Strukturen, da ihre Einwirkung sich auf die pathologischen Veränderungen beschränkt.

Einstellung **unterhalb** des zu behandelnden Facettenpaares nach dem dominanten Wirbelgruppenverhalten:

- Extension, Seitneigung nach links mit begleitender Rotation nach links.

Einstellung **oberhalb** des zu behandelnden Facettenpaares:

- Flexion, Seitneigung nach links mit begleitender Rotation nach links.
- Danach passive Rotation dieses Wirbelsäulenabschnittes in die nicht dominante Rotation nach rechts bei unveränderter Seitneigung nach links.
- Die jetzt eingeleitete Mobilisation mit Rotation nach rechts in Flexion induziert, von kranial eingeleitet, ein Öffnen (paralleles Gleiten) in dem linken Fazettenpaar (Mitnehmertechnik).

***Beispiel:* Separation**

Eingeschränkt ist die Divergenz eines Facettenpaares in der mittleren LWS auf der linken Seite. Die Behandlung erfolgt von kranial. Der Patient liegt auf der rechten Seite.
Einstellung eines dominanten Wirbelgruppenverhaltens **oberhalb** des zu behandelnden Facettenpaares in Flexion mit Seitneigung nach rechts. Hierdurch drehen sich die Wirbel ebenfalls in die Rotation nach rechts.

- Danach passive, vom Behandler eingeleitete Rotation von kranial nach links (Patient liegt jetzt mit dem Rücken zur Bank, im nicht dominanten Wirbelgruppenverhalten).
  Einstellung von **unterhalb:** Flexion mit Seitneigung nach rechts (Polster unterlegen!). Die Wirbelgruppe dreht dabei ebenfalls nach rechts.
- Danach von kaudal, vom Behandler eingeleitet, eine endgradige passive Rotation nach rechts (Becken wird dabei nach ventral gebracht, indem das Bein in Hüfte und Knie gebeugt, über die Bankkante etwas herabhängt). Unterhalb der zu behandelnden Etage liegt die LWS im dominanten Wirbelgruppenverhalten.
- Mobilisation durch Verstärkung der Rotation nach links von kranial, wodurch das linke Facettenpaar in Separation bewegt wird (Mitnehmertechnik).

8.3.3 Behandlung der einzelnen Gelenkstrukturen

8.3.3.1 Gelenkkapsel (Abb. 193 a–d)

Über die reflektorische Reaktion auf die Muskulatur und Schmerzschwelle hinaus gilt es, im Falle von Verklebungen der Kapselfalten diese bewegungshemmende Veränderung mechanisch anzugehen. Allein die translatorischen Bewegungen vermeiden eine zusätzliche Schädigung der Kapsel und gewährleisten, daß die Zugkraft isoliert auf das pathologische Gebiet einwirkt. Voraussetzung ist die lineare Mobilisation, parallel zur Behandlungsebene (Gleiten) bzw. im rechten Winkel weg von ihr (Separation).

Als absolute Bedingung gilt: es darf kein Schmerz provoziert werden, da dieser zuverlässig eine Traumatisierung des Kapsel-Band-Apparates anzeigt.

Cave! Ein (anguläres) Durchbewegen des Gelenkes über die Schmerzschwelle hinaus (besonders in Narkose) traumatisiert die Kapsel, woraus Einrisse im kollagenen Netzwerk, ein Synovialerguß und ein reflektorisches akutes Muskelmuster, das der Provokation entspricht, korrelieren.

Mit der Behandlung der Gelenkkapsel verbunden ist die Behandlung des **kollagenen Bindegewebes.** Da mit Abbau der Matrix die Zugbeanspruchungen direkt auf die kollagene Faser übertragen wird, wobei die verbindenden Crosslinks in ihrer Festigkeit herabgesetzt, darüber hinaus die Fasern nicht in Funktionsrichtung gelagert sind, entstehen schon unter geringer Zugbelastung Mikrotraumen. Um dies zu verhindern, ist eine Durchblutungssteigerung und der Aufbau der Matrix, die die Elastizität der Kapsel erhöht, anzustreben.

Mit den pathologischen Auswirkungen in der Kapsel verändert sich das arthrokinematische Rollgleiten der sich bewegenden Gelenkpartner, welches mit einer Einschränkung des Gleitvermögens korreliert. Eine veränderte Arthrokinematik überträgt Dehnkräfte auf den Kapsel-Band-Apparat. Um dieses zu vermeiden, sind zur Kapselbehandlung lediglich aktive Übungen im geschlossenen System bis an die Barriere unter Vermeidung von Schmerz indiziert bzw. zwei- und dreidimensionale translatorische (passive) Mobilisationen, wobei wenig Kraft, aber häufige Wiederholungen die Durchblutung anregen und eine Wiederausrichtung (Parallelisierung) der Fasern einleitet. Zu berücksichtigen ist, daß das von der Matrix erhaltene Wellenmuster bereits nach 5 bis 6 Dehnungen mit $^1/_6$ der maximalen Belastung gestreckt (aufgehoben) wird und die volle Belastbarkeit eines Ligamentes erst nach 6 bis 12 Monaten wieder erreicht werden kann.

Gelenkstellungen

1. Als günstigste Ausgangsstellung für mechanische Einwirkungen auf die Gelenkkapsel und deren Rezeption erweist sich die Ruhestellung (maximal loose packed position), in der auch die größte Bewegungsfreiheit des Joint play vorhanden ist. Die passiven translatorischen Bewegungen, lineares (paralleles) Gleiten und lineare Separation (im rechten Winkel), durch den Behandler ausgelöst, übertragen die Zugkräfte jeweils gleichmäßig auf alle Kapselanteile. Indem die Verklebungen die Bewegungsfreiheit beeinträchtigen, wirkt sich in diesem Bereich die Mobilisation auch vermehrt aus.
2. Da nicht in allen Gelenken innerhalb der Ruhestellung eine Separation praktisch durchführbar ist, sind **die** Ausgangsstellungen zu suchen, in denen an der verursachenden Barriere mobilisiert werden kann.

Beispiel:

Im distalen Radioulnargelenk ist eine Separation nicht möglich. Zur Verbesserung der Pro- und Supination bleibt nur die Gleitmobilisation am Ende des noch erreichbaren Bewegungsausschlages zur Verbesserung der Funktion.

3. Am effektivsten, im Sinne von Aufwand und Erfolg, erweisen sich die translatorischen Behandlungen aus den dreidimensionalen Stellungen. Der zu behandelnde Gelenkpartner wird in der Reihenfolge erst an die Barrieren der im rechten Winkel zueinander stehenden (Basis) Bewegungsebenen gebracht (Flexion-Extension, dann Abduktion-Adduktion bzw. Flexion-Extension, dann Seitneigung links-rechts), und abschließend in die Barriere der Rotation.
   Hier allerdings kann es zu notwendig entgegengesetzten Gleitmobilisationen kommen.

Beispiel:

Einschränkung des Schultergelenkes in Flexion, Abduktion und Außenrotation.
Zur Verbesserung der Funktion von Flexion und Abduktion ist ein Gleiten des Humeruskopfes nach **kaudal-dorsal** zu mobilisieren. Dabei liegt der Patient in Rückenlage. Für die Außenrotation dagegen muß ein **ventrales** Gleiten eingeleitet werden, hierzu wäre die Bauchlage des Patienten günstiger.

Der Behandler muß sich also von Fall zu Fall entscheiden, welche Kombinationen er zur Therapie wählt. Grundsätzlich gilt, daß aus der dreidimensionalen Einstellung heraus auch nur Teile (kleinere Areale) der Kapsel spezifisch behandelt werden und bei gleichem Einsatz größere Kräfte einwirken, weil sie sich auf eine kleinere Fläche verteilen.

Umkehr der Fixation

Umkehr der Fixation bedeutet, daß wahlweise der eine oder der andere artikulierende Gelenkpartner fixiert werden kann, um dann korrelativ mit dem jeweils mobilen, behandeln zu können. Die zentral motorische Adaption der Mechanozeption aus den Kapseln, mit reflektorischer Beeinflussung der Muskulatur, scheint wesentlich schneller die Übererregung im Gammasystem zu normalisieren, wenn in der Therapie mit dem konkaven Gelenkpartner behandelt wird.
Vielleicht liegt eine Begründung darin, daß es wesentlich komplizierter für die Steuerung ist, einen konvexen Gelenkpartner über die Muskulatur (aktiv) zu bewegen, als einen konkaven.
Die Umkehr der Fixation läßt sich in der passiven wie auch in der aktiven Behandlung im Bereich der Wirbelsäulen- und Extremitätengelenke durchführen. So bewegt sich z. B. normalerweise der Humerus gegen die Scapula, in der Therapie wird aber der Humerus fixiert und die Scapula mobilisiert (der Patient bewegt sich gegen die auf einer Bank abgestützten Arme).

Mitnehmer- und Gegenhaltetechnik

Auch im Bereich der Wirbelsäule therapieren wir mit Umkehr der Fixation. Allerdings liegen hier nicht schwerpunktmäßig neuromuskuläre Gesichtspunkte vor, sondern überwiegend praktische Erwägungen. Es ist beispielsweise für den Therapeuten leichter, einen unteren Lendenwirbel vom Becken aus zu mobilisieren, **gegen** einen von kranial verriegelten Wirbelsäulenbschnitt (Gegenhaltetechnik) als umgekehrt. Im Bereich des zervikothorakalen Überganges dagegen verriegeln wir z. B. von oben, also auch die Halswirbelsäule einschließlich des zu behandelnden Wirbels, und nehmen diesen Wirbel über die Verriegelung **mit** in die zu mobilisierende Richtung (Mitnehmertechnik).

8.3.3.2 Gelenkknorpel

Die Knorpelzellen werden überwiegend durch Diffusion ernährt. Sie sind damit abhängig von wechselnden mechanischen harmonischen Einwirkungen wie Druck und Zug. Entlastung oder Belastung ohne Wechsel verhindert Ernährung. Gleichzeitig verändern sich Matrix und Parallelität (Funktionsausrichtung) des kollagenen Netzwerkes. Funktion unter Entlastung bei Abbau der Gelenkadhäsion und der muskulären Kompression ist die beste Prävention und auch Rehabilitation. Aus diesem Grunde sind aktive Bewegungen im Wasser, Widerstände bei kurzem Hebel und unter Distraktion, Mobilisationen in die Separation und Muskeldetonisationen indiziert. Selbst im fortgeschrittenen arthrotischen Zustand haben die mechanischen Translationen ernährenden und schmerzmindernden Erfolg. Im Hinblick auf unsere heutige Zeit mit Mangelbewegung sind anfangs mobilisierende „Fitneßübungen" entsprechend besser als Krafttraining der Muskulatur, bei nicht an Funktionsbelastung gewöhnten Geweben.

8.3.3.3 Ligamente

Auch bei den Bändern führt Inaktivität genauso wie Überbelastung in die pathologische Veränderung. Immobilisierte Bänder verkürzen in der von der Matrix und den elastischen Anteilen gehaltene Wellenform der kollagenen Fasern (bindegewebiger Basistonus). Dauerprovozierte Ligamente verlieren zuerst die „elastische" Komponente des elektrischen Basistonus der Proteoglykane, erschlaffen also und sind für Mikrotraumen anfällig, da die Kräfte direkt auf die kollagenen Fasern übertragen werden. Die verlorene Elastizität vermindert wiederum den Stoffwechsel, der wiederum von den mechanischen Funktionen partizipiert. Die Therapie liegt kausal in der Wiederherstellung der physiologischen Funktion, in die die Ligamente integriert sind, und zwar einmal in den Bewegungsablauf des dazugehörigen Gelenkes, zum anderen auch in den der überlaufenden Muskulatur.

Ein Ligamentschmerz kennzeichnet die Fehlfunktion.

Auf dieser Grundlage erklärt sich, daß über die gezielte Traumatisierung eines Ligamentansatzes Bewegungsausschläge über die Steuerung (nozizeptiv) eingeschränkt werden können.

Beispiel:

Behandlung eines hypermobilen Segmentes. Nachdem die Ursache isoliert und behandelt wurde, ist auch das eingeschliffene (pathologische) Muskelmuster zu unterbrechen. Eine Traumatisierung der Ligament-Insertion, die bei der zu bremsenden Funktion auf Spannung gerät, verhindert über die nozizeptiven Afferenzen, daß die Muskulatur weiter in Richtung Schmerz zieht. Hieraus entwickelt sich reflektorisch ein neues antalgisches Muster, welches die Hypermobilität nicht mehr unterhält.

8.3.3.4 Einreißen von Kapselfalten

Den fortgeschrittenen Zustand einer Gelenkimmobilität kennzeichnet die narbige Durchwachsung der Kapselfalten (Organisation), ausgehend von der rapiden Stoffwechselabsenkung mit Ausfall von Fibrin, Bildung von Lipidbrücken, Austrocknung der Grundsubstanz und Entstehung von afunktionellem Bindegewebe. Den Beginn des Einwachsens von Bindegewebe mit Nervenendigungen und Kapillaren markiert die Schmerzwahrnehmung schon beim translatorischen Test des Joint play. Das Endgefühl wird zwischen weich- und festelastisch empfunden. Ein gezieltes Einreißen (Aufreißen) der bindegewebigen Durchwachsung der Kapselfalten erfolgt in einer raschen Bewegung bis in die endgradige Gelenkfunktion. Dabei läßt sich ein deutliches Geräusch hören, welches an das Zerreißen von Leinen erinnert. Da diese Art der Einwirkung eine Nachblutung in die Kapsel auslösen kann, muß das Gelenk in Abständen bewegt und endgradig gelagert werden. Erfahrungsgemäß zeigt sich das Gelenk am nächsten Tag nahezu schmerzfrei mit physiologischem Bewegungsausmaß.

8.3.4 Kontraindikationen der Arthrotherapie

Die Bandbreite der Einwirkungsmöglichkeiten mit den Techniken der Manuellen Therapie ist so groß und variabel, daß es nach Kenntnis dieser Grundlagen eigentlich keine allgemeinen Kontraindikationen geben kann.

> Kontraindiziert ist lediglich eine inadäquate Technik (*K. Lewit*)

Daher gilt es zu differenzieren und auf Kombinationen von Techniken und Krankheitsgeschehen hinzuweisen.

Vielleicht mit Ausnahme der schnellen intermittierenden Mobilisationen berücksichtigen alle anderen Techniken Schmerzgrenze und (reflektorische) Reaktionen des Patienten, wodurch Schaden zuverlässig vermieden wird.

Mit Hilfe der intermittierenden Mobilisation ist es möglich, narbige Strukturen einzureißen, wenn ein chirurgischer Eingriff vermieden werden soll bzw. in keinem Verhältnis zur vorhandenen Störung steht. Hier muß kurzfristig die Schmerzgrenze überschritten werden, jedoch **nicht** eine Abwehrspannung des Patienten. Andererseits kann mit dieser schnellen Technik eine Abwehrspannung überraschend überwunden werden, wodurch sich, mit Lösen der Blockierung im verursachenden Gelenk (Segment) diese Abwehrspannung reflektorisch auflöst, was als therapeutischer Effekt gewollt war. Doch gerade in diesem Bereich der Anwendung manualtherapeutischer Techniken lauern Gefahren:

1. Die gefährlichste Kontraindikation in Kombination mit inadäquater Technik liegt im Bereich der Kopfgelenke bei Beeinträchtigungen der Arteria vertebralis.
2. Vorsicht ist ferner geboten: Bei allen angeborenen und erworbenenn Zerstörungen anatomischer Strukturen, seien sie tumorös, traumatisch oder entzündlich.
3. Bei neurologischen Erkrankungen einschließlich radikulär segmentaler Symptomatik.
4. Bei hochgradig degenerativen Veränderungen.
5. Bei starker Angst, psychischen Störungen und starken Schmerzzuständen.
6. Bei Hypermobilitäten sind lediglich die Dehntechniken (Stufe 3) kontraindiziert.
7. Ein fehlender Behandlungserfolg nach einmaliger, höchstens zweimaliger intermittierender Mobilisation weckt Zweifel an der Diagnose und wechselt bei häufiger wiederholten Eingriffen in den Bereich des Kunstfehlers.

Insbesondere im Bereich der Halswirbelsäule sind schnelle Bewegungen in Extension und Rotation zu vermeiden (Abb. 194), weil:

- jeder Wirbelkörper nach dorsal gleitet,
- das Lumen der Foramina sich verengt,
- das Lig. longitudinale posterius 30% der Foramenöffnung schließt,
- die Spinalwurzeln aufgefächert sind und
- die Arteria vertebralis gefährdet wird.

In diesem Zusammenhang sei darauf hingewiesen, daß Ohnmachtsanfälle in der Anamnese bei nicht geklärter Ursache auch infolge von Durchblutungsdrosselungen im Bereich der Arteria vertebralis auftreten können!

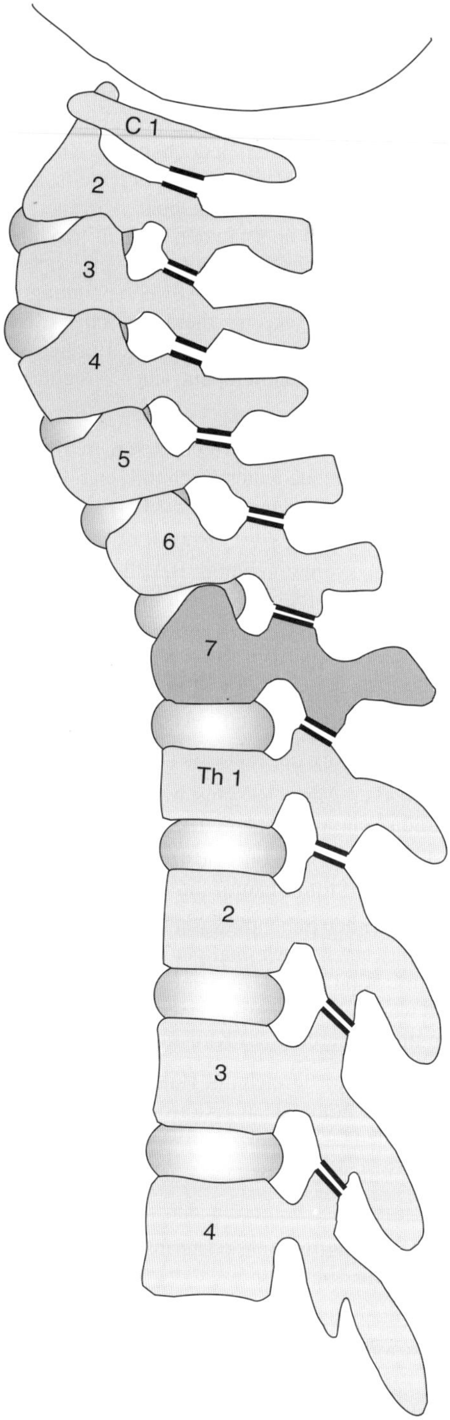

Abb. 194 Unbedingt ist zu beachten: die Halswirbelsäule darf nie schnell extendiert und rotiert werden (Erklärung in Text).

Allen Mobilisationen gemeinsam ist das Arbeiten am Slack, der Vorspannung oder Stufe 2, und die parallel translatorische bzw. lineare Separations-Einwirkung. Aus dem Nichtbeachten dieser Regeln resultieren folgende Kunstfehler:

- **Durchreißen** oder die Mobilisationsbewegung bereits in der 1. Stufe starten und mit Geschwindigkeit über den Slack hinausreißen (Einreißen der Gewebe).
- **Durchbrechen** oder die Mobilisationsbewegung in eine anguläre umlenken, mit Kompressions-, Dehn- und Scherkräften.

Der Wahlspruch, unter dem die Manuelle Therapie angewandt wird, heißt:
quidquid agis
prudenta agas
et respice finem.
(Was Du tust, das tue mit Umsicht und bedenke das Ende.)

8.4 Myotherapie

Die Aufgabe der Muskulatur liegt in der mobil-stabilen Führung der Gelenke, die durch ihr kosynergistisches Zusammenspiel aller beteiligten Muskeln gewährleistet wird, ob in einer Ruhephase oder unter zusätzlichen variierenden spezifischen Belastungen der Aktivitäten im täglichen Leben. Darüber hinaus sind alle Muskelaktionen in ihrer Summation gleichzeitig dem Ziel der Erhaltung des aufrechten Gehens und Stehens untergeordnet, wodurch eine beinahe unglaubliche physiologische Komplexität erwächst. Deren Steuerung bis ins limbische System reicht, wodurch auch Gefühl und Gedächtnis den Muskeltonus beeinflussen. Dieser Muskelkomplex erfüllt seine Aufgabe über eine agile Flexibilität, die bei Störungen bis zu einem gewissen Grade ausgeglichen werden kann. Verlieren z. B. nur die kraftübertragenden bindegewebigen Anteile innerhalb des Muskels ihre Kontraktionsfähigkeit (bindegewebiger Basistonus) mit Abbau der Matrix und des chemisch-elektrischen Potentials (Reibungserhöhung mit Verlust der Elastizität und Längenverkürzung), steigert sich die Verletzungsgefahr beim Sportler um das Zehnfache. Hieraus scheint sich abzuleiten, daß Verkürzungen in der Praxis zu schwerwiegenderen Konsequenzen führen als Abschwächungen. Dies gilt jedoch nur dann, wenn das Ziel der kosynergistischen mobilen Stabilität der Gelenke aus den Augen gelassen wird.

8.4.1 Aktive Maßnahmen zur Detonisierung
(s. Abschnitt 2.4.5)

Die aktiven Maßnahmen sind den passiven grundsätzlich vorangestellt, weil die Gefahr einer Traumatisierung der Gewebe hierbei am geringsten ist. Um die physiologische Länge des Muskels mit Abnahme des Reflextonus und Nachgeben der bindegewebigen Anteile wieder zu erreichen, müssen unter der Behandlung die Verursacher der Verkürzung

- im Muskel (hypertone Muskelfibrillen, Sarkomer-Verkürzung) und
- im Bindegewebe (Abnahme der Matrix-, H-Brückenbildung und afunktionelle Cross-links)

berücksichtigt werden.

Hierbei stehen uns aus den im folgenden beschriebenen Gesetzmäßigkeiten hergeleitete Therapiemaßnahmen zur Verfügung, die, abhängig von Struktur und Ziel, mit passiven Maßnahmen kombiniert werden können.

Sherrington-Gesetz I (postkontraktorische Hemmung)

> Die maximale Anspannung eines Muskels korreliert mit einer maximalen Entspannung.

Gemeint ist hier im Sinne der Behandlung die postisometrische Relaxation im Zusammenhang mit der aus dem Alles-oder-nichts-Gesetz resultierenden Refraktärphase. Das Sherrington-Gesetz I gilt für einen gesunden, aber nur in Abwandlung für einen reflektorisch hypertonen Muskel, da es unter sympathischer Reflexaktivität zur Senkung der Reizschwelle, Erhöhung der Empfindlichkeit, schnellerer Wiederherstellung des Endplattenpotentials und Kontraktionserregung über Vorderhornzelle und Muskelspindel kommt. Um den Muskel zu detonisieren, muß unter allen Umständen eine sympathische Reflexerhöhung vermieden werden. Daher gilt beim veränderten (hypertonen) Muskel:

> Je höher der Reflextonus, desto weicher und gleichmäßiger (unterschwelliger) müssen die willkürlichen Kontraktionen zur Erreichung einer Inhibition sein.

Sherrington-Gesetz II (reziproke Hemmung)

> Die repetitive Kontraktion des Antagonisten ergibt eine relative Hemmung des Agonisten.

Auch hier muß beim hypertonen Muskel eine Steigerung der Reflextätigkeit vermieden werden. Daher gilt:

> Je höher der Reflextonus im Agonisten, desto weicher (unterschwelliger) muß der Widerstand durch den Behandler und desto rhythmischer die Bewegungsführung durch die ganze mögliche Bahn des Antagonisten sein.

8.4.1.1 Muskeldehnung

Obwohl sich die Muskelfibrillen durch **passives** Dehnen zwar momentan in ihrer Istwertlänge aber nicht in ihrem Reflextonus verändern lassen, sondern nur die bindegewebigen Muskelanteile verlängert werden, hat sich der Begriff Muskeldehnung eingebürgert. Voraussetzung einer herbeizuführenden Längenveränderung der Muskulatur ist die Verschlechterung des synergistischen Zusammenspiels, indem die Agonisten den höheren Widerstand der Antagonisten überwinden müssen, wenn Dehnbarkeit und Entspannungsfähigkeit der Gegenspieler negativ verändert ist, durch **erhöhten Muskeltonus, verkürztem Bindegewebe** und **erhöhter Reibung**, woraus ein höhres Risiko der Verletzungsgefahr resultiert.

Vorgehen bei der Muskeldehnung

Aktive Längenveränderung

1. Zuerst muß der zu dehnende Muskel hyperämisiert werden. Das bedeutet:

a) aktiv gegen Widerstand arbeiten lassen, damit Metaboliten anfallen, die eine Kapillarisierung aktivieren, oder

b) eventuell mit T. H. E.-Therapie, auch Quermassage, die reaktive Hyperämie anzuregen.
Eine Durchblutungssteigerung verbessert die Matrixkonzentration und damit die Reibung im Muskel.

2. Anschließend wird die **aktive Inhibition** nach den Gesetzen von *Sherrington* angewandt:

a) **Postkontraktorische Hemmung**
Aktives Arbeiten (Kontraktionen) weg von der Barriere – danach Dehnen in die Einschränkung:
- Wiederholtes weiches Anspannenlassen; Dauer der Kontraktion, isometrisch, etwa 5–7 Sekunden, da die Refraktärphase erst etwa nach 4 Sekunden einsetzt.
- Danach langsam und gleichmäßig dehnen, etwa 4–7 Sekunden, oder bis fibrilläre weiche Zuckungen (Kontraktionen) zu fühlen sind.
- An der neu gewonnenen Endstellung wieder kontrahieren lassen und wieder dehnen.
- Den Vorgang etwa fünfmal wiederholen.

b) **Reziproke Hemmung**
Aktives und passives Arbeiten in die Barriere:
- Wiederholtes weiches Anspannenlassen mit gleichzeitiger aktiver Bewegung in Richtung der Einschränkung.
- (Assistiver) Führungswiderstand durch den Behandler.
- Eine endgradige Bewegung (äußere Bahn) ist solange zu vermeiden, wie noch Schmerz auftritt!
- Je öfter und gleichmäßiger wiederholt wird, um so besser ist der Erfolg!
- Die aktive Bewegung in die Barriere muß neu angebahnt werden (neuromuskuläres Training).

Beachte unbedingt:
- Dehnungen bei müden Muskeln nach Belastung (s. S. 249) sind zu vermeiden.
- Ein gespannter Muskel läßt sich passiv nicht dehnen!
- Der Patient muß so sitzen oder liegen, daß er völlig entspannen kann!
- Der Patient muß weiteratmen!
- Die Dehnung erfolgt langsam und gleichmäßig, es darf kein Reflex ausgelöst werden.
- Die Dehnung erfolgt mit kurzem Hebel (keine Gelenkkompression!).
- Die Dehnung erfolgt in Haupt- und Hilfsfunktionen!
- Die Dehnung darf keinen Schmerz auslösen!
- Löst die Dehnung Schmerz aus, ist sofort der gedehnte Muskel aktiv anzuspannen; der muskuläre Dehnschmerz läßt dann augenblicklich nach, indem die Krafteinwirkung auf eine größere Oberfläche verteilt wird.
- Löst die Dehnung Schmerzen im Gelenk aus, muß erst die Schmerzschwelle mit Hilfe der Mechanozeptoren (Typ I – III) durch Translationen (Kapselbehandlung) angehoben werden!
- Zum Abschluß der Behandlung muß die Erregung des Gammasystems mit Hilfe des Servomechanismus zwischen Agonist und Antagonist in eine Balance gebracht werden, indem abschließend der Behandler Agonist und Antagonist im Wechsel gegen Widerstand (isometrisch) kontrahieren läßt.

Passive Längenveränderung

Aktives Detonisieren ist nur im Bereich der Myofibrillen möglich.
- Ändert sich das Endgefühl in fest-elatisch, sind keine fibrillären Zuckungen mehr zu spüren und keine Zunahme des Bewegungsausschlages, liegt die Verkürzung im bindegewebigen Teil des Muskels.

Beachte:
- Die Belastung wird nicht mehr von der Matrix aufgenommen, die Zugfestigkeit nimmt ab!
- Die kollagenen Fasern liegen nicht in Funktionsrichtung, daraus ergeben sich ungünstige Belastungsvoraussetzungen!
- Der Behandler soll die Durchblutung steigern und weich und oft, ohne Schmerz dehnen.
- Aktive Bewegungen (im offenen System) lösen durch den Zug eher Schmerzen aus als passive translatorische!
- Aktive Dehnungen sollen daher nur im geschlossenen System erfolgen.

Aber:

Dauerte die Immobilisation länger als 9 Monate, haben die kollagenen Fasern aufgrund ihrer kovalenten Bindungen eine solche Festigkeit aufgebaut, daß sie kaum noch zu lösen sind. In diesem Falle empfiehlt sich ein häufiges, absolut schmerzfreies, weiches passives/aktives Dehnen, um ein **Längenwachstum** der Muskelgewebe zu aktivieren.

Intensität der passiven Dehnung:
- schmerzhafte oder kräftige passive, auch aktive Dehnungen erhöhen die Reflexaktivität in die Verkürzung,
- passives/aktives, weiches, **häufiges Dehnen** setzt dagegen einen (Längen-)Wachstumsreiz in den Muskelgeweben,

- zartes (unterschwelliges) Dehnen, im Wechsel mit aktiver Anspannung und Entspannung in der Dehnung, bringt den schnellsten Erfolg.

8.4.1.2 Stretch and Spray

Bei dieser faszinierenden Methode zeigen sich, ohne großen Aufwand, Erfolge verblüffend schnell und sicher. Selbst „ältere" Kontrakturen werden positiv beeinflußt. Durch die plötzliche Kälte des Chloräthyl-Sprays mit anschließender weicher Dehnung des Muskels werden die sympathische Reflexaktivität und/oder die Erregung des Gammasystems auf ein niedrigeres Niveau als vor dem Reiz eingestellt. Es kommt nach der erfolgten Anwendung zu einer deutlichen Senkung der reflektorischen Hypertonizität im Sinne einer postfazilitären Depression.

Anwendung

- Der Patient sitzt oder liegt in einer entspannten Lage.
- Der zu dehnende Muskel sollte auf einer Seite fixiert und so lediglich in eine Vorspannung gebracht werden.
- Gesprayt wird vor der passiven Dehnung.
- Der Chloräthylstrahl sollte so geführt werden (geschoben), daß die Flüssigkeit sich auf der Haut sammelt. Dies wird möglich, wenn Strahl und Flasche etwa einen Winkel von 30° zur Hautoberfläche bilden.
- Hierdurch ist ein umgrenzter Strahl erreichbar (jet stream), da eine flächige Verteilung (diffuse mist) vermieden werden soll.
- Gesprayt wird nur in einer Richtung, in parallelen Strichen, die etwa zwei Querfinger auseinanderliegen, bis der ganze Muskel abgedeckt wurde (Geschwindigkeit: etwa 10 cm in einer Sekunde).
- Hiernach wird der Muskel weich gedehnt.
- Wiederholung, bis das volle Ausmaß der Dehnung erreicht wurde.
- Abschließend aktives Arbeiten mit dem Muskel und seinem Antagonisten.

Beachte:

Da eine reflektorische Inhibition bei dieser Behandlungsmethode genutzt wird, ist zu berücksichtigen, daß mit Auskühlung der Haut auch die Temperatur (Durchblutung) des Muskels sinkt, wodurch der Behandlungserfolg nachläßt. Daher ist es angebracht, nach 2 bis 3 Anwendungen mit einer Wärmepackung wieder die Durchblutung zu steigern.

Da diese Methode sich hervorragend zur Behandlung von Trigger points und ihrer pseudoradikulären Ausstrahlung eignet, ist als Reihenfolge zu empfehlen, daß erst der verursachende Muskel, dann in Richtung der Ausstrahlung gesprayt wird, um danach den Muskel zu dehnen.

8.4.1.3 Muscle Energy Technic

Diese Methode steht in einem gewissen Gegensatz zu der postisometrischen Relaxation. Während letztere am endgradigen Bewegungsausschlag, an der Gelenkbarriere, behandlungsmäßig einsetzt, nutzt erstere die wesentlich früher beginnende **Muskelbarriere** (motorische Barriere), die zwar unabhängig von der Gelenkstellung ist, aber vom Spannungsgrad und Reibungswiderstand des Muskels gekennzeichnet wird. Zwei verschiedene Mechanismen liegen dem Widerstand des Muskels gegen die Dehnung zugrunde. Die Skelettmuskulatur ist selbst bei größter Annäherung von Ursprung und Ansatz (innere Bahn) bereits um 10% bis 15% gegenüber einer möglichen Ruhelänge gedehnt. Da Agonist und Antagonist einer gleichen Vordehnung unterliegen, macht sich dieses beim passiven Längentest unter physiologischen Voraussetzungen nicht bemerkbar, bestimmt aber einen gewissen „Fließwiderstand", verursacht durch die sich gegenseitig verschiebenden Aktin- und Myosinfilamente. Außerdem wird ein Widerstand deutlich beim Überwinden der von den Nervenimpulsen aufrechterhaltenen Spannung (Reflextonus).

Als Muskel- oder motorische Barriere wird derjenige Dehnungswiderstand der Muskulatur bezeichnet, der beim passiven Längentest als erster bleibender Widerstand auftritt.

Bei einer „Muskelverkürzung", hervorgerufen über sympathische Reflexaktivität und/oder Erregung des Gammasystems, differieren Agonist und Antagonist zwar in der Länge zueinander, woraus eine veränderte Gelenkstellung resultiert, doch entspricht diese Stellung einer (antalgischen) Schonhaltung (Muskelmuster). Die Muscle energy technic greift in das nervös-reflektorische Geschehen ein und dämpft die Übererregung des Gammasystems wie auch die sympathische Reflexaktivität. Zu beachten ist demnach, daß ein reaktiver Zustand nicht mit einem großen Reiz angegangen werden darf, da sonst eine noch größere Reaktion ausgelöst wird.

Behandlungsablauf

- Das Gelenk wird in allen drei Ebenen bis an die jeweilige Grenze der Muskelbarriere weich herangeführt.
- Mit einem gering dosierten (50 g) Führungswiderstand soll der Patient aktiv in die Barriere oder weg von der Barriere (abhängig von Schmerz und Reaktion) mit Sherrington-Gesetz I oder II anspannen, bei genauer Führung des Gelenkes (des Patienten) mit folgenden Vorgaben:
- Bewegungsrichtung (dreidimensional, **aber:** Flexion-Extension vor Seitneigung links und rechts, vor Rotation links und rechts).
- Dauer der Anspannung (~ 7 Sekunden).
- Kraftausmaß (~ 50 g).
- Bewegungsausmaß (gering!) und
- in der Folge unbedingtes Einhalten der erwünschten Relaxation: denn nur bei vollständiger Entspannung erweitert sich das Bewegungsausmaß des Gelenkes.
- **Hierauf:** wieder Neueinstellung um das Maß, welches das Gewebe aus sich heraus nachgab.
- **An dieser Stelle:** aktives Arbeiten in alle Richtungen, ohne Bewegung, zur Neueinstellung der Gamma-Motorik.
- Wiederholung der Vorgänge 3- bis 5mal.
- Neuer Funktionstest.

Die Muscle energy technic ist um so effektiver, je mehr das Gleichgewicht der Kräfte erhalten bleibt. Damit liegt der Hauptfehler bei der Behandlung in zu heftigem, zu kräftigem oder zu schnellem Angehen mit zu kurzen Pausen.

Diese Methode kann gut mit anderen Techniken kombiniert werden. Sie wirkt auf die mechanische Komponente der Blockierung ebenso ein wie auf die nervös-reflektorische Muskelspannung und hat den großen Vorteil, daß schon in der akuten Phase mit ihr erfolgreich therapiert werden kann.

8.4.2 Quermassage

Mechanische Beeinflussung des Reflextonus

Ein typisches Beispiel für die Folge eines erhöhten Reflextonus ist der vom Nacken (auch zwischen den Schulterblättern) aufsteigende Spannungskopfschmerz, der den ganzen Kopf betrifft, mit oder ohne Übelkeit (Hypertonizität der tonischen rückwärtigen Muskeln).

Ein weiteres Beispiel ist der Hartspann (Krampf) in Muskeln eines Leistungssportlers, die trotz höchster Erregung (durch Startabbruch, Verletzung u. ä.) nicht ausgearbeitet wurden oder auch bei ungenügender Erholungsphase nach Belastungen übertrainiert sind.

Um die sympathische Reflexaktivität und Fazilitierung der Muskelspindeln, motorischer Vorderhornzelle und die Erregung der Gamma-Motorik mit dem Servomechanismus zu senken, gilt es einerseits, auf die peripheren Sensoren, und andererseits auf die intrafusalen Fasern der Muskelspindeln mechanisch einzuwirken. Hierbei ist die gesteigerte Reflexaktivität bei niedriger Reizschwelle und erhöhter Leitungsgeschwindigkeit zu berücksichtigen, so daß erfolgreiche Massagetechniken unterschwelligen inhibitorischen Charakter haben müssen.

Die peripheren Sensoren in Haut, Bindegewebe und Muskulatur (Merkelsche-, Meißnersche-, Pacini- und Ruffini-Körperchen) reagieren allgemein auf Druck und Zug, die infrafusalen Fasern der Muskelspindel dagegen nur auf Dehnung (Längenveränderung). Daher ist eine quer zur Faserrichtung eingeleitete Massagebewegung initiiert, die weich und gleichmäßig mit einer Schwingungszahl von unter 3 Hz angewandt werden muß, mit dem Ziel der sekundären Verbesserung der Strömungsverhältnisse über die primäre reflektorische Inhibition.

Als Grundsatz gilt:

> Je höher die reflektorische Aktivität (die Spannung), desto weicher und gleichmäßiger die Quermassage.

Mechanische Beeinflussung des Ruhetonus

Hier liegt das Hauptziel der Quermassage in der Änderung der Konzentration der chemischen Substanzen und Verbesserung der Strömungsverhältnisse im Muskel. Die bindegewebigen Adhärenzen (H-Brückenbildung) und die Verkürzungen der Sarkomere lösen sich, und der Blutabtransport wird um etwa das 2- bis 3fache gesteigert. Daher sind die tiefen knetenden, walkenden Grifftechniken das Mittel der Wahl, die auf den Muskel eine ähnliche Wirkung ausüben wie auf einen Schwamm. Ein Muskel erwärmt sich, wenn große Molekülkomplexe sich gegeneinander (reibend) bewegen, und zieht sich mit der Erwärmung zusammen (im Gegensatz zu Metallen, die sich bei

Erwärmung ausdehnen und sich unter Dehnung abkühlen). Mit dem Anstieg der Gewebstemperatur ist eine Zunahme des interzellulären Stoffwechsels verbunden und eine Erhöhung der Leitungsgeschwindigkeit der lokalen Nerven. Induzieren diese Massagegrifftechniken Schmerz oder überschreiten sie eine bestimmte Frequenz, wird reflektorisch die sympathische Reflexaktivität und/oder die Reflexaktivität der Gamma-Motorik erregt, mit der Folge einer Senkung der Reizschwelle, und korrelativer Hypertonizität. Lediglich das von den Mastzellen ausgeschüttete Histamin wirkt dann noch vasodilatorisch im Kapillarbereich.

Genau in diesem Bereich liegen die in praxi so überraschend entgegengesetzten Auswirkungen nach und unter einer klassischen Massage, wenn nicht im voraus differenziert wurde, um welches ursächliche Muskelproblem es sich handelt.

Zur Verdeutlichung sei auf einige muskuläre Ausgangssituationen hingewiesen, die jeweils eine andere Behandlung bedingen:

- Der von der Steuerung als Schutzfunktion inhibierte Muskel,
- der pseudoradikulär schmerzhaft veränderte Muskel,
- der in einer bestimmten Schutz-Hypertonisierung gehaltene Muskel,
- der nach einem Training übersäuerte Muskel,
- der durch Streß übererregte Muskel,
- der traumatisierte Muskel.

Die punktförmige Quermassage

Sie ist indiziert bei umschriebenen druckdolenten Gebieten, zur Behandlung von Trigger points, Insertionstendinitiden (-nosen), Myotendinosen u. ä.

Je nach der Lokalisation und Technik der Anwendung lassen sich die Wirkungsweisen wie folgt beschreiben:

- Dehnung der intrafusalen Fasern in den Muskelspindeln,
- Ausschüttung des Gewebshormons Histamin,
- das Aktivieren einer aseptischen Entzündung durch Gewebezerstörung,
- Hyperstimulation analgesia (counter irritation) (mit einem heftigen Gegenschmerz wird der primäre Schmerz überdeckt),
- zentralmotorische Inhibition der provozierten Gewebe.

Die Reize der punktförmigen Quermassage werden von den peripheren Sensoren aufgenommen und mittels sensibler und vegetativer Afferenzen zu den zentralen Schaltstellen, insbesondere der Formatio reticularis und dem limbischen System, geleitet. Von hier werden sie der Hirnrinde vermittelt, die diese Informationen weitergibt und umsetzt, wodurch bestimmte Hirnareale einer inhibitorisch wirkenden Kontrollinstanz erregt werden, die auch den spinalen Regelmechanismus der „gate control" beeinflußt und somit eine Dämpfung des Schmerzes bewirkt.

Insbesondere durch die große Druckübertragung dieser Massagetechnik (mehr als 4900 g/cm^2) kommt es einerseits zu einer lokalen Hyperämie, mit Ausschüttung von Histamin durch die Mastzellen, wodurch örtliche Hypoxien, die eine Degeneration bis hin zur Nekrose der Myofilamente bewirken, beseitigt werden. Andererseits kommt es zu Gewebezerstörungen, die eine aseptische Entzündung aktivieren. Letzteres eignet sich insbesondere zur Behandlung der Hypermobilität, da die Steuerung es in der Folge vermeidet, die traumatisierten Ligamentansätze mechanisch zu belasten.

Behandlungsstäbchen

Da die punktförmige Quermassage die Fingergelenke des Behandlers provozieren, empfiehlt es sich für diese Technik, ein Holzstäbchen als Entlastung zu nutzen (Abb. 195a, b). Der Nachteil des Stäbchens liegt darin, daß nicht gefühlt werden kann, wie sich unter der Quermassage das Gewebe verändert. Im Gegensatz zu den meisten im Handel erhältlichen Massagestäbchen sollte es tatsächlich nur so lang sein, daß beim „Musculi-lumbricales-Griff" (Streckung in den DIP- und PIP-, Beugung in den MCP-Gelenken) das Holz von der Handinnenfläche etwas über die gestreckten Finger hinausragt. Als erbsengroß und rund empfiehlt sich das Behandlungsende, wogegen die gegenüberliegende Seite flach und dick sein sollte, um den Druck in der Handfläche des Behandlers besser zu verteilen.

8.4.3 Muskeltraining gesunder Muskeln

Um physische Leistungsfaktoren wie Kondition und Koordination zu verbessern, stehen unterschiedliche Trainingsmethoden zur Verfügung, die wiederum alle in einem bestimmten Verhältnis voneinander abhängig sind und je nach Art und Ziel der sportlichen Leistungsfähigkeit schwerpunktmäßig oder variierend eingesetzt werden.

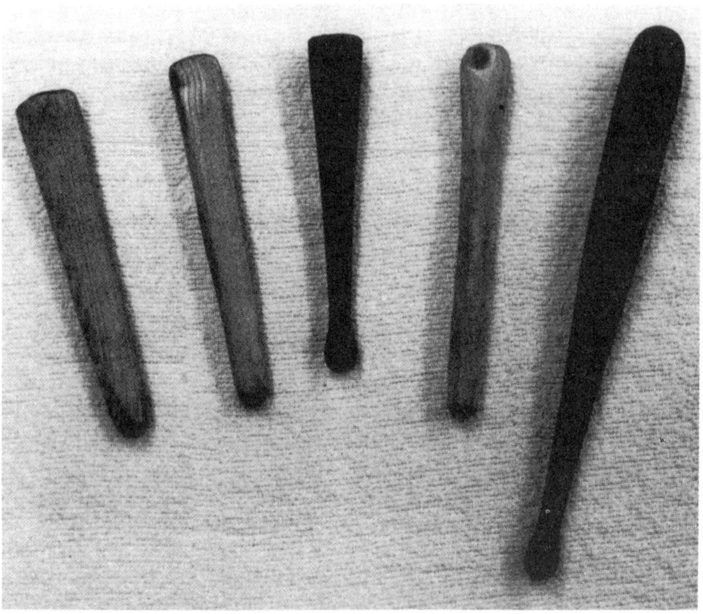
a

Abb. 195a, b **a** Bei punktförmiger Quermassage, aber auch zur Traumatisierung von Ligamentansätzen z. B. bei Hypermobilität, eignet sich das Behandlungsstäbchen, um die Finger zu entlasten.

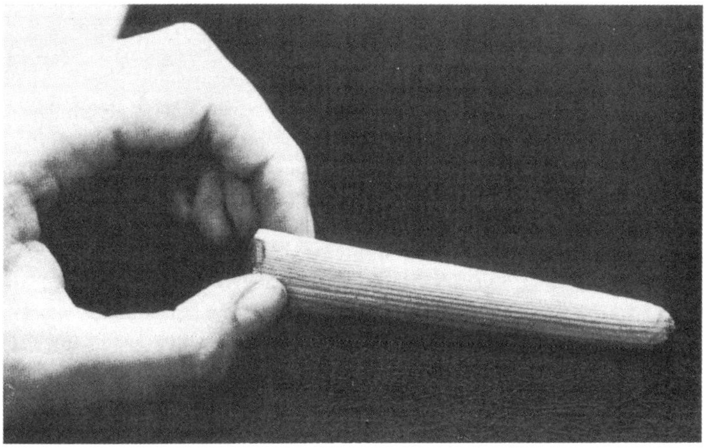
b

b Es sollte nicht länger sein, als der eigene Zeigefinger, wobei das erbsengroße Behandlungsende während der Therapie gerade über die Finger hinausragt und das andere möglichst flache, dicke Ende, den Druck auf die Handinnenfläche verteilt. (Aus: *Brokmeier, A. A.:* Manuelle Therapie und ihre Integration in die Krankengymnastik. Krankengymnastik 34 [1982] 254–270.)

Grundsätzlich lassen sich folgende Trainingsziele unterscheiden:

- Kraft (Steigerung der phasischen Funktionen),
- Ausdauer (Steigerung der tonischen Funktionen),
- Schnelligkeit (Steigerung der neuromuskulär-koordinativen Funktionen),

wobei die Verbesserung in diesen Disziplinen wiederum abhängig ist von:

- Beweglichkeit und
- neuromuskulärem Zusammenspiel.

Die Muskulatur macht 40% der Körpermasse aus und hat einen Blutbedarf von 25% in Ruhe. Damit wird deutlich, wie wichtig das Bewegungssystem für den übrigen Organismus ist, und welche großen Einwirkungen hier erzielt werden können.

Beim Muskeltraining liegt die mögliche Steigerungsrate der Funktionen für:

- Schnelligkeit bei 20%,
- Kraft bei 360%,
- Ausdauer bei 650%,

wobei zur Erreichung dieser Werte ein mehrjähriges Training notwendig ist, bei dem viele Faktoren zu berücksichtigen sind.

Insbesondere aus therapeutischen Gesichtspunkten scheint folgendes wichtig:

- Jeder Reiz bewirkt einen Substanzabbau (mit Ermüdung) und einen Reiz zum Neuaufbau. Daher müssen Belastung und Erholung ausgeglichen sein.
- Eine gewisse Vorspannung erhöht die Kraftleistung eines Muskels; sie ist aber abhängig von der Länge, nimmt mit zunehmender Verkürzung ab und wird bei maximaler Annäherung gleich Null.
- Nach einer vollständigen Entleerung der Energiespeicher (Glykogen) vergehen etwa 46 Stunden, bis das Eingangsniveau wieder erreicht wird, wobei die Resynthese in den Fast-twitch-Fasern schneller als in den Slow-twitch-Fasern verläuft.
- Neben der Intensitätsdauer, -häufigkeit und -form muß auf die zeitliche Folge der Reize geachtet werden. Ein neuer Reiz darf nur zum Zeitpunkt der reaktiven Überkompensation gesetzt werden.
- Einer höheren Beanspruchung muß mit dem Antrainieren einer höheren Kapillarisierung begegnet werden.
- Sauerstoffmangel bedingt ein Überschreiten der Anhäufung von Metaboliten und führt zum „toten Punkt“ mit Atemnot, Herzklopfen, Muskelschmerzen, Ermüdung und zentralmotorischer Erregungshemmung.
- Die Anhäufung von Metaboliten bei Hypoxie mit vergrößerter Reibung bedingt eine mechanische Überbelastung der bindegewebigen Anteile mit Mikrotraumen und Muskelkater.
- Je schneller auftrainiert wird, desto schlechter ist die Adaptionsfestigkeit.
- Der Kraftverlust geht viermal schneller als der anschließende trainierbare Kraftgewinn.
- Um eine Atrophie zu verhindern, muß ein Muskel einmal täglich kurz auf wenigstens $^1/_5$ der isometrischen Maximalspannung angespannt werden.
- Die sich wandelnden Hebel- und Winkelverhältnisse der Gelenke sind beim dynamischen Training zu berücksichtigen, da sonst nur bestimmte Teile des Muskels innerviert und trainiert werden.

Andererseits: ist hierdurch ein spezifisches Training bestimmter Funktionen und Muskelanteile möglich.

- Jedes dynamische Training muß ex- und konzentrisch erfolgen.
- Die erhöhte Durchblutung muß auch einige Zeit nach der Belastung bestehen bleiben, damit die Energiespeicher wieder aufgefüllt werden können.

Ermüdung

Eine qualitative und quantitative Bewegungsführung ist abhängig von dem Verhältnis Kontraktion und Kraft des Agonisten zu korrelativer Dehnungsfähigkeit des Antagonisten und der koordinativen neuromuskulären Funktion. Die Dehnfähigkeit steht besonders in Verbindung mit der Durchblutung des Muskels (s. S. 244) und der Empfindlichkeit der Muskelspindeln auf Dehnungsreize (aktive und passive). Diese lassen insbesondere bei Ermüdung nach, mit paralleler frühzeitiger neuronaler Dehnungshemmung, Nozizeption und reflektorischer Abwehrspannung.

Die Ermüdung kennzeichnet eine rapide Abnahme der Energiereserven, Reduzierung der Enzymaktivität durch pH-Wert-Absenkung im Blut mit Anhäufung von Stoffwechselendprodukten im Muskel und Störungen im Elektrolytstoffwechsel, wodurch Erholungs- und Erregungsvorgänge nachlassen bzw. eine Einstellung der Muskelarbeit resultiert.

> In der Therapie ist daher unbedingt darauf zu achten, daß keine aktiven/passiven Dehnungen bzw. kein Beweglichkeitstraining in der Ermüdung erfolgen dürfen.

8.4.3.1 Krafttraining (Training der mehrphasischen Anteile der Muskulatur)

Isometrisches (statisches) Krafttraining

Obwohl kein Weg (weder Dehnung noch Verkürzung) zurückgelegt wird, ist über eine hohe Spannungsentwicklung eine hohe Kraftzuwachsrate zu erreichen, die sich wieder parallel zum Kraftgewinn erhöht.

Kontraktionen mit maximaler Kraft ermöglichen einen schnelleren Kraftgewinn. Die optimale Spannungszeit liegt bei 6–8 Sekunden, wobei ein einmaliger Trainingsreiz von 1 Sekunde bereits die Ausgangskraft um 1% bis 4% verbessert. Je untrainierter der Muskel war, desto schneller ist der Kraftgewinn, der aber relativ rasch in der Steigerung stagniert, auch wenn der Trainingsreiz (Anspannungszeit) verändert wird. Die physikalische Arbeit (Arbeit = Kraft × Weg) bleibt konstant, während die Endkraft (Kraft = Masse × Beschleunigung) zunimmt, parallel zur Hypertrophie der Muskelfaser (großer Muskelquerschnitt = viel Kraft).

Die Leistungsfähigkeit im Verhältnis zur Zeit (Leistung = Arbeit pro Zeit) nimmt jedoch erheblich ab, und zwar aus folgenden Gründen:

- Trainiert wird die kurzzeitige Maximalkraft in der anaeroben Phase, wodurch die weißen (fast twitch) Fasern hypertrophieren und die Diffusionsverhältnisse sich erheblich verschlechtern (die Wege werden länger und die Versorgung weniger), da keine Kapillarisierung erfolgt. (Sind nur 15% – beim dynamisch auf Kraft-Ausdauer trainierten Muskel 40% – der maximalen Spannung erreicht, kommt es zu einer absoluten Drosselung der Durchblutung.)
- Die neuromuskulären Koordinationssysteme werden nicht verbessert.
- Die Muskelelastizität und -dehnfähigkeit nimmt ab.

> Die Ermüdung bei statischer Arbeit setzt schneller ein, ist ausgeprägter, und der Muskel braucht eine längere Zeit zur Erholung als bei dynamischer Funktion.

Bei vollständiger Inaktivität des isometrisch trainierten Muskels verliert dieser in einer Woche bis zu 30% seiner Kraft (dieser Wert halbiert sich nach dynamischem Krafttraining, da hier die Aktivierung der motorischen Einheiten gesteigert wurde).

Insbesondere beim statischen Krafttraining sei auf die möglichen Folgen der **Preßatmung** hingewiesen.

Hierbei erhöht sich der intrathorakale Druck, wodurch es zu einer Verminderung des venösen Rückflusses kommt, mit:

- intrathekaler Druckerhöhung,
- venösem Rückstau, u. a., z. B. mit Anschwellung der Hämorrhoiden und Behinderung bei der Stuhlentleerung,
- Abfall des Herzminutenvolumens bis 55%,
- Verminderung des Schlagvolumens über 50%,
- Abnahme der Koronardurchblutung um 45%,
- Blutdrucksteigerung bei Sklerose.

Dynamisches Krafttraining

Beim dynamischen auxotonischen Krafttraining handelt es sich um eine Mischform zwischen isotonischer und isometrischer Muskelanspannung (s. S. 30), bei dem es primär zu einer verbesserten intramuskulären Innervation kommt, gefolgt von einer (phasischen) Muskelfaserhypertrophie, mit Steigerung der Erregbarkeit und Heraufsetzung der Leitungsgeschwindigkeit peripherer Nerven. Abhängig vom Verhältnis, Intensität und Zeit der Trainingsreize läßt sich mehr der maximale Kraftgewinn oder die Zunahme der Kraftausdauer (phasische andauernde Kraftleistung) bzw. auch die Schnellkraft (höchstmögliche Kontraktionsgeschwindigkeit) trainieren.

Grundsätzlich gilt:

- hohe Intensität, kurzer Reiz, lange Pausen, wenige Wiederholungen, bei
- 3 bis 4 Trainingseinheiten pro Woche.

Obwohl mit der begleitenden Muskelhypertrophie die tonische Ausdauerleistung herabgesetzt wird (Verschlechterung von Energienachschub und Stoffwechselschlackenabtransport), erhöht sich die Fähigkeit, bei Maximalkraft (bis 50% und mehr) Wiederholungsarbeit zu leisten (phasische Kraftausdauer); bedingt dadurch, daß die einzelne Faser im hypertrophierten Muskel unter seiner Kontraktion geringer belastet wird (größere Oberfläche bei gleicher Spannung), und somit ihre anaerobe Kapazität nicht so rasch erschöpft, woraus eine längere Kontraktionsdauer des Gesamtmuskels resultiert.

8.4.3.2 Ausdauertraining (Training der mehrtonischen Anteile der Muskulatur)

Das dynamische tonische Ausdauertraining aktiviert eine optimale Kapillarisierung im Muskel, deren Gesamtquerschnitt größer ist, als es der durchströmenden Blutmenge entspricht. Dadurch wird der Blutdurchstrom verlangsamt, woraus sich unter Arbeit und in Ruhe eine bessere Sauerstoffausnutzung ergibt mit Entlastung des Kreislaufes. Diese dynamische Arbeit kann ein Gleichgewicht schaffen zwischen Energieverbrauch und -anlieferung, obwohl, wieder abhängig vom Verhältnis, Intensität und Zeit der Trainingsreize, es zu einer Überschneidung oxydativer bzw. anoxydativer Energiebereitstellung kommt. Dadurch kann das Training mehr in Richtung Kraft oder Schnelligkeit verschoben werden. Grundsätzlich gilt:

- geringe Intensität, langer Reiz, keine Pause, **oder** geringe Intensität, viele kurze Einwirkungen, kurze Pausen, bei
- 3 bis 4 Belastungseinheiten pro Woche, wobei zu beachten ist, daß weniger Belastungseinheiten mit längerem Reiz nicht gleichwertig sind.

Durch die vermehrte Durchblutung der Muskulatur (bis zum 6fachen, bei Vergrößerung der Kapillaroberfläche bis zum Hundertfachen und mehr) nimmt die innere Reibung im Muskel ab, die Elastizität und Dehnfähigkeit der Bindegewebe verbessert sich, woraus geringerer Energiebedarf, Erhöhung der mechanischen Belastbarkeit, verbesserte Kontraktionsschnelligkeit, verminderte Ermüdung und bessere Entspannungsmöglichkeit resultieren. Gleichzeitig erhöht sich die Muskeltemperatur, mit simultaner Anhebung der Leitungsgeschwindigkeit, Erregungssteigerung der Propriozeptoren und Verbesserung der kinästhetischen Empfindung und der Reaktionsgeschwindigkeit.

Das Ausdauertraining erhöht die Energiespeicherung und Enzymaktivität in der Muskelzelle mit Erweiterung und Ökonomisierung der Stoffwechselregulation, wodurch eine geringere Menge Blut genügt, um die Versorgung zu gewährleisten.

Für Rehabilitation und Prävention besonders hervorzuheben sind folgende Tatsachen:

Die reizsteigernde Wirkung der sympathischen Reflexaktivität auf den Organismus mit Anhebung des Adrenalinspiegels wird in wenigen Wochen um 30% gesenkt bei gleichzeitiger Erhöhung des dämpfenden vasotonen Azetylcholins. Zusätzlich verbessert sich das Schlagvolumen des Herzens bei vergrößerter Blutaufnahme in der Dialatation, woraus eine Ökonomisierung der Herzarbeit mit Pulsfrequenzabfall resultiert. Parallel steigert sich das Lungenvolumen mit erhöhter Atemtiefe und niedrigerer Atemfrequenz.

Bei einer Ausdauerleistung von mehr als 90 Minuten nimmt, neben der Kohlehydratverbrennung die Oxidation von freien Fettsäuren zu. Schon bei Belastungen mittlerer Intensität können die Fette 70% der Arbeitsenergie bereitstellen.

Beachte beim Ausdauertraining als Therapie unbedingt, daß: vermehrtes Schwitzen die Ermüdung beschleunigt durch Konzentrationsveränderung des Elektrolytstoffwechsels mit Störung der Muskelzellerregbarkeit und Einschränkung der muskulären Leistungsfähigkeit.

8.4.3.3 Schnelligkeitstraining

Eine hohe Bewegungsfrequenz ist abhängig von der Anzahl der Fast-twitch-Fasern, der Grundschnelligkeit der Übertragung im Zentralnervensystem, von gleichzeitiger Erregung und Hemmung einer großen Zahl aktivierbarer motorischer Einheiten, und einer optimalen Bewegungskoordination. Sie ist nur möglich und ein Training nur wirksam bei hoher Konzentrationsfähigkeit des Zentralnervensystems z. B. nach einer Ruhephase bzw. im Erholungsstadium nach Belastung.

Die Innervationsgeschwindigkeit (Kontraktilität) der Muskulatur läßt mit zunehmendem Alter nach und ist diejenige Leistung, die am schnellsten und ausgeprägtesten abnimmt.

8.4.3.4 Koordinationstraining (Sensomotorisches Training)

Auch die koordinativen Fähigkeiten sind von einer Ermüdung stark abhängig, da es mit Anhäufung von Metaboliten (Übersäuerung) zu einer zentralnervösen Hemmungsefferenz mit Abnahme der Frequenz und Zahl der Entladungen der Motoneurone kommt. Dieses neuromuskuläre Zusammenspiel läßt sich jedoch über eine Bewegungsschulung trainieren (sensomotorisches Training), das über den kortikalen Funktionskreis (Bewußtmachen) gelingt, durch Aktivierung:

- kinästhetischer,
- taktiler,
- optischer und
- akustischer Reize sowie
- Stimulierung des Vestibularapparates (Gleichgewichtsorgan).

Eine optimale Bewegungskoordination ermöglicht es, die Zahl der gleichzeitig aktivierten motorischen Einheiten zu steigern und damit die Kraft der Arbeitsmuskulatur zu erhöhen und zu ökonomisieren. Mit zunehmendem Alter nehmen auch die koordinativen Fähigkeiten, parallel zu den physischen Leistungsfaktoren, ab.

8.4.3.5 Kosynergietraining

Ziel dieses Trainings ist die Harmonisierung (Koordination) der antagonistischen Synergien von gleicher Kraft, Dehnfähigkeit und neuromuskulärer Funktion, die gemeinsam die mobile Stabilisation des aufrechten Ganges und Standes gewährleisten, auch unter den zusätzlichen variierenden Kraftverlaufsmerkmalen der Aktivitäten im täglichen Leben. Dieses Training großer Muskelgruppen im geschlossenen System ist zuallermeist die notwendig abschließende Behandlung (Bewegungsschulung) in der Myotherapie und zu realisieren über die Reizung kinästhetischer, neuromuskulärer und vestibulärer Empfindungen unter Mithilfe optischer (Spiegel) und akustischer (sprachlicher) Korrekturen.

Abhängig davon, durch welche Reize (Informationen) ein schnelles Bewußtmachen der antagonistischen Synergien gelingt, ist ein statisches oder dynamisches Training indiziert.

Die schnellsten Erfolge in der **dynamischen Bewegungsschulung** zeigen sich bei Balance- oder Gleichgewichtsübungen, z. B. mit Hilfe eines Therapieballes, -kreisels, Schaukelbrettes, einer Rolle, auf dem Pferderücken u. ä., bei denen es zu einer Summation von sensomotorischen Empfindungen und Reizen kommt, womit eine kürzere Integration in den subkortikalen Funktionskreis korreliert.

Bei den **statischen Übungen** ist unbedingt das Verhältnis von tonischen und phasischen Muskeln zu berücksichtigen, soll eine mobile Stabilität erreicht werden, da es insbesondere auch in diesem System, das den aufrechten Gang und Stand gewährleistet, mit dem Ausfall eines Muskels (Antagonist und Synergien) zu einer zentralmotorischen Fehlsteuerung kam.

Hier eignen sich die Übungen nach *Bunget*, mit Vorbehalt die nach *Brunkow*, solange letztere mehr die phasischen als die tonischen Muskeln und physiologische Bewegungsmuster berücksichtigen.

Da die phasischen Muskeln zur Abschwächung, die tonischen zur Verkürzung neigen, verschiebt sich das Verhältnis der Reizbarkeit über die Dysbalance des Gammasystems zu einer erhöhten Reizbarkeit der tonischen Muskeln mit korrelativem schnelleren Anspringen bei geringeren Reizen. Entsprechend muß eine Bewegungsschulung realisiert werden, die die tonischen Muskeln weniger fazilitiert als die phasischen. Dies ist zu erreichen, indem die tonischen z. B. angenähert, ihre phasischen Antagonisten dagegen vorgedehnt sind, bei zwar gleichzeitiger anfangs isometrischer Haltearbeit, aber mit Zielsetzung in die phasische Kontraktionsrichtung. Erfahrungsgemäß ermüden schon gesunde Menschen sehr schnell unter dieser Bewegungsschulung, zumal, da alle Synergien nacheinander angespannt und gleichzeitig in Kontraktion (dynamisch und statisch) für einige Sekunden gehalten werden müssen, hier auch kleine Dysbalancen nicht mehr überspielt werden können. Im übrigen eignet sich ein isometrisches Kosynergientraining anfänglich hervorragend zur Rehabilitation z. B. nach Bandscheibenoperationen oder anderer chirurgischer Eingriffe, später aber muß eine Koordinationsschulung (dynamisches Training) hinzukommen.

8.4.3.6 Spezielle Trainingsformen

Isokinetisches Training

Das isokinetische Training hat den großen Vorteil einer gleichmäßigen Kräftigung durch die ganze Bewegungsbahn, unabhängig von den sich verändernden Hebel- (und Winkel-)Verhältnissen und ist daher besonders geeignet, veränderte und schwache Muskeln ex- und konzentrisch in ihrer ganzen Bahn zu trainieren, mit verkürzter Aufwärmzeit und wenig Muskelkaterreiz. Allerdings ist dieses Training an die vorgegebenen Winkel, Hebel, Achsen und Körperfixationen der Maschinen gebunden, wodurch in vielen Fällen ein physiologischer Bewegungsablauf nicht erreicht werden kann. Darüber hinaus muß darauf hingewiesen werden, daß diese Art Training nicht identisch ist mit den tatsächlichen veränderlichen Kraftverlaufsmerkmalen der Aktivitäten im täglichen Leben (offenes geschlossenes System, variierende Ausgangsstellungen) und daher nicht geeignet für ein spezielles, sondern nur für ein allgemeines Kraft- und Ausdauertraining, z. B. in der Rehabilitation bestimmter Bewegungsabläufe (s. Kap. 2.3.2; S. 30 ff).

Body-Building

Diese Trainingsform ist ausgerichtet auf eine optimale Zunahme des Querschnitts der Muskeln und wird erreicht über eine maximale Wiederholungszahl bei ausreichender Muskelspannung und beabsichtigter progressiver Ermüdung, wodurch auch letzte motorische Einheiten aktiviert (rekrutiert) werden. Mit der Muskelhypertrophie verschlechtern sich die Diffusionsverhältnisse für den Substrat-, Sauerstoff- und Stoffwechselschlackenaustrausch bzw. -abtransport und die dynamische Flexibilität mit den koordinativen Funktionen baut sich ab wie auch die Elastizität und Dehnbarkeit der Muskulatur.

Bei diesem einseitigen Training für Maximalkraft- und Muskelmassenzunahme ist dringend auf die **negativen** Konsequenzen hinzuweisen.

Elektrisches Training

Hier bietet sich der Ultrareizstrom mit T (tempus) von 2 ms und R (Refraktärzeit) von 5 ms an, bei einer Behandlungszeit von etwa 10 Minuten pro Elektrodenlage bzw. beim veränderten Muskel, bis keine Kontraktionen mehr sicht- oder fühlbar sind. Die Größe der Elektroden beträgt etwa 5 × 10 cm, sie sollten etwa 5–10 cm auseinanderliegen. Da die Muskelkontraktionen nicht über das ZNS, sondern direkt (Muskelstimulation) und indirekt über die Nervenstimulation laufen, werden die neuromuskulären Regelkreise und Schutzfunktionen (kinästhetische und die der Gammainnervation) außer Kraft gesetzt. Es kommt durch die höhere und länger anhaltende Muskelspannung zu einer ausgeprägten Muskelhypertrophie, weil sich keine Metaboliten ansammeln und somit keine Ermüdungshemmung vom ZNS veranlaßt wird. Hierdurch sind bei etwa 30minütiger Elektrostimulation gleiche Resultate zu erreichen wie bei ein- bis zweistündigem Krafttraining. Da die direkte elektrische Reizung (über die Haut) auf den Muskel von außen nach innen abnimmt, werden die peripheren Fasern vermehrt aktiviert, die zentralen dagegen weniger bzw. gar nicht, woraus eine **ungleiche** Hypertrophie resultiert.

Unter Berücksichtigung der mehr negativen als positiven Auswirkungen eignet sich das elektrische Muskeltraining in der Rehabilitation, wenn aktive, auch isometrische Möglichkeiten, kontraindiziert sind.

8.4.3.7 Training veränderter Muskeln

Das Ziel einer jeden Behandlung liegt im **Erreichen der Muskelbalance,** die stets eine mobile Stabilisierung des Gelenkes gewährleistet, auch unter Berücksichtigung der speziellen wechselnden Belastungen der Aktivitäten im täglichen Leben, die von Mensch zu Mensch erheblich variieren. Während beim Training gesunder Muskeln die Steigerung der Kondition im Vordergrund steht, liegt beim veränderten Muskel der Schwerpunkt in der Verbesserung der neuromuskulären Funktionen und der Durchströmungsverhältnisse (Anhebung der Stoffwechselprozesse und Reintegration in die Synergien des Muskels).

Die Inaktivität eines Muskels kompensiert der Organismus mit vermehrter Aktivität umgebender anderer Muskeln, wodurch sich ein unphysiologisches neues Bewegungsmuster (z. B. antalgische Schonhaltung) manifestiert. Um den aus dem Kompensationsmuster herausgenommenen Muskel reaktivieren zu können, muß über das sensomotorische Training (s. S. 251) dieser Muskel dem kortikalen Funktionskreis wieder bewußt gemacht werden **(Information).** Daraus ergibt sich als Folge der Anbahnung und Aktivierung eine Steigerung der intramuskulären **Innervation;** aus der wiederum mit zunehmender Tätigkeit eine intramuskuläre Verbesserung der **Koordination** resultiert. Jeder überschwellige Belastungsreiz verhindert eine Reaktivierung bzw. Reintegration des veränderten Muskels, weil hierbei (zur Stabilisierung der Gelenke) das eingeschliffene Kompensationsmuster automatisiert (reflexogen) anspringt.

Darüber hinaus reagiert ein Muskel nur auf Trainingsreize, wenn

- sein Antagonist nicht hypertonisiert oder verkürzt ist (reziproke Inhibition),
- seine Funktion keinen Schmerz auslöst,
- keine segmentbezogenen und
- keine irradiierten (pseudoradikulären) Irritationen vorliegen.

Der Ausfall eines Muskels verändert (schwächt) die Funktion seiner Synergie, seines Antagonisten, dessen Synergie, und simultan die kosynergistische Muskelbalance (antagonistischer Synergien) einer ganzen Extremität bzw. die des Rumpfes.

Daher muß zur Behandlung der Muskeldysbalance trainiert werden:

1. der veränderte Muskel bis zu einer Sollstärke, möglichst **isoliert,** also **im offenen System,** dabei entsprechend seiner Roll- und Gleitfunktionen sowie statischer und dynamischer Aufgaben:

- exzentrisch und konzentrisch,
- in seinen Haupt- und Hilfsfunktionen,

- aus verschiedenen Gelenkstellungen,
- in seinen unterschiedlichen Bewegungsbahnen,
- **gelenkschonend:** in der inneren Bahn bei den Beugern, in der äußeren Bahn bei den Streckern,
- **muskelschonend:** in der mittleren Bahn,
- **physiologisch am wirksamsten:** durch die ganze Bahn.

2. Die koordinative Reintegration des Muskels in seine agonistischen Synergien erfolgt im geschlossenen, aber auch im offenen System (hier eignen sich besonders die dreidimensionalen P. N. F.-(propriozeptive-neuromuskuläre-Fazilitations-)Techniken.
3. Die koordinative Reintegration in die antagonistischen Synergien (Kosynergientraining) erfolgt im geschlossenen System unter Ausnutzung der Aktivierung kinästhetischer Empfindung und des statiko-dynamischen Gleichgewichtes über den Vestibularapparat.

8.4.3.8 Behandlung der Hypermobilität

Die Hypermobilität ist gekennzeichnet durch eine graduell größere Gelenkbeweglichkeit als normal ohne Ligamentrupturen bei Erhaltung der physiologischen Achsen; wobei sie insbesondere in der Wirbelsäule zusätzlich irradiierte (pseudoradikuläre) Ausstrahlungen initiiert.

Im allgemeinen erweist sich die traumatisch erworbene Hypermobilität nicht als großes Problem, zumal, wenn sich in den Nachbargelenken oder -segmenten keine schmerzhaften Veränderungen oder Hypomobilitäten finden. Eine 3- bis 6wöchige Immobilisation mit Gurt, Manschette, Bandage, Tapeverbänden u. a., und abschließendem Bewegungstraining, wobei die Funktion unter Belastung gleichzeitig kontrolliert und beurteilt wird und gegebenenfalls neu zu erlernen ist, beheben den Schaden.

Ganz anders stellt sich die Situation dar bei den kompensatorisch oder durch monotone kontinuierliche Funktion entstandenen Überbeweglichkeiten. Diese Patienten klagen signifikant häufig über rezidivierende Beschwerden, die anfänglich nach intermittierenden Mobilisationen oder Manipulationen durch deren reflektorische Auswirkungen schmerzfrei und unauffällig sind, jedoch in immer kürzeren Abständen nach dem Behandlungseingriff wieder auftreten. Da der Patient, durch die früheren Behandlungsergebnisse ermuntert, die zuallermeist in plötzliche Beschwerdefreiheit führten, glaubt, es brauche nur kurz zu „knacken", versucht er, den Behandler von der Notwendigkeit dieses therapeutischen Eingriffes zu überzeugen und wechselt im Extremfall die Therapeuten, wenn diese nicht „knacken" wollen.

Obwohl es auch für den Behandler verführerisch ist, durch einen kurzen Eingriff zu imponieren, liegt die Ursache nicht in der schmerzhaften Überbeweglichkeit, sondern in den schmerzfreien (stummen) benachbarten Hypomobilitäten von Segmenten, Abschnitten oder Übergängen.

Behandlungsablauf

1. Schmerzsedierung.
2. Beseitigung der Ursache,

- Hypomobilitäten, Fehlhaltung, Fehlbewegung (Arbeitsplatz!).

3. Den zu stabilisierenden Bewegungsablauf neu anbahnen durch direktes und indirektes segmentales sensomotorisches Training (Taktile, kinästhetische, vestibuläre Reize usw.).
4. Erst, wenn die Etage bewußt gemacht wurde, kann mit einer Kräftigung zur mobilen Stabilisation begonnen werden.
5. Den Patienten sollen zum „Einschleifen" (Manifestieren) des neuen Musters (Autostabilisation) Übungen als „Hausaufgaben" gezeigt werden.

Beachte:

- Der hypermobile Bewegungsablauf ist im subkortikalen Funktionskreis als Movement pattern fixiert!
- Die zu aktivierende Muskulatur überläuft in der Wirbelsäule bis zu vier Segmente, wirkt also auch auf die Nachbargelenke.
- Es sind alle Bewegungsrichtungen zu stabilisieren; jedoch zuerst Flexion und Extension, abschließend dann die dreidimensionalen Richtungen.

Der Widerstand für die segmentale Kräftigung wird, bedingt durch die Hebelkraft, meist zu stark vorgegeben!

Beachte:

- Die kleinen segmentalen Muskeln sind recht schwach.
- Schon 25% reichen anfänglich als Kräftigungsreiz aus.
- Bei zu starkem Widerstand wird das Segment von den aktivierten Muskeln übersprungen.

8.5 Spezielle Anwendungsbereiche manualtherapeutischer Methoden

8.5.1 Prävention

In diesen Bereich fällt z. B. die Rückenschule, bei der die beschriebenen Methoden als Teilaspekt eine zentrale Rolle spielen. Das vermehrte Auftreten von Wirbelsäulenschäden in der heutigen Zeit läßt sich auf zwei Komponenten reduzieren:

1. Die Ist-Belastung steht nicht im Verhältnis zum tatsächlichen Leistungsvermögen der aktiven Muskulatur.
2. Simultan ist die Muskulatur dann um so weniger in der Lage, eine Fehlstatik oder mangelhafte Hebetechnik zu kompensieren.

Der Schwerpunkt der präventiven Maßnahmen liegt demnach im Auftrainieren eines Sollwert-Leistungsvermögens, wodurch aus einer Überbelastung eine normale Belastung resultiert mit sekundärer verbesserter Statik, und/oder in Hebetechniken, die ein Überlastungsrisiko mindern, bis die Sollwert-Muskelbalance erreicht wurde.

So, wie die Gelenkstabilität in den Extremitätengelenken in jeder Gelenkstellung gewährleistet ist bei Muskelbalance (kosynergistischem Zusammenspiel), die den variierenden Kraftverlaufsmerkmalen, bei wechselnden Hebeln, Winkeln, Muskellänge, -dehnfähigkeit und -kraft gewachsen ist, so garantiert auch das Zusammenspiel zwischen Bauch- und Rückenmuskulatur eine mobile Stabilität, mit Entlastung der passiven Gewebe, in den Abschnitten und Segmenten der Wirbelsäule. Mit Sicherheit sind extreme Aufrichtungsschulungen mit Abflachung der normalen Brustkyphose und daraus resultierender unphysiologischer Konvergenzstellung der Facettgelenke, verstärkter Ligament- und Kapselspannung, Steigerung der mechanozeptiven Afferenzen mit Aktivierung kinästhetischer Reflexe und eingeschränktem Joint play ebenso falsch, wie ein vermehrtes isoliertes Rückenmuskeltraining die Dysbalance zwischen Bauch- und Rückenmuskelkosynergie noch verstärkt.

8.5.2 Medizinische Trainingstherapie (MTT)

Die Methode der **Automobilisation und -stabilisation** wurde innerhalb der Manuellen Therapie speziell entwickelt als unterstützende, ergänzende oder vorbereitende, aber auch als eigenständige Maßnahme für den rehabilitativen und präventiven Bereich. Der Patient kann in Eigentätigkeit das bestehende Problem angehen und verbessern. Die für eine bestimmte Ursache jeweils eingesetzten Übungen werden unter Anleitung erlernt, in ihrer Anwendung kontrolliert und den wechselnden Verlaufsmerkmalen angepaßt. Notwendig wurde diese besondere Form der Therapie, weil mit den Kenntnissen der Arthrokinematik Behandlungsabläufe sich veränderten bzw. angepaßt werden mußten.

Heute unterteilt sich die medizinische Trainingstherapie in Automobilisation und -stabilisation:

1. ohne Gerät,
   deren Bereich mehr in der speziellen Therapie der artikulären Hyper- und Hypomobilitäten liegt und
2. mit Gerät,
   deren Aufgabe mehr in der Leistungsverbesserung der synergistischen und kosynergistischen mobilen Stabilität besteht, die also überwiegend in der Rehabilitation, aber auch in der Prävention und in der Arbeitsmedizin eingesetzt wird.

Damit stehen diese Übungen und speziellen Geräte im Gegensatz zu den Kraftmaschinen und dem Bewegungstraining der allgemeinen konditionsverbessernden Programme, die lediglich die osteokinematischen Abläufe berücksichtigen und somit nur bei Gesunden eingesetzt werden können. Beispielsweise trainiert das Wegdrücken (Ziehen) eines Gewichtes mit dem sich streckenden Bein bei fixiertem Becken in der Kraftmaschine überwiegend den Quadrizeps mit seiner Rollkomponente; woraus sich eine anteriore Kniestabilisierung ergibt und resultative Verbesserung der Funktion zum Rückwärtslaufen im geschlossenen System. Im Gegensatz zur Kraftmaschine ist beim Gehen der Fuß das Punctum fixum, über dem sich alles bewegt, woraus sich eine Kraftübertragung zum Weggewinn durch die ischiokrurale Gruppe in Verbindung mit dem Gastrocnemius ergibt (s. auch S. 129). Die in Abb. 196 a–c gezeigten Übungen der MTT berücksichtigen diesen physiologisch-biomechanischen Bewegungsablauf und zeigen ein kosynergistisches Training zur mobilen Stabilisierung u. a. im Kniegelenk bei negativem Gewicht, also in entlasteter Situation, während Abb. 197 a–f eine teilbelastete Funktion demonstriert.

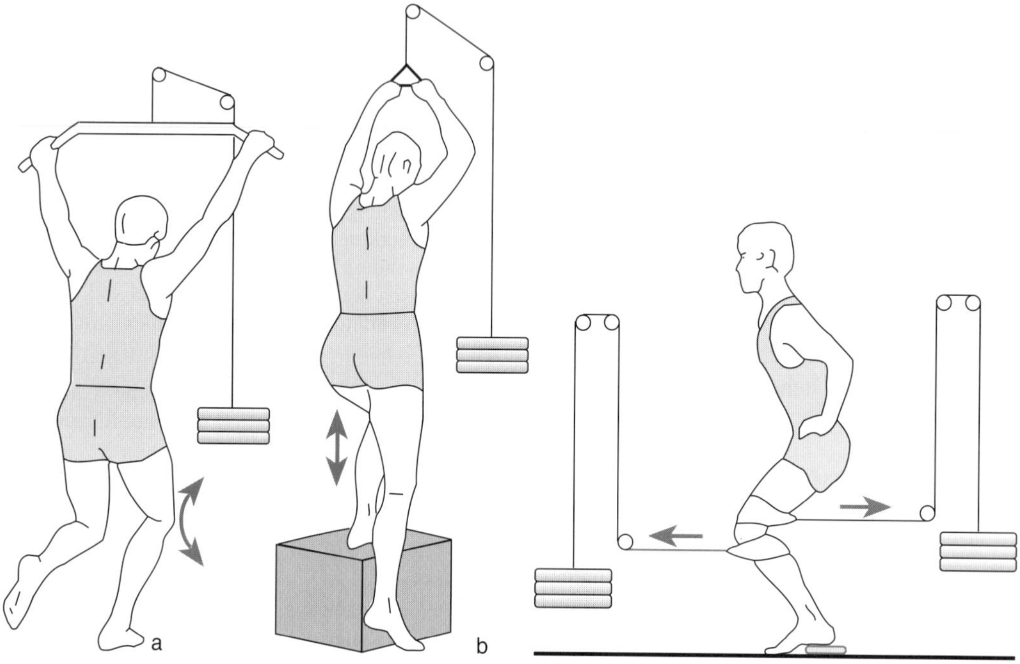

Abb. 196 a–c Medizinische Trainingstherapie. Automobilisation und -stabilisation des Kniegelenkes in physiologisch richtiger Ausgangsstellung, (Fuß als Punktumfixum), mit negativem Gewicht in teilbelasteter Ausgangsstellung.
Es handelt sich hier um ein Kosynergientraining, welches abhängig von der Frequenz und einwirkendem Gewicht mehr die tonischen – bzw. phasischen Muskelfasern aktiviert. Es wird anfangs, entweder gelenk- oder muskelschonend, durch verschiedene Ausgangsstellungen in Teilbereichen, später durch die ganze Bewegungsbahn trainiert, um eine Muskelbalance in jeder Aktivität des täglichen Lebens zu garantieren. (Aus: *Holten, O.:* medisinsk tremingsterapie Holten Institutt for medisink treningsterapie, Grefsenveien 25, Oslo.)

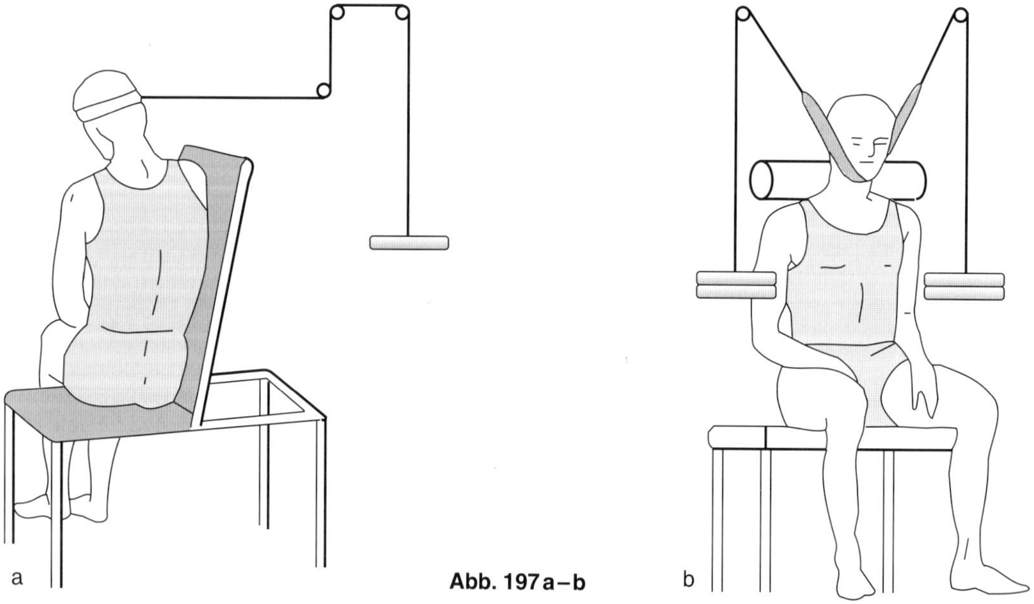

Abb. 197 a–b

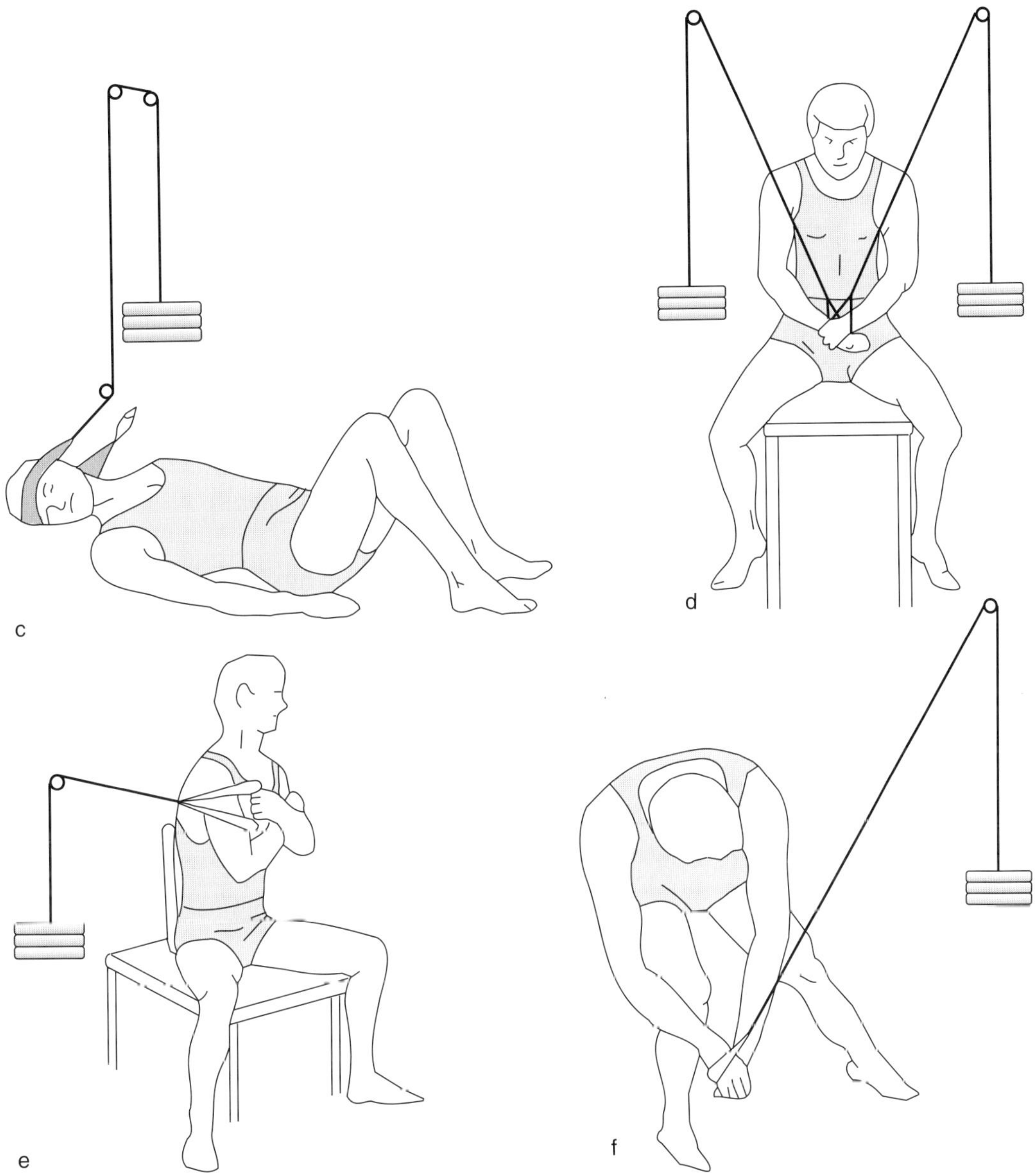

Abb. 197 a–f Medizinische Trainingstherapie. Insbesondere bei sitzenden Berufen mit vornübergeneigter Körperhaltung, sind die Extensoren einem statischen (teildynamischen) Training in gleicher Ausgangsstellung, über Stunden ausgesetzt, während die Flexoren und Rotatoren unter Abnahme der Körperschwere (negatives Gewicht), so gut wie überhaupt nicht aktiviert werden. Hieraus entwickelt sich u. a. ein Ober- und Unterkreuz- bzw. sterno-symphysales Syndrom. Die Abbildungen zeigen ein Ausdauer-/Krafttraining **a** der Seitneigung, **b** der Flexion und **c** der Rotation mit Gerät, für die ventrale Halsmuskulatur.
Zur Verbesserung der ventralen Synergie gehört gleichzeitig das Training der Bauchmuskulatur und, unter Flexions- und Extensionsbelastung, das Kräftigen der interkostalen Muskeln. Die Abbildungen stellen:
d die Aktivierung der ventralen Synergie,
e die Rotation in teilentlasteter Stellung und
f die Trainingsbewegung durch die ganze Bahn mit Gerät, dar.
(Aus: Holten, O.: medisinsk treningsterapie Holten Institutt for medisinsk treningsterapie, Grefsenveien 25, Oslo.)

8.5.3 Prävention in der Arbeitsmedizin

Bei den internationalen Bestrebungen zur Verbesserung der Arbeitsbedingungen, Verminderung von krankmachenden Stressoren und zur Kostensenkung gelang in Norwegen ein entscheidender Durchbruch, als unter Einbeziehung ergonomischer Maßnahmen norwegische Physiotherapeuten, ausgebildet in Manueller Therapie und medizinischer Trainingstherapie, durch Untersuchung, Behandlung und Unterweisung am Arbeitsplatz den jährlichen Ausfall an Arbeitszeit um 40% senken konnten. Bereits 1975 untersuchte das Institut für Gesundheitsökonomie in Lund in Schweden, in welchem Bereich die höchsten Ausgaben im Gesundheitswesen anfallen. Die Untersuchungen ergaben, daß besonders vier Krankheitsgruppen dominierten:

- Herz-Kreislauf-Erkrankungen,
- bösartige Neubildungen,
- Muskel-Skelett-Probleme,
- nervöse Leiden.

Da im Bereich der Herz-Kreislauf-Erkrankungen und der bösartigen Neubildungen die höchsten Todesraten liegen, verblieb die prozentual gleich große Gruppe der Muskel-Skelett-Erkrankungen als am kostenaufwendigsten, mit etwa 11 Milliarden Kronen (bei 6 Millionen Einwohnern!).

Diese Untersuchungen zeigten große Übereinstimmungen mit Statistiken aus den USA, Finnland und anderen Ländern. Die norwegischen Untersuchungen im Gesundheitswesen von 1968 bis 1975, veröffentlicht vom statistischen Zentralbüro, ergaben, daß sich die Muskel-Skelett-Erkrankungen in drei Untergruppen aufteilten:

- 40% Muskel-Sehnen-Schmerzen,
- 40% Lumbago oder Ischias,
- 15% Verschleißerkrankungen wie Arthrose,
- 5% als Kombinationen.

Das soziologische Institut der Universität Bergen untersuchte von 1971 bis 1978 die Häufigkeit von Ausfall an Arbeitszeit durch Krankheiten im Arbeitsprozeß. Diese Untersuchungen sollten der Ausgangspunkt sein zur Verbesserung des Arbeitsmilieus.

Die Erhebung ergab:

- 58% Muskel-Skelett-Erkrankungen,
- 29% Gehörschäden,
- 16% nervöse Schäden,
- 15% Vibrationsschäden.

Zahlreiche andere Untersuchungen bestätigten das Ergebnis, wobei deutlich wurde, daß schwerpunktmäßig drei Auslöser für Muskel-Skelett-Erkrankungen hervortraten:

- monotone kontinuierliche Arbeit,
- Arbeit in ungünstigen Ausgangsstellungen,
- Arbeit, bei der der Körper oder Körperteile besonderen Risikofaktoren ausgesetzt sind.

Daraufhin wurde gemeinsam von den Beteiligten: Arbeitgebern, Gewerkschaften und dem Gesundheitswesen, gefordert und beschlossen:

- Forschung,
- vorbeugende Maßnahmen,
- Unterweisung und
- Behandlung am Arbeitsplatz.

Schon in der ersten Langzeitstudie (von 1967 bis 1982) der norwegischen Standard Telefon- und Kabelfabrik sank der Ausfall an Arbeitszeit von 7% auf 4% nach Einführung ergonomischer Maßnahmen und physiotherapeutischer Betreuung.

Im Arbeitsprozeß sind Produktivität und Wohlbefinden voneinander abhängig:

- Steigert man das Wohlbefinden, erhöht sich die Produktivität,
- steigert man die Produktivität, verschlechtert sich das Wohlbefinden.
- Wird die Produktivität zwangsmäßig erhöht, steigt die Zahl der täglichen Krankmeldungen.
- Wird das Wohlbefinden erhöht, bei gleichbleibender Produktivität, vermindern sich die täglichen arbeitsmilieu-abhängigen Krankmeldungen.

In das Verhältnis Wohlbefinden – Produktivität konnte eingegriffen werden, indem neben der Arbeitsplatzentschärfung jeder Arbeitnehmer am Arbeitsplatz selbst aus gesundheitlichen präventiven Gründen untersucht wurde auf:

- muskuläre, arthrogene Fehlstatik oder kybernetische Dysbalancen bzw. Dysfunktionen, die
  1. individuell behandelt und ausgeglichen wurden, wobei
  2. für jeden Arbeitsprozeß ein eigenes Trainingsprogramm entworfen und durchgeführt wurde:

a) zur Wiedererlangung und Erhaltung der notwendigen Muskel- und Funktionsbalance,
b) zur allgemeinen Steigerung der körperlichen Leistungsfähigkeit.

Entscheidend für den Durchbruch waren nicht unspezifische Maßnahmen wie z. B. der Bau von Schwimmbädern, Sportanlagen und Fitneßräumen, sondern die individuelle Behandlung und Betreuung des Einzelnen am Arbeitsplatz nach den Erkenntnissen der Ergonomie, Manuellen Therapie und medizinischen Trainingstherapie.

Literatur

The American Academy of orthopedic Surgeons: Nomenclature Spine. Chicago 1981

Badtke, G., E. Roderfeld: Muskelfunktionsstörungen bei gesunden Schulkindern. Manuelle Med. 24 (1986) 87–90

Baumann, J. U.: Ganganalyse. Sandorama, Basel 1 (1985) 21–30 1/1985

Benninghoff, A., K. Goerttler: Lehrbuch der Anatomie des Menschen. Urban & Schwarzenberg, München 1980

Berg, F. v. d.: Ziel und Mittel der Manuellen Therapie. Krankengymnastik 6 (1990)

Berger, M., F. Gerstenbrand, K. Lewit: Schmerz bei Funktionsstörungen des Bewegungssystems. G. Fischer, Stuttgart 1984

Bergsmann, O., M. Eder: Thorakale Funktionsstörungen. Pathogenese und Rehabilitation, Grundlagen, Biokybernetische Synopsis, Manuelle Medizin, Neuraltherapie, Akupunktur. Haug, Heidelberg 1977

Biedermann, H.: Kopfgelenk-induzierte Symetriestörungen bei Kleinkindern. Bad Sassendorf, Rennweg 7

Bischko, J.: Akupunktur für Fortgeschrittene. Haug, Heidelberg 1986

–: Akupunktur für mäßig Fortgeschrittene. Haug, Heidelberg 1988

–: Einführung in die Akupunktur. Haug, Heidelberg 1984

Bittmann, F., G. Badtke: Der Einfluß gezielter sportlicher Betätigung auf Muskelfunktionsstörungen bei Kindern im mittleren Schulalter. Manuelle Med. 24 (1986) 81–86

Bobath, B.: Abnorme Haltungsreflexe bei Gehirnschäden. Thieme, Stuttgart–New York 1986

Bourdillon, I. F.: Spinal Manipulation. Heinemann, London 1982

Brodin, H.: Priciples of examination and treatment in Manuel Medicine. Scand. J. Rehab. Med. 11 (1979) 181–187

Brokmeier, A. A.: Aus der Arbeitsgemeinschaft MT im ZVK Thermotherapie. Krankengymnastik 4 (1979)

–: Die Behandlung der Hypermobilität. Krankengymnastik 5 (1980)

–: Einführung in die Orthopädische Manuelle Medizin. Krankengymnastik 4 (1979)

–: Grundlagen der artikulären Neurologie und ihre Konsequenzen – Beispiel der Behandlung des Kiefergelenkes. Krankengymnastik 9 (1984)

–: Der Krankengymnast, Berufsstand im Spiegel seiner Fortbildungen. Physiotherapeutische Praxis 2 (1985)

–: Manuelle Therapie bei Gelenkerkrankungen, neue Grundlagen der Biomechanik und der artikulären Neurologie in der krankengymnastischen Behandlung. Krankengymnastik 9 (1984)

–: Manuelle Therapie und ihre Integration in die Krankengymnastik. Krankengymnastik 34 (1982) 254–270

–: Manuelle Therapie, Muskelbehandlung. Physiotherapeutische Praxis 3 (1986)

–: Manuelle Therapie, Wirbelsäule – Bewegungs- und Funktionseinschränkung. Krankengymnastik 9 (1984)

–: Neue Wege in der Arbeitsmedizin. Physiotherapeutische Praxis 2 (1986)

–: 10 Jahre Manuelle Therapie, Entwicklung, Grundlagen, Ausblicke. Physiotherapeutische Praxis 1 (1985)

Brücke, W., B. Klemt: Kiefergelenk und Okklusion. Quintessenz, Berlin 1990

Brügger, A.: Die Erkrankungen des Bewegungsapparates und seines Nervensystems. G. Fischer, Stuttgart 1980

–: Über vertebrale radikuläre und pseudoradikuläre Syndrome. Acta documenta rheumatologica 18 (1960) und 19 (1962) Geigy, Basel

Bürger, A. A.: Experimentelle neuromuskuläre Modelle der manuellen Techniken an der Wirbelsäule. Manuelle Med. 23 (1985) 53–60

Buchmann, J., B. Bülow: Asymetrische frühkindliche Kopfgelenksbeweglichkeit, Bedingungen und Folgen. Untersuchungen zur Bewegungs- und Entwicklungssymmetrie von Kopf, Rumpf und Becken. Springer, Berlin–Heidelberg–New York 1989

–: Funktionelle Kopfgelenksstörungen bei Neugeborenen im Zusammenhang mit Lagereaktionsverhalten und Tonusasymetrie. Manuelle Med. 21 (1983) 59–62

Butler, D.: Mobilisation des Nervensystems. Springer, Berlin–Heidelberg–New York 1994

Cailliet, R.: Foot and ankle pain.

–: Hand pain.

–: Low back pain syndrome.

–: Neck and arm pain.

–: Shoulder pain.

–: Soft tissue pain and disability. F. A. Davis Company, Philadelphia 1975 –1983

Chusid, J. G.: Funktionelle Neurologie. Anatomische, diagnostische und klinische Grundlagen. Springer, Berlin–Heidelberg–New York 1978

Cochran, G. van B.: Orthopädische Biomechanik. Enke, Stuttgart 1988

Cooper, K.: Bewegungstraining ohne Angst. BLV Verlagsgesellschaft, München 1985

Cordes, J. Ch., W. Arnold, B. Zeibig (Hrsg.): Physiotherapie. Grundlagen und Techniken der Bewegungstherapie. Steinkopff, Darmstadt 1987

–: Hydrotherapie, Elektrotherapie, Massage. Steinkopff, Darmstadt 1989

Cramer, A.: Lehrbuch der Chiropraktik. Haug, Ulm 1955

Cramer, A., J. Doering, G. Gutmann: Geschichte der manuellen Medizin. Springer, Berlin–Heidelberg–New York 1990

Cyriax, J.: Textbook of orthopaedic medicine Casell, London 1975

–: Treatment by massage and manipulation. Hoeber, New York 1959

Daniels, L., C. Worthingham: Muskelfunktionsprüfung. G. Fischer, Stuttgart 1974

David, E.: Grundlagen der Sportphysiologie. perimed, Erlangen 1986

Dejung, B.: Iliosakralgelenkblockierungen – eine Verlaufsstudie. Manuelle Med. 23 (1985) 109–115

–: Die Verspannung des M. iliacus als Ursache lumbosakraler Schmerzen. Manuelle Med. 25 (1987) 73–81

De Kleijn, A., A. C. Niewentruse: Schwindelanfälle und Nystagmus bei einer bestimmten Stellung des Kopfes. Acta oto bar 11 (1927) 55

Deml, F.: Das ewige Evangelium des Geistzeitalters, Band I und II. Turm-Verlag, Bietigheim 1980

Derbolowski, U.: Medizinisch-orthopädische Propädeutik für Manuelle Medizin und Chirotherapie. Verlag für Medizin E. Fischer, Heidelberg 1975

Deutsche Gesellschaft für Manuelle Medizin e. V.: Memorandum zur Verhütung von Zwischenfällen bei gezielter Handgriff-Therapie an der Halswirbelsäule. 1979

Dosch, P.: Lehrbuch der Neuraltherapie nach Huneke. Regulationstherapie mit Lokalanästhetika. Haug, Heidelberg 1989

Dvořák, J., V. Dvořák: Manuelle Medizin, Diagnostik. Thieme, Stuttgart–New York 1991

Dvořák, J., V. Dvořák, W. Schneider: Manuelle Medizin 1984. Springer, Berlin–Heidelberg–New York 1984

Eder, M., H. Tilscher: Schmerzsyndrome der Wirbelsäule. Hippokrates, Stuttgart 1991

Eitner, D., W. Kuprian, L. Meissner, H. Ork: Sport-Physiotherapie. Fischer, Stuttgart 1981

El A. v. d.: Manuelle Diagnostik, Wervelkolom, Uitgeverig Manthel, Rotterdam, 1991

Erdmann, H.: Die Schleuderverletzung der Halswirbelsäule. Hippokrates, Stuttgart 1973

Evjenth, O., J. Hamberg: Muskeldehnung, warum und wie? Teil I und II. Remed, Zug 1981

Fassbender, H. G.: Pathologie rheumatischer Erkrankungen. Springer, Berlin–Heidelberg–New York 1975

Fassbender, H. G., K. Wegner: Morphologic und Pathogenese des Weichteilrheumatismus. Rheumaforschung 32 (1973) 355

Feldkamp, M., I. Danielcik: Krankengymnastische Behandlung der zerebralen Bewegungsstörung. Pflaum, München

Feneis, H.: Anatomisches Bildwörterbuch der internationalen Nomenklatur. Thieme, Stuttgart–New York 1993

Finke, I.: Die neurologische Untersuchung. J. F. Lehmanns, München 1968

Forte, M.: Das Nacken- und Schulter-Arm-Syndrom bei C_2/C_3 Blockierung: Physiologische, klinische und therapeutische Bedeutung. Manuelle Medizin 20 (1982) 16–20

Frick, H., H. Leonhardt, D. Starck: Allgemeine Anatomie, Spezielle Anatomie I. Thieme, Stuttgart–New York 1992

–: Spezielle Anatomie II. Thieme, Stuttgart–New York 1992

Frisch, H.: Manuelle Medizin heute. Springer, Berlin–Heidelberg–New York 1985

–: Programmierte Untersuchung des Bewegungsapparates. Chirodiagnostik. Springer, Berlin–Heidelberg–New York 1991

Frøseth, H., O. Hagen, E. Hansen: Manuell Terapi, Spesifikk mobilisering av ledd Del I + II. Nordisk Spesialgruppe for Manuell Terapi Oslo, 1982

Fryette, M.: Principles of Osteopathic Technique. Academy of Applied Osteopathy, Carmel/Cal. 1954

Gammon, G. D., I. Starr: Studies on the relief of pain by counterirritation. J. clin. Invest. (N.Y.) 20 (1941) 13–20

Gaymanns, F.: Neue Mobilisationsprinzipien und Techniken an der Wirbelsäule. Manuelle Med. 12 (1974)

Gray's Anatomiy s. *Warwick, R., P. L. Williams*

Greenman, Ph. E. (Ed.): Concepts and Mechanisms of Neuromuscular Functions. An International Conference. Springer, Berlin–Heidelberg–New York 1984

–: Grundlagen der myofaszialen Entspannungstechnik. Manuelle Med. 29 (1991) 67–71

–: Klinische Aspekte der Funktion der Iliosakralgelenke beim Gehen. Manuelle Med. 28 (1990) 83–88

–: Schichtweise Palpation. Manuelle Med. 22 (1984) 46–48

Grimsby, O.: Manual Therapy of the extremeties. Nordisk Spesialgruppe for Manuell Terapie, Oslo

–: Manual Therapy of the spine, A course workbook. Nordisk Spesialgruppe for Manuell Terapi, Oslo

–: Medisinsk treningsterapi. Nordisk Spesialgruppe for Manuell Terapi, Oslo

Günther, R., H. Jantsch: Physikalische Medizin. Springer, Berlin–Heidelberg–New York 1986

Gunnari, H., O. Evjenth, M. Brady: Sekvenstrening, Dreyers, Oslo 1984

Gustavsen, R.: Fra aktiv avspenning til trening. Olaf Norlis Bokhandel, Oslo 1977

–: Trainingstherapie im Rahmen der Manuellen Medizin. Prophylaxe und Rehabilitation. Thieme, Stuttgart–New York 1991

Gutmann, G. (Hrsg.): Arteria vertebralis. Traumatologie und funktionelle Pathologie. Springer, Berlin–Heidelberg–New York 1985

– (Hrsg.): Funktionelle Pathologie und Klinik der Wirbelsäule.

Gutmann, G., H. Biedermann: Band 1: Die Halswirbelsäule, Teil 2: Allgemeine funktionelle Pathologie und klinische Syndrome. G. Fischer, Stuttgart–New York 1984

Hamann, A.: Massage in Bild und Wort. G. Fischer, Stuttgart 1976

Hansen, J. H., O. Bakland: The axial sacroiliac joint. Anat. clin. 6 (1984) 29–36

Hansen, K., H. Schliack: Segmentale Innervation. Thieme, Stuttgart 1962

Hoepke, H., M. Kantner: Das Muskelspiel des Menschen. G. Fischer, Stuttgart 1971
Hoffa, A., H. Gocht, H. Storck, H. Lüdtke, U. Storck: Technik der Massage. Enke, Stuttgart 1993
Hohmann, D., B. Kügelgen, K. Liebig, M. Schirmer (Hrsg.): Neuroorthopädie Teil 1–3. Springer, Berlin–Heidelberg–New York 1983/1985
Holten, O.: Øvingsutualg, Medisinsk treningsterapie. Holten Institutt for medisinsk treningsterapie, Grefseuveien 25, Oslo
Hoppenfeld, St.: Orthopädische Neurologie. Enke, Stuttgart 1980
Howald, H.: Morphologische und funktionelle Veränderungen der Muskelfasern durch Training. Manuelle Med. 22 (1984) 86–95
Hüllemann, K. D. (Hrsg.): Leistungsmedizin, Sportmedizin. Thieme, Stuttgart 1976
Hülse, M.: Der Schwindel aus otologischer Sicht. Allgemeinmedizin 58 (1982) 498–502
–: Die zervikalen Gleichgewichtsstörungen. Springer, Berlin–Heidelberg–New York 1983
Hülse, M., C. Partsch: Cervical-Nystagmus, ausgelöst durch Halsrezeptoren. HNO 24 (1976)
Idelberger, K.: Lehrbuch der Orthopädie. Springer, Berlin–Heidelberg–New York 1984
Inman, V. T., J. B. Saunders: Referred pain from skeleteal structures: The sclerotomes-lower limb. and the slcerotomes-upper limb. J. nerv. ment. Dis. 90 (1944) 660
Janda, V.: Muskelfunktionsdiagnostik, Muskeltest, Untersuchung verkürzter Muskeln, Untersuchung der Hypermobilität. Ullstein Mosby 1993
Jones, L. M.: Strain and Counterstrain, The American Academy of Osteopathy, Colorado Springs 1981
Jirout, J.: Die segmentale synkinetische sagittale Hypermobilität bei Seitneigung der HWS. Manuelle Med. 25 (1987) 71–72
–: Synkinetische kontralaterale Kippung des Atlas und des Kopfes bei Seitneigung. Teil I und II Manuelle Med. 23 (1985) 61–65, 90–93
Kahle, W., H. Leonhardt, W. Platzer: Taschenatlas der Anatomie. In 3 Bänden. Thieme, Stuttgart–New York 1991
Kaltenborn, F.: Manuelle Therapie der Extremitätengelenke, Olaf Norlis Bokhandel, Oslo 1979
Kaltenborn, F., A. Sivertsen, E. Hansen, J. Bastiansen, O. Aass, R. Gustavsen, H. Frøseth, O. Hagen, O. Bakland, R. Stensnes: Artikkelsamling. Frigjöring av ekstremitetsledd. Fysioterapeuten, Oslo 1960
Kapandji, I. A.: Funktionelle Anatomie der Gelenke. Schematische und kommentierte Zeichnungen zur menschlichen Biomechanik. Band 1: Obere Extremität. Band 2: Untere Extemität. Band 3: Rumpf und Wirbelsäule. Enke, Stuttgart 1992
Kellgren, J. H.: Observations on referred pain arising from deep somatic structures with charts of segmental pain areas. Clin. sciatica Mol. Med. 4 (1939) 35–46
Kiblev, M.: Segmenttherapie. Hippokrates, Stuttgart 1959
Kleber, J. J.: Traditionelle Chinesische Medizin. Müller und Steinicke, München 1989
Klein-Vogelbach, S.: Funktionelle Bewegungslehre (Rehabilitation und Prävention, Bd. 1). Springer, Berlin–Heidelberg–New York 1990
–: Gangschulung zur funktionellen Bewegungslehre (Rehabilitation und Prävention, Bd. 16). Springer, Berlin–Heidelberg–New York 1994
Knott, M., D. Voss: Komplexbewegungen. G. Fischer, Stuttgart 1970
König, G., I. Wancura: Praxis und Theorie der neuen chinesischen Akupunktur Bd. I (1979), II (1983), III (1987). Maudrich, Wien
Kohlrausch, W.: Reflexzonenmassage in Muskulatur und Bindegewebe. Hippokrates, Stuttgart 1955
Krämer, J.: Bandscheibenbedingte Erkrankungen. Thieme, Stuttgart–New York 1986
Kunert, W.: Wirbelsäule und Innere Medizin. Enke, Stuttgart 1975
Lagerstrøm, D.: Grundlagen der Sporttherapie bei koronarer Herzkrankheit. Echo, Köln 1987
Landsorganisasjonen i Norge: Muskel/Skjelettsykdommer Belastningslidelser. Tema Hefte, 3
Leube, H., E. Dicke: Massage reflektorischer Zonen im Bindegewebe. G. Fischer, Jena 1951
Lewit, K.: Manuelle Medizin. Barth, Leipzig 1992
–: Muskelfazilitations- und Inhibitionstechniken in der Manuellen Medizin, Teil II: Postisometrische Muskelrelaxation, Manuelle Med. 19 (1981) 12–22
Lewit, K., F. Gaymanns: Muskelfazilitations- und Inhibitionstechniken in der Manuellen Medizin, Teil I: Mobilisation, Manuelle Med. 6 (1980)
Lewit, K., J. Sachse, U. Janda: Manuelle Medizin. Urban & Schwarzenberg 1987
Lorber, J.: Naturgeheimnisse. Lorber, Bietigheim 1968
Lovett, R.: Lateral curvature of the spine and round shoulders. Blakiston's Son and Co. Philadelphia 1907
Maigne, R.: Pubisschmerzen und Tendinitiden der Adduktoren vertebralen Ursprungs. Manuelle Med. 24 (1986) 109–113
–: Das Syndrom der Übergangszonen der Wirbelsäule. Manuelle Med. 22 (1984) 122–124
–: Wirbelsäulenbedingte Schmerzen. Hippokrates, Stuttgart 1970
–: Die manuelle Wirbelsäulentherapie. Hippokrates, Stuttgart 1961
–: Manipulation der Wirbelsäule. Springer, Berlin–Heidelberg –New York 1991
Maitland, G. D.: Manipulation der peripheren Gelenke. Springer, Berlin–Heidelberg–New York 1988
Matthiaß, H. H.: Die Objektivierbarkeit manualtherapeutischer Untersuchungen. Manuelle Med. 21 (1983) 131–138
Mayerhofer, G.: Lebensgeheimnisse. Lorber, Bietigheim 1981
McConaill, M. A., I. F. Basmajian: Muscles and Movements. Williams & Wilkins, Baltimore 1969
Mellerowicz, H.: Ergometrie. Urban & Schwarzenberg, München 1975
Melzak, R.: Sensory modulation of pain. Int. Rehab. Med. 1 (1979) 111–115

Melzak, R., P. D. Wall: Pain mechanisms: a new theory. Science 150 (1965) 9715979
Menell, J.: Joint play. Churchill, London 1964
–: The Science and Art of Joint Manipulation, Vol. I. Churchill, London 1949
Meng Chao-Lai, A., H. Zeitler: Die Akupunkturtherapie im heutigen China. Haug, Heidelberg 1981
Mitchell, F., P. Moran, A. Pruzzo: An evaluation and treatment of osteopathic muscle energy procedures. P. O. 371, Valley Park, Mo. 63088, USA, 1979
Mooney, V.: Facet joint Syndrome. In the lumbar spine and back. 1987
Monnier, M.: Die funktionelle Ordnung im vegetativen Nervensystem. Hippokrates, Stuttgart 1967
Montag, H. J., P. Asmussen: Funktionelle Verbände am Bewegungsapparat. Industriecontact. 1982
Mumenthaler, M., H. Schliack (Hrsg.): Läsionen peripherer Nerven. Thieme, Stuttgart–New York 1993
Nachemson, A.: Measurements of intradiscal pressure. Acta scand. 28 (1959) 269
Neumann, H. D.: Arbeitsheft zum Theoriekurs der DGMM. Springer, Berlin–Heidelberg–New York 1983
Neumann, H. D., H. D. Wolff: Theoretische Fortschritte und praktische Erfahrungen der Manuellen Medizin. DGMM, Hamm 1979
Oostendorp, R. A. B.: Funktionele vertebrobasilaire Insufficiente, Onderzoek en Behandling in de Fysiotherapie. Leijn, Nijmegen 1988
Oostendorp, R. A. B., L. Hagenaars: Somatosympathisc reflexactiviteiten in het kader van manuele therapie. Ned. T. Manuele Therapie 4
Ow von D., G. Hüni: Muskuläre Rehabilitation. perimed, Erlangen 1989
Rocabado, M.: Arthrokinematic of the temporo-mandibular joints, School of Dentistry, Chile. Saunders, Philadelphia
Rohen, J. W.: Funktionelle Anatomie des Menschen. Ein kurzgefaßtes Lehrbuch der makroskopischen Anatomie nach funktionellen Gesichtspunkten. Schattauer, Stuttgart–New York 1985
*Rolf, I.:*Rolfing. Harper & Row, New York 1978
Sachse, I.: Manuelle Untersuchung und Mobilisationsbehandlung der Extremitätengelenke. Verlag für Medizin G. Fischer, Heidelberg 1977
Sato, A., R. Schmidt: Somatosympathetic reflexes: Afferent fibres, central pathways, discharge characteristics. Physiol. Rev. 4 (1973)
Schimek, I. I.: Gesichtsschmerz und Triggerpunktsyndrome der Kaumuskulatur. Manuelle Med. 26 (1988) 38–43
Schmitt, H. P.: Risiken und Komplikationen der Manualtherapie der Wirbelsäule aus neuropathologischer Sicht. Nervenarzt 59 (1988) 32–35
Schneider, W., J. Dvořák, V. Dvořák, Th. Tritschler: Manuelle Medizin: Therapie. Thieme, Stuttgart–New York 1989
Schuler, B.: Rückenmuskulatur, zervikale Syndrome, Manuelle Therapie (Wirbelsäule in Forschung und Praxis, Bd. 26). Hippokrates, Stuttgart 1963
Sherrington, S. C.: Integrative action of the nervous System. 1948. Reprinted as classics in: Psychology. Arno Press, 1973
Simons, D. G.: Muskulofasziale Schmerzsyndrome infolge Triggerpunkten. Manuelle Med. 23 (1985) 134–142
Sollmann, A.: Kranio-kaudale Herdbeziehungen im Organismus. Verfahrensheilkunde 4 (1971)
Spalteholz-Spanner: Handatlas der Anatomie des Menschen. Bohn, Bohn, Scheltema & Holkema, Utrecht 1976
Squire, L. F.: Übungen in radiologischer Diagnostik. Band III: *Squire, L. F., W. M. Colaiace, N. Strutinsky:* Knochen. Thieme, Stuttgart–New York 1983
Steinbrück, K., G. Rompe: Hochleistungssport – planmäßig erworbene Hypermobilität. Manuelle Med. 18 (1980) 62–64
Stevens, A., G. Vynke: Die Bewegungsfähigkeit des Sakrums in der Transversalebene. Manuelle Med. 26 (1988) 85–88
Stoddard, A.: Lehrbuch der osteopathischen Technik an Wirbelsäule und Becken. Hippokrates, Stuttgart 1978
Sturm, A., W. Birkmayer: Klinische Pathologie des vegetativen Nervensystems. In 2 Bänden. G. Fischer, Stuttgart 1976/1977
Sutter, M.: Wesen, Klinik und Bedeutung spondylogener Reflexsyndrome. Schweiz. Rdsch. Med. Prax. 42 (1975)
Terrier, J. C.: Indikationen und Kontraindikationen der manipulativen Therapie. Orthop. Praxis 4 (1968) 128–135
Thews, G., E. Mutschler, P. Vaupel: Anatomie, Physiologie, Pathophysiologie des Menschen. Wissensch. Verlagsgesellschaft, Stuttgart 1991
Travell, J. G., D. G. Simons: Myofascial Pain and Dysfunction. The Trigger Point Manual. Williams & Wilkins, Baltimore 1983
Vele, Fr.: Wirbelgelenk und Bewegungssegment innerhalb des Steuerungssystems der Haltemuskulatur. Manuelle Med. 4 (1968)
Vojta, V.: Die zerebralen Bewegungsstörungen im Säuglingsalter. Enke, Stuttgart 1988
Walcher, W.: Die Bedeutung der WS als Lokalisationsort vegetativer Krankheiten. Manuelle Med. 1 (1974)
Wall, P. D., J. R. Cronly-Dillon: Pain, itch and vibration. Arch. Neurol. (Chic.) 2 (1960) 365–369
Warwick, R., P. Williams: Gray's Anatomy. Longman, London 1973
Weineck, I.: Optimales Training. perimed, Erlangen 1990
White, A. A., M. M. Panjabi: Clinical biomechanics of the spine. J. P. Lippincott, Philadelphia 1978
Winkel, D., A. Vleeming, S. Fischer, O. G. Meijer, C. Vroege: Nichtoperative Orthopädie und Manualtherapie, Teil 3: Therapie der Extremitäten. G. Fischer, Stuttgart–New York 1987

Wolf, I. K.: Segmental neurology. University Park Press, Baltimore 1981

Wolff, H. D.: Bemerkungen zur Theorie der Manuellen Therapie. Manuelle Med. 27 (1989) 109–116

–: Neurophysiologische Aspekte der manuellen Medizin. Springer, Berlin–Heidelberg–New York 1983

Wolff, H. D. (Hrsg.): Die Sonderstellung des Kopfgelenkbereichs. Springer, Berlin–Heidelberg–New York 1988

Wood, E. C.: Massage, Principles and Techniques. Saunders, Philadelphia 1974

Wyke, B. D.: Articular neurology – a review. Physiotherapy 58 (1972) 94–99

–: The neurology of joints of general principles. In: *Hasselbacher, P.* (ed.): The biology of the joints. Saunders. Philadelphia 1981

Zahradnik, H. D.: Akupunktur: der neuroendokrine Angriff. Ärztl. Prax. 52 (1981)

Zeller, H. J., G. Klawunde: Zur Objektivierung der Manualtherapie als Reflextherapie und ihre Beziehung zu vegetativen und zentralnervösen Regulationsvorgängen. Z. Physiother. 26 (1974) 333–339

Sachregister